"十二五"国家重点图书出版规划项目

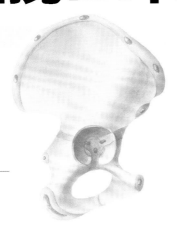

髋臼骨折治疗学

新概念与新技术

THE TREATMENT OF ACETABULAR FRACTURE

NEW CONCEPTS AND NEW TECHNIQUES

主编

张春才 许硕贵 纪方 禹宝庆

上海科学技术出版社

图书在版编目(CIP)数据

髋臼骨折治疗学：新概念与新技术/张春才等主编.
—上海：上海科学技术出版社，2015.5
ISBN 978-7-5478-2521-1

Ⅰ.①髋… Ⅱ.①张… Ⅲ.①髋臼—骨折—治疗

Ⅳ.①R683.305

中国版本图书馆CIP数据核字 (2015) 第012354号

髋臼骨折治疗学：新概念与新技术

主编 张春才 许硕贵 纪 方 禹宝庆

上海世纪出版股份有限公司
上 海 科 学 技 术 出 版 社 出版
(上海钦州南路71号 邮政编码200235)
上海世纪出版股份有限公司发行中心发行
200001 上海福建中路193号 www.ewen.co
上海中华商务联合印刷有限公司印刷
开本 889×1194 1/16 印张 24 插页 4
字数 580千字
2015年5月第1版 2015年5月第1次印刷
ISBN 978-7-5478-2521-1/R·859
定价：198.00元

内容提要

　　本书为髋臼骨折领域的原创性专著，介绍了第二军医大学附属长海医院张春才教授及其团队研究有关髋臼骨折治疗的最新理念与技术，包括髋臼三柱概念、髋臼骨折ABC损伤变数定位系统、髋臼ATMFS系统以及改良的髋臼入路，同时提出了影响髋臼疗效的要素与相关技巧，并用大量翔实的病例，介绍了新理论、新技术在临床的运用。本书图文并茂，极具推广和启迪价值，对年轻医师，可以帮助缩短学习曲线；对高年资、经验丰富的医师，颇有借鉴与争鸣价值；对此领域的硕士生、博士生的科研选题，也有很大的参考价值。

编者名单

主编	张春才　许硕贵　纪　方　禹宝庆
副主编	周东生　王愉思　万春友　李文锐　王家林　苏佳灿　牛云飞　付青格
编辑助理	曹烈虎　章云童　王　仁

编委　(按姓氏笔画排序)

丁徐铭　于金国　万　珉　万春友　马　宇　王　仁　王春玲　王冠军　王振昊
王家林　王梅洁　王愉思　王黎明　王攀峰　牛云飞　卞金俊　帅克宁　生　晶
付青格　丛永健　达国祖　任　可　向子逌　刘长江　刘文德　刘利民　刘欣伟
汤　洋　许硕贵　阮　墨　阮国模　孙建伟　纪　方　严望军　苏佳灿　李　波
李文虎　李文锐　李卓东　李忠连　李重茂　李晓婷　杨郁野　何　斌　佟大可
汪光晔　张　欣　张　浩　张　鹏　张伟中　张志英　张春才　张雪松　张巽奇
陈长青　陈建芳　周东生　郑红根　赵　杰　赵　雪　胡小鹏　胡玉华　禹宝庆
施建国　姜锦辉　徐卫国　高堂成　郭孝军　郭晓丹　唐　昊　黄　磊　黄建明
黄继峰　萧　毅　曹烈虎　崔振忠　康庆林　章云童　谢　扬　管华鹏　熊　能
熊源长　缪祥文　潘思华

图像	左学忠　沈文顺　周立华　李　巍　杨郁野

前　言

随着我国建筑、交通等事业的蓬勃发展,创伤领域的高能量创伤日渐增多,尤其是骨盆与髋臼骨折。如何降低这种高能量创伤所致的死亡率与致残率,仍然是创伤领域的严峻挑战。

Marvin Tile等学者主编的经典著作《骨盆与髋臼骨折》,为推进创伤领域的发展做出了巨大贡献。近年来,我国学者周东生教授主编的《骨盆创伤学》,丰富与发展了相关概念与技术。

笔者与团队为什么要撰写《髋臼骨折治疗学:新概念与新技术》一书?

根源一:来自巨人的思考与课题

Marvin Tile认为:①髋臼骨折如此复杂,以致今天也没有"完美"的分类方法。损伤的类型取决于股骨头冲击时的准确位置。因此,大量特殊类型的骨折是无穷尽的。②尽管当前所接受的分类对研究预后与结果是必要的,但对个体化的治疗对策却不那么重要。③唯有将类型与严重程度相似的骨折进行比较,才合逻辑,才有价值。否则,结论毫无意义。例如进行研究时,把无明显移位的髋臼骨折与严重移位合并中心性脱位的髋臼骨折加以比较,就如同将苹果和橘子相比一样。然而这种不同质的比法,在文献中屡见不鲜。④总体的结果并不重要,因为其中可能有很大比例的"非逻辑骨折"。

综上所述,我们感到:此前髋臼骨折的大体分类与特殊类型的兼容性不够且含混,具体表现在部位的确定性、骨折的程度、损伤的多米诺骨牌效应所导致的骨盆环损伤变数和股骨头近端关节损伤变数等问题。更为突出的是,此前髋臼二柱壁的划分未将人类骨盆髋臼发育中最重要的"臼顶"增厚区进行明确归属,这与髋臼"Y"形软骨的形成史相互矛盾且易引起混淆。这可能是形成大量"非逻辑骨折"的原因所在,也可能是分类方法与制订个体化对策相脱节的因素。

根源二:来自我们的基础研究与临床实践

历经30多年,我们的学术研究团队在实践中不断探索:如何使髋臼骨折分类方法与个体化损伤特点、治疗对策相兼容,把"不那么重要"变为"密不可分";如何创建"类似同质语言",以最大限度地减少对"非逻辑骨折"的比较,提高类似同质的认知能力、语言的认知能力。本书中,笔者从另一个角度努力深入地探讨并回答了上述问题。

根源三：来自我国创伤领域前辈、新一代著名学者和同仁的鼓励与鞭策

本书的形成过程中，无论在基础解剖、力学、材料、器械研制方面，还是在临床实践领域，笔者都非常荣幸地得到了老师们的鼓励、鞭策和指导。在此，特别衷心地感谢：王正国、王澍寰、卢世璧、戴尅戎院士和王亦聪、王继芳、王家让、雍宜民、刘植珊、曾炳芳、金鸿宾、蔡锦芳、朱丽华、陈庄洪、杨瑞和、邱广义、池永龙、丁祖泉、王岩、姜保国、王满宜、马信龙、陈峥嵘、刘玉杰、梁雨田、侯铁胜、蔡振东、徐卫东、吴岳嵩、沈惠良、邓晓明、苟三怀、王爱民、吕德成、徐永清、吴新宝、张殿英、张德胜、孙玉强、杜宁、邓廉夫、李明、王刚、郭晓山、蔡锦贤、陈爱民、淡海亮和郑定中教授。我们还要特别地鸣谢向我们提出富有成效的建议和给予精诚合作的多位同仁。

正是这样的历史机遇，使我们站在国内外学者巨人的肩膀上，不断追索，实践了相关理论与技术的创新。

(1) 根据"Y"形软骨髋臼的形成和生物力线特点，阐述"髋臼三柱壁"概念，将最重要的臼顶，从不够清晰的二柱壁概念中分离出来。

(2) 设计了"髋臼骨折ABC损伤变数定位系统"，不仅在努力接近"类似同质语言"方面取得了进展，而且尽量地兼容了髋臼骨折的共性与个性，比之前分类更全面和清晰易记，尤其在临床实践对策方面，具有了"望型生策"的导向功能。应用该系统对1 268例 (1 299侧) 髋臼骨折进行统计发现：髋臼压缩骨折、臼顶骨折合并盆环与股骨近端关节骨折损伤的总变数高达55.3% (不包括髋臼移位和粉碎骨折)，这一数据揭示了髋臼骨折的重点所在。

(3) 研发了"髋臼骨折三维记忆内固定系统"。在骨愈合生理力值方面，提出了三维记忆内固定的新模式。

(4) 创新了"髂骨解剖形臼壁"应对臼压缩骨缺损以重建髋臼骨缺损的方法，为构建"同心臼"的重建奠定了基础并已取得显著疗效。

(5) 功能训练方面，结合中医骨伤"十六字方针"，细化提出"主动、渐进、增强"的"太极拳方式"的康复理念。

根据上述研究与临床实践，本书针对临床常见的、新鲜与陈旧髋臼骨折的棘手问题，术后失效二次"头臼对应"重建问题，以及髋臼骨折后期畸形与关节置换等问题，采用图文结合的方式，从伤情评估、阅片分析、诊治对策、围手术期要点与技巧和"同心臼、同心髋"的影像检验方法等角度，阐述了我们的观点与讨论。

我们相信，分享这些概念、经验和教训，会对年轻医师缩短学习曲线具有很大的帮助；对于经验丰富的高级医师，也颇具借鉴与争鸣价值；对于立志该领域的硕士生、博士生而言，笔者的展望和若干质疑，则有科研选题的参考价值。

变是永恒的，不变是相对的。只有学术上的争鸣，才是学术发展的基本动力。至此，引用屈原《离骚》中的名言"路漫漫其修远兮，吾将上下而求索"共勉之。

鉴于我们有限的知识和实践，恳望学者与同仁予以惠正。

张春才 许硕贵 纪方 禹宝庆
2014年12月于上海

目　录

第一章
髋臼三柱壁概念

第一节 髋臼三柱壁相关解剖

一、髋臼"Y"形软骨与髋臼形成

1964年，Judet等论证髋臼三角软骨是由坐骨、髂骨、耻骨软骨组成（或称"Y"形软骨），该组软骨在18~23岁时闭合。此时髋臼的外侧观，就像被倒置的"Y"形双臂所抱，由此提出了髋臼的前、后柱理论。其后50余年间，髋臼二柱理论在指导髋臼骨折的分型、治疗中发挥了重要作用。但在临床实践中，髋臼骨折众多的个体化特点和分型的困难也导致了临床治疗选择与评估存在众多矛盾和问题。

从髋臼发育、解剖形态和人类进化的特点，可以发现：① 骨盆与髋臼在骨皮质的纹路走向和坚实程度上，与人类直立行走的力学特征相吻合。② 骨皮质的纹路分布和坚实程度与骨松质骨小梁的分布方向相关。③ 从胚胎杯状软骨到诞生后的"Y"形软骨和髋臼的发育成熟，髂骨在三个应力方向上逐渐增厚，这形成了三柱分类的力学和生物学基础（图1-1~1-4）。由此，笔者提出了"髋臼三柱壁的概念"，即髂骨的皮质增厚区与耻骨移行形成髋臼前柱，与负重方向的臼顶移行形成髋臼中柱，与坐骨方向移行形成髋臼后柱。

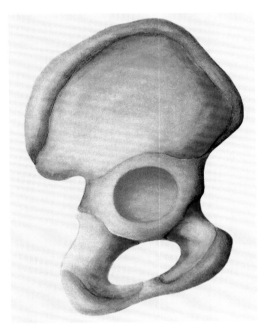

图1-1 胚胎至诞生时髋臼发育图
髋臼为一软骨杯形状（引自高士濂主编.实用解剖图谱·下肢分册[M].第3版.上海：上海科学技术出版社，2012.）

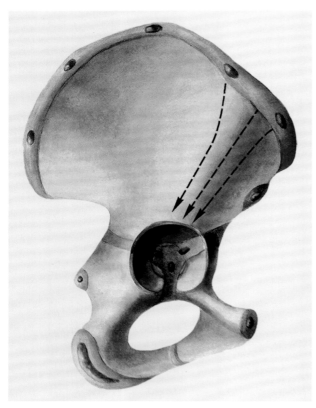

图1-2 青少年时期的髋臼发育图
虚线箭头显示自髂骨结节至臼顶方向，形成柱状形态。观察"Y"形软骨的前支，止于髂前下棘下方；其后支，止于坐骨大切迹的下方。骨骺线封闭后，"Y"口内的髋关节的月状面，则为中柱臼顶区域的月状关节面；"Y"前下方的月状面，则为耻骨支部前柱区域的月状关节面；而"Y"后下区域，则为坐骨支区域的月状关节面，划归髋臼后柱的一部分。人类髋臼月状面因负重的关系，分析月状面的分布，其中柱臼顶部分的月状面面积大于后柱与前柱。这在临床处理髋臼骨折中具有指导意义。三条虚线箭头，则显示髋臼中柱的力线方向（引自高士濂主编.实用解剖图谱·下肢分册［M］.第3版.上海：上海科学技术出版社,2012.）

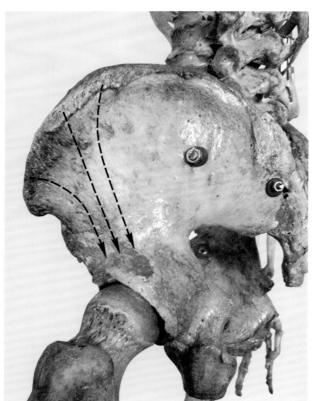

图1-3 成人标本的后侧视图
三条虚线箭头显示髋臼中柱的力学方向

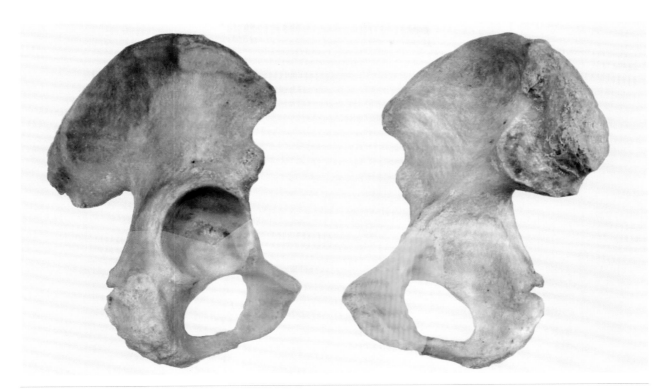

图1-4　髂骨、坐骨和耻骨的不同颜色
显示了"Y"形软骨骨骺融合线的位置

二、骨盆、髋臼前视图解剖形态

1. 主要解剖名称与命名　见图1-5。

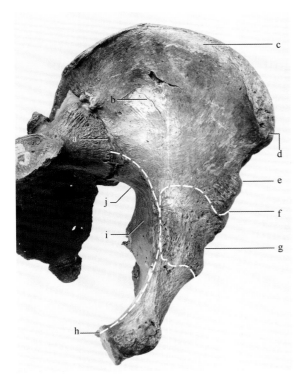

图1-5　左侧骨盆标本的前视图

相关解剖部位标示如下：a. 骶髂关节，为骨盆后环结合部和负重传递到髋关节重要的力学组成部分。b. 髂窝，为髂骨最薄弱的部位。它的前方为髂骨结节至臼顶部柱状部分，上方为髂嵴部分，后内方为骶髂关节的髂骨耳状面部分，下方对应的是真骨盆环（弓状线）起始点到髂耻隆起部部分。观察h所示的真骨盆环（弓状线），髂窝的下方对应弓状线的后1/3段。c. 髂骨结节，为在髂骨前1/2最明显的髂嵴的庞大部分。d. 髂前上棘。e. 髂前下棘，髂前下棘对应的臼顶部分为髋臼月状关节面最坚实的部分。f. 不规则的虚线为髂耻隆起部。它的区域始于髂前下棘的前缘，向内至弓状线后1/3的前端，向前至耻骨梳的起始部，向外包括髋臼前壁、前壁切迹和耻骨支对应的月状关节面部。g. 髋臼前壁切迹，这是一个新的命名，它是髂骨与耻骨形成髋臼骨骺闭合后的标志。h. 弧形虚线为弓状线，即真骨盆环，也是髋臼前柱生物力线的主线部分。弓状线大致可分为起始部后1/3、髂耻隆起部中1/3、耻骨梳部前1/3。真骨盆环的解剖连续性与否，直接关系到髋臼前柱部分月状关节面的完整。i. 髋臼方区部位。j. 坐骨大切迹的部位。坐骨大切迹与所对应的弓状线起始部，共同形成骨盆中最坚实的骨质部分，这是将躯体重量传递到髋臼的主要力学部分

2. 髋臼与骨盆的生物力线和命名　观察成人标本，根据人体直立与骨盆、髋臼骨皮质的纹路分布方向，观察到如下特点（图1-6）。

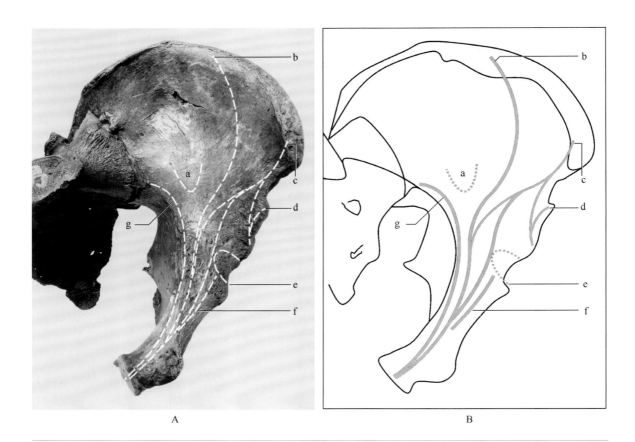

图1-6　骨皮质纹路的分布方向
A. 图中可观察到：a. 显示的"U"形虚线，其"U"形内侧位于弓状线的后1/3段之外；其"U"形外侧位于髂骨结节至髂耻隆起部近端连线，即髋臼中柱前支内；其"U"形底部，为弓状线与髋臼中柱前支的汇合处，对应髂耻隆起部；其"U"形的开口部，对应髂窝部分。这个在前视图不太明显的"U"形，命名为前髂窝底隐性凹迹。前髂窝底凹迹是髋臼前柱和髋臼中柱前支的分水岭和汇合处的标志。b. 弧形虚线始于髂骨结节、止于耻骨结节，中间跨过髂耻隆起部，逐渐与弓状线相汇合。该线走向命名为髋臼中柱前支。c. 弧形虚线始于髂前上棘，向前下融于髂耻隆起部的近端区域，汇合呈髂耻隆起部的粗大部分，向前下逐渐再与髋臼中柱前支、弓状线相汇合。该线走向命名为髋臼中柱髂前上棘支。d. 弧形虚线始于髂前下棘，向前下直接对应髋臼臼顶的外侧，也是髋臼负重最坚实的部位，该部没有明显的骨皮质纹路的走向，而是混杂交错，这可能由负重、股四头肌作用所致。此处命名为髋臼中柱髂前下棘支。e. 弧形虚线之内的区域，为髋臼前壁。它的上后侧为中下支；它的前内侧为中上支；它的前下方对应相对坚实的耻骨支月状关节面。髋臼前壁的面积相当于1 cm^{2}左右。这些1 cm^{2}的面积与股骨头的对应面积相比较，很难解释会存在"简单与孤立的髋臼前壁骨折"。f. 弧形虚线始于髋臼前壁切迹的前外侧部，即髂耻隆起部远端外侧，向耻骨结节形成耻骨梳部，其内侧系弓状线的前1/3段，其前外为闭孔上缘坚实的骨皮质部分。此处命名为髋臼前柱耻骨支部。g. 弧形虚线始于骶髂关节的前下缘，融于髋臼方区上缘与部分髂耻隆起部，与耻骨梳汇合并止于耻骨结节，形成真正骨盆环，即弓状线。B. 为A图的线条图

三、骨盆、髋臼后视图解剖形态

见图1-7。

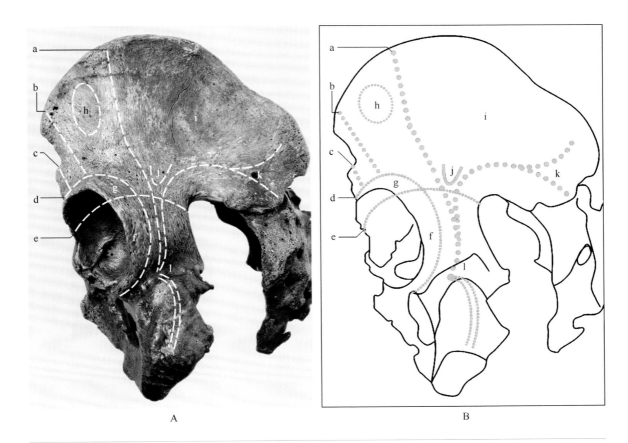

A   B

图1-7 成人左侧骨盆标本

A. 外后侧视图。观察骨皮质的纹路走向与坚实的程度，发现：a. 弧形虚线始于髂骨结节，沿柱形下行到臼顶部，在髂窝前缘，其纹路向坐骨体融合，而后汇于坐骨结节部。该纹路线命名为髋臼中柱后支。b. 髋臼中柱髂前上棘支的后视图。c. 髋臼中柱髂前下棘支的后视图。d. 弧形虚线是沿小骨孔隆起的密集处，向下止于坐骨体前上缘，此线为髋关节囊的附着处。根据这种解剖特征，将该线后外侧的，即至髋臼唇缘的区域，视为真正的臼壁；线后内侧的，视为臼柱部分。因此，将该线命名为后侧柱壁分界线。e. 虚线始于髋臼前壁切迹，向外后止于坐骨大切迹的前下缘。此线为髂骨分别与耻骨和坐骨形成髋臼发育的骨骺线。此线命名为"Y"形软骨后支骨骺线。f. 柱壁线与骨骺线相交叉的外、后、下方区域。此区域为髋臼后壁的位置（简称f区）。g. 柱壁线与骨骺线相交叉的外、后、上方区域。此区域完全置于髋臼臼顶，即髋臼中柱覆盖的范围内，更重要的是g区域位于骨骺线之上，为此命名为髋臼中柱后侧壁（简称g区）。此前，习惯称为髋臼后上壁。h. 椭圆形虚线的陷凹区域，命名为中柱外侧窝。i. 髂骨最薄弱处的髂窝位置，最薄弱处厚度仅1 mm。髂窝前方为中柱部分；下方是后柱部分。j. "U"形凹陷为髂窝前下方的最低处，凹迹象比较明显，也是髋臼中柱与后柱的汇合处。k. 髂骨耳状面对应的髂后上、下棘的骨皮质纹路，向前下，融入坐骨大切迹，汇于坐骨体，止于坐骨结节。由此形成髋臼后柱力学部分。l. 坐骨体部。B. A图的线条图

四、骨盆、髋臼相关视图的解剖形态

见图1-8~1-12。

临床病例发现，所谓髋臼后上壁骨折，即本文命名的中后壁部位的骨折，在钢板固定术后，其骨折块常发现变位与股骨头脱位。分析原因，多与中柱壁夹角和钢板性能的局限性相关。

在两线交叉的髋臼外侧之上的g区域，为已阐明的髋臼中柱后壁区域，即臼顶后侧，习惯上称为髋臼后外上壁。为方便起见，在之后的章节中，将其统称为g区。在两线交叉之下的f区域，为髋臼后壁。

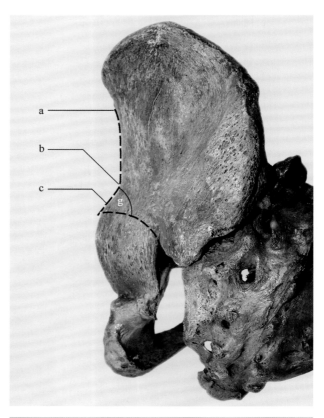

图1-9　左侧骨盆标本的后视斜位图
a. 虚线为中柱的外侧缘。b. 交角为中柱壁夹角。c. 中柱前壁与中柱后壁的结合界。g. 所示区域为髋臼中柱后侧壁

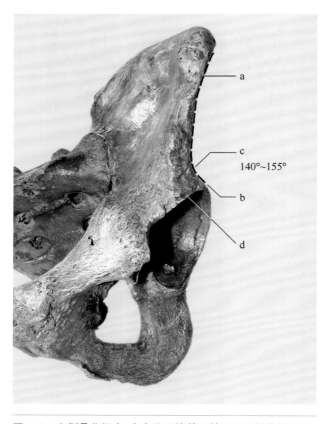

图1-8　左侧骨盆标本，完全显示髂前下棘至臼顶部分的视图
a. 虚线为中柱的外侧缘，几乎呈垂直而下。b. 虚线为中柱前壁与中柱后壁的结合界。c. 所示的角度是a、b夹角，为140°~155°。此角命名为中柱壁夹角。d. 髋臼中柱前壁，为髂前下棘与臼顶的融合，几乎完全呈柱状结构

后侧柱壁分界线至髋臼唇缘的距离，为1~1.5 cm；后侧柱壁分界线与月状关节面的厚度，为5~8 mm。这些解剖特点与塑形钢板的配合和固定，产生了很大的矛盾现象：① 钢板与g、f区域匹配了，其固定孔的外侧弧距唇缘的距离应在3 mm，其固定螺钉长度应为5~8 mm。术中应控制严格，否则，螺钉容易进入髋关节。如果不宜，钢板只起到阻挡的作用，起不到固定效果。② g、f区的粉碎骨折，常累及柱的骨松质压缩性改变，如何连体固定g、f区，目前固定技术存在很难克服的局限性，距实用性还存在相当大的差距。

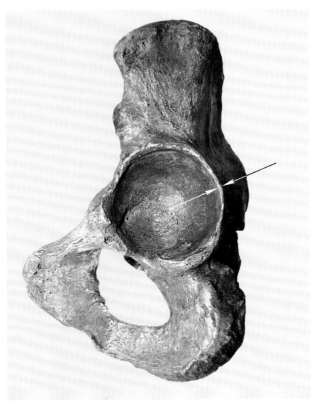

图 1-10 成人髋臼标本的髋臼解剖轮廓正视图

观察箭头指示的后髋臼唇缘，其厚度在 1.7 mm。正态分布的厚度范围为 1.5~4.2 mm，非正态分布的范围为 1.0~6.5 mm。髋臼唇缘的厚度测量的意义在于：① 在固定此处的粉碎骨折时，应考虑这一解剖特点。② 拉力螺钉杆部直径一般在 3.5 mm 以上，螺帽直径在 4 mm 以上。③ 综合上述两个方面的因素，临床不鲜见到螺帽将股骨头磨损的病例，揭示了目前内固定技术的局限性

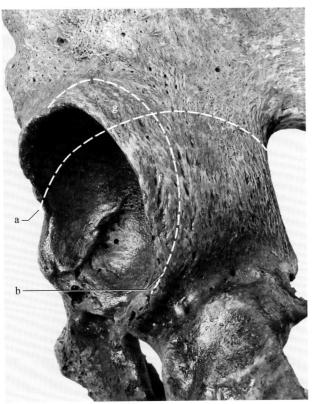

图 1-11 成人髋臼标本的后视斜位图

a. 已经说明的骨骺线。b. 已经说明的后侧柱壁分界线

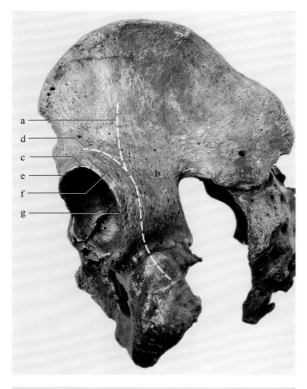

图 1-12　左侧骨盆后视斜位图像
a. 弧形虚线为钢板置放的常见位置。这个钢板位置常用来固定髋臼后柱壁的骨折，其骨折位置为所对应的后内侧髋臼后柱。b. 为 a 走向必经的后侧中柱壁夹角的弧度，即钢板此处的塑形弧度角。c. 弧形虚线为中后壁中间部的中柱壁夹角弧度。弧度之外的区域骨折，即前述提及的 g 区域骨折，也就是中柱后壁（臼顶）骨折，即习惯称呼的髋臼后上壁骨折。d. 弧形虚线为钢板另一常见的置放位置。这个钢板位置常用来固定髋臼中后壁或后柱壁骨折及两者的汇合骨折，其骨折位置为 g 区域和髋臼后柱壁，两者常为汇合性骨折。e. 弧形线为中柱后壁的唇缘线。f. 钢板走向在此处应塑形的弧度角。g. 弧形线为髋臼后壁的唇缘线

　　如上的解剖特点与钢板的置放位置，对钢板的塑形提出了在 1 cm 的间距内，需要 2~3 个各 60° 左右的扭转与弯曲，否则难以与解剖特点匹配。值得思考的是，按照目前的生物金属材料机械性能，医生在术中无法完成上述要求，也就是说，对该处的骨折实现不了有效的固定。所以，治疗的后期，时常并发复位丢失与股骨头后上脱位。

五、髋臼正视图的解剖形态与三柱月状关节面比值

　　见图 1-13。

　　这些解剖特点具有的临床意义是：① 髋臼月状面与股骨头的解剖对应，是临床显著疗效的关键要素。② 中月面的解剖复位，是髋臼负重、减少创伤性骨关节炎的关键要素。③ 前、后月面的解剖复位，协助中月面，是避免股骨头半脱位的一个重要因素。

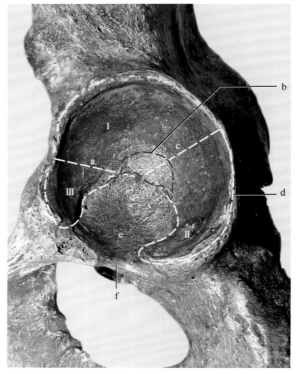

图 1-13　成人髋臼标本的髋臼解剖轮廓正视图
设红点为髋臼的圆心，观察发现：a. 从圆心引向髋臼前壁切迹的连线，此线为髂骨与耻骨的骨骺融合走向。b. 不规则的蓝色虚线为正常月状关节面与非正常月状关节面的分界线，其下方的蓝色虚线为非正常月状关节面与髋臼窝的分界线。蓝色区域内的不规则面积，为非纯骨与非正常月状关节面的特点，称为月窝界面区。c. 从圆心引向坐骨大切迹前下缘的连线，此线为髂骨与坐骨的骨骺融合走向。d. "Ω" 形状的虚线，分别在 a、b 两个连线之下，即耻骨对应区域和坐骨对应区域的月状关节面。e. 髋臼窝部区域，是股骨头圆韧带的始发部位。f. 髋臼切迹。观察髋臼月状关节面面积的大小分布，以髋臼中柱壁（臼顶）对应的面积为首，即 I 区域，简称中月面（臼顶面）；次之髋臼后柱壁，即 II 区域，简称后月面；最后是前柱壁，即 III 区域，简称前月面。笔者研究表明，I：II：III 区域的值是 4.1：2.8：1

六、三柱壁区域、力线、力点

1. 髋臼前柱力线、力点及前柱壁区域　见图1-14。

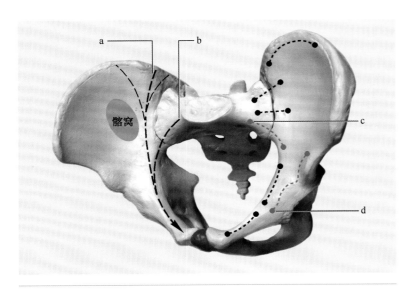

图1-14　骨盆模型前侧视图1

a. 盆内耳弓力线，始于髂后上棘结节和髂骨耳状面，经由髂耻隆起部近端的内侧与弓状线汇合。b. 盆内骶弓力线（真骨盆环），力线的传递经由骶骨岬前缘和髂骨弓状线相连，止于耻骨结节。这两条力线，起到上传髋关节和承担下传脊柱的力，通过骶髂关节韧带相连接。因此，从骨盆与髋臼的整体而言，a和b的力线传递，应视为髋臼前柱的关键力线。换言之，也是骨质最坚实的部分。左侧●-----●符号标识为常见选择的固定力点，其中c所示为骶骨岬部前下缘与弓状线后1/3的连接。观察骶髂关节的固定力点的分布，形成非平面的三维立体结构，有利于稳定。d. 显示髂耻隆起部的固定力点，此处值得警惕，避免固定物误入髋关节。因为髂耻隆起部偏离弓状线，往往是比较有效的固定点，涉及髂前下棘的臼顶内侧面的上方。不但如此，由于不规则的解剖特点，其固定物因服帖性如何而要求更为严格

2. 髋臼中柱（臼顶）盆内侧力线与固定力点　见图1-15。

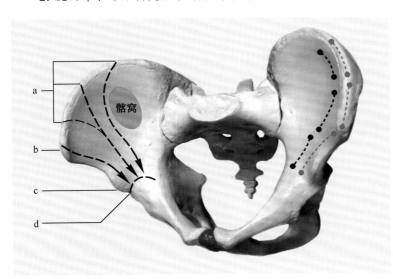

图1-15　骨盆模型前侧视图2

a. 箭头所示的三条力线是以髂骨结节中心为主，两侧髂骨结节前后缘为辅，共同传至臼顶的力线示意图，该力线所对应的臼顶月状关节面，其面积最为广阔。b. 箭头显示髂前上棘的位置，同时显示髂前上棘至髂前下棘于臼顶的力线，也是对应中柱臼顶最为坚实的负重区域。c. 髂前下棘位置。d. 弧形虚线为臼顶月状关节面所在位置。左侧骨盆●-----●标识为髋臼中柱（臼顶）盆内侧固定力点。髂骨结节至弓状线的骨折实质上是髋臼中柱的骨折

3. 髋臼中柱（臼顶）盆外侧力线与固定力点

（1）髋臼中柱外侧力线：见图1-16。

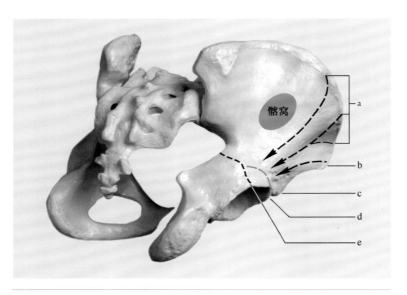

图1-16 骨盆模型侧后视图1

a. 虚线箭头为髋臼中柱在盆外侧的力线，以髂骨结节中心为主，前后缘为辅，分别分布于臼顶。b. 箭头为髂前上棘位置，同时显示髂前上棘至髂前下棘的力线。c. 髂前下棘。d. 臼顶月状关节面的位置。e. 髂骨与坐骨骨骺封闭的痕迹线

（2）髋臼中柱外侧固定力点与臼顶后壁：见图1-17。

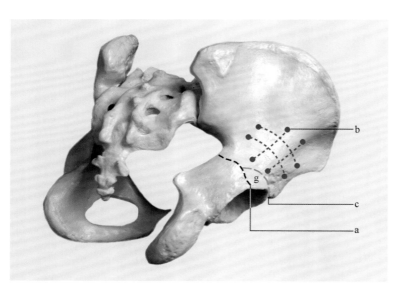

图1-17 骨盆模型侧后视图2

a. 髂骨与坐骨骨骺融合处痕迹。b. "#"字形状的范围为固定力点区域。这个区域涉及显露方面的难度：在髂股入路没有问题，但在K–L入路则比较困难，多需股骨转子截骨，帮助扩大操作空间。c. 臼顶月状关节面位置。"g"区域为髋臼中柱（臼顶）后壁，这个"g"区域，也就是过去文献常称的"髋臼后上壁"。定为髋臼中柱（臼顶）后壁的理由是因"g"区位于"Y"形软骨后支之上。因此区域的解剖特点与目前现有的固定器械的性能，其服帖与有效性尚难令人满意：固定后的复位丢失不但常见，且可因导致股骨头后上脱位而失败

4.髋臼后柱传递力线与固定力点

（1）髋臼后柱力线与后壁：见图1-18。

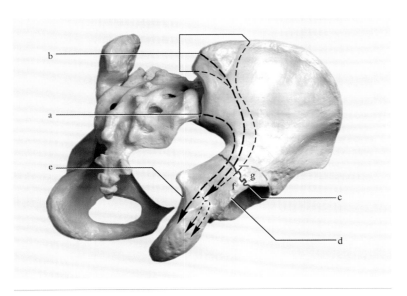

图1-18 骨盆模型后侧视图

a.箭头虚线为盆外骶弓力线，力线的传递经由骶后部和髂骨弓状线所对应的外侧，经由坐骨大切迹的最坚实部分，指向坐骨体与坐骨结节部。b.三条弧形力线为盆外耳弓力线，以髂后上棘结节为中心，前后缘为辅，经由坐骨大切迹前方，指向坐骨体中部与坐骨结节。c.髂骨与坐骨骨骺融合所在的痕迹。d."f"区域，为真正的髋臼后壁部分。因为在髋臼形成的过程中，"f"区域位于"Y"形软骨后支的下方坐骨部分

（2）髋臼后柱固定力点：见图1-19。

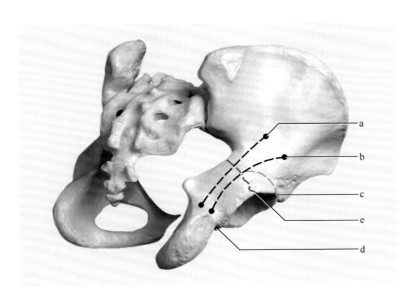

图1-19 骨盆后侧视图

a.所示固定点属于后柱力线的范围之内。b.所示固定点段，往往为兼顾后壁的骨折，常常将髋臼中柱力线与后柱力线相结合。c.显示髋臼臼顶关节面位置。d.显示坐骨体位置。e.显示髂骨与坐骨骨骺融合痕迹

5. 髋臼中柱后壁和髋臼后壁的固定力点与方向 见图1-20。

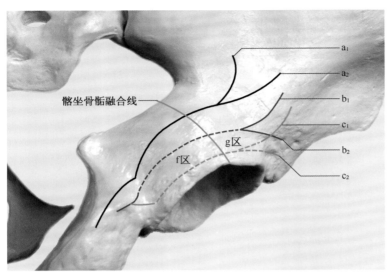

髂坐骨骺融合线

f区　g区

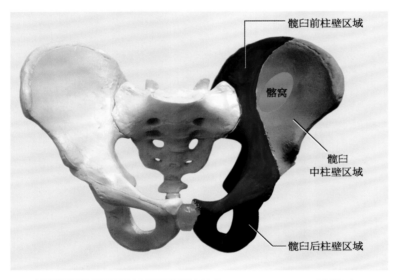

髋臼前柱壁区域

髂窝

髋臼
中柱壁区域

髋臼后柱壁区域

图1-21　骨盆-髋臼整体模型前视图
红色代表髋臼前柱壁区域，绿色代表髋臼中柱壁区域，黑色代表髋臼后柱壁区域

图1-20　髋臼后侧视图
黑色实线标识的位置为安全的固定力点；蓝色实线标识的位置为安全的固定力点，虚线为相对安全固定力点；红色实线标识的位置为安全的固定力点，虚线为非固定力点——危险区。a_1 显示髋臼后柱力线的固定点，这个位置需警惕臀上动、静脉及神经的损伤，用于髂坐骨骺融合线的上下部位、比较单纯的横断骨折。a_2 显示在固定力点上，涉及髋臼中柱，且偏离臀上动、静脉及神经，为常用的固定位置。在 a_1 和 a_2 之间接近髂窝、骨质薄的位置，为非固定力点。b_1 显示髋臼中、后柱常用的固定力点与位置。蓝色虚线为髋臼中、后柱与壁的结合部，此处拧入螺钉，尽管相对安全，仍需特别谨慎，因为钢板若与之贴附，则距月状关节面仅有 10 ~ 16 mm。b_2 显示尤其适合于中柱后柱壁和后柱壁的骨折。该位置的方向接近髂前上、下棘之间，显露困难，多需借助各种转子截骨术，笔者提倡转子后半截骨术，获得良好效果。c_1 和 c_2 显示髋臼中、后壁固定的"位置"。红色虚线位置是髋臼骨性唇缘区域，也是髋臼关节囊附着处的所在位置。假设钢板贴附并和骨性唇缘齐平，那么固定力点距月状关节面的距离仅仅为 3 ~ 6 mm。经常可以看到，固定物对粉碎的壁部而言，往往起到了"遮挡"的作用；对骨折与负重而言，难以起到稳定与有效的固定。显然，涉及髋臼中、后柱壁，尤其是混合于"G（g）"区域（臼顶后壁）的粉碎、压缩性骨折，在稳定与有效的固定技术方面，仍存在巨大的挑战

第二节　髋臼三柱壁区域与力线融汇

一、髋臼三柱壁区域

依据上述研究，髋臼三柱壁的区域应用不同的颜色，标识如图1-21~1-23。

二、髋臼三柱力线融汇示意图

髋臼借助"Y"形软骨，将髂骨、坐骨、耻骨融合而形成髋臼。髋臼三柱壁区域的划分，重点是为了将骨折定位。骨盆承接上身与下肢，借助髋关节等，完成生理功能（图1-24、1-25）。生理力线的传递，使得髋臼柱壁发生皮质的厚薄变化，骨松质骨小梁的分布发生改变。这一切变化，都是进化的结果。

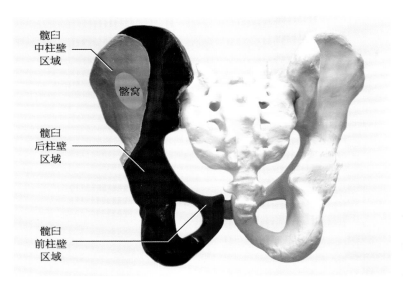

髋臼
中柱壁
区域

髂窝

髋臼
后柱壁
区域

髋臼
前柱壁
区域

图1-22　骨盆-髋臼整体模型后视图
红色代表髋臼前柱壁区域，绿色代表髋臼中柱壁区域，黑色代表髋臼后柱壁区域

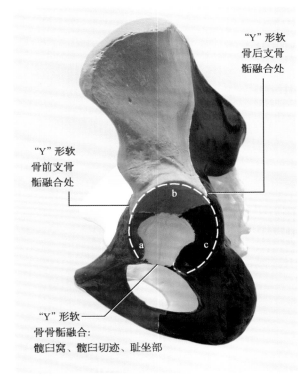

"Y"形软
骨后支骨
骺融合处

"Y"形软
骨前支骨
骺融合处

"Y"形软
骨骨骺融合：
髋臼窝、髋臼切迹、耻坐部

图1-23　髋臼中柱壁与同心臼月状关节面
髋臼借助"Y"形软骨将髂骨、耻骨和坐骨融合。依据骨骺融合后的骨性痕迹，可充分显示髋臼骨性月状关节面的分布区域。a. 髋臼前柱壁月状关节面区域。b. 髋臼中柱壁月状关节面区域。c. 髋臼后柱壁月状关节面区域。研究表明，其所占面积比b＞c＞a

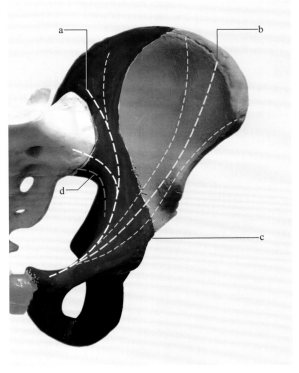

图1-24　左侧骨盆模型前视图
a. 白色虚线为髋臼前柱壁力线。b. 黄色虚线为髋臼中柱壁力线。c. 髋臼前柱与髋臼中柱（臼顶）的力线，在髂耻隆起部的近端部位开始融汇，并至耻骨结节方向。d. 坐骨大切迹部位的虚线为髋臼后柱的力线

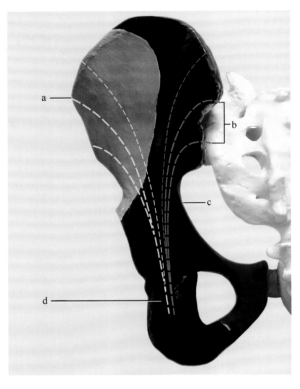

图1-25 左侧骨盆模型后视图
a. 髋臼中柱（臼顶）力线。b. 髋臼后柱力线。c. 在"Y"形软骨骨骺后支融合处，髋臼中柱（臼顶）力线与髋臼后柱力线，开始融汇并共同走向坐骨结节方向。d. 双方力线汇聚于坐骨结节

三、髋臼中柱（臼顶）负重与肌群作用

见图1-26。

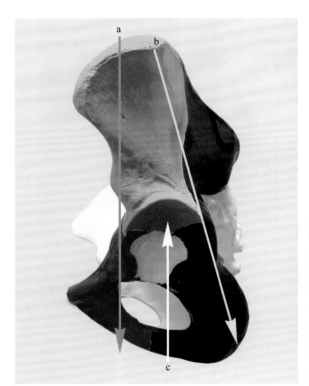

图1-26 髋臼中柱（臼顶）负重与肌群的相互作用示意图
a. 显示腰大肌、髂肌、缝匠肌、耻骨肌、股直肌、股内收大小肌、股薄肌，完成对髋关节前屈和内收动作。b. 显示臀大小肌、臀中肌、阔筋膜张肌、半膜肌、半腱肌、股二头肌、梨状肌等，完成对髋关节的后伸和外展动作。综合髋关节的伸屈、内收外展、内外旋等动作的肌群，其始发点，绝大多数在髋周与骨盆，而附着处在股骨。当人体运动时，借助股骨头，作用在髋臼，尤其是髋臼中柱（臼顶）的负重区域，如c所表示的方向

根据上述特征，从髂骨结节至臼顶部分粗壮的柱样结构和动力肌群附着的髂前上、下棘与坐骨结节的坚实性上，不但印证了生理传导力值是构成解剖形态的关键要素，而且客观地彰显了髋臼中柱壁（臼顶）的重要意义。

第三节　髋臼-骨盆的整体概念

高能量损伤，不但导致髋臼发生骨折与变位，而且往往同时发生髂骨、耻骨、坐骨的骨折，甚至合并不少见的骶髂关节、耻骨联合的分离及骶骨骨折。这些骨折与分离，由于破坏了真假骨盆环的结构，导致髋臼失去了正常的解剖形态。这种高能量损伤的多米诺骨牌效应，客观上导致髋臼、股骨头与伤侧骨盆，甚至波及整个骨盆，处于"浮动"状态。如欲重建"头臼对应"的解剖关系，其关键条件就是恢复骨盆、髋臼在解剖学上的整体性。

如果为髋臼前、中（臼顶）、后柱壁骨折，必须使髋臼前柱的弓状线、髋臼中柱（臼顶）和髋臼后柱力线的坚实骨部分达到解剖复位，才能为髋臼月状关节面的准确复位创造条件。

如果上述骨折同时存在骶髂关节分离或骶髂处骨折，耻骨联合分离、单或双的耻骨上下支骨折，则应首先建立骨盆环的正常结构。否则，髋臼的解剖复位就失去了连续性的解剖基础。

如果同时存在严重的粉碎与压缩性骨缺损，则更加彰显出上述概念的重要性。因为没有骨盆与髋臼的基本解剖轮廓，谈不上骨压缩性骨缺损的准确重建。

目前髋臼骨折分类缺乏骨盆和髋臼在解剖学上的整体性，过于集中在髋臼本身，在不同程度上忽视了高能量多米诺骨牌效应所带来的问题。正如Marvin Tile所言"非逻辑骨折"，橘子和苹果之间，不同质的比较，亦不鲜见。

如上图的伤情（图1-27），属于简单髋臼骨折还是复杂髋臼骨折？按AO综合分类定义，应在A3范畴，但远远没有包括本图的若干损伤变数，如骶髂

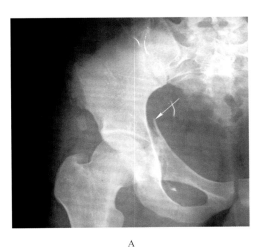
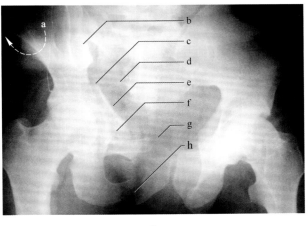

A   B

图1-27　AO综合分类法A3型髋臼骨折（即前柱或前壁骨折，也可属于简单骨折）
A. 箭头显示髂耻线的中断与变位，骨折部位在髂耻隆起部的近端，其骨折远端轻度向骨盆内上侧移位。再观察髂坐线、臼顶线及骶髂关节，均属于正常状态。既属于简单骨折，也属于AO综合分类A3型髋臼（前柱或前壁）的骨折。
B. 髂坐线、臼顶线、髋臼后壁唇缘线均完整，似乎骨折不严重。但本质上并非如此。a. 右半骨盆向外后旋转变位。b. 同侧骶髂关节明显左右与上下分离。这种伤情的出现，常常合并骶前动静丛的破裂，导致巨大腹膜后血肿和失血性休克，有极高的死亡率。其次，这类分离与骶骨骨折，还常常合并直肠的破裂。c. 髂耻线中断与变位，骨折位于髂耻隆起部近端。d. 骶骨骨折。e. 髂耻线，即对应股骨头的弓状线段，出现变位的骨块。f. 髂耻线另一处的中断与变位，骨折位于髂耻隆起部的远端，其骨折端远端显著变位，指向髋臼切迹位置。此位置的严重骨折与变位常波及"死冠"位置。g. 耻骨上支近耻骨结节位置骨折与移位。h. 耻骨下支骨折与移位

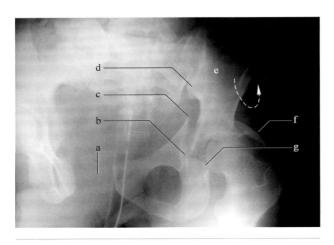

图1-28 复杂性髋臼骨折合并骶髂关节和耻骨联合分离［AO综合分类B1型（横行双柱＋后壁骨折）］

这类骨折与分离并非少见。图像显示骨折与变数如下：a. 严重的耻骨联合分离。这类分离常合并膀胱、尿道、阴道的破裂与断裂，同时存在膀胱前动、静脉丛的破裂与出血。b. 髂坐线的中断与变位，骨折位置在髋臼后柱的坐骨体上方。c. 髂耻线的中断与变位，骨折位置在髋臼前柱髂耻隆起部的近端，其骨折远端向骨盆内上侧移位。d. 骶髂关节的水平位分离。值得注意的是，这种分离距离，并不代表真实的损伤程度，因为暴力的瞬间，其变位程度比影像学的观察要严重得多。e. 髂骨向外后上方旋转变位，骶髂关节和髋臼前后柱的骨折使髂骨失去了正常解剖的连续性，髂骨形成浮动状态，受到髂腰肌、腰方肌、臀大小肌、外旋肌等收缩力量的作用，导致髂骨向外后上方旋转变位。f. 髋臼后壁骨折块，被半脱位的股骨头顶于髋的后上方。g. 后柱松质部的压缩性骨折

关节的严重分离、骶骨骨折、弓状线的多段骨折等。由此可见，高能量损伤的髋臼骨折，不是简单与孤立的。

分析图1-28，有利于进一步认识髋臼与骨盆的整体概念，同时提出了一个问题：如何合理地将髋臼骨折与如上的若干变数进行整合，向"同质"语言推进，这是一个有意义的探讨课题。

第四节 髋臼-股骨头的功能概念

高能量损伤时常导致在髋臼骨折的同时，合并股骨近端关节部的骨折，如股骨头、股骨颈、股骨大小转子的变位性骨折。显然，如欲重建"头臼对应"的解剖关系，则必须恰当处理髋臼与股骨近端关节这两方面的问题。因为这两方面的组合形成了髋

关节的功能系统。

不言而喻，此例在治疗策略上，会百花齐放、学术争鸣。但在分类上，属于髋臼骨折哪一类？股骨近关节部的粉碎骨折，又属于哪一类？不管属于哪一类，目前的分类均缺乏髋关节功能系统上的完整性。

如何将这类病例合理归类，有一个相对统一的分类系统，既能表明髋臼骨折类型，又能兼容股骨近端骨折的部位与程度，从而达到"同质"语言的讨论与研究，必将促进救治水平的进一步提高。所以，类型与高度个性化相结合是必然的趋势。

第五节 小结与思考

● 髋臼是由髂骨、坐骨和耻骨借助"Y"形软骨发育而成。

● 髋臼周围骨密质的坚实分布特征与骨松质小梁的方向，是髋臼前、中、后柱的力学环境客观存在的依据。

● 髋臼月状关节面的面积分布，髋臼中柱壁（臼顶）起到了主要作用，是人类直立生活方式进化

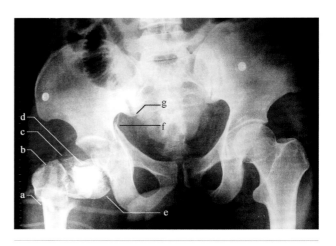

图1-29 骨盆前后位摄片

a. 股骨干近端骨折，骨折涉及股骨大小转子部位。b. 股骨大转子的粉碎骨折。c. 股骨颈基底部的骨折与变位。d. 股骨颈的粉碎骨折与变位。e. 股骨头的骨折，其股骨头的负重对应部向下翻转与变位。f. 髂耻线、髂坐线的中断与轻度变位，骨折位置分别在髂耻隆起部和坐骨大切迹前下方。g. 骶髂关节呈开书样轻度分离

的结果。

● 髋臼与骨盆是一整体概念。多米诺骨牌效应导致髋臼骨折与若干变数，破坏了骨盆环，使其相互间失去解剖连续性，使骨折的髋臼多呈浮动状态。

● 髋臼与股骨近端关节构成髋关节功能系统。多米诺骨牌效应导致髋臼、骨盆和股骨近端关节部骨折，进一步增加了髋臼骨折的损伤变数。

● 髋臼周围骨密质的坚实部分，即前柱弓状线；中柱和后柱的坐骨大切迹至坐骨体部，既是髋臼三柱的主要生物力线，也是骨折复位固定的标志和固定力点。

● 髋臼的解剖特征和与之相适应的固定方式，是解剖复位和有效固定的基本保证，提示器械的研制远未终结。

● 髋臼月状关节面的准确性复位、固定与重建，是髋关节功能恢复的关键要素。

● 髋臼中柱壁的（臼顶部）骨折，其月状关节面的解剖复位与否，直接关系到髋关节功能的恢复程度。

综上所述，在高能量损伤增加的情况下，时代呼吁新的相对合理的髋臼分类、分型、定位法。合理的分类应涵盖解剖部位、损伤程度、损伤变数，提示救治措施等，使医生在阅片时一目了然，指导临床。如此，则是学术上的一大进步，便于"同质"语言的交流。

◇ 参 ◇ 考 ◇ 文 ◇ 献 ◇

[1] Judet R, Judet J, Letournel E. Fractures of the acetabulum[J]. Acta Orthop Belg,1964,30: 285-293.

[2] Lee MC, Eberson CP. Growth and development of the child's hip[J]. Orthop Clin North Am, 2006,37(2): 119-132.

[3] Tile M, Pennal GF. Pelvic disruption: principles of management[J]. Clin Orthop Relat Res, 1980,(151): 56-64.

[4] Lee MC, Eberson CP. Growth and development of the child's hip[J]. Orthop Clin North Am, 2006,37(2): 119-132.

[5] Rissech C, Malgosa A. Ilium growth study: applicability in sex and age diagnosis[J]. Forensic Sci Int, 2005,147(2-3): 165-174.

[6] Lee J, Jarvis J, Uhthoff HK, et al. The fetal acetabulum. A histomorphometric study of acetabular anteversion and femoral head coverage[J]. Clin Orthop Relat Res, 1992,(281): 48-55.

[7] Ippolito E, Tovaglia V, Caterini R. Mechanisms of acetabular growth in the foetus in relation to the pathogenesis and treatment of congenital dislocation of the hip[J]. Ital J Orthop Traumatol, 1984,10(4): 501-510.

[8] Laurenson RD. Development of the acetabular roofin the fetal hip; An arthrographic and histological study[J]. J Bone Joint Surg Am, 1965,47: 975-983.

[9] 刘欣伟,王攀峰,张春才.髋臼骨折生物力学研究进展［J］.实用医学杂志,2010,（15）: 2851-2853.

[10] 章云童,付青格,许硕贵,等.髋臼记忆合金三维内固定系统治疗涉及臼顶负重关节面的髋臼骨折［J］.中华创伤骨科杂志,2011,13（7）: 635-639.

[11] 牛云飞,许硕贵,张春才.大转子后半截骨在髋臼骨折手术显露中的应用［J］.中华创伤骨科杂志,2011,13（1）: 12-15.

[12] 禹宝庆,周海燕,张传森,等.经前侧入路治疗骨盆髋臼骨折的解剖学研究及临床应用［J］.中华创伤杂志,2014,30（1）: 15-19.

[13] 刘欣伟,苏佳灿,张春才.髋臼骨折Letournel分型系统评价及分析［J］.中国矫形外科杂志,2009,（10）: 731-733.

[14] 张春才,许硕贵,王家林,等.髋臼骨折记忆合金三维内固定系统的设计与临床应用［J］.中华骨科杂志,2002,22（12）: 709-713.

[15] 张春才,许硕贵.应用髋臼三维记忆内固定系统（ATMFS）治疗复杂性髋臼骨折及其临床意义［J］.中华创伤骨科杂志,2004,6（4）: 364-368.

第二章
髋臼骨折 ABC 损伤变数定位系统

第一节 研 究 背 景

髋臼骨折为高能量损伤，常见于车祸、砸压、坠落等形式。这类髋臼骨折，可能合并骨盆环损伤，可能损伤股骨近端关节，可能合并骨盆、髋臼之外的多处骨折，可能出现危及生命的1个或2个以上脏器的损伤，甚至同时出现多种致伤因子的复合伤。从临床救治而言，这就提出了如何评估损伤变数的问题。因为高能量损伤，损伤变数与部位十分复杂。下面以髋臼为中心与常见于骨盆的多米诺骨牌效应展开讨论。

一、髋臼骨折、盆环损伤、股骨近端关节损伤变数

1. 髋臼骨折变数　髋臼骨折存在变位骨折、粉碎骨折、压缩骨缺损骨折。从临床复位固定，恢复髋臼月状关节面难度的程度而言，压缩骨折为首，其次是粉碎骨折和变位骨折。因为髋臼月状关节面与股骨头的对应，如何达到解剖性匹配（尤其在臼顶负重区域），直接关系到疗效的优劣。

2. 骨盆环损伤变数　髋臼骨折往往不是孤立存在的，其多米诺骨牌效应，时常导致骶髂复合体横向与纵向的分离（骨折）、真假骨盆环的破坏、耻骨联合部的分离（骨折）及耻骨上、下支双骨折。

毫无疑问，临床经验告诉我们，这类损伤变数的程度常与盆腔内脏损伤相关联，如直肠破裂、膀胱破裂、尿道断裂、骶髂前动静脉丛破裂大出血等。

所以在救治矛盾上，发生复杂性变化。若单从复位固定而言，设想一下，不处理骨盆损伤变数，髋臼骨折能达到解剖复位吗？只有先恢复骨盆的解剖形态，才会为髋臼的解剖复位创造条件。否则，髋臼骨折的复位固定，则变成不现实的空想。所以，在复位与固定方面，髋臼、骨盆应视为一整体。

3. 股骨近端关节损伤变数　髋臼骨折有时合并股骨近端关节的骨折，如股骨头、股骨颈、转子部骨折。如果一位年轻人，髋臼白顶压缩骨折合并股骨颈骨折，在治疗对策方面，若重建髋臼与股骨头的解剖对应，除了复位固定之外，还要考虑到股骨头是否会发生缺血性坏死、创伤性髋关节炎等问题。若关节置换，对年轻人而言，则需创建因压缩而缺损的骨性环境和权衡日后N次翻修问题。所以，在临床治疗方面，应将"头臼双向"的骨折视为功能系统加以研究。

4. 髋臼、盆环、股骨近端混合损伤变数　髋臼骨折合并盆环损伤变数或股骨近端关节损伤变数，临床并不鲜见，也可能同时存在上述混合损伤变数。毋庸置疑，这些混合损伤变数，不但使救治复杂化，而且更是对创伤领域医生的挑战。

5. 髋臼骨折为中心与损伤变数之间的比较　髋臼骨折多米诺骨牌效应之间损伤变数的比较，已经引起学术界的关注。早期Marvin Tile指出："把没有移位的髋臼骨折和伴有骨盆环分离的显著移位的粉碎髋臼骨折相比，如同把橘子和苹果相比。"结果必然是"非逻辑骨折"，导致学术上"非同质性"

语言的交流,其结论必然缺乏规律性且难以彰显其临床指导意义的重要性。

二、髋臼骨折、盆环损伤、股骨近端关节损伤变数定位

1. 髋臼骨折变数定位 髋臼骨折的变位骨折、粉碎骨折、压缩骨折所在的解剖部位,可能在前柱(壁)、后柱(壁),也可能在髋臼臼顶部。如何将骨折损伤程度的变数与骨折部位在髋臼骨折类型中准确表达,将具有重要的临床指导意义。

复习文献,发现在描述髋臼是否是前后柱(壁)骨折之外,又单独阐述髋臼臼顶骨折的骨折程度,这至少提示了目前髋臼骨折类型在概念上存在分歧,换言之,即髋臼臼顶到底属于髋臼前柱,还是属于后柱?

笔者依据髋臼"Y"形软骨的发育、骨骺融合与骨皮质的力值走向特点,认为髋臼可分为三柱壁:① 髋臼前柱壁为"Y"前支以下部位,其传导力值主线经骶髂复合体、弓状线、髂耻隆起部和耻骨上支方向。② 髋臼中(臼顶)柱壁为"Y"前、后支骨骺融合线之间部位,力值传递复杂,髂骨结节至臼顶的柱状形态和髂前上、下棘的构成与负重区域极为密切。③ 髋臼后柱壁为"Y"后支以下部位,其主要传导力值主线经骶髂复合体、坐骨大切迹至坐骨结节方向。

根据这些解剖与力值传递特点,其与髋臼月状面的对应是什么关系?"Y"形软骨融合后对应研究表明:前柱壁:中(臼顶)柱壁:后柱壁的值为1:4.1:2.8。依次为基数,成为髋臼骨折定位的基础。显然,依据髋臼月状关节面的分布比值,其髋臼中(臼顶)部的骨折是临床治疗的主要矛盾。

2. 盆环损伤变数定位 髋臼骨折合并骨盆环的破坏,临床并非少见。临床资料表明,骨盆后环:骶髂关节分离与骶髂复合体部骨折的变位方向,存在水平方向的开、闭书样和垂直方向的上、下变位;有时涉及髂嵴部骨折。骨盆前环:耻骨联合分离;耻骨联合部骨折;耻骨上、下支骨折;有时涉及髂嵴部骨折,在变位方向上,主要以分离变位为主。

上述的骨盆环破坏,有可能单一出现,也有可能混合出现,比如骨盆前、后破坏的C类骨折。

以髋臼骨折为中心,涉及骨盆环的上述损伤、部位及变位方向,如何达到相对统一的表达,已经日益成为临床上常见与尚需解决的问题。

类型的统一,不仅有利于同类统计,而且可指导临床的救治。如,髋臼三柱壁混合粉碎骨折合并骨盆前、后环的骨折与上下变位,临床可能出现出血性休克、直肠破裂、膀胱破裂、尿道断裂及阴道、肛门撕裂等。如何止血,如何处理直肠等的破裂与断裂,如何稳定正常骨盆环,如何恢复髋臼解剖形态,如何处理这些主次矛盾的变化,等等,目前仍然是创伤领域的难题之一。

3. 股骨近端关节损伤变数定位 髋臼骨折合并股骨近端关节骨折的病例相对少见。股骨近端关节包括:股骨头、股骨颈、股骨转子部。这些部位的骨折与血运分布是不同的,其复位固定后的疗效也不一样。显然,股骨头、股骨颈的骨折疗效远远不及股骨转子部的骨折。如何处理这些部位的混合性骨折则使治疗更为棘手。

髋臼骨折+股骨近端关节骨折,实际上形成了"头臼对应"双向性骨折。将这类骨折实现解剖性定位,不但便于同类统计,也有利于临床的评估与治疗。

4. 混合损伤变数定位 髋臼骨折的多米诺骨牌效应往往涉及盆环、股骨近端关节的损伤变数,将之解剖定位,便于同类归纳、诊断规范、程度评估、对策选择、疗效预后。如此,有利于形成逻辑性的"同质语言"。

第二节 髋臼骨折 ABC 损伤变数定位系统的设计

一、髋臼损伤变数定位

(一)髋臼骨折分类与代表符号

A、B、C分别代表髋臼骨折的类别。A为髋臼一柱(壁)变位骨折,即髋臼前、中(臼顶)、后柱(壁)的任何一柱(壁)骨折。B为髋臼二柱(壁)变位骨折,即髋臼前、中(臼顶)、后柱(壁)的任何二柱(壁)骨折。C为髋臼三柱(壁)变位骨折,即髋臼前、中(臼

顶）、后柱（壁）的混合性骨折。

（二）髋臼骨折柱（壁）的解剖定位与代表符号

髋臼前柱（壁），取 anterior column/wall 中的 a 代表。

髋臼中（臼顶）柱（壁），取 middle column/wall 中的 m 代表。

髋臼后柱（壁），取 posterior column/wall 中的 p 代表。

（三）髋臼骨折损伤变数程度与符号

1、2、3 分别代表髋臼损伤变数。1 为髋臼骨折（≥ 1.5 mm）的变位骨折。2 为髋臼粉碎变位骨折。3 为髋臼压缩变位骨折（骨缺损）。

二、骨盆环损伤变数定位与代表符号

α、β、γ、δ 分别代表骨盆环前、后移位方向与损伤变数。

α 重点代表骨盆后环骶髂复合体分离（骨折）的水平移位，附加有（无）其耻骨上（下）支骨折。

β 重点代表骨盆后环骶髂复合体分离（骨折）的垂直移位，附加有（无）其耻骨上（下）支骨折。

γ 代表骨盆前环的耻骨联合分离或单（双）侧耻骨上、下支变位骨折。

δ 代表骨盆前环的单（双）侧骶髂复合体分离（骨折）；耻骨联合分离（耻骨上、下支变位骨折），形成髋盆浮动。

三、股骨近端关节损伤变数定位与代表符号

Ⅰ、Ⅱ、Ⅲ、Ⅳ 分别代表股骨近端关节解剖部位损伤变数。Ⅰ代表股骨头骨折（多见于内侧），Ⅱ代表股骨颈骨折，Ⅲ代表股骨转子部骨折，Ⅳ代表股骨头、颈、转子部的混合性骨折。

四、髋臼骨折 ABC 损伤变数定位排序的表达

由左至右，依次是：类别 A、B、C；骨折部位 a、m、p；髋臼骨折变数 1、2、3；盆环损伤变数 α、β、γ、δ；股骨近端关节损伤变数 Ⅰ、Ⅱ、Ⅲ、Ⅳ，末端为"型"。

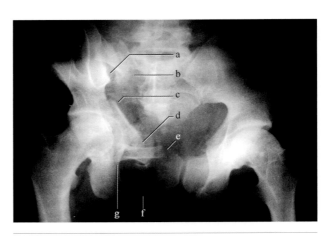

图 2-1 髋臼 Aa2δ 型骨折

a. 骶髂关节的上、下分离与髂骨的外旋转变位。b. 骶骨前翼部骨折并涉及的骶骨孔区域。c. 髂耻线后部，弓状线的起始处，位于髂耻粗隆部近端的骨折，向上内侧移位。d. 髂耻线前部，位置在髂耻粗隆部远端的骨折。e. 耻骨上支在耻骨结节处骨折与变位。f. 耻骨下支的骨折与变位。g. 耻骨梳近端于髂耻隆起部的骨折断端，嵌入髋关节部的方区前缘。图像整体显示右半骨盆完全浮动并向前内侧旋转。弓状线与髂耻隆起部粉碎、移位。但髂坐线、臼顶线、髋臼后壁唇缘线完好无损

第三节　应用髋臼骨折 ABC 损伤变数定位样本与有关思考

一、髋臼 A 类骨折

髋臼 Aa2δ 型骨折（图 2-1）：A 代表髋臼任何一柱（壁）的骨折，a 代表髋臼前柱（壁）骨折，2 代表髋臼粉碎骨折，δ 代表单（双）侧骶髂复合体分离（骨折）、耻骨联合分离（耻骨上、下支变位骨折）。

思考：若从髋臼骨折而言，仅仅是髂耻线中断与变位，似乎是简单骨折。但将骨盆与髋臼作为整体分析，则相当严重与复杂。本例临床诊断：创伤失血性休克；右骶髂复合体分离骨折合并腹膜后巨大血肿；直肠破裂；右髂外静脉破裂；右耻骨上、下支骨折合并尿道断裂；右骶骨骨折合并骶丛神经损伤；右髋臼前柱壁粉碎骨折。

二、髋臼 B 类骨折

髋臼 Bmp3Ⅰ 型骨折（图 2-2）：B 代表髋臼任何二柱（壁）的骨折，m 代表髋臼中（臼顶）柱（壁）

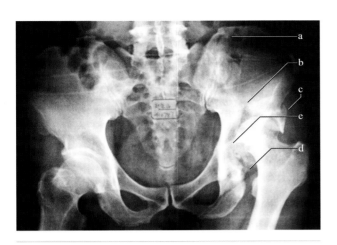

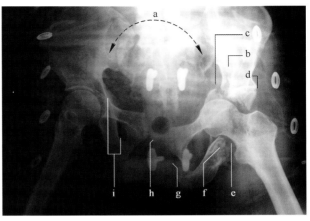

图2-2 髋臼 Bmp3 I 型骨折

a. 骶髂关节髂侧垂直方向的轻度骨折与变位。b. 髋臼中柱基底（臼顶）部粉碎旋转变位骨折，间隙开口处，裸露部分脱位的股骨头；中断与变位变形的臼顶线。c. 中柱（臼顶）前侧骨折与翻转变位。d. 髋臼后柱部分骨松质压缩与后壁粉碎骨折块。e. 股骨头内侧骨折

图2-3 髋臼 C3 δ 型骨折

a. 箭头显示双侧骶髂关节水平位与上下的严重分离。b. 臼顶上方与弓状线劈裂的移位骨折块。c. 髂耻线的中断与变位，骨折在髂耻隆起部的近端；同时显示髂坐线的中断与变位，骨折位置在坐骨大切迹的前下方和坐骨体的上方，呈两处骨折与变位。d. 髋臼中柱（臼顶）后侧壁骨折块。e. 髋臼后壁唇缘线消失，同时见股骨头酷似中心性脱位。f. 髋臼后柱（壁）与坐骨体处的骨折，呈压缩与分离性并向后翻转。g. 耻骨下支骨折，坐骨段翻转变位。h. 耻骨联合严重，左右与上下分离。i. 对侧耻骨上下支骨折

骨折，p 代表髋臼后柱（壁）骨折，3 代表髋臼压缩性骨折、骨缺损，I 代表股骨头骨折。

思考：从髋臼骨折而言，其髂耻线、髂坐线完整无损，也就是说，髋臼前、后柱没有骨折。但整个 "Y" 形软骨骨骺融合线之前、后支之间的臼顶部分，则完全失去解剖连线性。这是典型的中柱（壁）的粉碎骨折。尽管髂坐线显示后柱没有骨折，但后壁却出现压缩性骨折。股骨头与中柱臼顶向上变位，同时显示股骨头内侧骨折。将这些损伤变数定位表达为髋臼 Bmp3 I 型骨折比之前的分型反映得更全面与准确。

三、髋臼 C 类骨折

1. 髋臼 C3 δ 型骨折（图2-3） C 代表髋臼三柱（壁）变位骨折，即髋臼前、中、后柱（壁）混合性骨折；分别代表解剖部位骨折的 a、m、p 予以省略；3 代表髋臼压缩性骨折合并骨缺损；δ 代表单（双）侧骶髂复合体分离（骨折）、耻骨联合分离（耻骨上、下支变位骨折）。

思考：如何分类分型？如何 "望型生策"？δ 变数提示的救治原则：如何控制失血性休克，如何排除与处理直肠和泌尿系的损伤，如何稳定骨盆环，若有机会，才是整体思考髋臼与盆环整体的重建。

2. 髋臼 C3 α II 型骨折（图2-4） C 代表髋臼

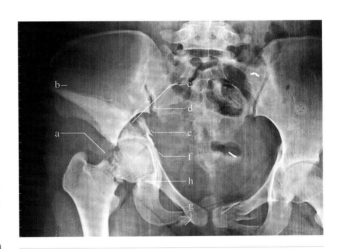

图2-4 髋臼 C3 α II 型骨折

a. 股骨颈部的粉碎骨折，头呈内旋状态。b. 髂结节至臼顶部上方骨折，即髋臼中柱到基底部的骨折，变位呈重叠状态。c. 髋臼中柱基底（臼顶）部的变位骨折。d. 骶髂关节水平位分离。e. 髂耻线、髂坐线的中断与粉碎性变位，骨折位置接近髂耻隆起部的近端。f. 整个髂耻隆起部的压缩骨折，以髋臼前柱壁为主，出现层裂与压缩的影像学特征，次之髋臼后柱壁骨折并涉及部分方区。g. 耻骨下支的骨折。h. 髋臼后柱坐骨体上方的骨折；观察整个坐骨部分呈旋转变位

三柱（壁）变位骨折，即髋臼前、中、后柱（壁）混合性骨折；分别代表解剖部位骨折的 a、m、p 予以省略；3 代表髋臼压缩性骨折骨缺损；α 代表同侧（对侧）骶髂复合体分离（骨折），呈水平方向移位，有（无）耻骨上、下支变位骨折；Ⅱ 代表股骨颈骨折。

思考：创伤领域中，髋臼骨折有可能"孤立"于骨盆整体概念之外吗？有可能脱离髋关节系统吗？

第四节 髋臼骨折 ABC 损伤变数定位的多中心分析

随着我国交通、建筑业的迅速发展和私家车辆井喷样剧增，高能量损伤的各种变数也随之发生了巨大的变化。

笔者统计 1 268 例（1 299 侧）的髋臼骨折样本，想知道其中骨折变位 >2 mm 骨折所占比例是多少？其中涉及盆环损伤变数，涉及股骨近端关节损伤变数，涉及这两者的混合变数，所占比例又各是多少？

以此类推，髋臼损伤变数 2（即粉碎骨折）、髋臼损伤变数 3（压缩骨折）所涉及的上述损伤变数又是多少？

髋臼的三柱壁概念，依据"Y"髋臼软骨，将"Y"叉之间的臼顶区域的月状关节面，视为髋臼中柱壁所对应的关节面，其所占比值是 4.1，远远大于后柱壁的 2.8 和前柱壁的 1。根据负重区域和所占比值的大小，突出了髋臼骨折治疗的重点——是在臼顶–髋臼中柱壁。据此，涉及髋臼中柱壁（臼顶）的骨折，在 1 268 例（1 299 侧）髋臼骨折中，所占比例又是多少？其他变数情况又如何？

一、资料来源

1997 年 3 月至 2011 年 2 月，来自笔者所在单位的 14 家协作医院 1 268 例（1 299 侧髋）外伤性髋臼骨折患者。受伤前肢体活动正常，排除病理性骨折与非外伤性畸形。

二、一般资料

1 268 例髋臼骨折：其中 31 例为双侧髋臼骨折，以下分析将其分别视为 2 侧髋臼骨折（共 1 299 侧），以便统计分析，最后将单独就 18 例双侧髋臼骨折进行统计分析研究。所有病例以中青年为主体，男 913 侧，女 386 侧。年龄 10~78 岁，平均 39.7 岁。影像资料为骨盆前后位片，髂骨、闭孔斜位片，2D、3D–CT 片。

三、统计方法

将 1 299 侧髋臼骨折的影像资料，根据 ABC 损伤变数定位系统进行分析，划归类型。依髋臼骨折损伤变数：≤ 2 mm 的骨折变位（1）、粉碎（2）、压缩（3）为主线进行统计，分析观察在髋臼骨折变数 1、2、3 中所涉及的各种变数的部位与程度。初步分析各种损伤变数定位所占比例及相互交叉情况。

四、相关图表、数据

1. 髋臼损伤变数 1（变位）与相关损伤变数的分布 髋臼骨折部位 ≤ 2 mm 的变位骨折，即髋臼骨折损伤变数 1。应用髋臼骨折 ABC 损伤变数定位系统，属于 1 的损伤变数，共 252 侧（表 2–1）。

（1）基数 1 299 侧髋的类别：A 类：一柱（壁）移位骨折，120 侧髋（9.2%）。B 类：二柱（壁）移位骨折，109 侧髋（8.4%）。C 类：三柱（壁）移位骨折，23 侧髋（1.8%）。小计：髋臼骨折部位 >2 mm 的变位骨折（变数 1）252 侧髋（19.4%）。

（2）基数 1 299 侧髋的相关要素：① 涉及髋臼中柱（壁）、臼顶骨折 51 侧髋（3.9%）。② 涉及盆环变数定位 56 侧髋（4.3%）。③ 涉及股骨近端关节变数定位 13 侧髋（1%）。④ 涉及上述混合变数定位 4 侧髋（0.3%）。⑤ 涉及损伤变数定位发生频率：髋臼前、后柱（壁）[B 类二柱（壁）] 的移位骨折居高，99 侧（7.6%）；髋臼前柱（壁）[A 类一柱（壁）] 的移位骨折次之，65 侧（5%）。⑥ 单纯骨折部位 >2 mm 的变位骨折 179 侧髋（13.8%）。

2. 髋臼损伤变数 2（粉碎）与相关损伤变数的分布 髋臼骨折损伤变数 2，即髋臼粉碎骨折。应用髋臼骨折 ABC 损伤变数定位系统，属于 2 的损伤变数共 575 侧（表 2–2）。

（1）基数 1 299 侧髋的类别：A 类：一柱（壁）移

表2-1　252侧髋臼骨折移位（变数1）与盆环、股近关节、混合损伤变数分布情况

部位变数	移位（侧）	移位并盆环变数（侧）				移位并股近关节变数（侧）				移位并混合变数（侧）			小计（侧）	占1 299侧髋百分比（%）
	1	α	β	γ	δ	Ⅰ	Ⅱ	Ⅲ	Ⅳ	αⅡ	αⅢ	αⅣ		
Aa1	34	2	1	14	13					1			65	5.0
Am1	16				1	1							18	1.4
Ap1	32				2	1	1		1				37	2.8
Bam1									1				1	0.1
Bmp1	8								1				9	0.7
Bap1	71	4		3	13		3	2	1		1	1	99	7.6
C1	18	1		1	1		1			1			23	1.8
合　计		7	1	18	30	2	5	2	4	2	1	1		
	179	56				13				4			252	
占1 299侧髋百分比（%）	13.8	4.3				1.0				0.3				19.4

表2-2　575侧髋臼粉碎骨折（变数2）与盆环、股近关节、混合损伤变数分布情况

部位变数	粉碎（侧）	粉碎并盆环变数（侧）				粉碎并股近关节变数（侧）				粉碎并混合变数（侧）				小计（侧）	占1 299侧髋百分比（%）
	2	α	β	γ	δ	Ⅰ	Ⅱ	Ⅲ	Ⅳ	αⅠ	αⅡ	αⅢ	δⅢ		
Aa2	10	1	1	5										17	1.3
Am2	7			1										8	0.6
Ap2	46	1	1			5		1						54	4.2
Bam2	1													1	0.1
Bmp2	47	1		1	1	1	1							52	4.0
Bap2	189	18	3	14	31	2	3	4		1	2	1	1	269	20.7
C2	103	14	7	19	23	1	5	1			1			174	13.4
合　计		35	12	40	55	9	9	6		1	3	1	1		
	403	142				24				6				575	
占1 299侧髋百分比（%）	31.0	10.9				1.9				0.5					44.3

位骨折，79侧髋（6%）。B类：二柱（壁）移位骨折，322侧髋（24.8%）。C类：三柱（壁）移位骨折，174侧髋（13.1%）。小计：髋臼粉碎骨折575侧髋（44.3%）。

（2）基数1 299侧髋的相关要素：①涉及髋臼中柱（壁）、臼顶骨折235侧髋（18%）。②涉及盆环变数定位142侧髋（10.9%）。③涉及股骨近端关节变数定位24侧髋（1.9%）。④涉及上述混合变数定位6侧髋（0.5%）。⑤涉及损伤变数定位发生频率：髋臼前、后柱（壁）［B类二柱（壁）］的移位骨折269侧（20.7%）；髋臼前、中、后柱（壁）［C类三柱（壁）］混合粉碎骨折174侧（13.4%）。⑥单纯粉碎髋臼骨折403侧髋（31%）。

3. 髋臼损伤变数3（压缩）与相关损伤变数的分布　髋臼骨折损伤变数3，即髋臼压缩性骨折、骨缺损。应用髋臼骨折ABC损伤变数定位系统，属于2的损伤变数，共472侧（表2-3）。

（1）基数1 299侧髋的类别：A类：一柱（壁）移位骨折，64侧髋（4.9%）。B类：二柱（壁）移位骨折，237侧髋（18.2%）。C类：三柱（壁）移位骨折，171侧髋（13.2%）。小计：髋臼压缩性骨折472侧髋（36.3%）。

（2）基数1 299侧髋的相关要素：①涉及髋臼

表2-3 472侧髋臼压缩骨折（变数3）与盆环、股近关节、混合损伤变数分布情况

部位变数	压缩（侧） 3	压缩并盆环变数（侧） α	β	γ	δ	压缩并股近关节变数（侧） I	II	III	IV	压缩并混合变数（侧） βII	δIII	小计（侧）	占1 299侧髋百分比（%）
Aa3	2			1								3	0.2
Am3	4	1					1					6	0.5
Ap3	48				1	3	3					55	4.2
Bam3	4											4	0.3
Bmp3	114	1	1	2	1	14	3	1				137	10.5
Bap3	72	4		5	8	4	2	1				96	7.4
C3	88	27	6	15	27	1	1	1		4	1	171	13.2
合 计		33	7	23	37	22	10	3	0	4	1		
	332	100				35				5		472	
占1 299侧髋百分比（%）	25.6	7.7				2.7				0.4			36.3

中柱（壁）、臼顶318侧髋（24.5%）。②涉及盆环变数定位100侧髋（7.7%）。③涉及股骨近端关节变数定位35侧髋（2.7%）。④涉及上述混合变数定位5侧髋（0.4%）。⑤涉及损伤变数定位发生频率：髋臼前、中、后柱壁［C类三柱（壁）］混合性压缩骨折171侧髋（13.2%）；髋臼（臼顶）中、后柱壁［B类二柱（壁）］的压缩性骨折137侧髋（10.5%）。⑥单纯压缩性髋臼骨折332侧髋（25.6%）。

4. 整合表2-1~2-3的相关要素及其所揭示的临床意义

（1）髋臼骨折损伤变数发生率：频度由高至低为髋臼骨折损伤变数2（粉碎）骨折575侧髋（44.3%）；髋臼骨折损伤变数3（压缩）骨折472侧髋（36.3%）；髋臼骨折损伤变数1（≤2 mm）骨折252侧髋（19.4%）。

揭示：压缩性骨折并非少见，而是占了总数的36.3%。

意义：压缩性髋臼骨折，如何纠正骨缺损和恢复到"同心圆"的水平与骨质强度，达到解剖性月状关节面的复位，是治疗的关键。

（2）髋臼损伤变数与髋臼中柱（壁）、臼顶骨折发生率：频度由高至低为髋臼骨折损伤变数3与中柱（壁）骨折318侧髋（24.5%）；髋臼骨折损伤变数2与中柱（壁）骨折235侧髋（18%）；髋臼骨折损伤变数1（＞2 mm）骨折与中柱（壁）骨折51侧髋（3.9%）。

揭示：髋臼骨折损伤变数3与中柱（壁）骨折，居首24.5%，应视为髋臼治疗的重点区域。

意义：髋臼中柱（壁）是髋臼负重的关键部位，其面积比值也是最大。不仅如此，髋臼中柱（臼顶）后壁，不但解剖复杂，而且在处理压缩与固定方面相当棘手，以当今技术尚难完美处理。

（3）髋臼损伤变数与盆环损伤变数定位发生率

1）概率：由高至低，髋臼损伤变数2与盆环变数定位142侧髋（10.9%）；损伤变数3与盆环变数定位100侧髋（7.7%）；损伤变数1与盆环变数定位56侧髋（4.3%）。总计298侧髋（22.9%）。

2）髋臼变数与盆环变数定位分布：见表2-4。

表2-4 髋臼变数与盆环变数定位分布

盆环变数	髋 臼 变 数 1（侧）	2（侧）	3（侧）	小计（侧）	占1 299侧髋百分比（%）
α	7	35	33	75	5.8
β	1	12	7	20	1.5
γ	18	40	23	81	6.2
δ	30	55	37	122	9.4
合计	56	142	100	298	
占1 299侧髋百分比（%）	4.3	10.9	7.7		22.9

揭示：髋臼骨折损伤变数1、2、3合并盆环α、β、γ、δ的发生率为22.9%，所占比例非常高。

意义：髋臼骨折合并盆环损伤，在临床救治方面，更趋复杂化。其中，δ损伤变数，即单（双）侧骶髂复合体分离（骨折）；耻骨联合分离及耻骨上、下支变位骨折，形成髋盆浮动的病例，达7.7%。因为δ损伤变数的救治，常常包括盆环创伤性的大出血和消化与泌尿生殖系统的损伤等。当然，随着救治矛盾的转化和时间的推移，其髋臼骨折的治疗愈加棘手。这仍是创伤领域的大难题。

（4）髋臼损伤变数与股骨近端关节变数定位发生率

1）髋臼骨折损伤变数1、2、3合并股骨近端关节损伤变数Ⅰ、Ⅱ、Ⅲ、Ⅳ，共73侧（5.6%）。排序：合并股骨头骨折33侧（2.5%），合并股骨颈骨折25侧（1.9%），合并股骨转子部骨折11侧（0.8%），合并股骨头、股骨颈、股骨转子混合性骨折4侧（0.3%）。

2）髋臼变数与股骨近端关节损伤变数定位分布：见表2-5。

表2-5　髋臼变数与股骨近端关节损伤变数定位分布

股骨近端关节变数	髋　臼　变　数				
	1（侧）	2（侧）	3（侧）	小计（侧）	占1 299侧髋百分比（%）
Ⅰ	2	9	22	33	2.5
Ⅱ	6	9	10	25	1.9
Ⅲ	2	6	3	11	0.8
Ⅳ			4	4	0.3
合计	14	24	35	73	
占1 299侧髋百分比（%）	1.1	1.8	2.7		5.6

揭示：髋臼骨折合并股骨近端关节的骨折，比较少见，但绝非罕见。

意义：一般而言，能量越大，创伤越重。本表压缩性髋臼骨折合并股骨头的骨折居高，提示临床诊断中应注意的问题。因为这一"头臼对应"要素，既是决策的基础，又是治疗选项的分水岭：内固定与关节置换。

（5）髋臼损伤变数与盆环、股骨近端关节混合性损伤发生率：髋臼骨折同时合并盆环破坏和股骨近端关节骨折比较少见，共15侧（1.2%）。

1）损伤变数定位分布：依据髋臼骨折ABC损伤变数定位法，归纳如下：A类：Aa1 αⅡ型1侧。B类：Bap1 αⅢ型2侧，Bap2 αⅠ型1侧，Bap2 αⅡ型2侧，Bap2 αⅢ型1侧，Bap2 δⅢ型1侧。C类：C1 αⅣ型1侧，C2 αⅡ型1侧，C3 βⅡ型4侧，C3 δⅢ型1侧。

2）本组混合性损伤：髋臼粉碎与压缩骨折共14侧。骶髂关节部水平样损伤7侧；严重的骨盆前、后环破坏2侧；股骨颈骨折4侧；股骨转子骨折4侧；股骨头骨折与股骨头、股骨颈、股骨转子混合性骨折各1侧。

揭示：高能量所致的髋臼粉碎、压缩骨折，同时合并盆环破坏、股骨近端关节骨折是客观存在的。

意义：这类混合性变数损伤救治的复杂性是对创伤领域的严峻挑战。但对这类混合性的损伤，笔者设计的髋臼骨折ABC损伤变数定位系统，在不同程度上不但将其纳入了"同质"性范围，而且起到了"望型生策"的功效。比如，髋臼Ap1型［单纯髋臼后柱（壁）移位 ≤ 2 mm的骨折］绝不能和髋臼C3 δⅡ型［髋前、中、后柱（壁）压缩骨折同时合并骨盆前、后环破坏＋股骨颈］骨折加以比较，否则，便是"非逻辑性"骨折。对策方面，髋臼Ap1型与髋臼C3 δⅡ型骨折的治疗，也有质的区别。

五、髋臼骨折ABC损伤变数定位系统与高度个性化

此前髋臼骨折分类对指导髋臼骨折的治疗起到了不可磨灭的作用。尽管如此，它的局限性也不容忽视。比如，髋臼骨折最基本的骨折程度，是移位、粉碎，还是压缩？在定位方面，最主要的髋臼臼顶是属前柱，还是属后柱？若如此，公认的"Y"形软骨理论，如何与之相一致？髋臼骨折与骨盆环的破坏位置及程度如何？髋臼骨折与股骨近端关节骨折在何位置？

综上所述，髋臼骨折彼此之间的关系如何在髋臼骨折类型中并不十分明了，仍然缺乏高度的与系统性兼容的特征。

髋臼骨折ABC损伤变数定位系统基本回答与相对解决了上述相关问题，较好地实现了髋臼骨折类型与髋臼骨折密切相关多因素损伤变数定位的统一，同时展现了高度的"同质"化，更有利于指导临床工作。

1. 建立髋臼骨折治疗的要素

（1）髋臼变数3——压缩要素：单纯>2 mm骨折179侧髋（13.8%），单纯粉碎髋臼骨折403侧髋（31%），单纯压缩髋臼骨折332侧髋（25.6%）。合计914侧髋（70.4%）。这样的百分比彰显了粉碎与压缩骨折占了绝对数。从治疗难度而言，压缩骨折最为棘手，它除了复位，还要填补骨缺损的空间。此技术涉及填充材料的选择、强度的掌握、器械的运用、固定是否稳定等问题。

粉碎骨折虽然不及压缩骨折的难度大，但发生率为31%。术中是否能达到解剖复位，则直接关系到手术质量。

1 299侧髋中，只有13.8%移位骨折。

比较而言，应当把髋臼骨折变数3，即压缩骨折（25.6%）列为要素。

（2）髋臼骨折合并髋周围若干要素：① 骨盆要素：298侧髋（22.9%）。髋臼骨折合并盆环破坏的严重性不言而喻，应列为救治要素。② 股骨近端关节要素：73侧髋（5.6%）。髋臼骨折涉及股骨近端关节骨折，为"头臼对应"的双向损伤，评估与治疗复杂，应列为治疗要素。③ 骨盆环破坏+股骨近端关节混合要素：15侧髋（1.2%）。尽管少见，但治疗难度胜于上述要素。

（3）髋臼中柱（臼顶）骨折——负重要素：解剖方面，髋臼月状关节面中，负重面积比是4.1，而前柱对应1、后柱对应2.8。

1 299侧髋，涉及臼顶骨折发生率高达604侧，交叉比为46.5%。所以，将髋臼中柱（壁）、臼顶的骨折列为髋臼治疗最重要的要素。

2. 要素的意义

（1）要素比：1 299侧髋，将表2-1~2-3汇总如图2-5。观察要素：压缩骨折3；合并盆环损伤变数；合并股骨近端关节损伤变数；合并盆环、股骨近端关节损伤变数，共718侧髋（55.3%）。这一数据揭示了髋臼救治的重点和研究方向。

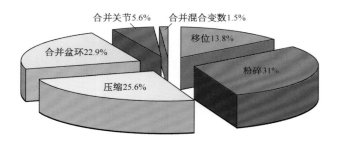

图2-5 1 299侧髋臼骨折病例情况汇总

（2）髋臼中柱（壁）、臼顶交叉要素比为604侧髋（46.5%）。此数据揭示了髋臼中柱（壁）、臼顶骨折几乎占据了髋臼骨折的一半。提示了髋臼骨折临床治疗的重点所在。

盆环损伤变数、股骨近端关节损伤变数及混合变数的交叉比例，提示髋臼骨折损伤变数的发生率是很高的，髋臼骨折治疗的复杂性和挑战性是客观存在的。

◇ 参 ◇ 考 ◇ 文 ◇ 献 ◇

[1] Letournel E. Acetabulum fractures: classification and management[J]. Clin Orthop Relat Res, 1980,151: 81–106.

[2] Polesello GC, Nunes MA, Azuaga TL, et al. Comprehension and reproducibility of the Judet and Letournel classification[J]. Acta Ortop Bras, 2012,20(2): 70–74.

[3] Chmelova J, Dzupa V, Sprindrich J, et al. Can the new CT-based classification of acetabular fractures be useful for clinical practice?[J]. Acta Chir Orthop Traumatol Cech, 2007,74(3): 210–217.

[4] Ohashi K, El-Khoury GY, Abu-Zahra KW, et al. Interobserver agreement for Letournel acetabular fracture classification with multidetector CT: are standard Judet radiographs necessary[J]. Radiology, 2006,241(2): 386–391.

[5] Harris JH, Coupe KJ, Lee JS, et al. Acetabular fractures revisited: a new CT-based classification[J]. Semin Musculoskelet Radiol, 2005,9(2): 150–160.

[6] 戴戎.髋臼骨折的诊治难点和对策[J].中华创伤杂志, 2002,18(2): 71–72.

[7] 张春才,苏佳灿,许硕贵,等.髋臼三柱概念与髋臼骨折浮动分类及临床意义[J].中国骨伤, 2007, 209(70): 433–436.

[8] 张春才,许硕贵,禹宝庆,等.髋臼骨折ABC损伤变数定位系统的设计与1 122例多中心研究分析[J].中国骨伤, 2011,24(2): 102–108.

[9] 刘欣伟,苏佳灿,张春才.髋臼骨折Letournel分型系统评价及分析[J].中国矫形外科杂志,2009,(10): 731–733.

[10] 张春才,许硕贵,王家林,等.髋臼骨折记忆合金三维内固定系统的设计与临床应用[J].中华骨科杂志,2002,22(12): 709–713.

[11] 张春才,许硕贵.应用髋臼三维记忆内固定系统（ATMFS）治疗复杂性髋臼骨折及其临床意义[J].中华创伤骨科杂志,2004,6(4): 364–368.

第三章
骨盆-髋臼影像学

髋臼骨折多为高能量损伤,其N损伤变数常常涉及与其一体的骨盆,导致股骨近端关节骨折。仅以骨盆整体骨性结构而言,影像学的相关检查对判断骨折部位、损伤程度起到了重要的作用;以功能而言,骨盆、髋臼、股骨近端关节是一系统结构,任何一个环节的损伤变数都将与评估、治疗和预后相关联。

影像学的常见检查方法:X线摄片、二维和三维CT扫描与成像。这些检查方法,既是治疗前(保守治疗或手术治疗)的骨折部位、类型和特征的评估与对策基础,又是治疗后检验疗效质量的、客观的形态标准。

第一节　骨盆-髋臼X线检查

骨盆-髋臼X线拍片是最基本的检查,摄片包括骨盆前后位片、髂骨斜位片和闭孔斜位片。这些不同部位的平片,随着数字的出现,其欠清晰与准确的局限性虽然有所降低,但仍欠全面与准确。

阅读骨盆前后位片、髂骨斜位片和闭孔斜位片,重点观察四个区域(骶髂关节区域、耻骨联合区域、骨盆前后环损伤浮动区域、股骨近端关节区域)及三线二唇标识线(髂耻线、髂坐线、臼顶线和髋臼前、后唇缘线)。

平片的阅读,比较法非常重要:比较健侧与伤侧。当然,应排除双侧损伤的影像。

一、四个区域

1. **骶髂关节区域**　骶髂关节区域是骨盆的承重环。它的破坏包括骶骨骨折、骶髂关节水平与上下分离和髂骨关节侧的骨折。因涉及骶骨角附近,根据骨折(分离)变位的严重程度,可能损伤骶前动静脉丛,发生腹膜后巨大血肿,造成严重失血性休克。救治中,应警惕骶丛神经是否损伤。

骶髂关节区域的损伤,其变数的处理与否,直接影响到髋臼骨折复位固定的准确性。

2. **耻骨联合区域**　耻骨联合区域是真骨盆的前环。它的破坏包括耻骨联合水平或上下的分离、耻骨结节或耻骨上下支远端的骨折。根据骨折(分离)变位的严重程度,可损伤膀胱前动静脉丛,导致出血、膀胱破裂、尿道断裂等。

耻骨联合区域的损伤,其变数的处理与否,也直接影响到髋臼骨折复位固定的准确性。

3. **骨盆前、后环损伤浮动区域**　髋臼骨折合并骨盆前后环联合损伤并非少见,不但常涉及上述内容,而且可能存在更严重的肝、脾与肠的破裂,需高度警惕。

就骨折复位固定而言,骨盆前后环联合损伤、骨盆和髋臼的骨折变位完全处于失解剖的浮动状态,若令其归位,实现与健侧对称的"同心髋"水平,将是十分严峻的挑战。

4. **股骨近端关节区域**　髋臼骨折合并股骨近端关节的骨折相对比较少见,常常涉及股骨头内侧骨折、股骨颈骨折、股骨转子间骨折、股骨头至转子间的混合性骨折。这类骨折不但提示了高能量损伤的特点，而且多与骨盆损伤的变数相关联。在诊治方面，将遇到更多的挑战。毫无疑问，早期救治的主要矛盾，有时不是髋臼骨折的本身。

以上4个区域的分离变位、骨折见图3-1~3-4。

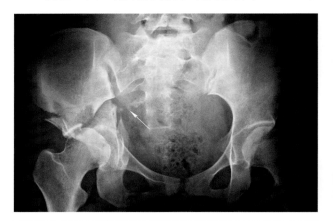

图3-1 髋臼骨折合并同侧骶髂关节分离

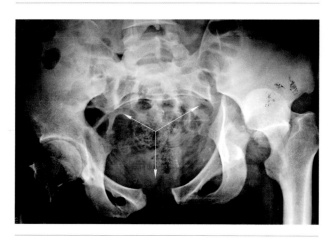

图3-2 髋臼骨折合并骨盆前、后环分离变位

二、三线二唇标识线

1. 髂耻线 髂耻线，即弓状线，也是真骨盆环的对称性结构。可将之分成三段：髂弓段、臼弓段和耻弓段（图3-5）。髂弓段是弓状线的始发段，骨质坚实，对应后柱坐骨大切迹部位。臼弓段是对应髋臼前柱、中柱（臼顶）部的月状关节面。耻弓段是耻骨上支，对应闭孔。

若髂耻线在臼弓的近端，也就是髂耻隆起部近端的骨折端，显著与髂耻线共同向骨盆内侧变位，其骨折端几乎与骶髂关节处于同一水平，需要特别

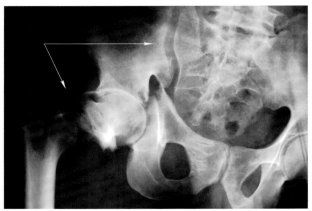

图3-3 髋臼骨折合并同侧骶髂关节分离和股骨颈基底、转子骨折

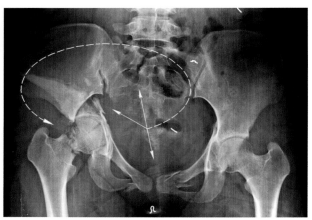

图3-4 髋臼骨折合并同侧骶髂关节分离、骶骨骨折、股骨颈骨折和耻骨联合区域骨折

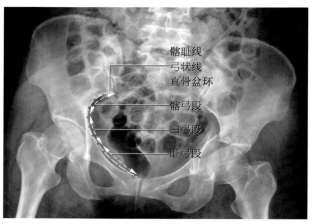

图3-5 一位患者的骨盆前后位片

右侧标识正常的髂耻线。参考正常的髂耻线，分析左侧的髂耻线，发现中断、粉碎与变位，提示髋臼前柱（壁）A2型骨折。骨折的部位集中在臼弓段并向骨盆内侧推移，间接反映了患者受伤的瞬间，髋关节呈外展外旋状态

警惕直肠破裂的可能性。

2.髂坐线　髂坐线分成三段：髂骨段、髋臼段和坐骨段(图3-6)。髂坐线的髂骨段与髂耻线的髂弓段相重叠。

此处中断的骨折变位，多见于该段的下端：即坐骨大切迹前下缘——也是"Y"形软骨后支骨骺融合的部位。后支之上属于髋臼中柱(臼顶)骨折，之下属于髋臼后柱壁骨折。

当远端骨折端显著向骨盆内侧变位时，不但需要警惕直肠的破裂，而且需检查坐骨神经是否损伤。个别病例甚至发生臀上动静脉损伤，导致张力性臀肌筋膜综合征。

髂坐线的髋臼段开始与髂耻线呈锐角态分离，贴髋臼内缘垂直向下止于坐骨体上缘。该段是骨折的多发区域。若该段的两端发生粉碎与压缩骨折，多涉及髋臼中柱(臼顶)、前柱、后柱。该段下端，常涉及前柱的耻骨所对应的月状关节面骨折。

髂坐线的坐骨段沿闭孔外侧缘止于坐骨结节。该段的中断骨折常见于该段上端，即坐骨体部，此处骨折可能不明显变位，需谨慎排除。

3.臼顶线　臼顶线，是髋臼负重区域，为臼顶基底所形成的坚实庞大区域，是髂骨结节和髂前下棘与之对应的力线部分——髋臼中柱(臼顶)。臼顶线与臼顶基底之上的区域，若出现中断、变形、变

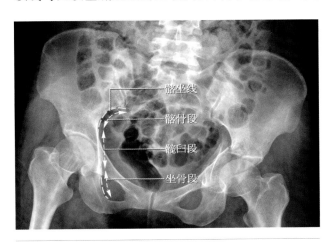

图3-6　同一位患者的骨盆前后位片
右侧标识正常的髂坐线。参考正常的髂坐线，分析左侧的髂坐线，发现中断、粉碎与变位，提示髋臼后柱(壁)p2型骨折。骨折的部位集中在髋臼段并向骨盆内侧推移，间接反映了患者受伤的瞬间，髋关节呈外展内旋状态

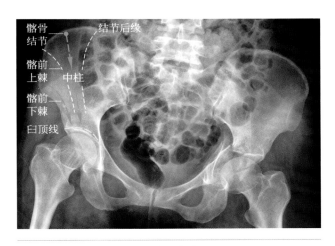

图3-7　同一位患者的骨盆前后位片
右侧所标识正常的臼顶线。参考正常的臼顶线，分析左侧的臼顶线，发现中断、变位与压缩，提示髋臼中柱壁m3型骨折。这种压缩，不但使得弧形消失，而且超越水平线，成为展翅飞翔的状态，即"海鸥"征影像。学者认为，此证可能预示着100%的、极差的预后疗效。认为这种"头臼"冲击造成了相当一部分的软骨锉灭。综合上述同一病例骨盆前后位片的髂耻线、髂坐线和臼顶线的分析，初步诊断：左侧髋臼C3型骨折

位，均应视为髋臼中(臼顶)柱的骨折(图3-7)。

4.唇缘线

(1)髋臼前唇缘线：显示最佳位置，取髂骨斜位片(图3-8、3-9)。这个位置不但能比较清晰地分辨出髋臼前唇缘线，而且可观察到坐骨大切迹-坐骨棘-坐骨小切迹-坐骨体。

这个髂骨斜位片，除了观察分析髋臼前唇缘线是否完整之外，又可细辨坐骨大切迹至坐骨棘上下的解剖关系是否完整。

(2)髋臼后唇缘线：最佳位置，取闭孔斜位片(图3-10、3-11)。这个位置不但能比较清晰地分辨出髋臼后唇缘线，而且可观察到弓状线的臼弓段——髂耻隆起部。

第二节　骨盆-髋臼二维CT扫描

二维CT扫描，为多层面的、由上至下的全髋臼扫描，方位分成横断面、冠状面和矢状面。基本可进一步细化髋臼骨折的部位、类型和程度，弥补平片的局限性，如隐匿性髋臼骨折、粉碎程度、关节腔

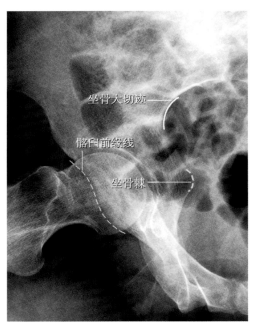

图3-8　正常的髂骨斜位片
重点观察曲线所标识的髋臼前唇缘线

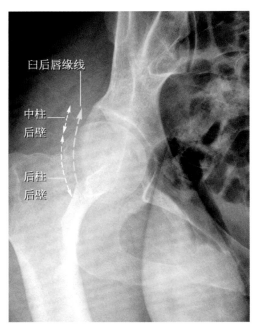

图3-10　正常闭孔斜位片
臼后唇缘线可分两段，上1/3段为髋臼中柱（臼顶）后壁唇缘；下2/3段为髋臼后壁唇缘。分界的依据为"Y"形软骨骨骺融合线。这个闭孔斜位，除了观察臼后唇缘线之外，还可观察髂耻线的臼弓段——髂耻隆起部的解剖形态

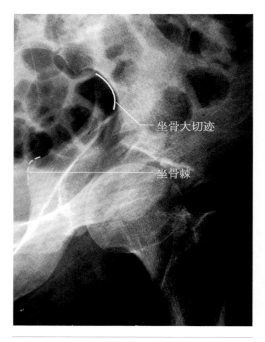

图3-9　同一患者伤侧的髂骨斜位片
比较正常髂骨斜位片，请细辨：髋臼前柱壁是否出现了粉碎骨折

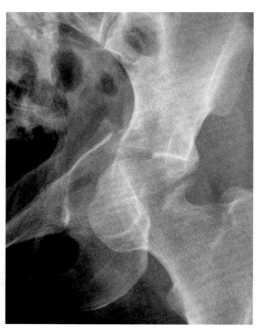

图3-11　同一患者伤侧的闭孔斜位片
比较正常闭孔斜位片，请细辨：臼后唇缘线是否中断、变形

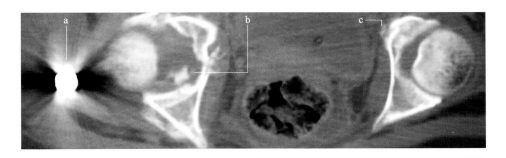

图3-12 一陈旧性骨折患者的双侧髋臼二维CT一层面的横断面扫描
a. 左侧股骨骨折已经完成股骨交锁髓内钉固定的金属影像。b. 左侧关节腔内的残余骨块，同时显示因骨折所致的髋臼轮廓畸形与扩大和脱位的程度。c. 右侧髋臼前柱臼弓段——髂耻隆起部骨折，稍微变形，但基本没有改变同心圆的完整性。这在受伤就诊时的骨盆前后位片中则难发现

内有否碎骨、压缩体积与程度等。

髋臼若为切开复位内固定的适应证，髋臼二维CT三个方位的多层面的扫描也是检验术后质量的一个重要标准：是否达到了骨折的解剖复位、是否恢复了同心髋关节的对称水平。

一、术前分析

1. 横断面　见图3-12。
2. 冠状面　见图3-13。
3. 矢状面　见图3-14。

二、术后检验

1. 横断面　见图3-15~3-18。
2. 冠状面　见图3-17。

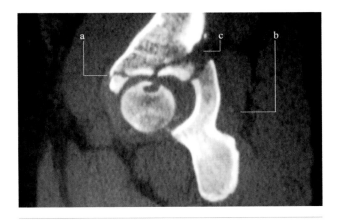

图3-14 另一患者的髋臼二维CT一层面的矢状面扫描
a. 臼弓段——髂耻隆起部的骨折。b. 中柱（臼顶）后壁的压缩骨折。c. 后柱壁与坐骨的线内后上的旋转变位。整体观察：股骨头与骨折变形髋臼失去"头臼对应"的解剖关系，同时显示头部存在小的囊肿病灶

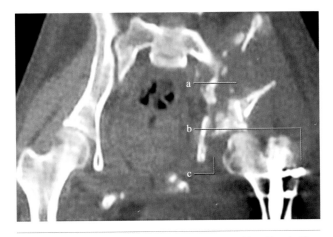

图3-13 同一患者的双侧髋臼二维CT一层面的冠状面扫描
a. 所示的区域为左侧髋臼前、中（臼顶）、后柱壁呈粉碎骨折。b. 股骨交锁髓内钉上端锁钉的位置与影像。c. "头-臼"畸形对应的程度与形态

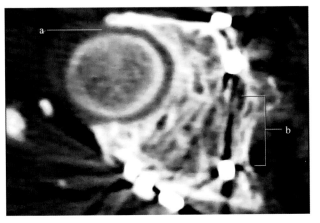

图3-15 陈旧性髋臼骨折（参阅术前横断和冠状面）术后髋臼二维CT一层面的、接近股骨头上部的横断面扫描
a. 头臼之间均匀的关节间隙。b. 髋臼内固定物所致位置

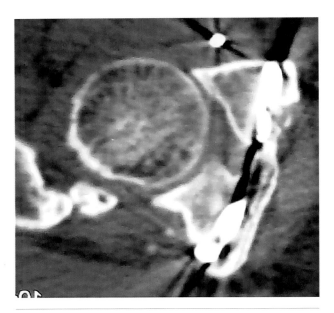

图 3-16　头臼对应关系最大面积的横断面扫描
同样达到了"头臼对应"的"同心髋"的解剖关系

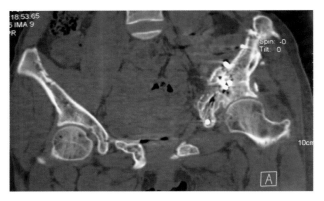

图 3-17　陈旧性髋臼骨折（参阅术前横断和冠状面）术后髋臼二维CT一层面的、接近股骨头上部的冠状面扫描
比较双侧股骨头与中柱臼顶之间的关节间隙与对应面积。显示重建的髋臼臼顶关节面达到解剖复位，但关节间隙小于健侧

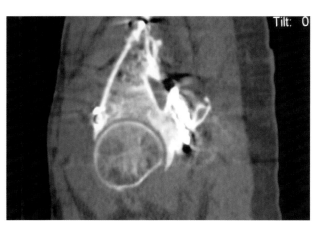

图 3-18　陈旧性髋臼骨折（参阅术前横断和冠状面）术后髋臼二维CT一层面的、接近股骨头上部的矢状面扫描
观察股骨头与髋臼的接触面积和关节间隙。如此，解剖性的对应关系，是评价术后质量的客观标准

3. 矢状面　见图 3-18。

第三节　骨盆-髋臼三维CT成像

骨盆-髋臼三维CT成像的最大特点是立体观察髋臼骨折部位、类型和程度，较二维CT扫描显得更直观。这里重点说明的是，骨盆-髋臼三维CT成像，尤其是头与臼的分离成像技术，应作为术后检验髋臼是否恢复到"同心圆"的关键标准。因为单独显示髋臼"同心圆"的分离成像技术，较二维CT扫描图像更为直观。

笔者参考陈旧性髋臼骨折（参阅术前横断和冠状面）所示的术前图片，再分析术后骨盆-髋臼三维CT成像（图3-19~3-23），检验是否达到了"同心圆"水平。

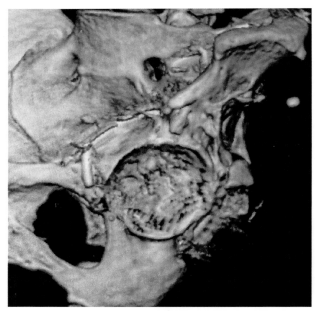

图 3-19　陈旧性髋臼骨折（参阅术前图3-8、3-9）术后三维CT髋臼窝全貌成像图
观察髋臼前、臼顶、后壁骨性唇缘，基本处于"同心圆"水平。若显像细腻，可观察月状关节面是否光滑，更能准确地进行质量评估，提供参数

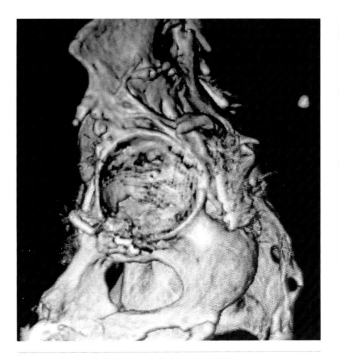

图3-20 同一患者髋臼窝全貌另一角度成像
同样显示了"同心圆"水平

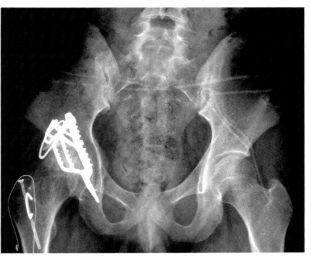

图3-22 应用髂骨"臼壁"成形——植骨重建髋臼+ATMFS
内固定术后的骨盆前后位片
仅凭此片，笔者无法准确判断重建的髋臼是否在同心圆水平，
更无法辨别软骨月状关节面所对应的骨折形态是否光滑

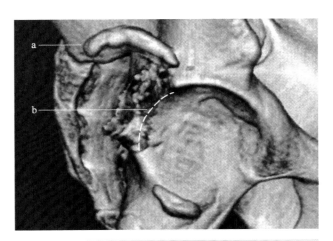

图3-21 一少年陈旧性髋臼骨折三维CT髋臼成像图
a.髋臼中柱（臼顶）后壁与部分髋臼后壁的骨折块，业已部分吸
收变形。b.弧形虚线为髋臼骨缺损区域

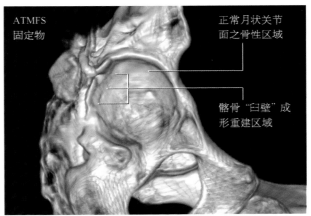

图3-23 该少年复查，采用三维CT髋臼单独成像技术，可弥补
平片与二维CT的不足
比较正常月状关节面的骨性区域和髂骨"臼壁"成形植骨重建
区域，获得两个结论：一是恢复了"骨性同心圆"；二是正常骨
性的光滑度与"髂骨植骨解剖臼"的重建区域的光滑度几乎接
近一致水平

◇ 参 ◇ 考 ◇ 文 ◇ 献 ◇

［1］Coste C, Asloum Y, Marcheix PS, et al. Percutaneous iliosacral screw fixation in unstable pelvic ring lesions: the interest of O-ARM CT-guided navigation[J]. Orthop Traumatol Surg Res, 2013,99(4 Suppl): S273-278.

［2］Cunningham B, Jackson K, Ortega G. Intraoperative CT in the assessment of posterior wall acetabular fracture stability[J]. Orthopedics, 2014,37(4): e328-331.

［3］Sinatra PM, Moed BR. CT-generated radiographs in obese patients with acetabular fractures: can they be used in lieu of plain radiographs. Clin Orthop Relat Res, 2014,472: 3362-3369.

［4］Falchi M,Rollandi GA.CT of pelvic fractures[J]. Eur J Radiol,2004,50(1): 96-105.

［5］Drugova B, Kutacek M, Syrucek M. An occult acetabular fracture revealed by magnetic resonance imaging[J]. Acta Chir Orthop Traumatol Cech, 2005,72(3): 173-176.

［6］杨明辉，朱仕文，孙旭，等.骨盆髋臼骨折后深静脉血栓形成的诊断：彩色多普勒超声与静脉造影的比较研究［J］.中华创伤骨科杂志,2012,14(5): 391-394.

［7］黄海龙，张小斌.髋臼骨折的CT诊断价值［J］.中国矫形外科杂志,2007,15(16): 1257-1258.

［8］王书智.髋臼骨折CT诊断的临床价值［J］.实用放射学杂志,1998,14(2): 93-95.

［9］王卫中.45例髋臼骨折的诊断与治疗分析［J］.中国矫形外科杂志,2000,7(8): 739.

［10］管红梅，杨亚芳.螺旋电子计算机断层扫描三维重建在7例髋臼骨折诊断中的应用［J］.南京医科大学学报,自然科学版,2001,21(5): 457.

［11］郭磊，范广宇，王星铎，等.髋臼骨折伴髋关节后脱位与坐骨神经损伤［J］.中华骨科杂志,2001,21(5): 269-271.

［12］李斌，赵建宁.电子束CT三维重建在髋臼骨折诊断及治疗中的应用［J］.医学研究生学报,2002,15(6): 519-521.

［13］王劲，张雪林，李树祥，等.螺旋CT三维重建（SSD、VRT）在髋臼骨折中的临床诊断价值：兼与X线、2DCT、MPR比较［J］.实用放射学杂志,2003,19(11): 1006-1010.

［14］冉隆富，付凯，俞琴.X线平片、二维CT及三维CT诊断髋臼骨折的对比分析［J］.实用放射学杂志,2004,20(1): 88-90.

［15］王钢，李绍林.CT三维重建在髋臼骨折诊断治疗中的作用［J］.中华创伤骨科杂志,2004,6(10): 1092-1095.

［16］罗小明.CT扫描在髋臼骨折诊治中的应用及价值（附75例分析）［J］.中国医学影像技术,1997,13(6): 559-561.

第四章
髋臼骨折评估

髋臼骨折经过治疗后尽快地恢复到伤前的关节功能水平，这不但是医生的治疗目的，也是患者的渴望与正常要求。欣喜的是，相当比例的患者，恢复到了伤前的关节功能水平；也有多数病例，接近伤前的关节功能水平；但是，也有些病例，出现了不如医生和患者所愿的早、晚期并发症。髋臼骨折正确的评估与恰当的治疗，是不断提高疗效和降低相关并发症的先决条件。

髋臼骨折为高能量的损伤，所伴有的N个损伤变数，是这个群体的特点。随着老龄化社会的到来，在站立状态下的跌倒，因骨质疏松而发生髋臼骨折的病例，也不断见于文献。髋臼骨折往往不是独立存在的，约50%发生合并伤、多发伤，甚者复合伤。如何控制损伤，恰当地制订对策与救治方案，仍面临严重挑战。

第一节　多发伤与复合伤

一、多发伤

多发伤是一种致伤因子所产生的多处伤。高能量所致的髋臼骨折，往往合并相关损伤，在救治方面，则需开放绿色通道，由多科医护人员分清生命主次矛盾联合协作。常见多发伤有以下几种：① 颅脑损伤。② 胸部损伤（肋骨骨折、血气胸）。③ 腹部内脏损伤（膈肌、肝、脾、肾破裂）。④ 上、下肢多处开放（闭合）骨折伤（神经血管损伤）。⑤ 脊柱骨折（脊髓损伤）。⑥ 骨盆骨折（腹膜后血肿、直肠损伤、泌尿生殖系损伤等）。

二、复合伤

复合伤，为两种致伤因子所导致的损伤，如烧伤合并坠落伤、化学伤等。

第二节　髋臼骨折的基本评估

一、伤情

1. 病史　病史采集至关重要。

（1）伤因

1）能量程度：创伤的严重程度与骨质和能量高低成正比关系。如老年人跌倒，其髋臼骨折往往是因骨质疏松而呈压缩骨折，甚至合并股骨近端关节骨折；而青壮年的交通伤，则可能出现髋臼的粉碎骨折，甚至合并多处骨折伤。后者的伤情，往往取决于车型、速度与伤者接触的部位及周围环境。

2）暴力方向：交通伤多为冲撞、碾压。建筑伤则多由坠落的高度、砸压物体的重量与伤者当时的姿态等因素而决定伤情的程度。如在3 m高度的坠落伤，当时双脚落地，单就骨盆髋臼而言，可发生骨盆前、后环的破坏和髋臼中柱（臼顶）后壁的粉碎（压缩）骨折合并脱位。

3）院前情况：是指事发地点至医院的时间内

的情况，包括昏迷与否、呼吸是否困难、有否出血、能否主动配合专业人员、同伴、志愿者帮助，搬运及运送方式，距离与时间等。

（2）伤者基本情况

1）年龄：老年、青壮年、少年骨质强度各有所异，应急反应的大小也均有不同，内环境承受程度偏移非常之大。如老年的骨质疏松，在少年就不存在；老年的心血管系统与少年相比，截然不同。

2）性别：单就髋臼骨折的 N 个损伤变数而言，男性多尿道损伤，女性多阴道撕裂。同样 60 岁的男女，骨质疏松的程度，也因女性绝经而有不同。

3）伤前水平：救治的目的是恢复到伤前水平。伤前髋关节功能及其他神经肌肉运动系统的协调功能如何，是必须了解的。这些资料来源，可通过与患者本人和亲属的交谈中获知，以此作为术后预期的参考基数。值得注意的是，这些归纳的基数，需与患者及家属沟通，避免不必要的"误判"而产生不愉快的矛盾。如小儿麻痹症患者的伤前肌力的评估、轻度创伤性关节炎的自我感受、伤前曾有相关部位的骨折及愈后步态、脊髓相关疾患所致的运动感觉方面的障碍等。

4）既往史：患者以往有无病史（包括内、外科的疾病史），以及治疗与用药情况。有无药物过敏史、成瘾史，有无烟酒史等。如心血管疾病与药物控制情况，内分泌、糖尿病程度与控制的状态，凝血系统有无障碍与抗凝药物的应用状态等。

2. 体格检查

（1）全身情况：首先排除头颅伤、胸肋骨折、血气胸、脊椎脊髓伤、腹腔脏器破裂大出血的可能性，并积极对症救治。其次是检查有无骨盆-髋臼与多处骨折伤等。当然，若无上述损伤，力争在全身检查中，善于发现患者尚未知晓的异常情况。

（2）局部情况：以髋臼骨折与常见盆周 N 损伤变数而言，需善于将局部损伤的程度与全身系统的相关性相联系，恰当解决瞬变的主次矛盾。如浮动髋与骨盆前后环严重破坏，同样面临大出血的救治问题；其次可能合并直肠破裂与尿道的断裂，这类情况一旦发生，则视为开放骨折。

若为盆外开放骨折，应警惕有无活动性的出血

并临时处理，然后依据地域气候的差异，评估伤口的损伤与污染（感染）程度。

若为闭合骨折，基本的物理检查应仔细。若影像学资料所显示的骶髂关节是正常形态，可是骨盆的分骨（挤压）试验阳性，这是在暴力的瞬间变位后，因肌群或某些外力而产生的回归现象。

二、影像学评估

1. 平片　常用，简便。

（1）骨盆前后片：首先了解骨盆的完整性与对称性。后环骶髂复合体部与骶髂关节是否水平（垂直）分离与骨折；若骨折为骶骨侧，是否为骶骨Ⅰ、Ⅱ、Ⅲ区骨折；若骨折为髂骨耳状面侧，是否涉及弓状线、臼顶骨折及其外翻程度；前环耻骨联合部是否分离；是否单（双）侧耻骨上下支骨折；髂耻线、髂坐线、臼顶线是否中断变位；股骨近关节部分是否合并股骨头、股骨颈、股骨转子部骨折及脱位，是否具有混合性骨折的特征。

（2）髂骨斜位片：进一步了解骶髂复合体、髂翼、真假骨盆环、方区的解剖轮廓是否完整。了解髋臼三柱骨折与否，观察髋臼前柱壁的髂耻隆起部、中柱（臼顶）的髂骨结节至髂耻隆起部近端、后柱壁的方区和坐骨大小切迹部。

（3）闭孔斜位片：了解髋臼三柱骨折与否，侧重观察髋臼中柱壁（臼顶）的后壁、后柱壁、坐骨体部。

2. 2D-CT　除了可进一步分析骶髂复合体伤情外，还可准确判断髋臼骨折程度与定位。如：是单纯骨折移位、粉碎骨折，还是压缩骨折；骨折位于髋臼何柱壁；"头臼对应"的变位程度。广义而言，可观察盆腔是否存在巨大血肿等。

（1）髋关节横断面扫描：在不同层面观察"头臼对应"关系，尤其是中柱臼顶线以上的部位是否存在压缩与变形。同时易显示隐匿性的股骨头骨折。

（2）髋关节冠状面扫描：可整体由前至后观察月状关节面骨性结构破坏变位程度，尤其是压缩性骨缺损。同时便于鉴别关节腔内碎骨与嵌入柱骨松质的情况。

（3）髋关节矢状面扫描：便于全面由内至外重点观察髋臼负重关节面的解剖轮廓与所受的骨折变位程度。与此同时，观察股骨头是否存在微型损伤。

3. 3D-CT　最大优势是：骨性结构破坏程度、变位方向、稳定与否的真实状态的立体与全方位视角再现。这对术前如何模拟复位与固定起到了导向作用，提高了针对性的对策水平。

（1）骨盆整体观：在某种程度上，这是平片与2D-CT资料以外部形状的综合表现。

（2）髋臼月状关节面：采用头臼分离技术，可完整、全面地观察髋臼月状关节面，分析轮廓破坏程度：移位、粉碎、压缩；确定部位：前、中（臼顶）、后柱壁，还是多柱壁。

（3）股骨头：立体观察股骨头的解剖轮廓是否完整。

（4）血管造影：髋臼骨折合并盆环损伤的病例，有时出现显著的失血性休克，急诊血管造影可观察到骶前动静脉丛的破裂、髂内动静脉的损伤。轻者通过介入技术、靶向血管定位栓塞（如钢圈与海螺等栓塞物）完成阻断性止血；重者往往需手术止血。

第三节　髋臼骨折N损伤变数细则评估

一、髋臼骨折合并盆环破坏

1. 骨盆后环骶髂复合体损伤（α、β）　骨盆后环骶髂复合体是躯体与下肢传承的重点。骶髂复合体的损伤存在如下三种情况。

（1）骶髂关节水平位分离（α）：骶髂关节水平位分离比较常见，以α为代表，包括开书样、合书样。

（2）骶髂关节垂直性分离（β）：骶髂关节垂直分离的发生概率比水平位分离少些。值得警惕的是，这种影像一旦出现，可能合并骶前动静脉损伤与大出血、L4-L5骨折与神经损伤、直肠破裂等。

（3）骶髂复合体的髂骨侧（骶骨侧）骨折（α、β）：该类骨折是骨盆后环破坏的另一种形式，往往以骶骨侧骨折为重且更为复杂化。在变位方向上，也存在水平、垂直变位的问题。

2. 骨盆前环耻骨联合部损伤（γ）　骨盆前环耻骨联合部损伤多存在如下两种形式，均以γ代表。此类损伤常合并生殖泌尿系统损伤，需谨慎排除。

（1）耻骨联合水平（垂直）上下分离（γ）：水平（垂直）上下分离超过2 cm，需特别警惕，一般不会单独存在，多与后环的破坏相关。

（2）耻骨上、下支双侧（单侧）骨折（γ）：这种影响可因受力的方向而异，有时可独立存在。

3. 髋臼骨折合并骨盆前、后联合损伤与常见合并伤（δ）　骨盆前、后联合损伤常见合并伤以δ代表。这类严重的骨盆破坏并非少见。常见合并伤，有的危及生命；有的使患者失去早期手术机会；有的因各种造瘘等，使患者错失治疗髋臼骨折N损伤变数的机会而转变为残疾，等等。如何早期联合多科专家救治，这仍然是个严峻的课题。常见合并伤有如下几种：① 骶前动、静脉丛大出血。② 直肠损伤。③ 膀胱破裂与尿道断裂。④ 生殖器损伤。⑤ L4-L5或L5-S1骨折合并神经损伤。⑥ 坐骨神经损伤。⑦ 臀上动、静脉损伤。

二、髋臼骨折合并股骨近关节部损伤

髋臼骨折合并股骨近关节部损伤比较少见。综合文献，几乎公认髋臼骨折一旦合并股骨头、股骨颈、股骨转子部骨折，对应措施不是重建，而是全髋置换。因此，如何实现解剖性的、两髋对称的假体关节，就成了追求置换质量的难题。

尽管此类损伤少见，但为了区别与统计，将股骨头骨折设Ⅰ代表；股骨颈骨折设Ⅱ代表；股骨转子骨折设Ⅲ代表；股骨头-股骨颈-股骨转子混合骨折设Ⅳ代表。① 股骨头骨折（Ⅰ）：多为股骨头内侧，纵向劈裂型，为髋臼臼顶后壁的切割作用。② 股骨颈骨折（Ⅱ）：有时多见于"中心脱位"类型。③ 股骨转子骨折（Ⅲ）：股骨头可能没有脱位，视暴力而言，青壮年与老年均可发生。④ 股骨头-股骨颈-股骨转子的混合骨折（Ⅳ）：实属罕见。

三、髋臼骨折损伤变数定位与举例分析

一柱壁-Ap3α型：髋臼后柱壁A+压缩骨折3+骶髂关节水平位分离α。

二柱壁-Bap2Ⅱ型：髋臼前、后柱壁B+粉碎骨折2+股骨颈骨折Ⅱ。

三柱壁-C3δⅠ型：髋臼前、中、后柱壁混合骨折C+骨盆后、前环破坏δ+股骨头骨折Ⅰ。

第四节　团队应对能力与救治对策统一性的评估

这是一个相当复杂的社会和专业属性问题。随着学术的争论与医学工程技术的发展，救治水平不断提高，但经验医学与数字医学仍然存在着较大的距离。

团队应对能力来自经验与有效的协作，救治对策则来自对伤情的正确评估，如何高效地将两者达到统一，则是提高救治率和降低残疾率的关键要素。这些要素涉及院前救治和院内救治。系统而言，包括如下几点。

一、院前救治能力

指现场公民反应能力，首次救治医疗服务能力，递接高级院前救护能力。这三个能力的评估，将使伤员被急送至更对口的、专业性更强的医院（参阅美国急救体系）。

二、院内救治能力

生命支持系统与专业人员的干预能力。例如，一个伤员属于高能量交通伤，初步诊断：失血性休克、肝破裂、直肠破裂、膀胱破裂、右髋臼C3δⅠ型骨折。应对策略是：立即输血补液抗休克；肝脏血管止血与修补；结肠与膀胱造瘘；骨盆外支架；ICU生命支持系统。这就涉及医院的综合救治能力问题。假设经上述措施是恰当的，但伤员复苏不稳定，有理由考虑到髋臼C3δⅠ型骨折，尤其是δ损伤变数的危害性：腹膜后难以控制的巨大血肿。

如对其采取外科干预，就与上述措施在发生时间和顺序上，存在着利弊权衡方面的诸多矛盾。

在具备综合救治能力的医院，无论从设备上，还是救治团队多科联手上，似乎不存在更多问题。但学术上，是一步步救治，还是一次性合理地处理，仍然意见不一。笔者主张，创造条件，边抗休克，边多科联手，抓住主要矛盾，合理性地一次性处理。当然，这要根据伤员的承受能力和支持生命水平的稳定与否，才能做出决定。

如果没有致命的合并伤，像单纯的Bmp3型髋臼骨折（二柱壁B+中柱臼顶m+后柱壁p+压缩3），这类的评估是："Y"形软骨后支骨骺融合线区域出现压缩骨折（3），涉及臼顶后柱壁（m）和臼后柱壁（p）；其粉碎的月状关节面往往被股骨头冲击，嵌入到柱的骨松质内；股骨头后上脱位至关节囊破裂。值得注意的是，这类骨折，往往髂耻线与髂坐线是完整的，好像是"简单骨折"，其实并不然。笔者认为Bmp3型髋臼骨折是种非常复杂的髋臼骨折。理由：被撬拨起的、带有月状关节面的粉碎骨块如何与股骨头匹配；被压缩所致的骨缺损的空间，如何植骨并达到原有的骨强度；如何恢复与稳定同心圆，而不至于在"头臼对应"的生理负荷下，不产生术后性的"复位丢失"；如何重建髂股-坐股韧带与外旋肌群，稳定髋关节的动力装置，等等。

一个稳定的髋臼同心圆，是实现月状关节面与股骨头解剖匹配的基本条件；一个稳定的同心髋，是恢复伤前髋关节水平的物质保障。

另有学术观点认为，既然粉碎压缩严重，难以复位固定，即便复位固定满意，也免不了日后发生创伤性关节炎，因而主张关节置换。当然，若选择关节置换，也必须思考上述原则，因为一个对称性的同心圆和同心髋，是获取最佳髋关节功能和最长使用寿命的基本条件。

三、距手术时间段

当前创伤理念与技术的进步，使得髋臼骨折与N损伤变数的治疗，成为有效与可行的治疗方法。

临床上，在伤后1~2周内获得手术治疗，认为

能获得超过80%的优良效果。若超过14日，则随着时间的推移，效果成反比。Letournel 将髋臼骨折手术治疗的时间分为3个阶段，即21日、21~120日和120日以上。依笔者有限的体会，建议分4个时间段。

1. 少于21日　一般而言，3周之内的复位与固定比较容易。但若存在δ损伤变数中的骶髂复合体的上下变位，则因肌群的挛缩，欲达到解剖复位相当困难。如此，便间接（或多或少地）会影响到髋臼骨折的准确复位。

2. 21~60日　这类陈旧骨折，尤其接近50天的髋臼骨折，骨痂多因部位、年龄而异，或多或少形成团块。术中骨块的松解、复位与固定方面，虽有难度，但可克服。其中最大的难度是如何处理压缩性骨折的空间；如何将粉碎的、尚存不多的解剖关系的月状关节面与股骨头达到解剖性的匹配。

3. 60~120日　此阶段的髋臼骨折进入骨性愈合阶段。在100日左右，其骨愈合的程度，几乎难以分辨细微的解剖性的骨性标准。这对月状关节面的解剖复位，带来极大的困难。

4. 大于120日　毫无疑问，超过120日的骨性畸形愈合，十分难觅骨块间的解剖特征。况且，残余的骨折块，多已吸收与不规则。这在二（三）柱壁骨折，甚至合并盆环N变数损伤的患者而言，就目前的技术领域，欲重建解剖性的、对称性的同心髋几乎不可能。对此，需将对策转向关节置换领域。

然而，对于某些类型的髋臼骨折，这并不困难，如常见的Ap2-3型（一柱壁A+后柱壁p+粉碎2/压缩3）骨折、Bmp2-3型（二柱壁B+中柱臼顶柱壁m+后柱壁p+粉碎2/压缩3）髋臼骨折，尽管畸形愈合，但在3D-CT成像（打印）的实物状态下，利用自体髂骨（同种异体骨）或其他生物材料3D打印骨，重建解剖形态的同心髋，同样获得了显著疗效。

四、术后生命体征评估

根据伤情与术中情况，患者苏醒后，医护人员面临最大的问题是：渗血与维持有效的循环血量。

1. 普通病房　笔者体会，术中仔细止血+自体血回输，一部分骨折类型的患者，术中可不需输血；另一部分患者，可能输血量为500~1 000 ml。这些患者，一般回普通病房，常规监护。

2. ICU监护　严重的、术时超过6小时的、术中输血>1 000 ml（尤其是3 000 ml左右）的患者，术后应在ICU的监护下，维持良好的基本生命体征。

由于机体长时间处于低血压，以基本满足脑供血、血氧和肾小球滤过压为条件的循环中，在术后恢复到术前原有的状态时，其有效血循环的质量、血管床的反应能力与协调功能的结合情况，尤其是陈旧、复杂性髋臼骨折的患者巨大的创面渗血，令术后的有效循环血量与质量存在着很大的变数。其中，变数最大的是渗血导致的代偿性早期休克和血细胞比容的降低。

为了简化上述概念，在术后24小时，重点管控前8小时、后16小时的关键24小时。在监测胶体（血球、血浆）与晶体比例方面，将血细胞比容控制在30%。

（1）监控渗血量与措施

1）切口渗血与骨盆弹性带：一般而言，切口渗血并不明显，若是开放伤，可根据纱布的湿度估计渗血量。应用骨盆弹性带，可达压迫切口区域的目的。

2）盆内创面渗血与引流管血量：若为髋前后联合入路的髋臼陈旧性骨折，一般需置放2~3根引流管。

前8小时，是创面渗血的高峰期。若引流量每小时>50 ml，应立即夹闭引流管。争取在盆内血肿的张力下，为凝血创造条件。笔者的体会，夹3小时，放半小时，观察引流血量的多寡，再决定夹管与开放引流管的时间。在术后的前8小时，需根据各种监测，争取及时输血补液，维持有效血容量和血细胞比容达到30%。

后16小时，是上述监测与调控的延续。只要前8小时伤员平稳度过，就为后8小时的稳定奠定了基础。

最后8小时，如果患者总体稳定，达到相关监测标准，则返回普通病房，继续观察。

总之，有效循环血容量与质量是维持术后生

命体征的关键要素。麻醉、手术刺激、术时长短、输血补液的合理性和伤情的复杂程度等因素，这些都与血管床的弹性、接受面积、携氧功能、通透性等相关。所以，术后24小时能获得有效循环血容量和合理的晶胶比例非常重要，否则，将会陷入更为棘手的困境。

五、术后评价

髋臼骨折术后，如何评价复位与固定质量？影像学检验是必不可少的、唯一的途径。

1. 历史　关于髋臼骨折术后放射线评估标准，Matta 做出了杰出的贡献。

（1）Matta 首次（1988年）提出放射线评估标准：优，移位<1 mm；可，移位<3 mm；差：移位≥3 mm。

（2）Matta（1996年）二次修正放射线评估标准：完美复位，移位0~1 mm；微小移位，移位2~3 mm；差级移位，移位>3 mm。

2. 讨论　髋臼与股骨头的匹配是十分严格的关节结构，难以容忍任何的偏差和分荷应力的改变，尤其是负重区域。

笔者的研究结果是，髋臼前柱耻骨、髋臼中柱（臼顶）和髋臼后柱坐骨所对应的月状关节面的比值为1∶4.1∶2.8（图4-1）。

若在耻骨（坐骨）对应的月状关节面移位2 mm，则引起非负重性的偏移。但是，若髋臼中柱（臼顶）对应的月状关节面移位2 mm，则不是偏移的问题，而是分荷应力的严重改变：形成点位性的应力集中（图4-2~4-4）。负重的磨损是双方的——髋臼与股骨头的点位性接触，而非生理性的、均匀性的分荷应力。

值得注意的是，现实的髋臼骨折，并非如上图所描述的单柱骨折那样简单。因为髋臼骨折有时是前、后联合骨折，有时是三柱壁混合性骨折。在骨折程度方面，也存在着简单的变位、严重的粉碎骨折和毁灭性的压缩骨折。

尽管如此，图中揭示了髋臼中柱（臼顶）骨折所占据的特色位置。

根据上述讨论和影像技术的迅速发展，对Matta

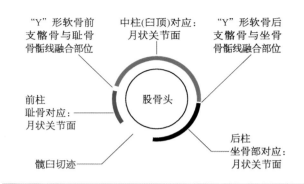

图4-1　髋臼三柱月状关节面分区与股骨头对应匹配关系示意图

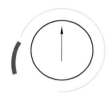

图4-2　髋臼前柱耻骨所对应的月状关节面骨折与股骨头偏位的示意图

提示这类骨折，对"头臼对应"的匹配，其影响和预后，相对比较少

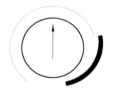

图4-3　髋臼后柱坐骨部所对应的月状关节面骨折与股骨头偏位的示意图

提示这类骨折，对"头臼对应"的匹配，其影响和预后，相对比前图要多

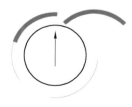

图4-4　髋臼中柱（臼顶）部所对应的月状关节面骨折与股骨头偏位的示意图

提示涉及臼顶负重区域的骨折，对"头臼对应"的匹配，因为应力点位性的集中，其影响和预后最为显著

早期影像学检验标准，有必要进行再次修正。

第五节 推荐同心臼-同心髋影像检验新标准

依据"Y"形软骨髋臼的形成和以此划分的髋臼前、中（臼顶）、后柱壁的关系，而获取的髋臼月状关节面的分布与比值，揭示了髋臼中柱（臼顶）的重要意义。所以，放射线评估标准应以臼顶为重点。

无论如何，关节内骨折复位的原则，应是解剖复位并有效固定。

笔者推荐新标准如下：一级（解剖复位）：移位 0 mm。二级（良好复位）：移位 ≤ 1 mm。三级（尚可复位）：移位 ≤ 2 mm。四级（差效复位）：移位 ≤ 3 mm。五级（失效复位）：移位 > 3 mm。

一、基本方法

早期用放射线平片的验证方法来鉴别毫米间的差别不够精确。数字化的清晰度虽然有了极大的提高，但由于摄片位置和固定物的影响，获取精确的数据，也比较困难。

CT扫描与成像技术对准确计算毫米间的差别则十分容易。

1. X线平片法 放射线平片包括骨盆前后位、髂骨斜位和闭孔斜位片。实际上，这是大体观察，重点在对称性方面的比较，如骶髂关节区域、耻骨联合区域、股骨近关节区域，以及双侧髂耻线、髂坐线、臼顶线、唇缘线和关节间隙等。

2. 2D-CT扫描法 2D-CT扫描法，这是精确测量髋臼骨折复位的检验方法。它包括髋关节的横断面、冠状面和矢状面。通过这三面的、每个面不同层面的扫描，很容易展现毫米间的复位质量。不但如此，还可确定固定物与髋臼骨折块间的固定关系。

3. 3D-CT成像法 3D-CT成像法能立体观察双侧髋关节是否达到解剖性的对称性关系。为了进一步观察髋臼月状关节面所对应的骨性部位是否达到解剖复位、恢复了"同心圆"结构，还可采用分离技术，于不同位置上，立体观察髋臼全貌。

笔者认为，只有将平片、2D-CT和3D-CT的数据加以综合分析，才能取得髋臼骨折N损伤变数的、复位质量的正确评估。缺乏任何一方，必将得出或多或少的片面结论。

二、关于"同质语言"的评估

遗憾的是关于髋臼骨折，目前"同质语言"与"逻辑性骨折"尚处于贫乏阶段。

1. 基本情况方面 性别、年龄、合并伤、相关疾患等元素的分层研究。

2. 骨折类型与N损伤变数方面 目前，AO前或AO的髋臼骨折分类缺乏细致的部位锁定与骨折程度的分析；缺乏对臼顶骨折柱壁的认识；缺乏髋臼-骨环损伤变数的整体性；缺乏对髋关节功能股骨近端关节损伤变数的系统性。从发展的眼光来看，笔者团队设计的髋臼骨折ABC损伤变数定位系统并非完美，但至少兼容了上述问题，这为类似"同质语言"的交谈与统计创造了条件，也为避免"苹果与橘子"的比较营造了"逻辑骨折"交流的环境。

◇ 参 ◇ 考 ◇ 文 ◇ 献 ◇

[1] Jason JH, Jeremy L, Ryan M, et al. Combined acetabulum and pelvic ring injuries[J]. J Am Acad Orthop Surg, 2014,22(5): 304–314.

[2] Daurka JS, Pastides PS, Lewis A, et al. Acetabular fractures in patients aged >55 years: a systematic review of the literature[J]. Bone Joint J, 2014,96(2): 157–163.

[3] Kevin MK, John AB, Watson JT. Rare combination of ipsilateral acetabular fracture-dislocation and pertrochanteric fracture[J]. Am J Orthop (Belle Mead NJ), 2013, 42(8): 372–375.

[4] David AL, Kirsten M, Michael B, et al. Acetabular fractures: anatomic and clinical considerations[J]. Am J Roentgenol, 2013, 201(3): W425–436.

[5] Louis FA, Jennifer HA, David SW, et al. Management of pelvic injuries in pregnancy[J]. Orthop Clin North Am, 2013, 44(3): 301–315.

[6] Guerado E, Cano JR, Cruz E. Fractures of the acetabulum in elderly patients: an update[J]. Injury, 2012,43(2): S33–41.

[7] Patrick DG, Hans JK, Richard JJ. The osteoporotic acetabular fracture[J]. Orthop Clin North Am, 2013,44(2): 201–215.

[8] Chengla Y, Sean B, David JH. Intraoperative fluoroscopic evaluation of screw placement during pelvic and acetabular surgery[J]. J Orthop Trauma, 2014,28(1): 48–56.

[9] Grace W, Nikolaos KK, Omar F, et al. Quadrilateral plate fractures of the acetabulum: an update[J]. Injury, 2013,44(2): 159–167.

[10] Julius AB, Milton Lee, Chip Routt. Osseous fixation pathways in pelvic and acetabular fracture surgery: osteology, radiology, and clinical applications[J]. J Trauma Acute Care Surg, 2012, 72(6): 1502–1509.

[11] Gänsslen A, Oestern HJ. Acetabular fractures[J]. Chirurg, 2011,82(12): 1133–1148.

[12] Li W, Jun YS, Yong W, et al. Surgical treatment and prognosis of acetabular fractures associated with ipsilateral femoral neck fractures[J]. Orthopedics, 2011,34(5): 348.

[13] Briffa N, Pearce R, Hill AH, et al. Outcomes of acetabular fracture fixation with ten years' follow-up[J]. J Bone Joint Surg Br, 2011,93(2): 229–236.

[14] Keith G, George VR, Madhav AK, et al. Open treatment of pelvic and acetabular fractures[J]. Orthop Clin North Am, 2011,42(1): 69–83.

[15] HB Zhou, XS Guo. Progress of research on percutaneous fixation for the treatment of pelvic ring and acetabular injuries[J]. Zhongguo Gu Shang, 2010,23(9): 719–722.

[16] Rohlfing BS, Reilmann H, Pape HC. Fractures of the acetabulum. Diagnostic and therapeutic strategies[J]. Unfallchirurg, 2010,113(3): 217–229.

[17] Axel G, Björn S, Christian K. Internal fixation of acetabular posterior wall fractures[J]. Oper Orthop Traumatol, 2009,21(3): 283–295.

[18] Axel G, Christian K. Internal fixation of acetabular both-column fractures via the ilioinguinal approach[J]. Oper Orthop Traumatol, 2009,21(3): 270–282.

[19] Moritz T, Siebenrock KA. Operative treatment of T-type fractures of the acetabulum via surgical hip dislocation or Stoppa approach[J]. Oper Orthop Traumatol, 2009,21(3): 251–269.

[20] Gerard PS, Kelly AL, Savvas N,et al. A systematic review of thromboprophylaxis for pelvic and acetabular fractures[J]. J Orthop Trauma, 2009,23(5): 379–384.

[21] Kelly AL, Adam JS, Charles MR. A modified anterior exposure to the acetabulum for treatment of difficult anterior acetabular fractures[J]. J Orthop Trauma, 2009,23(5): 370–378.

[22] Taco JB, Jan P, Frölke M. Is radiation superior to indomethacin to prevent heterotopic ossification in acetabular fractures?: a systematic review[J]. Clin Orthop Relat Res, 2009,467(2): 526–530.

[23] Giannoudis PV, Nikolaou VS. Surgical techniques-How do I do it? Open reduction and internal fixation of posterior wall fractures of the acetabulum[J]. Injury, 2008,39(10): 1113–1118.

[24] Pratik D, Michael S. Orthopedic trauma in pregnancy[J]. Am J Orthop (Belle Mead NJ), 2007,36(11): E160–166.

[25] Robert AM, Marc AT, William TO, et al. Predicting blood loss in isolated pelvic and acetabular high-energy trauma[J]. J Orthop Trauma, 2007,21(9): 603–607.

[26] BR Moed. Improving results in posterior wall acetabular fracture surgery[J]. J Trauma, 2007,62(6): S63.

[27] Mats G, Georges YE. Imaging of the acetabulum in the era of multidetector computed tomography[J]. Emerg Radiol, 2007,14(5): 271–287.

[28] Prevezas N. Evolution of pelvic and acetabular surgery from ancient to modern times[J]. Injury, 2007,38(4): 397–409.

[29] Ulrich S, Klaus S, Benjamin K. Image guidance in pelvic and acetabular surgery— expectations, success and limitations[J]. Injury, 2007,38(4): 450–462.

[30] Ebraheim NA, Patil V, Liu JY, et al. Reconstruction of comminuted posterior wall fractures using the buttress technique: a review of 32 fractures[J]. Int Orthop, 2007,31(5): 671–675.

[31] Liporace FA, Ong B, Mohaideen A, et al. Development and injury of the triradiate cartilage with its effects on acetabular development: review of the literature[J]. J Trauma, 2003,54(6): 1245–1249.

[32] Leggon RE, Wood GC, Indeck MC. Pelvic fractures in pregnancy: factors influencing maternal and fetal outcomes[J]. J Trauma, 2002,53(4): 796–804.

[33] Matta JM. Fractures of the acetabulum: accuracy of reduction and clinical results in patients managed operatively within three weeks after the injury[J]. J Bone Joint Surg Am, 1996,78: 1632–1645.

[34] Templeman DC, Olson S, Moed BR, et al. Surgical treatment of acetabular fractures[J]. Instr. Course Lect., 1999,48: 481–496.

[35] Letournel E, Judet R. Fractures of the Acetabulum[J]. 2nd ed. New York: Springer Verlag, 1993.

[36] 曹烈虎, 党瑞山、王攀峰, 等. 髋臼月状关节面的解剖学观察及临床意义[J]. 解剖学杂志, 2010, 33(2):234–237.

[37] 张春才, 许硕贵, 禹宝庆, 等. 髋臼骨折ABC损伤变数定位系统的设计与1 122例多中心研究分析[J]. 中国骨伤, 2011, 24(2): 102–108.

[38] Judet R, Judet J, Letournel E. Fractures of the acetabulum: classification and surgical approaches for open reduction: preliminary report[J]. J Bone Joint Surg Am, 1964,46: 1615–1675.

[39] Kebalish AS, Benischke SK, Hope PG. Displaced acetabular fractures: long term follow up[J]. J Trauma, 1991,31: 1539–1542.

[40] Malkani AL, Voor MJ, Rennirt G, et al. Increased peak contact stress after incongruent reduction of transverse acetabular fractures: a cadaveric model[J]. J Trauma, 2001, 51:704–709.

[41] 王林森、宋其韬. 螺旋CT扫描三维、多平面重建在髋臼骨折中的应用[J]. 中华骨科杂志, 2002,22(10): 608–612.

[42] 许猛、张立海、张里程, 等. 复杂髋臼骨折术中应用CT扫描的意义[J]. 中华骨科杂志, 2011, 31(11): 1261–1265.

[43] Stein Øvre, Jan Erik Madsen, Olav Røise. Acetabular fracture displacement, roof arc angles and 2 years outcome[J]. Injury, 2008,39: 922–931.

[44] Liu X, Xu S, Zhang C, et al. Application of a shape-memory alloy internal fixator for treatment of acetabular fractures with a follow-up of two to nine years in China[J]. Int Orthop, 2010, 34: 1033–1040.

[45] 张春才, 许硕贵, 王家林, 等. 髋臼骨折记忆合金三维内固定系统的设计与临床应用[J]. 中华骨科杂志, 2002, 22: 709–713.

[46] Saterbak AM, Marsh JL, Nepola JV, et al. Clinical failure after posterior wall acetabular fractures: the influence of initial fracture patterns[J]. J Orthop Trauma, 2000,14: 230–237.

[47] Ferguson TA, Patel R, Bhandari M, et al. Fractures of the acetabulum in patients aged 60 years and older: an epidemiological and radiological study[J]. J Bone Joint Surg Br, 2010,92: 250–257.

[48] Zha GC, Sun JY, Dong SJ. Predictors of clinical outcomes after surgical treatment of displaced acetabular fractures in the elderly[J]. J Orthop Res, 2013,31: 588-595.

[49] Rowe CR, Lowell JD. Prognosis of fractures of the acetabulum[J]. J Bone Joint Surg, 1961,43A: 30-59.

[50] Mayo KA. Open reduction and internal fixation of fractures of the acetabulum: results in 163 fractures[J]. Clin Orthop, 1994,305: 31-37.

[51] Mankin HJ. The response of articular cartilage in mechanical injury[J]. J Bone Joint Surg, 1982,64A: 460-466.

[52] Bullough P, Goodfellow J, O'Connor J. The relationship between degenerative changes and load bearing in the human hip[J]. J Bone Joint Surg, 1968,55B: 1746-1758.

[53] Dubois DF, Omar IM. MR Imaging of the hip: normal anatomic variants and imaging pitfalls[J]. Magn Reson Imaging Clin N Am, 2010,18(4): 663-674.

[54] Daniel M,Lglic A,Kralj-Lglic V. The shape of acetabular cartilage optimizes hip contact stress distribution[J]. J Anat, 2005, 207: 85-91.

[55] 张春才, 苏佳灿, 许硕贵, 等.髋臼三柱概念与髋臼骨折浮动分类及临床意义［J］.中国骨伤, 2007,20(7):433-436.

[56] 牛云飞, 许硕贵, 张春才.髋臼后壁厚度的解剖学测量及其意义［J］.中国临床解剖学杂志,2007,25(4):400-402.

[57] Bavornrit Chuck paiwong. Roof-arc angle and weight-bearing area of the acetabulum[J]. Injury, 2009, 40: 1064-1066.

[58] McMaster J, Powell J. Acetabular fractures[J]. J Current Orthopaedics, 2005,19(2): 140-154.

[59] Sen RK, Veerappa LA. Long-term outcome of conservatively managed displaced acetabular fractures[J]. J Trauma, 2009,67(1): 155-159.

[60] 万岷, 张春才, 许硕贵, 等.记忆合金三维内固定系统治疗髋臼骨折的生物力学研究［J］.医用生物力学, 2005, 20(3): 171-175.

[61] Liu Xin-wei, Xu Shuo-gui. Biomechanical study of posterior wall acetabular fracture fixation using acetabular tridimensional memory alloy-fixation system[J]. Clinical Biomechanics, 2010,25: 312-317.

[62] 张春才, 许硕贵, 禹宝庆, 等.髋臼粉碎性骨折合并压缩性缺损的治疗与对策［J］.中华创伤骨科杂志,2005,7(11): 1010-1014.

[63] 刘勃、陈伟、王娟、等.髋臼骨折合并同侧股骨头骨折的治疗策略及疗效［J］.中华创伤杂志,2014,30(3): 199-203.

[64] 黄进成、刘曦明、蔡贤华、等.累及方形区的髋臼骨折有限元建模及固定方法比较［J］.中华创伤杂志,2014,30(5): 449-454.

[65] 刘曦明、黄进成、蔡贤华.前路钛板加方形区螺钉联合改良后柱拉力螺钉治疗涉及方形区的复杂髋臼骨折［J］.中华创伤骨科杂志,2014,16(2): 110-114.

[66] 李文虎、李文锐、张恒.腹主动脉阻断与髂内动脉结扎控制出血在复杂性髋臼骨折手术中比较［J］.中华创伤杂志, 2014,30(1): 25-29.

[67] 张志礼.累及负重区髋臼骨折的手术治疗［J］.临床骨科杂志,2013,16(3): 274-277.

[68] 唐天华、唐三元、杨辉.髋臼骨折手术入路与并发症关系的研究进展［J］.中华创伤骨科杂志,2014,16(2): 169-172.

[69] 周钢、陈鸿奋、王富民、等.髋臼骨折术后并发症的荟萃分析［J］.中华创伤骨科杂志,2013,15(8): 653-659.

[70] 毕春、纪晓希.髋臼区置钉安全性的研究进展［J］.中华创伤骨科杂志,2013,15(8): 709-713.

[71] 王钢.关于骨盆与髋臼骨折治疗的再思考［J］.中华创伤骨科杂志,2014,16(5): 369-370.

[72] 李连欣、王永会、周东生.骨盆骨折合并髋臼骨折的手术治疗［J］.中华创伤骨科杂志,2014,16(5): 396-400.

[73] 洪顾麒.螺钉治疗髋臼骨折的研究进展［J］.中华创伤杂志,2014,30(2): 190-192.

[74] 王会祥、汪方、王秋根.骨盆与髋臼骨折虚拟手术规划的研究现状与应用［J］.中华创伤骨科杂志,2013,15(8): 717-719.

[75] 禹宝庆、周海燕、张传森、等.经前侧入路治疗骨盆髋臼骨折的解剖学研究及临床应用［J］.中华创伤杂志,2014,30(1): 15-19.

第五章
髋臼骨折手术麻醉

髋臼骨折N损伤变数是一种严重外伤，多为直接或间接高能性暴力所致，如交通事故、塌方和坠落伤等。这种外伤常伴有严重的失血性休克、大血管损伤、腹腔脏器破裂、直肠肛管损伤及生殖道损伤、膀胱及尿道破裂、坐骨神经损伤、大面积皮肤挫伤、脱套伤等。对于髋臼骨折手术时机，国内外学者均认为时机越早越好，一般不超过2周，最好在伤后4~7日内进行。因此临床麻醉医生不仅面临着髋臼骨折患者手术麻醉处理，更应该积极参与髋臼骨折患者的术前抢救等围术期处理。

第一节 术前救治

髋臼骨折是严重创伤的一种，更多情况合并存在其他重要脏器的创伤，因此一线抢救往往面临抗休克等急救复苏的共同问题。

一、创伤的病理生理

复杂髋臼骨折创伤患者主要的病理生理改变往往由几种休克的病理生理改变组成，其中低血容量性休克往往要与心源性休克和神经源性休克并存。低血容量性休克常常是由失血引起，而心源性休克常由心脏本身创伤前存在的疾病和创伤本身引起的"钝性心肌损伤"等引起，神经源性损伤则是由颅脑损伤和脊柱损伤引起。其中失血性休

克可能由髋臼骨折损伤血管引起，但更可能是体内其他脏器损伤引起难以发现的闭合性脏器空腔内出血。三种由创伤直接引起的常见休克相互影响，不积极处理可能形成恶性循环，逐渐发展成多脏器功能衰竭以及感染性脓毒血症等终末期病理生理状态。

二、创伤的急救

创伤患者治疗的重要进展之一是广泛接受了富于哲理性的策略性手术处理，即所谓的"损伤控制"（damage control）策略。该策略包括迅速临时止血和处理肠漏，继而尽快关闭腹腔，将患者送至ICU，而不是对不稳定的严重创伤患者立即施行确定性的修复手术。早期入ICU可以纠正（甚至预防）"致死三联症"，即低体温、酸中毒和凝血功能障碍。在ICU患者病情稳定后，再转入手术室，在可控制的情况下做确定性重建手术。

面临严重的创伤患者时，详细的既往病史、受伤病史询问和详细的体检往往是抢救工作的基础。但紧急情况下并不能全面详细地完成上述过程，Holcroft将创伤患者分为代偿性和失代偿性两大类。大多数情况下严重创伤患者往往表现为失代偿状态，目前其抢救大多数按照创伤急救复苏ABCDE思路完成，也即A（airway）和B（breathing），首先评估气道通畅程度，决定是否行气管插管和呼吸机或转运途中气囊辅助呼吸。对创伤患者而言，C（circulation）有两层含义，第一层

含义指心脏停搏或心力衰竭等发生需要循环支持，按照心肺脑复苏处理；第二层含义指控制出血，特别是控制体表可以观察到的浅表动脉如压迫桡动脉、股动脉等处止血。D（disability）表示制动同时迅速完成神经系统检查，评估意识及昏迷等颅脑损伤情况，此时做CT和B超等检查。E（exposure）则是指完成以上步骤后脱去患者衣服，暴露全身，仔细检查创伤情况，此时应注意保暖，防止热量散失、体温下降。在以上步骤完成后做初步诊断并决定下一步处理：是紧急手术救命还是转入ICU进一步稳定生命体征。

三、创伤患者的输液输血治疗

失血引起的低血容量性休克是所有创伤休克患者所面临的共同问题。目前将创伤引起的低血容量性休克分为四级，见表5-1。

表5-1　低血容量性休克分级

项目	Ⅰ级	Ⅱ级	Ⅲ级	Ⅳ级
失血量（ml）	<750	750~1 500	1 500~2 000	>2 000
血容量丢失程度（％）	<15	15~30	30~40	>40
脉搏	<100	>100	>120	>140
血压	正常	正常	下降	下降
复苏液体	晶体液	晶体液	晶体液＋血	晶体液＋血

面临以上各级创伤低血容量性休克患者，首先应建立确实可靠的静脉通路，尽早建立中心静脉通路以保证输血输液和监测中心静脉压。对于Ⅰ、Ⅱ级患者，输晶体液补充容量，主要用的液体是平衡液。而对于Ⅲ级和Ⅳ级患者，除了积极补充晶体液外，还应根据血细胞比容和血红蛋白结果输血制品治疗。目前已经有许多人工胶体液主要在临床上应用，较为广泛的是6%羟乙基淀粉（贺斯）和琥珀酰明胶（血定安）等可以输入，但一般在输平衡液和输血的基础上应用。临床上判断以上分级可能有一定困难，面对严重创伤的患者可以先尽快输入2 L的平衡液或生理盐水等晶体液观察反应，如果患者生命体征状况仍然没有明显的改善则开始输血。另外对于一些神志清楚暂观察处理的患者，应注意由于创伤和低血容量的刺激，垂体的血管升压素（抗利尿激素，ADH）可能分泌过多，导致患者主动地大量饮水，特别是老年患者，更应预防抗利尿激素综合征（SIAH）引起的水中毒。

对于婴幼儿的创伤，其液体复苏方案是：晶体液（LR）20 ml/kg，2~3 日，若不改善，输血10 ml/kg，1 日，维持CVP>0.67 kPa（5 mmHg）。

孕妇创伤抢救面临更大的挑战性。这主要是由于孕妇生理血容量要高于正常人，因此孕妇在创伤后失血量>30%时才可能表现出心率快和血压低等低血容量表现，而且孕妇在生理情况下就存在轻度的贫血，造成临床上判断失血量和治疗的更大困难，临床上可能会观察到患者生命体征基本平稳而血红蛋白和血细胞比容明显降低的矛盾现象，应根据临床实际情况决定液体复苏的量和液体的种类。

四、创伤患者的体温维持

从抢救创伤患者开始就应该尽一切可能防止患者体温下降。一方面，低温与酸中毒、凝血功能障碍并列称为"致死三联症"；另一方面，低温本身就促进了酸中毒和凝血功能障碍的加重。因此复苏中所用的液体至少应加热到42℃（49℃相对血液也是安全），通过呼吸机输入的气体也应加热到42℃，使用热毯或升高室温。

五、髋臼骨折患者面临的特殊问题

创伤患者应怀疑是否存在骨盆骨折，漏诊可能存在致命的风险。闭合式骨盆骨折失血量最大可达到50%的循环血容量，因此骨盆骨折患者的液体复苏应尽早开始。另外必要时可以通过增加腹腔压力的方法减少出血。但如果对于持续出血的骨盆骨折患者，应该考虑介入栓塞髂内动脉。但做这些操作之前应该充分考虑患者可能存在的风险和介入治疗室的抢救条件。

患者出现血尿时应请泌尿专科医生会诊，排除或处理泌尿系统的损伤，放置导尿管。女性患者则行妇科检查进行鉴别。

第二节　麻　醉　处　理

骨盆骨折患者行手术主要可以分为急诊手术和择期手术两大类。急诊手术时，多由于骨盆、其他部位的骨折或脏器损伤造成生命体征难以平稳，需急诊行止血固定等措施以稳定患者生命体征。而择期手术则是患者经过在ICU一段时间的积极处理，生命体征平稳，伤情明确后准备做复位固定等重建手术。

一、术前评估

术前评估尤为重要。麻醉医生接诊患者后首先应全面重点进行体检，了解患者意识情况、呼吸循环情况、主要受伤部位和出血情况、详细的受伤病史和既往病史、到手术室之前的抢救措施以及抢救的效果如何。综合以上再做出正确的ASA（美国麻醉协会，American Society of Anesthesiology，ASA）分级以获得患者术中可能对麻醉药物的反应和可能存在的意外风险情况，见表5-2。

表5-2　ASA分级

分级	评　估　标　准
I	健康患者
II	轻度系统性疾病，无功能受限
III	重度系统性疾病，有一定的功能受限
IV	重度系统性疾病，需要不间断治疗
V	濒死患者，不论手术与否，24小时内不太可能存活

一般而言，I、II级患者对麻醉耐受力均良好，麻醉经过平稳；III级患者接受麻醉存在一定的危险，麻醉前尽可能充分准备；IV、V级患者麻醉危险极大，更需要充分细致的麻醉准备。

1. 心血管系统的了解　术前应详细了解患者的心血管病史和与心脏相关的创伤情况。心血管疾病主要包括未控制的高血压、缺血性心脏病、心力衰竭、心律失常等，心脏相关的创伤主要有心脏压塞、心肌挫伤、瓣膜破裂和主动脉夹层形成等，这些都会增加麻醉的风险。这些因素都有可能导致术中甚至术前就出现心功能减退、外周血管收缩和低血容量等问题。必须认真对待、及时处理。

2. 呼吸系统的了解　术前应详细了解患者的呼吸系统疾病史和相关的创伤。应详细了解患者既往有无慢性阻塞性肺疾病、哮喘史等，以及目前患者胸部创伤情况，包括肺挫伤、气胸和血胸情况以及处理的结果等。当患者处于呼吸机支持状况时，应详细了解所采用的呼吸机参数和对呼吸机参数调整的反应性等，以制定麻醉时患者的麻醉机通气策略。

气道评估也是麻醉前评估的重要内容，应详细了解患者的气道通畅情况和气管插管的难易程度。

3. 肥胖　肥胖是导致围手术期死亡的一个重要原因。当患者的体重指数（肥胖指数，body mass index，BMI）>40时应考虑患者是病态肥胖。病态肥胖会影响全身所有的重要器官，尤其是呼吸和循环系统，导致并发症和病死率都会增加。

4. 其他方面　患者的肝、肾、神经系统等疾病史和创伤程度都会影响患者的围手术期安全性，应当予以充分的评估。当患者有糖尿病病史时，其麻醉和围手术期风险都会进一步增加。麻醉医师应在术前访视获得以上所有信息，并进行充分的麻醉前评估。

二、麻醉前检查和准备

1. 麻醉前相关检查的完备　常规实验室检查包括血、尿等三大常规，肝、肾、凝血功能等检查都是必不可少。此外还应针对患者具体情况进行相关检查，如患者血气胸创伤时应检查患者的动脉血气情况，患者有糖尿病病史应定期检查血糖情况。胸片和心电图均是常规必要的术前检查部分，当有异常无法判定时应进一步做相关的CT、心脏彩超等更为详细的检查。

2. 麻醉前准备　除备好常规麻醉药品和急救药品外，麻醉医生应在详细了解病史、采取抢救处理措施基础上进一步了解与麻醉相关的准备。麻醉方法中局麻对患者的心血管、呼吸影响相对最小，但可能只适用于骨盆骨折患者用介入方法栓塞髂内动脉。当准备行切开复位固定等手术时，由于患者大多伤情严重复杂，麻醉方法选气管插管全身麻醉较为合适。因此应了解患者的神志情况，注意其是否存在颅脑损伤、颅内高压，一定要明确是否存在气胸，如果存在，决定是否胸腔引流彻底。了解患者胃排空情况，如果已放置胃管应彻底吸引，防止诱导时和术中出现反流误吸。了解输血、输液通路是否通畅确实，必要时首先应完成深静脉穿刺置管。最后应明确患者循环情况如何，详细了解手术室之前的液体复苏情况及效果如何，决定是否需要继续输血、输液，等待循环进一步稳定后进行麻醉诱导，循环不稳定时还应查血气并纠正。了解患者是否可能存在困难插管，是否需要准备好纤维支气管镜或行逆行引导插入气管导管。

3. 监测　由于创伤患者伤情复杂，术中意外，特别是循环出现意外风险较大，因此除常规心电、氧饱和度、无创血压、呼气末二氧化碳监测和尿量外，应在诱导前就完成有创动脉的监测。术中完成深静脉穿刺后还应监测中心静脉压。如果患者心血管功能不全，术中仅靠以上指标预计难以分析低血容量性休克和心源性休克时，可以考虑放置漂浮导管监测心功能。对于心血管功能差或需要术中不断调整监测心功能和容量状态的患者，也可考虑使用经食管超声监测心血管功能，指导麻醉处理。

三、麻醉诱导

麻醉诱导是用一种或几种麻醉药物（主要是静脉麻醉药物），使患者进入麻醉状态，即无意识、无痛和遗忘状态。由于急诊创伤患者术前伤情复杂，存在不同程度的失血性休克，因此对麻醉药物的反应尤其是循环的抑制反应可能更加明显。一般主张选择抑制心血管程度和升高颅内压最轻的药物。由于休克状态下血容量下降，肝血流量减少，使用小剂量的高脂溶性麻醉药如依托咪酯或舒芬太尼就可以达到脑作用部位周围的高浓度，引起麻醉效应。当使用这些药物时应从小剂量开始逐渐加大，尽可能地减小心血管抑制作用。但患者气管插管时所需要的肌松药剂量并不需要减少。

在一些危重情况下，维持患者麻醉诱导时的血流动力学稳定和颅内压不升高可能要比无意识和遗忘的麻醉目标更为重要。麻醉医生应该灵活机

动处理，分清轻重缓急。同时应清楚某些情况下的药物禁忌，例如患者可能存在颅脑损伤或颅内压升高时禁用氯胺酮，可能存在脊柱损伤或血钾偏高时禁用琥珀胆碱作肌松药诱导。

诱导过程中可能出现明显的心血管抑制反应，当血压下降明显并且出现心律失常（如室性期前收缩等）时，一方面积极输血、输液，另一方面应尽快应用强力的升血管药物，如去氧肾上腺素（苯肾上腺素）静脉推注，以提升血压，维持心脑重要脏器的血供，尽快完成气管插管。

四、麻醉管理

髋臼手术复杂，是不仅涉及骨科，可能还涉及肛肠外科、泌尿外科、妇产科等多科室的协作手术，因此长时间的手术和术中的失血是不可避免的。髋臼骨折急诊手术无疑是对麻醉医生的一个挑战。麻醉管理除一般的全麻问题外，还主要涉及手术长时间大量出血所面临的一系列相关问题。

1. 麻醉深度维持　同其他全身麻醉一样，术中应该维持合适的麻醉深度。当患者由于出血引起循环不稳定时，可能是因为患者对麻醉药特别敏感，所需麻醉药的剂量要明显低于 ASA 分级 Ⅰ 和 Ⅱ 级患者，当低血压严重时可暂时降低麻醉药量，情况稳定后再恢复麻醉深度。

2. 循环情况管理　髋臼手术中循环管理是麻醉管理的重点，这主要是因为髋臼手术特别是晚期手术，由于手术中可能需要分离骶髂关节、手术可能损伤骨盆内的静脉丛、手术时间长等众多原因，决定了手术中可能会面临大量失血和循环管理困难。因此麻醉医师应针对手术中的循环管理做充分的准备和周密的安全。

（1）准备工作：充分的准备是手术中循环管理的重要组成部分，主要有对失血量的评估和相应的准备。每一个患者应在术前评估对输血的耐受程度，麻醉医师术前根据患者的全身一般情况、血红蛋白和血细胞比容预测出患者对失血的耐受程度更为实际。

一般常用的计算允许的失血量公式是：

$$EABL = (HCT_{术前} - HCT_{允许值}) \times BV/HCT_{术前}$$

BV：血容量，按千克体重计算，成人男性为66~77 ml/kg，女性为66.5 ml/kg，新生儿为85 ml/kg。

术前还应落实血液和血制品的准备情况。手术中可能大量失血，不仅应备足充分的血和血浆，还应准备血小板、冷沉淀以及凝血酶原复合物等凝血因子，以预防手术中的凝血功能紊乱。

深静脉输血通路同样不可忽视，一般考虑穿刺颈内静脉放置双腔深静脉导管。对于预计出血量较大的患者，可以考虑穿刺漂浮导管鞘等粗大静脉导管保障输血速度。

同时还应在术前与外科医师充分交流，明确手术前是否已行髂内动脉栓塞治疗或手术中将行髂内动脉加扎手术以减少手术中的出血。

如果有条件，尽可能选用术中自体血回吸收系统以减少患者异体血的输注量，从经济角度讲，预计术中失血量>1 000 ml且可洗涤供回输的红细胞悬液量>750 ml，应当考虑术中使用自体血回输系统。另外，对于晚期一般情况较好的髋臼手术患者，在术前采集自体血也是减少术中异体血输注量的一个选择。

（2）输血输液管理：监测中心静脉压在髋臼手术的循环管理中有着重要的地位，对于心功能正常的患者，中心静脉压可以反映心脏对回心血量的泵出能力，并提示静脉回心血量是否充足。通过中心静脉压可以间接推测出患者体内循环血容量的情况。由于患者个体差异，手术中频繁的体位变动，髋臼手术中监测中心静脉压的变化趋势对于循环管理的指导性要强于监测中心静脉压的绝对数值。因此在麻醉诱导后，手术前以及手术中的体位变动后都应监测中心静脉压的基础值。

髋臼骨盆手术在结扎髂内动脉或暴露分离组织等前期过程中一般不会有大的出血，对于心功能良好的患者，麻醉医师应在前期尽快将术前禁食、禁饮和丢失量以及生理需要量等补足，保证循环血容量充足，此时输液主要是以输注人工晶体液和胶体液为主。对于心功能良好的患者可考虑实行急性等容性血液稀释技术，通过输注人工晶体液和胶体液稀释血液以减少出血丢失的质量。同时可考虑施行控制性低血压技术。控制性低血压技术

是采用降压药物与技术等方法，将收缩压降低至10.6~12.0 kPa（80~90 mmHg）或者将平均动脉压降低至6.7~8.6 kPa（50~65 mmHg），不致有重要器官的缺血缺氧性损害，从而减少手术中创面渗血的速度，达到减少出血和改善手术视野环境的目的。控制性低血压技术的实施主要采用药物达到低血压目的，其中使用麻醉药加深麻醉是最常用也是最简单的方法。

在髋臼手术中实施控制性低血压存在一定的风险。麻醉医师应能够鉴别控制性低血压状态和失血性休克的早期状态，主要是通过综合一系列的临床表现来进行鉴别，见表5–3。

表5–3 控制性低血压状态和失血性休克的鉴别

鉴别要点	控制性低血压状态	失血性休克
是否有意识实施控制性低血压	是	否
尿量	正常	少尿或无尿
心率	正常	偏快（高于基础值20%）
血细胞比容	≥30%	<30%
中心静脉压	正常或偏高	低

髋臼手术特别是晚期髋臼手术中，分离骨折断端和不规则愈合骨痂等操作过程伴随着失血速度的加快，此时应采取各种措施加快输血、输液速度，包括使用输液加压器维持稳定的灌注压，必要时可使用一些升高血压的血管活性药物如去氧肾上腺素、去甲肾上腺素等。当输血、输液速度落后于失血速度，循环难以控制时，可请外科医师停止手术，用纱布压迫腹主动脉减缓失血速度，迅速补液使循环稳定后继续手术。频繁体位变动可能导致动脉测压零点位置改变，增加失血过程中循环管理的复杂性，因此在手术过程中应间断确认动脉监测零点位置、动脉导管及传感器的通畅。

（3）自体血回输技术的应用：自体血回输技术是节约用血的一种重要措施，主要是将手术野的失血经过负压吸引收集、抗凝、过滤、离心和清洗等血液回收处理后再次输入患者体内。应明确自体血回输仅能够减少患者异体红细胞悬液的需要量而并不能减少全血特别是血浆的需要量。在红细胞

的回吸收过程中，外科医师应避免气血同时吸入，这是因为负压吸引的气血界面会导致红细胞破裂，同时尽可能选用粗的吸引头以减少剪切力对红细胞的破坏。由于自体血在回收处理过程中不可避免会对红细胞造成一定的损伤，因此回吸收的红细胞悬液应在手术末期或手术后输注，以避免红细胞在经历二次回吸收后损伤加重甚至破裂溶血。

五、大量输血和凝血功能紊乱

1. 凝血与其他　长时间的手术、大量的失血需要麻醉医生将患者体液大部分甚至全部置换，当大量的输血使患者体内血容量置换数次后，会引起血小板稀释后减少、凝血时间延长和钙离子的浓度下降。凝血功能的紊乱可以通过补充适当的凝血因子来纠正。但实际上许多凝血功能紊乱往往是由于温度降低和血浆钙离子浓度降低引起的，大量的失血和输血、输液时如果不注意维持体温，低体温会引起凝血因子的活性降低，往往纠正体温后凝血功能才能恢复。大量的输血、输液稀释和输库存血时的柠檬酸离子螯合大量的钙离子，而二价钙离子也是重要的凝血因子，因此长时间大量输血的手术不仅要注意积极监测患者出凝血时间和凝血因子的检查补充，还应该注意维持正常的体温和补充适当的钙离子浓度。

2. 低体温　大量输液和患者长时间暴露于冷的房间里会使体温迅速下降，体温降低带来一系列临床问题，因此危重患者的保温对麻醉医生而言是非常重要的。一般主张患者吸入湿化和暖化的麻醉气体以减少呼吸道的挥发热量损失，输血、输液应该尽可能加温，尽量减少身体暴露部位的面积以减少热量丢失，非手术部位应覆盖变温毯以维持体温，环境室温应该高于22℃。必要时要用温盐水灌洗手术时暴露的空腔脏器和使用动静脉的加热措施。

3. 水、电解质、酸碱平衡的维持　长时间的手术，特别是术中经历低血压和大量输血，应积极检查水、电解质和酸碱平衡。特别是当患者对血管活性药物的反应性明显下降时，应高度怀疑是否存在酸碱失衡。大多数情况下，代谢性酸中毒较为常见，仍应以对因处理为主，如低血容量导致组织器官灌

注不足引起的代谢性酸中毒，积极输血、输液可以改善。当积极输血、输液后改善不明显或血压过低，需要尽快提高血压时，可以输碳酸氢钠纠正，但仍然要注意"宁酸勿碱"的原则。

4. 缺氧　术中出现缺氧时，往往出现氧饱和度的降低。此时首先应检查呼吸机管道与气管导管位置及其连接是否紧密。排除机械故障和气管导管移位等因素后一般应怀疑是否出现气胸或者骨折引起的脂肪颗粒栓塞进入了肺部大血管。如果是气胸，尽快放入引流解除或者紧急情况下直接将粗大针头插入胸腔减压。当怀疑可能出现气胸的患者，麻醉中禁止吸入一氧化二氮。为了预防骨折的脂肪栓塞，尽可能在术前或术中首先固定骨折。

总之，作为一种特殊的骨科手术麻醉，髋臼骨折手术患者的麻醉管理有其特殊性。但同大多数骨科手术一样，在麻醉过程中麻醉医师应始终围绕相应的目标进行麻醉管理（表5-4）。

表5-4　骨创伤患者的麻醉管理目标

- 最有利于外科显示术野
- 达到外科满意的肌肉松弛有利于手术进行
- 预防低体温和凝血功能紊乱
- 静脉输入加热液体和血制品，保持患者体温（使用加温毯）
- 如果发生体温降低：将环境温度升高到24℃以上
- 凝血功能障碍发生时：根据凝血功能监测输注新鲜血浆、血小板、凝血因子等
- 尽可能限制其他并发症的发展，如有头颅外伤时应监测颅内压，维持脑灌注压>9.3 kPa（70 mmHg）
- 监测气道压和潮气量以及相关指标，警惕气胸的发生

六、麻醉恢复

急诊以骨盆骨折为主的患者术后首先面临的问题是是否需要拔除气管导管。一般由全身状况和术中情况决定，如果手术时间短、出血少于预计、手术探查伤情明确、处理有效、患者全身情况允许，可以在自主呼吸有力后按常规拔除气管导管，甚至可以返回普通病房。对于急诊患者麻醉苏醒拔管时，需要预防反流误吸，这主要是由于急诊手术患者可能术前就存在饱胃，麻醉诱导时面罩的正压通气可能使部分气体进入胃腔，术中患者胃排空能力受限，术后拔除气管导管时如果患者吞咽反射等维持自主呼

吸道通畅的能力尚未恢复，反流误吸风险较大。

　　而大多数患者手术时间长、伤情严重，手术仅是解决主要问题，有的术中发生不明原因的低氧血症，需要呼气末正压（PEEP）才能改善氧合。特别是术中发生大量输血、输液的患者，需要术后转入ICU，在呼吸机支持下进一步治疗。转入ICU后积极的代谢营养支持和心肺功能的支持治疗可以为患者提供最佳的恢复条件。目前临床上也主张该类患者术后积极地转送ICU有助于预防和积极治疗感染、多脏器功能衰竭和ARDS这三大创伤患者最常见的死因。

七、术后疼痛的处理

　　对于创伤患者，特别是髋臼骨折可能复合其他内脏伤的患者，术后镇痛也是围手术期治疗的重要方面。镇痛的充分有利于术后伤口愈合、免疫系统的恢复。镇痛的目标是减少应激反应，不影响患者的呼吸循环。

　　目前多模式的术后镇痛方式已经得到认可。由于髋臼手术围手术期出血量大、手术消毒范围可能涉及椎管、凝血功能容易受到影响等因素，使用椎管内镇痛方案应该慎重。手术后在手术侧实施腰丛神经阻滞可以显著减轻术后患者的疼痛程度，减少阿片类药物的需要量。但腰丛神经阻滞操作有一定难度和技术仪器要求。使用阿片药物如芬太尼为主的静脉镇痛方式仍然是目前髋臼手术后主要的镇痛方式。为了减少阿片药物的用量以减少嗜睡、胃肠道反应等不良反应，可联合使用非甾体类镇痛药物和手术切口局麻浸润的多模式镇痛方式。

八、总结

　　髋臼骨折患者的受伤过程和手术治疗的过程都经历了巨大的创伤。只有一个医疗团队紧密协作，从术前充分准备、制定手术方案和术中紧密地配合顺利完成手术，以及术后完善的管理理念出发，才能为患者创造最佳的恢复条件和取得理想手术效果。

◇ 参 ◇ 考 ◇ 文 ◇ 献 ◇

[1] 牛云飞，王家林，张春才.结肠、膀胱造瘘、褥疮和入路附近皮肤挫伤感染期间复杂性髋臼骨折的处理[J].中国骨伤，2007,20（7）: 458-460.

[2] 姚彤，王俊科译.创伤病人的特殊问题[M]//王俊科，郑斯聚，盛卓人主译.危重症监测治疗手册.沈阳: 辽宁科学技术出版社,2001: 461-470.

[3] Holcroft JW. Shock: early recognition and emergency management[M]//Wilmore DW. Scientific American-surgery. New York: Scientific American, 1997.

[4] Gwinuut CL, Driscoll PA. Advanced trauma life support[J]. European Journal of Anaesthesiology, 1996, 13: 95-101.

[5] Marc JS. Traumatic shock: Nonsurgical Management[M]// Joseph EP, Delleinger RP. Critical Care Medicine. 2nd ed. Beijing Health Science Asia, Elsevier Science, 2002: 501-512.

[6] 江晓菁，王俊科.内分泌紊乱[M]//王俊科，郑斯聚，盛卓人主译.危重症监测治疗手册.沈阳: 辽宁科学技术出版社,2001: 352-353.

[7] Porter SE, Schroeder AC, Dzugan SS, et al. Acetabular fracture patterns and their associated injuries[J]. J Orthop Trauma, 2008,22: 165-170.

[8] Conoy D, Rene A. Obesity as a disease: no lightweight matter[J]. Obesy Rev, 2004,5: 145-151.

[9] 徐惠芳.创伤病人麻醉[M]//庄心良，曾因明，陈伯銮.现代麻醉学.第3版.北京: 人民卫生出版社,2003: 1327-1343.

[10] 孙银贵，程薇，孙永超，等.洗涤式自体血回输的临床应用[J].食品药品,2007,9（7）: 30-32.

[11] Howland WS. Calcium, potassium and pH changes during massive transfusion[M]//Nusbacher J. Massive Transfusion. Washington DC: American Association of Blood Banks, 1978: 17.

[12] Gentillelo LM, Cobean RA, Offner PJ, et al. Continuous arteriovenous rewarming: rapid reversal of hypothermia in critically ill patients[J]. J Trauma, 1992,32:316.

[13] Bassett, Smith CE. General Anesthesia for Trauma[M]// Varon AJ, Smith C. Essential or Trauma Anesthesia. London: Cambridge, 2012: 76-94.

[14] 应诗达.病情估计[M]//庄心良，曾因明，陈伯銮.现代麻醉学.第3版.北京: 人民卫生出版社,2003: 792-793.

[15] Chelly JE, Casati A, AL-Samsam T, et al. Continuous lumbar plexus block for acute postoperative pain management after open reduction and internal fixation of acetabular fractures[J]. Journal of Orthopaedic Trauma, 2003,17(5): 362-367.

[16] Raobaikady R, Redman J, Ball JAS, et al. Use of activated recombinant coagulation factor Ⅶ in patients undergoing reconstruction surgery for traumatic fracture of pelvis or pelvis and acetabulum: a double-blind, randomized, placebo-controlled trial[J]. Br J Anaesth, 2005, 94(5): 586-591.

[17] Hughes CA, O'Briain DS. Sudden death from pelvic hemorrhage after bilateral central fracture dislocations of the hip due to an epileptic seizure[J]. Am J Forensic Med Pathol, 2000,21(4): 380-384.

[18] Strauss JE, O'toole RV, Pollak AN. Does supplemental epidural anesthesia improve outcomes of acetabular fracture surgery?[J]. J Orthop Trauma, 2012,26(2): 67-72.

[19] 梁亚霞.骨盆骨折围手术期的麻醉处理[J].实用诊断与治疗杂志,2007,21（6）: 463-464.

第六章
髋臼骨折治疗

髋臼骨折的临床治疗目的是尽量恢复到或接近患者的伤前功能水平。

髋臼骨折的部位、N损伤变数及盆外多处伤的因素,患者本身健康状况的因素,医疗条件及团队经验的因素等,这些都是治疗前医师所必须要谨慎思考的因素。经过综合性的评估制订的治疗对策,才有可能使患者获益最大化,风险最小化。

第一节　髋臼骨折的非手术治疗

一、适应证

随着医学诊疗技术的进步和对功能质量的要求,适应证也在一定程度上发生着变化。理论上,关节内骨折,尤其是负重性的髋关节,一旦骨折变位,便失去了准确的"头臼对应"的解剖关系。治疗原则应是重建解剖关系,达到髋臼月状关节面与股骨头原有的对应关系。否则,因移位的程度,尤其是臼顶部分,日后易发生创伤性关节炎等并发症。

(一) 综合文献得出的髋臼骨折非手术治疗适应证

1. 患者因素　年龄较大,骨质疏松严重或全身疾患难以耐受手术者。

2. 骨折因素

(1) 骨折没有移位,稳定性好。

(2) 轻度骨折,移位<3 mm。诸如:① 低位前柱骨折。② 臼顶完整的下方骨折。③ 某些前

后柱骨折,经骨牵引,"头臼对应"关系基本恢复。④ Valias认为,后壁骨折块<20%,为稳定性骨折。

3. 讨论　髋臼月状关节面的前、中(臼顶)、后柱壁的比例分别为1:4.1:2.8。显而易见,髋臼中柱壁的臼顶是治疗的重点。上述骨折部位的描述,与笔者的研究有许多类似之处,即单独将臼顶划分出来。然而二柱壁的划分,却将髂前下棘与"Y"形软骨后支融合线之间的区域,设为后壁。这个区域虽然没有"Y"形软骨后支融合线以下至坐骨体上缘之间的面积大,但在负重方面,至关重要。简而言之,髋臼中柱(臼顶)后壁的骨折(有人称为后上壁),虽然骨折块没有超过二柱划分的20%,但同样是不稳定的,由此导致临床上治疗失败的病例屡见不鲜。所以,笔者认为,臼顶后壁的骨折,尽管骨折块很小,也不应列为非手术治疗的适应证。

从股骨头与臼顶后壁的匹配面积而言,髋臼后壁骨折往往不是独立的,常见的是该处与髋臼后壁的混合性骨折,即"Y"形软骨后支融合线上下区域的骨折。

(二) 根据三柱壁概念及临床实践体会建议非手术治疗适应证

1. 患者因素　同"(一)"。

2. 骨折因素

(1) 骨折没有移位。

(2) 轻度骨折移位:① 单纯髋臼中柱(臼顶)骨折,移位<1 mm,髋臼同心圆尚好,没有"海鸥"的影像特征。② 单纯髋臼前柱壁,即髂耻隆起部与

该部两端（臼弓区域）骨折，移位<2 mm。③ 单纯髋臼后柱壁，即"Y"形软骨后支融合线以下区域的骨折。移位<2 mm。④ 某些骨折，经骨牵引，"头臼对应"关系基本恢复，手术风险较大的病例。

值得警惕的是，非手术病例的复查十分重要。某些病例，因髋关节的活动与肌群的牵拉，可能出现难以接受的变位。

（三）非手术治疗举例

见图6-1~6-3。

上述图像与分析表明，此类的Bap1型髋臼骨折，属于非手术适应证。

二、治疗方法与康复

1. 卧床制动　没有移位的骨折，需卧床3~4周，下肢置于伸直外展位为主，微屈伸髋关节和主动收缩股四头肌。若影像复查没有再变位，鼓励床上主动伸屈髋、膝关节。5~8周下床，拄双拐，逐渐负重自身体重的1/3—1/2—2/3。8周以后，逐渐弃拐。

2. 骨牵引　骨折移位与骨牵引的病例，适时调整牵引重量和止痛药物的剂量，避免过牵和达到患者舒适度为宜。期间，应根据影像复查结果与牵引的重量相协调。相比较而言，骨折轻者，一般骨牵引4~6周；骨折重者，骨牵引10周左右。若骨牵引在2周内，没有达到牵引效果，变位反而超出上述移位指标，则应重新评估治疗方案。

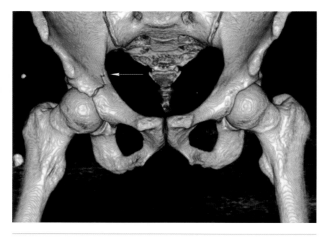

图6-1　骨盆-双侧髋关节3D-CT重建前视图
箭头显示右侧髋臼前柱弓状线与前壁髂耻隆起部骨折线，骨折断端没有离开大体解剖形态，但有少许移位

骨牵引期间，应鼓励患者积极配合医师的指导，如进行拉环起坐锻炼，避免肺部并发症和压疮；适量多饮水（含饮料），避免尿路感染；保持大便通畅，避免便秘引起心脑血管疾病的急性发作；主动收缩患侧股四头肌和可自我能接受地、适度地活动膝、

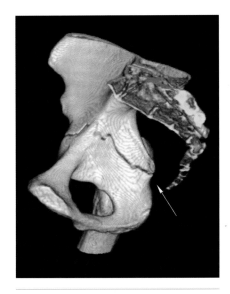

图6-2　弓状线、方区及后柱视图
箭头显示骨折线跨越弓状线、方区至坐骨小切迹处，没有明显变位

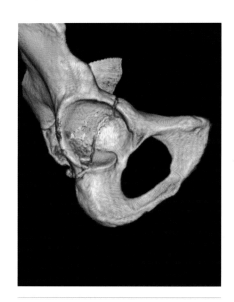

图6-3　重点观察髋臼"同心圆"是否因骨折而变形
观察同心圆基本完整、髋臼臼顶完整。尽管骨折线涉及前柱与后柱月状关节面，但仍处于同心圆的范围内

踝关节,保持肢体血流通畅,避免下肢静脉栓塞等。

骨牵引达到效果的时间一般在8周左右,鼓励患者下床,应用双拐,逐渐负重自体重量的1/3—1/2—1/1,此间的过渡时间一般在3~6周。

如何让患者自行判断负重为自体重量的几分之几？建议方法：患者拄双拐,用患侧下肢足踏家用地秤,逐渐适度用力,指针所示的重量,即为所需负重量。

为何一定要应用双拐,而不用单拐？因为双拐更易于控制身体的平衡性,而单拐则易产生扭力与失去重心,这对髋关节对称性的负荷十分不利。

3. 骨盆支架制动　对于髋臼骨折合并盆环损伤而言,具有双重的临床意义。

若髋臼骨折涉及中柱臼顶不多,合并后环骶髂关节、骶髂复合体的水平变位损伤,患者不愿接受手术治疗,骨盆支架起到了积极的稳定作用。若髋臼骨折粉碎、压缩骨折合并盆环不稳定性损伤,加之患者自身因素,评估风险大于手术者,骨盆支架则起到限制各种损伤变数再多次变位和相对减少并发症的作用。也有部分患者,待全身及局部条件改善后,而择期手术治疗。

三、深静脉血栓

无论非手术治疗还是手术治疗,其深静脉血栓日益为人们所重视。它的危害性有时是致命的,如引发的肺动脉栓塞、心梗等。深静脉血栓的形成,推测是以下两种因素混合作用的结果。

1. 内在因素　不但因血管质量随年龄增大而退变,而且亦因高血压、糖尿病、脑梗、高凝血性疾患等因素,使得形成深静脉血栓的风险成倍增加。

2. 外在因素　高能量所致的骨盆-髋臼骨折或伴有局部血管性损伤,为达治疗目的的手术性创伤,术后制动时间的长短,长期骨牵引等。

欧美与亚洲人除了饮食有所区别外,内在的凝血系统也略有差异。据报道,西方的肺动脉栓塞与心肌梗死,明显多于东方。在如何预防这些致命的并发症方面,意见并不统一,方案差异比较大。但是,有一点已达成了共识：积极主动活动,促进血液循环,是预防这些并发症的有效措施。

笔者的体会,积极对症处理内在因素是主要矛盾,尽量减少外在因素的干扰是次要矛盾,鼓励患者积极活动是尽可能化解上述矛盾的基础。抗凝药物的使用是外在的辅助,需视血黏度而定,阿司匹林应为首选预防药物。到目前为止,笔者尚未遇到因骨盆-髋臼骨折治疗而突发肺动脉栓塞与心肌梗死的病例。

第二节　髋臼骨折的手术治疗

髋臼骨折手术治疗史,始于1943年。Levine首次应用钢板螺钉治疗1例髋臼骨折。此后半个多世纪以来,随着切开复位内固定技术的发展、临床疗效的不断提高,手术治疗业已成为治疗髋臼骨折的主要手段。

一、适应证

1. 患者因素　积极调理原有内科疾患,能达到承受手术的程度。

2. 骨折因素

（1）髋臼同心圆破坏,导致股骨头失去稳定的匹配而出现不同程度和方向的脱位：髋臼骨折治疗的目的,就在于恢复髋臼同心圆。仅此,才能为保证髋臼月状关节面的解剖形态而奠定基础。临床影像中常见表现形式：① 髋臼中柱（臼顶）骨折,臼顶线中断、变形移位,往往具有"海鸥"征象。这类骨折的程度,可见到移位性骨折、粉碎骨折和压缩骨缺损性骨折。这类骨折,股骨头的脱位多不明显,值得注意。② 髋臼中柱臼顶后壁骨折,轻者不易在平片中发现,有时在闭孔斜位中,可见后臼缘线的上1/3处,表现出骨折特征。隐匿性的常需2D/3D-CT综合判断。重者,多为粉碎（压缩）骨折,往往碎骨块与股骨头向后上脱位。③ 髋臼前柱壁骨折,髂耻线断裂中断、变形移位。轻者,移位明显；年轻人多为粉碎性或伴有股骨头中心性脱位；年龄偏大者,多为压缩骨折。④ 髋臼后柱壁骨折,髂坐线断裂中断、变形移位。这类骨折的移位、粉碎、压缩骨折,常与股骨头呈后脱位、后上脱位。⑤ 髋臼臼顶后壁与髋臼后柱壁的二柱壁骨折，非常多见。常随暴力程度，其粉碎与压缩的骨折块，嵌入到柱的骨松质中。由此，股骨头失去稳定结构而后脱位。如何纠正骨缺损，如何植骨并达到与邻近骨质的强度，如何稳定同心臼的月状关节面与股骨头的解剖生理性对应，这些棘手的问题，难以避免。⑥ 髋臼二、三柱壁的混合性骨折，多兼备上述特点。

（2）髋臼骨折与盆环N损伤变数：髋臼骨折，往往不是孤立存在。冲击的暴力，往往产生多米诺骨牌效应：骨盆后环骶髂复合体的骨折、分离；前环耻骨联合部的骨折、分离。髋臼与骨盆为整体，其力学的分布与盆环密不可分。若髋臼骨折合并前后盆环的损伤，在浮动状态下的髋臼骨折，欲孤立地达到髋臼同心圆的复位，是根本无法实现的。

这类髋臼骨折与盆环的N损伤变数，在笔者千余例的统计中，占有相当比例，并非过去文献所述的少见现象。这种差别可能与时代交通的差异性相关。

这类骨折，部分病例可能因腹膜后巨大血肿、膀胱破裂、回肠和直肠破裂、血管损伤、肝脾破裂、血气胸等，导致大出血休克，需多科联手，分清主次矛盾，急诊救治。

（3）髋臼骨折与股骨近端关节N损伤变数：髋臼骨折，有时合并股骨近端关节的损伤，如股骨头骨折、股骨颈骨折、股骨转子骨折，甚至发生上述的混合性骨折。这些特点，为手术治疗的决策增添了不少难度：是髋臼同心圆与同心髋关节，两者同时"头臼对应"解剖性重建，还是先髋臼同心圆重建，然后实施关节置换？学术观点仍有分歧。

理论而言，无论采取何种对策，实现同心臼与同心髋关节，是获取对称性髋关节功能的基本条件。

（4）髋臼骨折与盆环-股骨近端关节N混合损伤变数：这类骨折，笔者临床统计1 299侧，发生15侧，占1.2%，比较少见。若为年轻患者，笔者的体会是争取创造有利条件，一次性分别重建盆环、股骨近端和髋臼的解剖结构。即便日后发生股骨头缺血性坏死与创伤性关节炎，其解剖性的髋臼重建，也为同心性髋关节置换奠定了骨性的解剖基础。

3. 医疗团队因素　髋臼骨折N损伤变数的复杂性，不言而喻。就髋臼骨折手术治疗而言，无论是创伤专业中心，还是不同级别的医院，其救治诊疗的团队中，至少有1~2人是高级医师，他不但需相当熟悉高能量创伤特点，而且在髋关节置换领域，也需同时具备丰富的经验和知识。否则，应视为手术的禁忌证。

4. 社会因素　学术文献很少将之列为适应证的一个因素。随着社会的进步，患者与家属的维权意识也在不断增强，这对诊疗质量的提高起了巨大的推动作用。

然而，因为社会意识与相关问题的滞后性，患者与家属多少存在着以下问题：把"市场消费"的观念引入医疗界；把期望值与创伤的严重程度相分离；把医疗技术的时代局限性，纳入"神圣万能化"的"领域"；把可能的，甚是危及生命的并发症，纳入医疗事故范畴；把医护人员的病情告知与法律上的签字，以"我不懂医"而断然否认；把医生在救治生命的黄金时间里所采取的任何措施，聘请律师与滞后的所谓规范相对照，寻觅索赔的理由；把学术上的争论，利用A医师的知识，质疑为其诊疗的B医师；更有甚者，导致医护人员无辜的流血与失去生命等。

在此，笔者没有要袒护真正的医疗事故，那是与此完全不同的概念。没有探索，就没有医疗界的进步。上述问题，虽然不是医患关系的普遍矛盾。但是，这种社会现象在不同程度上，"捆绑与束缚"了医患之间的诚信与配合，医患两者皆为受害者。所以，医患之间的诚信与配合，应纳入手术适应证。

笔者列举本书的一个典型病例，与读者分享，希望有所启迪。

【病例】　少年，10岁。因右髋臼后柱壁骨折，手术治疗，内固定取出后合并髋关节后上脱位。伤后503天，体检与影像显示：① 跛行鸭摆步态。② 股骨右髂-股、坐-股韧带缺损与瘢痕挛缩体征。③ 右"Y"形软骨后支骨骺上下壁部出现骨缺损，残余吸收骨块位于髋臼的后上方。④ 股骨头内侧接近1/2的骨缺损和外侧亦有轻度骨缺损。

上述髋臼与股骨头等的畸形特点，多家医院的治疗措施不一，但趋向于成人后考虑关节置换。笔者依据临床经验与少年骨骺的活力特征，大胆提出"头臼双向"植骨解剖性重建、髂-股和坐-股韧带重建。由于家属的真诚配合，于伤后第509天，完成手术。患者已经随访7年余，"头臼对应"的解剖关系完全对称，功能正常。若没有少年父母的诚信与支持，一旦失败，笔者将面临多宗罪名的指控，如：世界文献没有先例；医疗规范中没有该项目条例；医师侵犯人权，拿活人做试验等。这些模拟的指控，术前笔者坦诚地告知了少年的父母，父母应用换位的思维，理解了医师所承受的巨大的"法律"上的压力，给予了坚决的支持。

二、禁忌证

正确的全面评估是制订详细治疗计划的基础。若患者接受手术治疗，其风险大于预期的疗效，应视为禁忌证。

第三节 髋臼骨折的微创治疗

微创技术通常指的是以最小侵袭和最少生理干扰达到最佳外科治疗目的的一种外科技术。与传统外科手术相比，具有内环境稳定状态更佳、手术切口更小、全身反应更轻、瘢痕愈合更少、恢复时间更短等优点。近年来，微创技术逐渐在创伤骨科中得到了较为广泛的应用。

闭合复位经皮骨折内固定技术是指术中操纵者在C臂或G臂透视监视下对骨折部位行闭合复位合并内固定的手术。

计算机辅助骨外科手术（computer assisted orthopedic surgery, CAOS）是从20世纪90年代初开始的。其工作原理是将数字化扫描技术所得到的患者术前影像信息通过媒介体输入到系统工作站中，工作站经过处理后重建出三维模型影像，手术医生即可在此影像基础上进行术前计划并模拟进程。实际手术过程中，手术医生可以通过高解像度的显示屏从各个方位（轴向、矢状位、冠状位等）观察当前的手术入路并分析各种参数（角度、深度等），从而最大程度地避开危险区，在最短的时间内到达靶点病灶，可大大减轻患者的手术创伤，减少其失血量与并发症。相比透视下微创骨科手术，能够显著提高手

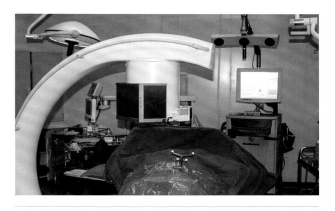

图6-4 导航系统
髋臼骨折中应用的微创技术主要包括闭合复位经皮空心螺钉固定技术以及计算机导航辅助下内固定技术，主要应用于髋臼前后柱骨折

术的准确性并能减少手术者接触的X线放射量，完成真正意义上的微创手术。笔者所在的医院主要应用的是FluoroNav™骨科手术导航系统（图6-4）。

一、髋臼前柱（耻骨支）骨折的微创治疗

1. 适应证 耻骨支骨折侧方移位大于耻骨支横断面的1/2者或分离移位＞1 cm者；髋臼前柱骨折间隙在1 cm之内，没有错位，头臼匹配良好者。

2. 逆行拉力螺钉的入钉点及方向 入钉点在耻骨结节下方，耻骨联合外侧。螺钉的方向平行于耻骨支的方向，螺钉完全走行于耻骨支及髋臼前柱内为准。

3. 术前准备

（1）对于有耻骨支骨折、髋臼骨折有移位者可先行牵引。

（2）牵引1周后，行CT检查，根据复位的具体情况，如符合上述适应证，可行导航技术引导下的经皮闭合穿钉，否则行保守治疗或者开放手术。

4. 固定技术 耻骨支骨折或髋臼前柱骨折，术前必须复位移位的骨折。按照上述的入钉点和入钉方向，在C臂透视下，先在耻骨上支穿入一枚导针，该导针与患者正中矢状面呈45°角，在闭孔斜位导针与骨性髋臼缘相切，与髂耻线中段平行，术中透视确定导针未穿出骨皮质且越过骨折线，选用直径6.5 mm的拉力螺钉，螺钉的螺纹要跨过骨折线。如在导航下操作，以导航系统采集并重建患者骨折

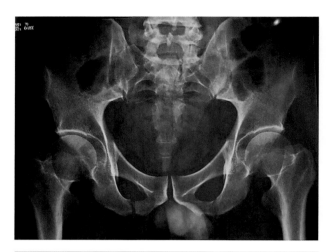

图6-5 骨盆前后位X线片
示双侧髋臼前柱骨折、骶骨骨折及双侧坐骨支骨折

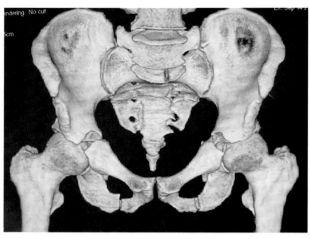

图6-6 术前三维重建
示双侧前柱骨折,骶骨骨折移位不明显

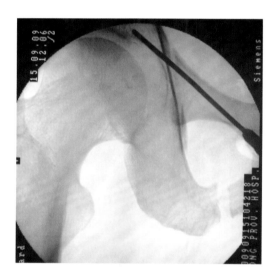

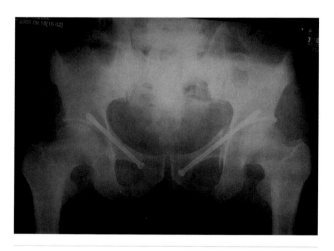

图6-8 术后骨盆X线片
示双侧髋臼前柱均用空心钉固定,且螺钉螺纹越过骨折线

部位的三维影像模型为基础,设计并实时监测耻骨上支或髋臼前柱螺钉的方向和深度,进行精确固定(图6-5~6-8)。

二、髋臼后柱骨折的微创治疗

1. 适应证 髋臼后柱骨折间隙在1 cm之内者;没有错位,头臼匹配良好者;通过闭合牵引复位达到上述标准者。

2. 逆行拉力螺钉的入钉点及方向 坐骨小切迹中点,拉力螺钉确保在坐骨体内,方向为与身体纵轴呈外倾10°~15°,后倾20°~25°。

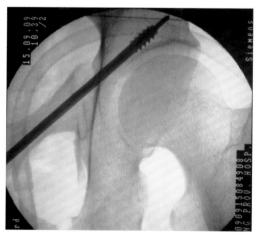

图6-7 术中透视下置钉情况

3. 术前准备 ① 对于有耻骨支骨折、髋臼骨折有移位者可先行牵引。② 牵引1周后，行CT检查，根据复位的具体情况，如符合上述适应证，可行导航技术引导下的经皮闭合穿钉，否则行保守治疗或者开放手术。

4. 固定技术 髋臼后柱骨折，术前必须复位移位的骨折。按照上述的入钉点和入钉方向，在C臂透视下，先穿入髋臼后柱一枚导针，打入导针的过程中，应在C臂X线机监视下，通过前后位、闭孔斜位及髂骨斜位透视，如导针在上述三个位置透视下均与坐骨体后缘平行，而且与髋臼相切，则可证实导针在坐骨体内。术中透视确定导针未穿出骨皮质且越过骨折线，同样选用直径6.5 mm的拉力螺钉，螺钉的螺纹要跨过骨折线。如使用导航系统，则可根据导航所获得的患者的髋臼后柱的三维图像，设计并实时监测髋臼后柱螺钉的方向和深度，置入螺钉后，透视确认螺钉位置（图6-9~6-13）。

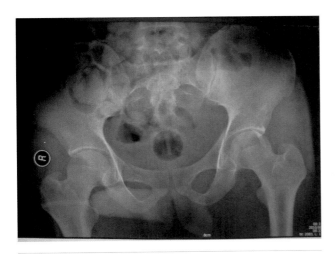

图6-9 术前骨盆前后位片
示左侧髋臼横行骨折，移位不明显

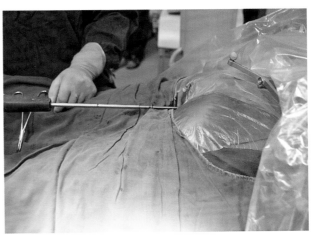

图6-11 术中经皮向髋臼后柱拧入空心拉力螺钉

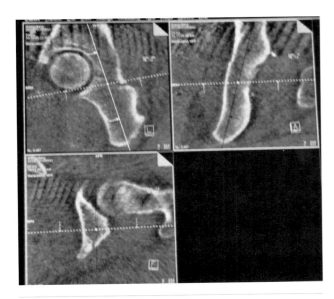

图6-10 术中应用计算机导航系统确定髋臼后柱逆行拉力螺钉的方向和位置

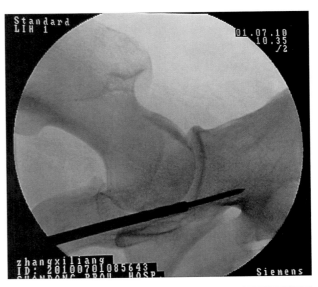

图6-12 透视见螺钉位于髋臼后柱内

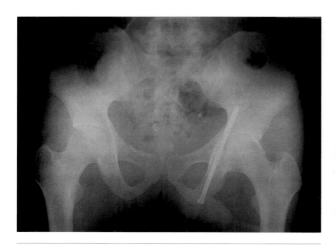

图6-13　术后骨盆前后位X线片
示髋臼后柱空心拉力螺钉固定,螺钉位置佳

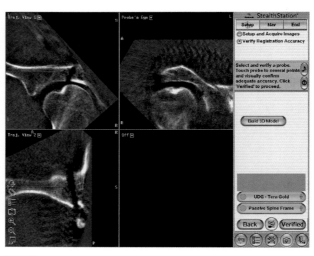

图6-15　扫描后导航信息
显示髋臼前壁前柱骨折情况

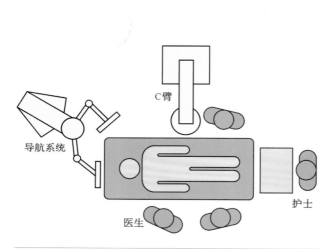

图6-14　医生、护士、患者、3D、导航设备平面示意图

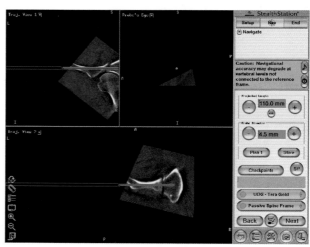

图6-16　在导航设备引导下确定髋臼前壁前柱的进钉点及进钉方向

三、导航操作步骤

1. 平面设计图　见图6-14。

2. 体位　前壁前柱损伤手术时采用仰卧位,后壁后柱损伤手术时采用俯卧位。

3. 先行髋臼前柱固定

（1）将注册架安放于对侧的髂嵴,注册探针和手钻同前环损伤,扫描后3D图片传入导航工作站,并根据所显示髋臼前柱骨折情况,设计髋臼前壁、前柱进钉点及方向,如图6-15、6-16。

（2）按照前述设计的进钉角度及方向置钉:见图6-17。

4. 髋臼后柱壁导航操作方法

（1）再次扫描后3D图片传入至导航工作站,显示髋臼后柱骨折情况,如图6-18。

（2）沿后柱后壁实施操作,设计进钉点、进钉方向、进钉深度,如图6-19。

（3）最后在导航实时监测下实施置钉操作,如图6-20。

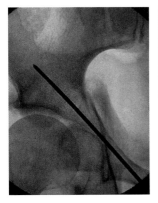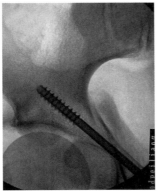

图6-17　在导航设备引导下置钉
探测前壁骨折线，然后设计进钉点、进钉方向，手钻钻入螺钉通道，置钉，经透视后位置正确

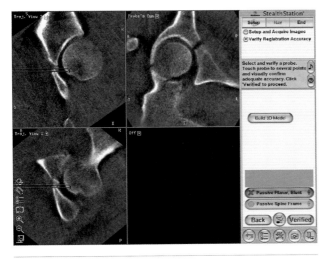

图6-18　扫描后导航信息显示髋臼后壁后柱骨折情况

四、病例介绍

　　患者骨盆骨折AO分类B3型合并左侧髋臼骨折AO分类C2型损伤，双侧骶髂关节分离，合并左侧髋臼前后柱骨折、右侧耻骨上下支骨折，在导航技术引导下闭合穿钉，双侧骶髂关节各置入空心拉力螺钉2枚，左侧髋臼前后柱分别置入空心拉力螺钉各1枚，右侧耻骨上支置入空心拉力螺钉1枚（图6-21~6-29）。

　　评价：按照AO分类，本例患者属于骨盆骨折B3型，左侧髋臼骨折C2型，涉及双侧骶髂关节、

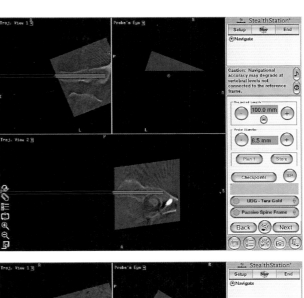

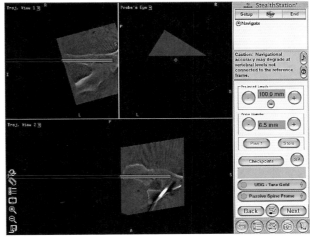

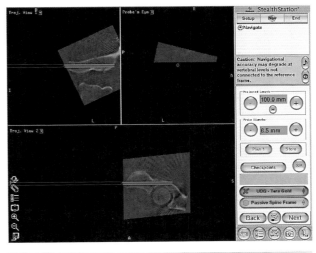

图6-19　在导航设备的引导下确定正确的进钉点及进钉方向

右侧耻骨上下支、左侧髋臼前后柱，如果不行复位内固定治疗，患者常遗留功能残疾；如果采取传统手术方式——切开复位内固定，则创伤太大，即

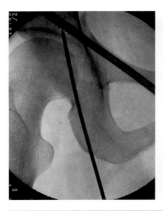
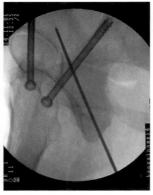

图6-20　髋臼前后柱分别置入导针、螺钉的情况

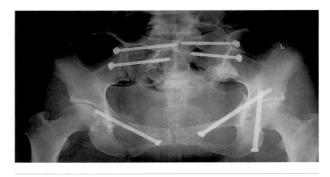

图6-23　术后骨盆正位X线片

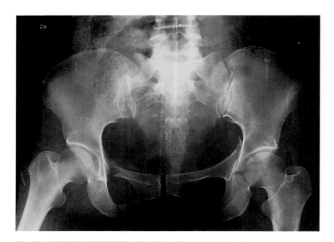

图6-21　术前X线片
提示左侧髋臼前后柱骨折、右侧耻骨上下支骨折

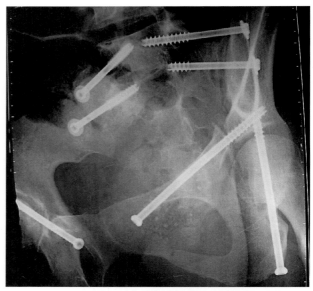

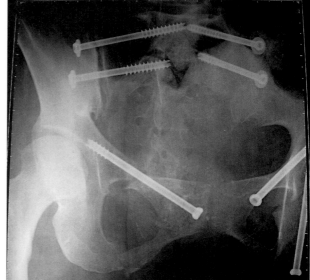

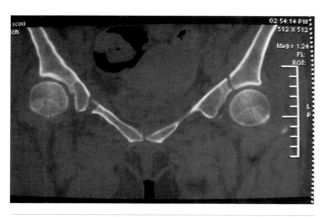

图6-22　术前髋臼前柱冠状面CT

图6-24　术后右侧骨盆闭孔斜位X线片及术后左侧骨盆闭孔斜位X线片

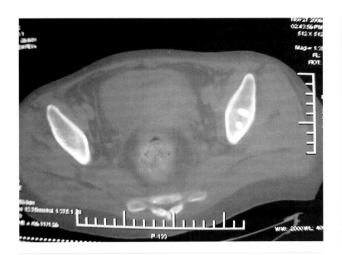

图6-25　术后经髋臼顶横断面CT片

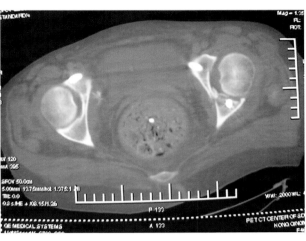

图6-26　经髋臼横断面CT片

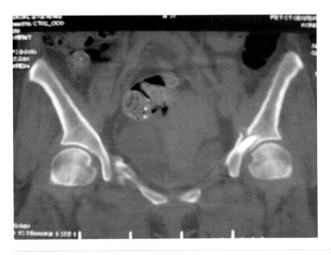

图6-27　经耻骨联合及经髋臼冠状面CT片

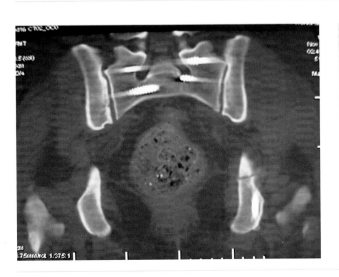

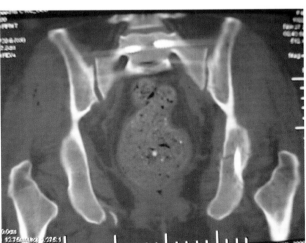

图6-28　经骶髂关节不同层面的冠状位CT片

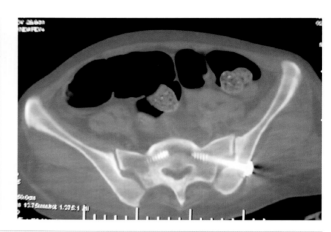

图6-29 经骶髂关节不同层面的横断面CT片

便患者承受得起如此巨大的创伤，术后并发症的发生率也很高。笔者在导航技术的引导下，仅采用7枚空心拉力螺钉就替代了多处切开、多个钢板内固定的传统手术方式。在此，用同时出现骨盆前后环、髋臼前后柱损伤的这一病例说明：在充分明确伤情、严格把握适应证的基础上，借助于导航设施，对于包括骨盆前后环、髋臼前后柱、耻骨联合、耻骨上下支等在内的各种复杂骨盆损伤，微创手术可以代替切开复位的传统手术方式。而且还使以往难以开展的手术变得较为简单易行，如：骶髂关节椎弓根螺钉内固定；变以往不可能的手术为可能，如单枚螺钉固定髋臼后柱，这在以往是很难想象的，而今就可以代替传统的钢板固定。

五、闭合导航与开放手术相结合

闭合导航的治疗是在一定的适应证之内操作，为达到最佳治疗效果，有些病例可以采取闭合穿钉与开放手术相结合的方法。以下病例为陈旧性骨盆损伤，AO分类B1型，右髋臼骨折，AO分类B3型损伤，左侧骶髂关节分离、右侧髋臼横行并后壁骨折、耻骨联合分离、左侧耻骨上下支骨折。原计划对耻骨联合分离及左侧耻骨骨折也行导航下闭合穿钉，但是由于患者合并腹腔脏器损伤，失去了骨盆手术的最佳时机。因为是陈旧性骨折，闭合复位困难，所以不得不对耻骨联合分离及左侧耻骨支骨折改行切开复位钢板内固定，而只对左侧骶髂关节

及右侧髋臼前壁采用微创手术方式经皮闭合穿钉，如图6-30~6-34。

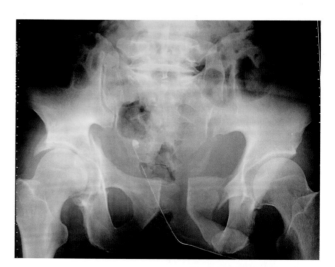

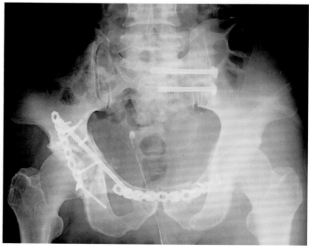

图6-30 手术前后骨盆正位、正侧位X线片

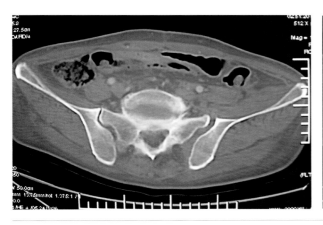
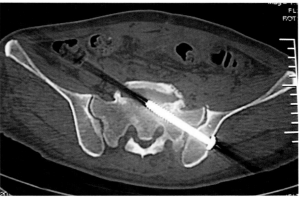

图6-31　经S1层面术前、术后骶髂关节横断面CT片

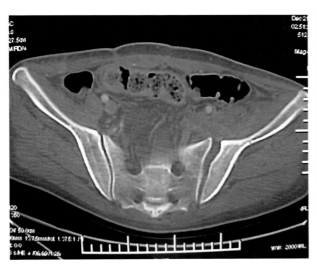
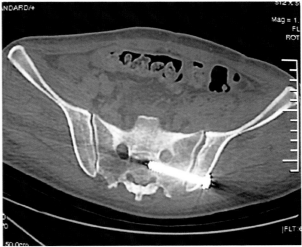

图6-32　经S2层面术前、术后骶髂关节横断面CT片

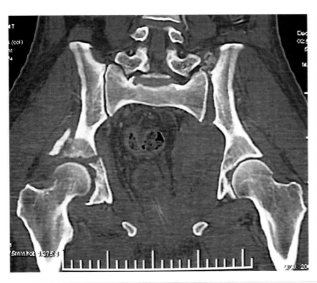
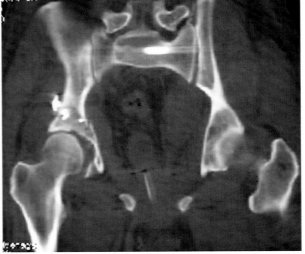

图6-33　术前、术后经骶髂关节层面冠状位CT片

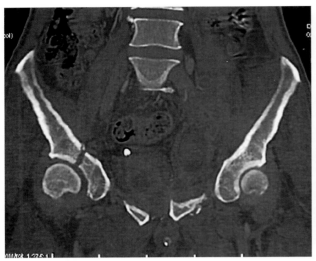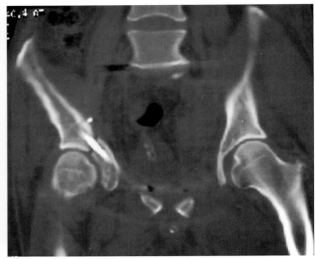

图6-34 术前、术后经髋臼层面冠状位CT片

评价：右髋臼后壁骨折及耻骨联合分离行切开复位钢板内固定，右髋臼前柱骨折及左侧骶髂关节分离在导航技术引导下行微创治疗，单枚螺钉固定，骨折及骶髂关节分离复位固定位置良好。涉及髋臼前柱前壁及后柱后壁骨折的患者常规开放行前后路联合切开复位内固定术。本例患者后柱后壁粉碎骨折行切开复位钢板内固定术，由于为陈旧性骨折，耻骨联合及髋臼前柱骨折无法闭合复位，所以在前路切开行耻骨联合分离复位的基础上，导航下微创治疗，单枚螺钉内固定，避免了髋臼前路切开复位钢板内固定术，前柱骨折周围未行剥离，局部软组织损伤大大减小。灵活运用导航技术，在导航下将微创与开放手术结合，是笔者推崇的一种治疗理念。

◇ 参 ◇ 考 ◇ 文 ◇ 献 ◇

[1] Letournel E, Judet R. Fractures of the Acetabulum[M]. 2nd ed. New York: Springer Verlag, 1993.

[2] Sen RK, Veerappa LA. Long-term outcome of conservatively managed displaced acetabular fractures[J]. J Trauma, 2009,67(1): 155-159.

[3] 曹烈虎，党瑞山，王攀峰，等.髋臼月状关节面的解剖学观察及临床意义［J］.解剖学杂志，2010,33（2）: 234-237.

[4] Moed BR. Improving results in posterior wall acetabular fracture surgery[J]. J Trauma, 2007,62(6): S63.

[5] Gerard PS, Kelly AL, Savvas N,et al. A systematic review of thromboprophylaxis for pelvic and acetabular fractures[J]. J Orthop Trauma, 2009,23(5): 379-384.

[6] Robert AM, Marc AT, William TO, et al. Predicting blood loss in isolated pelvic and acetabular high-energy trauma[J]. J Orthop Trauma, 2007,21(9): 603-607.

[7] Matta JM. Fractures of the acetabulum: accuracy of reduction and clinical results in patients managed operatively within three weeks after the injury[J]. J Bone Joint Surg Am, 1996,78: 1632-1645.

[8] Malkani AL, Voor MJ, Rennirt G, et al. Increased peak contact stress after incongruent reduction of transverse acetabular fractures: a cadaveric model[J]. J Trauma, 2001,51: 704-709.

[9] Mankin HJ. The response of articular cartilage in mechanical injury[J]. J Bone Joint Surg, 1982,64A: 460-466.

[10] Daniel M,Lglic A,Kralj-Lglic V. The shape of acetabular cartilage optimizes hip contact stress distribution[J]. J Anat, 2005,207: 85-91.

[11] 张春才，许硕贵，禹宝庆，等.髋臼粉碎性骨折合并压缩性缺损的治疗与对策［J］.中华创伤骨科杂志，2005,7（11）: 1010-1014.

[12] Stein Øvre, Jan Erik Madsen, Olav Røise. Acetabular fracture displacement, roof arc angles and 2 years outcome[J]. Injury, 2008, 39: 922-931.

[13] Saterbak AM, Marsh JL, Nepola JV, et al. Clinical failure after posterior wall acetabular fractures: the influence of initial fracture patterns[J]. J Orthop Trauma, 2000, 14:230-237.

[14] 张志礼.累及负重区髋臼骨折的手术治疗［J］.临床骨科杂志，2013,16（3）: 274-277.

[15] Bavornrit Chuck Paiwong. Roof-arc angle and weight-bearing area of the acetabulum[J]. Injury, 2009,40: 1064-1066.

[16] Rowe CR, Lowell JD. Prognosis of fractures of the acetabulum[J]. J Bone Joint Surg, 1961, 43A:30-59.

[17] 张春才，苏佳灿，许硕贵，等.髋臼三柱概念与髋臼骨折浮动分类及临床意义［J］.中国骨伤，2007,20（7）: 433-436.

[18] 张春才,许硕贵,禹宝庆,等.髋臼骨折ABC损伤变数定位系统的设计与1 122例多中心研究分析[J].中国骨伤,2011,24(2):102-108.

[19] Julius AB, Milton Lee, Chip Routt. Osseous fixation pathways in pelvic and acetabular fracture surgery: osteology, radiology, and clinical applications[J]. J Trauma Acute Care Surg, 2012,72(6): 1502-1509.

[20] 李连欣,王永会,周东生.骨盆骨折合并髋臼骨折的手术治疗[J].中华创伤骨科杂志,2014,16(5):396-400.

[21] Li W, Jun YS, Yong W, et al. Surgical treatment and prognosis of acetabular fractures associated with ipsilateral femoral neck fractures[J]. Orthopedics, 2011,34(5):348.

[22] Jason JH, Jeremy L, Ryan M, et al. Combined acetabulum and pelvic ring injuries[J]. J Am Acad Orthop Surg, 2014,22(5): 304-314.

[23] Kevin MK, John AB, Watson JT. Rare combination of ipsilateral acetabular fracture-dislocation and pertrochanteric fracture[J]. Am J Orthop (Belle Mead NJ), 2013,42(8): 372-375.

[24] 刘勃,陈伟,王娟,等.髋臼骨折合并同侧股骨头骨折的治疗策略及疗效[J].中华创伤杂志,2014,30(3):199-203.

[25] David AL, Kirsten M, Michael B, et al. Acetabular fractures: anatomic and clinical considerations[J]. Am J Roentgenol, 2013,201(3): W425-436.

[26] Zhou HB, Guo XS. Progress of research on percutaneous fixation for the treatment of pelvic ring and acetabular injuries[J]. Zhongguo Gu Shang, 2010,23(9): 719-722.

[27] Chengla Y, Sean B, David JH. Intraoperative fluoroscopic evaluation of screw placement during pelvic and acetabular surgery[J]. J Orthop Trauma, 2014,28(1): 48-56.

[28] 毕春,纪晓希.髋臼区置钉安全性的研究进展[J].中华创伤骨科杂志,2013,15(8):709-713.

[29] 洪顾麒.螺钉治疗髋臼骨折的研究进展[J].中华创伤杂志,2014,30(2):190-192.

[30] 冉隆富,付俞琴.X线平片、二维CT及三维CT诊断髋臼骨折的对比分析[J].实用放射学杂志,2004,20(1):88-89.

[31] Jacob AL, Suhm N,Kaim A, et al. Cornal acetabular fractures: the anterior approach in computed tomography-navigated minimally invasive percutaneous fixation[J]. Cardiovasc Intervent Radiol, 2000,23(5): 327-331.

[32] 罗从风,周凯华,高洪,等.透视导航下微创手术治疗骨盆和髋臼骨折[J].中华医学杂志,2007,87:3030-3034.

[33] 邓宁,吴伟坚,梁国穗.机器人和计算机辅助骨科手术[J].中华创伤骨科杂志,2005,7(6):620-624.

[34] 周东生.实用骨科导航技术[M].北京:人民军医出版社,2007:22-24,162-163.

第七章
髋臼骨折内固定技术

髋臼骨折内固定材料目前主要为金属类。依金相而言,分为两类:一是奥氏体金相——生物医用不锈钢和钛类,如骨盆-髋臼可塑性钢板、钛钢板等。二是马氏体金相——生物医用Ni-Ti记忆合金,如笔者与团队设计的髋臼骨折三维记忆内固定系统。

第一节　髋臼骨折三维记忆内固定系统

髋臼骨折三维记忆内固定系统(acetabular tridimensional memory-fixation system, ATMFS)的设计,来自髋臼三柱壁概念。生物材料取自镍铁记忆合金。

一、生物记忆材料

医用镍钛记忆合金业已得到广泛的应用,例如在牙科、骨科和介入领域的心血管系统。镍铁合金几乎为等离子金属,电势梯度接近纯钛,生物相容性优良。金属具有记忆能力由不可思议变为现实。这种记忆能力来自奥氏体与马氏体的相变。在不同的设计与温度中,其形变量为6%~8%。依据热处理技术,可将所设计的元件,取向单程或双程记忆。正因它的特殊性能,推动了人类各行各业的创新与发展。

1. 基本设计　髋臼为不规则骨性结构,与骨盆共同形成密切相关的整体力学特征。遵循解剖形态,所设计的ATMFS取单程记忆。定型形状的恢复温度为37℃,形变塑形温度为0~10℃。ATMFS的恢复力与骨性强度相作用,达到三维记忆固定骨折的效果。

2. ATMFS的基本形状　ATMFS为职务发明,专利技术已实现医学转化,由兰州西脉记忆合金股份有限公司研制,已获国家准产批文和欧洲CE认证(图7-1)。

3. ATMFS在冰水中塑变与达到置入状态　见图7-2。

二、髋臼骨折N损伤变数与ATMFS固定

分析髋臼骨折损伤变数与具体部位,选择固定力点和适合的ATMFS型号。置入后,应用37~40℃的温盐水覆之,ATMFS形状恢复,完成对骨断端的记忆性固定(图7-3~7-10)。

三、股骨大转子后半截骨-复位固定

股骨大转子后半截骨,主要是更好地显露髋臼中柱后壁。利用大转子后半易截骨的解剖特点,采用有限纵横截骨面方法(图7-11~7-13)。

四、讨论

ATMFS的临床应用体会如下。

1. 适应证　适合于任何一、二、三柱壁(A、B、C)的骨折类型,包括移位、粉碎、压缩的新鲜髋臼

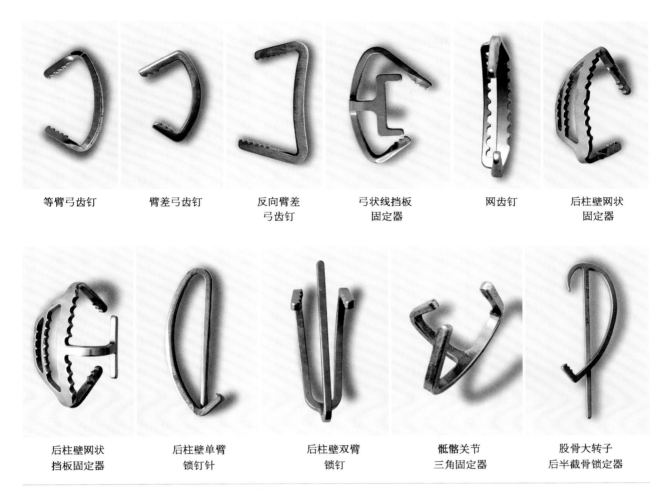

等臂弓齿钉　　臂差弓齿钉　　反向臂差弓齿钉　　弓状线挡板固定器　　网齿钉　　后柱壁网状固定器

后柱壁网状挡板固定器　　后柱壁单臂锁钉针　　后柱壁双臂锁钉　　骶髂关节三角固定器　　股骨大转子后半截骨锁定器

图7-1　髋臼三维记忆内固定系统——ATMFS模型

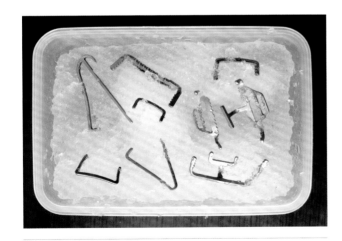

图7-2　ATMFS在冰水中塑变与达到置入状态
根据骨折部位的特征，设计固定力点与钻孔部位，再选择ATMFS相关型号。然后在冰水中，应用持针器，展开相关部件的弧度与固定臂支，并准确测量固定臂支之间的距离与钻孔间距相吻合

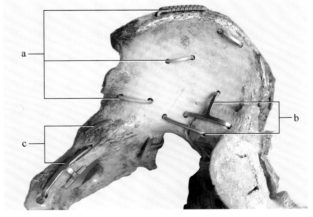

图7-3　固定髋臼中柱壁和髋臼前柱壁区域示意图
a.自髂骨结节下至臼顶部的骨折固定。b.髋臼前柱弓状线的髂弓与骶骨弓相接的固定，主要用于稳定骶髂关节分离。观察力线与力点，属于不同层面的三角形结构，稳定性优于二维平面钢板。c.固定髂耻隆起部-弓状线耻弓段的固定

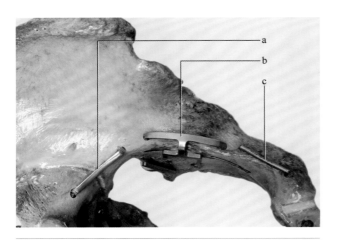

图7-4 再次分别显示髋臼前柱壁的固定
a. 骶髂弓状线的力线与力点，应用反向弓齿钉将其固定。b. 弓状线的臼弓段，应用弓状线挡板固定器固定。c. 弓状线的耻弓段，应用不同型号的反向弓齿钉将其固定

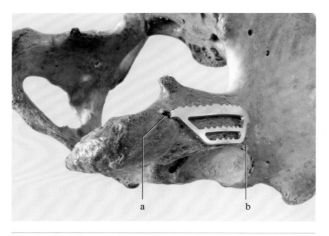

图7-5 ATMFS的网状后柱壁固定器固定后柱壁的情景
a. 后柱力线与坐骨体部的固定力点。b. 网状的后柱壁固定器与髋臼唇缘的固定关系。这一特征，有利于关节囊附着处的重建

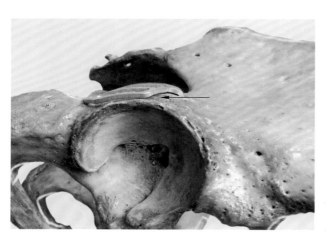

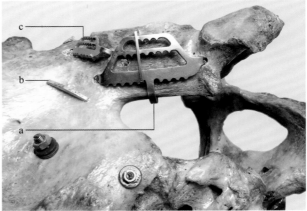

图7-7 ATMFS固定髋臼后柱壁和髋臼中柱后壁的状态
a. 应用后柱壁挡板固定器固定，挡板即可稳定大、小坐骨切迹脊线的骨折，又与后柱固定的力点相作用，形成三维锁定，其网状结构与后壁服帖；同时应用后柱壁单臂锁定针，稳定后壁骨折块的固定。b. 涉及后柱与中柱的骨折，在该部位有限的显露下，应用等臂弓齿钉固定。c. 应用选择的小型号网状固定器，固定髋臼中柱后壁的骨折

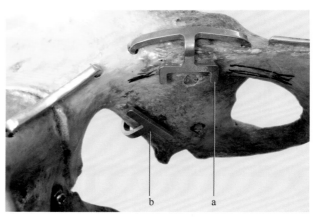

图7-8 髋臼前、后柱与方区的三维固定关系
a. 弓状线挡板固定器与臼弓段的固定。b. 后柱壁网状挡板固定器，完成后柱壁的骨折。观察这两个挡板与方区的关系，均在有效的固定线上。只要型号与骨折特征配合适当，在三维记忆锁定中，对于弓状线、后柱壁与方区的粉碎骨折固定起到了独特的固定作用

图7-6 ATMFS的网状后柱壁固定器与髋臼后柱壁的贴附状态

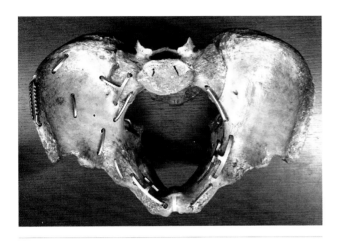

图7-9　ATMFS应用固定部位的骨盆前视图

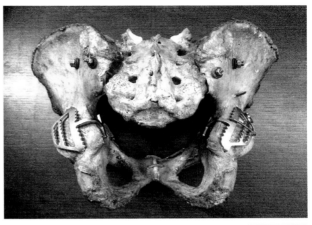

图7-10　ATMFS应用固定部位的骨盆后视图

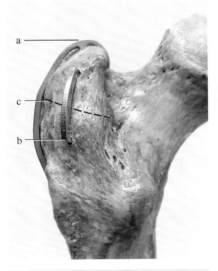

图7-11　股骨大转子后半截骨复位固定的后视图

a. 股骨大转子后半截骨锁定器于外侧置入，与股骨大转子相互匹配固定情况。
b. 应用等臂弓齿钉于后侧置入固定状态。
c. 截骨线

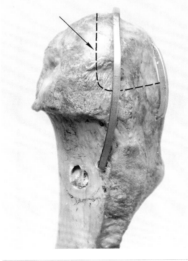

图7-12　股骨大转子外侧视图
箭头显示股骨大转子纵向截骨部位

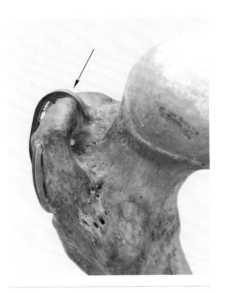

图7-13　股骨转子窝与锁定器的固定关系

与盆环N损伤变数的骨折。也适合于陈旧性髋臼骨折和有关髋臼骨折术后，因畸形变位，需再次髋臼"解剖性重建"的骨折。

2. 力学特点　ATMFS是遵循髋臼解剖力学而设计，具有"拱桥与斜拉桥"与骨结构相互作用，类似"拱拉"综合的简单而稳定的特点。元件相对比较小，三维记忆锁定，从某种意义而言，显露无需过大，操作比较简便，容易达到力值方面的有效固定。

3. 相关技巧

（1）充分评估骨折类型。术中复位后，分析力学与可利用的固定力点。选择满意的ATMFS型号，展开臂支，测量间距。根据间距与臂支粗细，选择钻头。然后，准确地在选择的固定力点钻孔。

（2）弓状线，尤其是臼弓段骨折的固定，其固定力点的钻孔，容易误入髋臼。避免的方法：一是熟悉解剖；二是紧靠弓状线边缘2 mm选择钻孔，

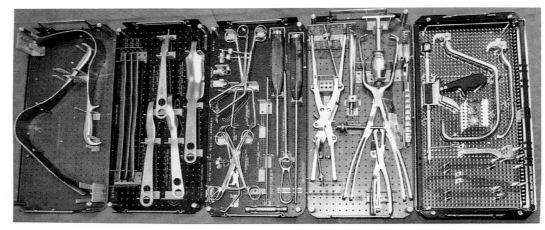

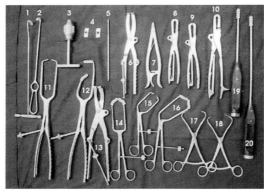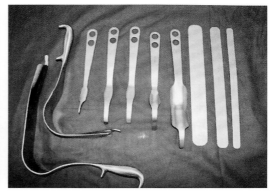

图 7-14　AO 骨盆-髋臼内固定配套系统

钻孔方向与方区相平衡；三是选择 1 mm 的克氏针，插入骨孔，旋转股骨头，便可简便判断针体是否进入关节腔。

4. 注意事项

（1）严重骨质疏松者，ATMFS 的记忆恢复力对骨具有切割作用。

（2）陈旧 C 类的髋臼骨折合并盆环损伤，尤其是 3 个月左右的病例，为加强把持力，笔者曾采用了可塑性钢板与 ATMFS 优化组合使用的方式。

（3）复位固定后，应用 40℃ 的温盐水，覆于ATMFS 裸露部分，产生记忆恢复力。避免使用过高温度的生理盐水，以免伤及软组织。

5. 问题与展望　髋臼中柱（臼顶）后壁骨折，所处的解剖形态十分复杂，可利用的有效固定力点也十分有限。然而，此处的骨折却十分常见，术后的骨量丢失与脱位并不少见。这是笔者学术团队研究的重点之一，第二代的 ATMFS 正在细化与改良，有望通过基础研究，达到更为理想的结果。

髋臼骨缺损与畸形采用重建解剖性同心圆髋臼进行治疗，其材料与固定件相融合的 3D 打印技术有望有新的突破。

第二节　髋臼钢板螺钉固定技术

钢板固定接骨技术最早由 Hansmann 于 1886年报道。经过近 60 年的发展，以 AO 为代表的内固定系统不断地改进，并已配套，故已相当成熟（图 7-14）。国内以威高为代表的民族企业，其产品质量几乎可与国外媲美（图 7-15）。

应用于髋臼骨折与盆环的钢板，就其可塑性而言，可塑性钢板应为首选，因为在折弯弧度与扭曲度上，可塑性钢板为不规则的髋臼-骨盆骨折的固定创造了良好的条件（图 7-16~7-18）。

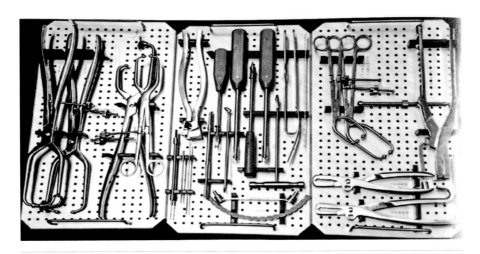

图7-15 国产威高骨盆-髋臼内固定配套系统

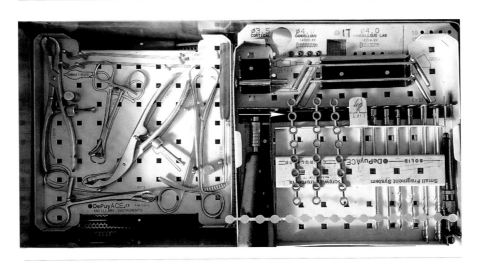

图7-16 强生骨盆-髋臼内固定配套系统
箭头显示柱状连杆，更易于进行扭曲度的处理

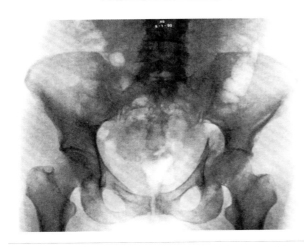

图7-17 术前髋臼骨折骨盆前后位片

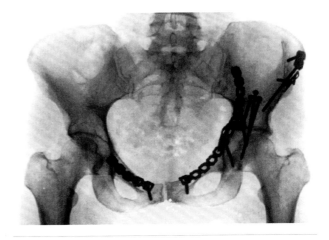

图7-18 术后骨盆前后位片
显示髋臼-骨盆骨折切开复位钢板内固定状态

◇ 参 ◇ 考 ◇ 文 ◇ 献 ◇

［1］ 张春才，苏佳灿主译.形状记忆材料［M］.上海：第二军医大学出版社，2003.

［2］ 张春才，许硕贵，王家林，等.髋臼骨折记忆合金三维内固定系统的设计与临床应用［J］.中华骨科杂志，2002，22（12）：709-713.

［3］ 张春才，许硕贵.应用髋臼三维记忆内固定系统（ATMFS）治疗复杂性髋臼骨折及其临床意义［J］.中华创伤骨科杂志，2004，6（4）：364-368.

［4］ 张春才，许硕贵.髋臼粉碎性骨折合并压缩性缺损的治疗与对策［J］.中华创伤骨科杂志，2005，7（11）：1010-1014.

［5］ 张春才，许硕贵，牛云飞.髋臼骨折合并髋臼关节面压缩缺损的治疗策略［J］.实用医院临床杂志，2006，3（4）：12-14.

［6］ 梁亚霞.骨盆骨折围手术期的麻醉处理［J］.实用诊断与治疗杂志，2007，21（6）：463-464.

［7］ 赵斌.髋臼记忆合金三维内固定系统治疗髋臼后壁骨折［J］.实用骨科杂志，2010，16（6）：455-457.

［8］ 汪光晔，张春才，许硕贵.髋臼记忆内固定系统治疗髋臼横断骨折的三维有限元分析［J］.中国骨伤，2007，20（12）：830-832.

［9］ 汪光晔，张春才，禹宝庆，等.四种步态负载下髋臼记忆内固定系统治疗髋臼后壁骨折的三维有限元分析［J］.中国骨伤，2007，20（7）：448-451.

［10］ 曹烈虎，张春才，苏佳灿，等.应用髋臼镍钛记忆合金三维内固定系统治疗髋臼后壁骨折伴髋关节后脱位［J］.中国修复重建外科杂志，2009，23（9）：1067-1070.

［11］ 章云童，付青格，许硕贵，等.髋臼记忆合金三维内固定系统治疗涉及臼顶负重关节面的髋臼骨折［J］.中华创伤骨科杂志，2011，13（7）：635-639.

［12］ 王春玲，王利丽，秦晶.髋臼三维记忆内固定系统治疗复杂性髋臼骨折的手术配合及体会［J］.护士进修杂志，2011，26（18）：1692-1694.

［13］ 曹烈虎，鲍广全，张春才，等.髋臼镍钛记忆合金三维内固定系统治疗陈旧性髋臼后壁骨折合并骨缺损［J］.中国修复重建外科杂志，2011，25（12）：1422-1425.

［14］ 李文锐，李文虎，叶春福，等.髋臼三维记忆内固定系统治疗髋臼骨折［J］.实用骨科杂志，2006，12（5）：407-409.

［15］ 万岷，张春才，许硕贵.记忆合金三维内固定系统治疗髋臼骨折的生物力学研究［J］.医用生物力学，2005，20（3）：171-175.

［16］ Liu Xin-wei, Xu Shuo-gui. Biomechanical study of posterior wall acetabular fracture fixation using acetabular tridimensional memory alloy-fixation system[J]. Clinical Biomechanics, 2010,25: 312-317.

［17］ Yuntong Zhang, Yang Tang, Panfeng Wang, et al. Biomechanical comparison of different stabilization constructs for unstable posterior wall fractures of acetabulum: A cadaveric study[J]. Plos One, 2013,8(12): e82933.

［18］ Zhang Y, Zhao X, Tang Y, et al. Comparative study of comminuted posterior acetabular wall fracture treated with the Acetabular Tridimensional Memory Fixation System[J]. Injury, 2014,43(4): 725-731.

［19］ Hansmamm.Eine neue Methode der Fixirung der Fragmente bei complicirte Fracturen[J]. VerhDtsch Ges Chir, 15: 134,1886.

［20］ Judet R, Judet J, Letournel E. Fractures of the acetabulum: classification and surgical approaches for open reduction: preliminary report[J]. J Bone Joint Surg Am, 1964, 46: 1615-1675.

［21］ Letournel E, Judet R. Fractures of the Acetabulum[M]. 2nd ed. New York: SpringerVerlag, 1993.

［22］ Matta JM. Fractures of the acetabulum: accuracy of reduction and clinical results in patients managed operatively within three weeks after the injury[J]. J Bone Joint Surg Am, 1996,78: 1632-1645.

［23］ Templeman DC, Olson S, Moed BR, et al. Surgical treatment of acetabular fractures[M]. Instr. Course Lect., 1999,48: 481-496.

［24］ Ebraheim NA, Patil V, Liu JY, et al. Reconstruction of comminuted posterior wall fractures using the buttress technique: a review of 32 fractures[J]. Int Orthop, 2007,31(5): 671-675.

［25］ Keith G, George VR, Madhav AK, et al. Open treatment of pelvic and acetabular fractures[J]. Orthop Clin North Am, 2011,42(1): 69-83.

［26］ Rohlfing BS, Reilmann H, Pape HC. Fractures of the acetabulum. Diagnostic and therapeutic strategies[J]. Unfallchirurg, 2010,113(3): 217-229.

［27］ Axel G, Björn S, Christian K. Internal fixation of acetabular posterior wall fractures[J]. Oper Orthop Traumatol, 2009,21(3): 283-295.

［28］ Axel G, Christian K. Internal fixation of acetabular both-column fractures via the ilioinguinal approach[J]. Oper Orthop Traumatol, 2009,21(3): 270-282.

［29］ Moritz T, Siebenrock KA. Operative treatment of T-type fractures of the acetabulum via surgical hip dislocation or Stoppa approach[J]. Oper Orthop Traumatol, 2009,21(3): 251-269.

［30］ Moed BR. Improving results in posterior wall acetabular fracture surgery[J]. J Trauma, 2007,62(6): S63.

［31］ 刘曦明，黄进成，蔡贤华.前路钛板加方形区螺钉联合改良后柱拉力螺钉治疗涉及方形区的复杂髋臼骨折［J］.中华创伤骨科杂志，2014，16（2）：110-114.

［32］ 王钢.关于骨盆与髋臼骨折治疗的再思考［J］.中华创伤骨科杂志，2014，16（5）：369-370.

第八章
入路与体位

根据骨折部位的损伤 N 变数选择髋臼骨折入路，这是必须遵守的基本原则。各种入路均有利弊，如何选择，多因骨折部位、类型和术者的经验而定。常见入路如下：① 髂腹股沟入路；② K-L 入路；③ 髂腹股沟入路和 K-L 联合入路；④ 改良 Stoppa 入路；⑤ Smith-Petersen 入路；⑥ 前方髂股入路；⑦ 扩大髂股入路；⑧ Y 型入路；⑨ 髂腹股沟入路和 Smith-Petersen 联合入路；⑩ 导航微创入路。迄今，还没有一个入路能完全解决包含 N 个损伤变数的所有新鲜或陈旧性髋臼骨折。

髋臼三柱壁概念与髋臼骨折 ABC 损伤变数定位系统基本涵盖了髋臼骨折的 N 个变数，包括骨折、分离、程度等级等。根据骨折部位、类型的损伤 N 变数，选择适当的入路是非常明智的选择。

相关文献记载，通过一个入路，同时解决髋臼前、后柱壁的骨折，获得良好效果。笔者认为，它的适应证很窄，可能只适合于新鲜的、髋臼前后柱壁横行骨折，若髋臼骨折属于粉碎和压缩，恐难达到解剖复位。当然，更难以对陈旧性的骨折起到满意作用。

髋臼复杂的解剖形态与骨盆的位置关系，决定了手术入路的多样性。毫无疑问，仅凭一个手术入路难以显露包含 N 个损伤变数的所有新鲜或陈旧性髋臼骨折。

第一节　骨折类型与单一入路的启示

一、病例与思考

【病例一】　女，48 岁，髋臼 C2 δ 型骨折，即髋臼前、中（臼顶）和后柱壁粉碎骨折合并骨盆前、后环不稳。取 K-L 入路复位与钢板内固定术（图 8-1、8-2）。

对比术前、术后片，几乎没有改变。

【病例二】　女，39 岁，髋臼 C2 δ 型骨折，即髋臼前、中（臼顶）和后柱壁粉碎骨折合并骨盆前、后环不稳。取髂腹股沟入路复位钢板内固定术（图 8-3、8-4）。

对比术前、术后片，几乎没有改变原有的骨折特征。

【病例三】　女，21 岁。髋臼 C2 δ 型骨折，即髋臼前、中（臼顶）和后柱壁粉碎骨折合并骨盆前、后环不稳。采用"髂腹股沟与 Smith-Petersen"联合入路（图 8-5~8-7）。

显然，从图 8-6 可以看出，髋臼后柱壁的骨折必将无法显露。

思考复位固定效果；比较术前与术后片（图 8-8），改变了什么？

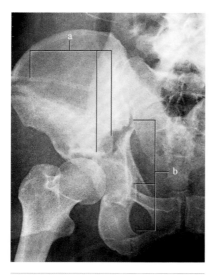

图8-1　髋臼C2δ型骨折患者右半骨盆前后位片

a. 由左至右，分别显示髋臼髂翼并涉及中柱、臼顶线的粉碎骨折，同时出现髂翼向外下翻转；显示髂耻线和髂坐线的中断与整个方区、坐骨部，向骨盆内侧偏上的旋转性变位。提示髋臼三柱壁骨折，部位与变数为：C2型髋臼骨折。b. 由上至下，分别显示骶髂关节轻度水平位分离；前柱弓状线的耻弓近端，即髂耻隆起部的远端尚未涉及关节的骨折；耻骨下支骨折。这些变化导致骨盆前后环失去了稳定性，此为δ变数。整体概念为髋臼C2δ型骨折。髋臼C2δ型骨折所提示的N变数，不可能由单一的K-L入路复位所有损伤变数

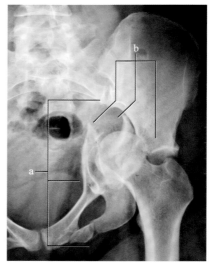

图8-3　髋臼C2δ型骨折患者左半骨盆前后位片

a. 分别显示骶髂关节的轻度分离与耻骨上、下支的变形与骨折，提示骨盆前后环失去了稳定性。b. 分别显示髂耻线、髂坐线与臼顶线的中断与变位——臼顶出现类似"海鸥"状的影像；方区与坐骨部分内移显著，股骨头呈中心性脱位改变

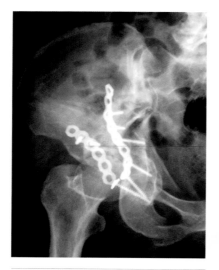

图8-2　K-L入路术后右半骨盆前后位片

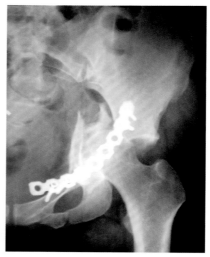

图8-4　髂腹股沟入路的术后左半骨盆前后位片

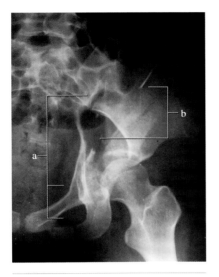

图8-5　髋臼C2δ型骨折患者左半骨盆前后位片

a. 分别显示骶髂关节的轻度分离与耻骨上、下支的变形与骨折，提示骨盆前后环失去了稳定性。b. 分别显示髂耻线、髂坐线、臼顶线和臼顶中柱的显著中断、粉碎骨折、变位。观察整个左半骨盆，由于a、b的变化，髂骨翼向外侧翻转；方区与坐骨部向内显著变位并偏向前旋转移位。这种涉及髋臼三柱壁类型的C2δ型骨折的变数，至少提示了需要联合入路，才有可能显露骨折部位。这种联合入路也必定是前与后的联合入路

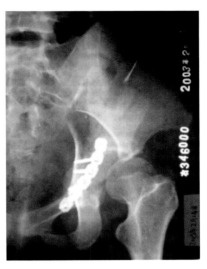

图8-7　C2δ型髋臼骨折患者取"髂腹股沟与Smith-Petersen"联合入路的术后片

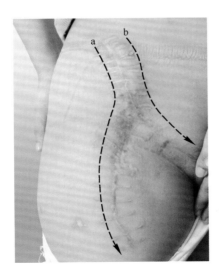

图8-6　"髂腹股沟与Smith-Petersen"联合入路

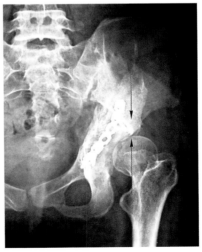

图8-8　患者术后卧床3个月，复查的左半骨盆前后位片示髋臼畸形，关节脱位所示对应箭头，提示负重时应力的集中点——其预后不言自明

二、相关启示

（1）骨盆髋臼是一整体，髋臼骨折的部位、变数、程度与骨盆密切相关。

（2）涉及髋臼前、中、后柱壁的粉碎、压缩骨折及骨盆损伤变数，采取一个手术入路，是难以有效显露、复位与固定的。

（3）比较上述3例髋臼骨折的术前、术后片，基本没有产生任何有治疗价值的结果，这也是术者不愿看到的。这些未达到预期的结局，警示了：① 术前对每一病例，除全面评估外，应充分了解骨折部位与骨折特点。② 合理选择适于显露骨折部位的有效入路。③ 认知髋臼骨折的若干变数与复位的关系。④ 术者应践行自身经验、能力和疗效预期的统一。

第二节　髋关节前、后联合入路与浮动体位

笔者体会，只要掌握得当，采取髋前、后联合入路和浮动体位，可以比较好地显露髋臼骨折N个损伤变数，达到预期的复位与固定目的。髋前、后联合入路和浮动体位相比其他的入路与体位，其最大优势为在处理髋臼骨折N损伤变数时，尤其是陈旧性骨折时，能在术中获取调整的机会，争取达到解剖复位。

本节以右侧髋臼前、后联合入路为例，采取浮动体位。

一、浮动体位与消毒

麻醉成功后，在手术台铺一可在术中拉动的中单，并做好标记，避免台下助手误拉。消毒时，可以一次性或分次消毒。

1. 分次消毒法　患者仰卧位，消毒髂腹股沟入路手术规范区域。然后，协调保护患者的麻醉、静脉及尿管等支持系统，安全拉动带有标记的中单，改为侧卧位，继续完成K-L入路的消毒。

2. 一次消毒法　患者侧卧位，两助手分别站于手术台两侧，同时消毒髂腹股沟入路和K-L入路的规范区域。

二、浮动体位与铺单

1. 后视图　见图8-9~8-12。

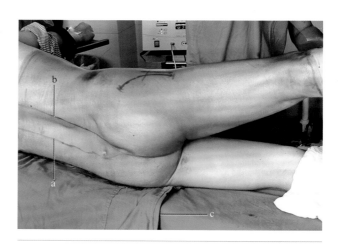

图8-9　左侧卧位K-L入路消毒范围后视图
a. 第一层贴膜标志线。b. 第二层贴膜标志线。c. 一条重要的、能够改变体位的可拉动性中单：若需仰卧位，巡回护士只需向腹侧方向牵拉其单，即可完成；若需侧卧位时，则相反方向

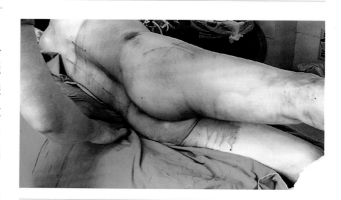

图8-10　完成消毒后，常规于卧处塞入一条中单

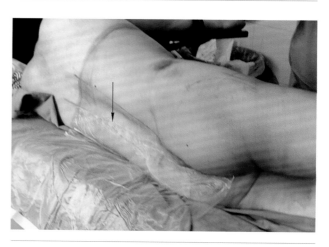

图8-11　已完成第一层贴膜，并与中单相粘贴

2. 前视图　见图8-13、8-14。

三、变换体位

笔者体会，在处理粉碎、压缩骨折时，若前柱壁

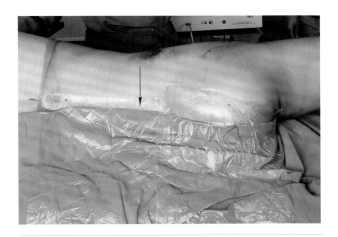

图8-12　已完成第二层贴膜，并与中单相粘贴

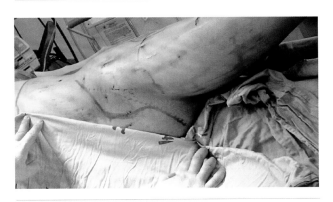

图8-13　即将完成的第二层贴膜，并粘贴铺单

骨折复位固定满意，并不意味着后柱壁（臼顶后壁）的骨折就自然归位了，建议前入路暂时不要关闭。只有前、后入路的骨折复位固定均达到要求，才可关闭。所谓"联合"也意味着：有些骨折块，需要前后贯通式的调整才能达到目的。

若为陈旧性骨折，因松解碎骨块的需要和其解剖关系的模糊，甚至需要多次前、后贯通式地变换体位，来确认复位与固定是否准确。

前后联合入路多需全麻，具有手术时间长、术中出血多等特点，如何在变换体位时，保护好各种生命监测与支持系统，是一个非常关键的环节。因此，每次变换体位，必须统一口令，协调一致。

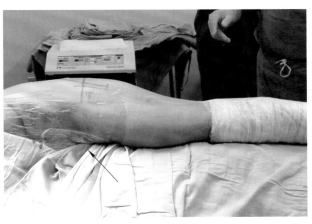

图8-14　完成铺单，将伤侧下肢置于无菌的可控制状态
箭头提醒：会阴部一定要贴紧，以便在术中助手不但能完成患肢必要的牵引，而且能将髋关节灵活地屈伸、旋转活动，利于髋臼骨折的复位与固定

◇ 参 ◇ 考 ◇ 文 ◇ 献 ◇

[1] Alonso JE, Davila R, Bradley E. Extended iliofemoral versus triradiate approaches in management of associated acetabular fractures[J]. Clin Orthop Relat Res, 1994,305: 81–87.

[2] Bosse MJ, Poka A, Reinert CM, et al. Preoperative angiographic assessment of the superior gluteal artery in acetabular fractures requiring extensile surgical exposures[J]. J Orthop Trauma, 1988,2: 303–307.

[3] Carr JB, Leach PB. Small-incision surgical exposure for select fractures of the acetabulum: the gluteus maximus-splitting approach[J]. J Orthop Trauma, 2006, 20: 573–575.

[4] Cole JD, Bolhofner BR. Acetabular fracture fixation via a modified Stoppa limited intrapelvic approach: description of operative technique and preliminary treatment results[J]. Clin Orthop, 1994,305: 112–123.

[5] Harris AM, Althausen P, Kellam JF, et al. Simultaneous anterior and posterior approaches for complex acetabular fractures[J]. J Orthop Trauma, 2008,22: 494–497.

[6] Judet R, Judet J, Letournel E. Fractures of the acetabulum: classification and surgical approaches for open reduction. preliminary report[J]. J Bone Joint Surg Am, 1964,46: 1615–1675.

[7] Letournel E, Judet R. Fractures of the acetabulum[M]. 2nd ed. New York: Springer-Verlag, 1993.

[8] Tile M, Helfet DL, Kellam JF. Fractures of the pelvis and acetabulum[M]. 3rd ed. Baltimore: Lippincott Williams & Wilkins, 2003.

[9] Matta JM, Anderson LM, Epstein HC, et al. Fractures of the acetabulum: a retrospective analysis[J]. Clin Orthop Relat Res, 1986,203: 230–240.

[10] Matta JM. Fractures of the acetabulum: Accuracy of reduction and clinical results in patients managed operatively

within three weeks after the injury[J]. J Bone Joint Surg Am, 1996,78: 1632-1645.

[11] Matta JM. Operative indications and choice of surgical approach for fractures of the acetabulum[J]. Tech Orthop, 1986,1: 13-22.

[12] Matta JM. Operative treatment of acetabular fractures through the ilioinguinal approach: a 10-year perspective[J]. J Orthop Trauma, 2006,20: S20-29.

[13] Olson SA, Bay BK, Pollak AN, et al. The effect of variable size posterior wall acetabular fractures on contact characteristics of the hip joint[J]. J Orthop Trauma, 1996,10: 395-402.

[14] Olson SA, Matta JM. The computerized tomography subchondral arc: a new method of assessing acetabular articular continuity after fracture (a preliminary report)[J]. J Orthop Trauma, 1993,7: 402-413.

[15] Petsatodis G, Antonarakos P, Chalidis B, et al. Surgically treated acetabular fractures via a single posterior approach with a follow-up of 2-10 years[J]. Injury, 2007,38: 334-343.

[16] Rommens PM. The Kocher-Langenbeck approach for the treatment of acetabular fractures[J]. Eur J Trauma, 2004,30: 265-273.

[17] Starr AJ, Watson JT, Reinert CM, et al. Complications following the "T extensile" approach: a modified extensile approach for acetabular fracture surgery-report of forty-three patients[J]. J Orthop Trauma, 2002,16: 535-542.

[18] Browner D. Skeletal trauma（英文影印版）[M].北京：科学出版社,2001：1217.

[19] 禹宝庆,张春才,苏佳灿,等.改良联合入路治疗复杂性髋臼骨折[J].中国骨伤,2007,20(7)：465-466.

第九章
改良入路解剖与复位固定的技巧

笔者实践体会,经过改良的髂腹股沟入路、改良的 K-L 入路以及联合利用这两种入路完全可以满足髋臼骨折的显露与固定。

第一节 髂腹股沟入路

一、历史

髂腹股沟入路是由 Judet 与 Letournel 于 20 世纪 60 年代提出。此入路可显露骶髂关节部、髂翼、真骨盆环的弓状线、髂耻隆起部、耻骨疏上支和耻骨联合部。

如果髋臼骨折损伤变数定位涉及骨盆环损伤变数 α、β、γ、δ,髂腹股沟入路则是最佳的选择。若解剖认识不足或技术掌握的程度有限,则可能在此入路的显露、复位、固定阶段需分外谨慎。因为在复位固定髂耻隆起部和该部的远近端时,有可能损伤股外侧皮神经、股神经、股动静脉和介于髂外动脉、腹壁下动脉深支及闭孔动脉之间的耻骨后吻合支——"死亡冠"。在复位固定骶髂关节时,有可能损伤骶骨侧的 L4~L5 神经干。若腹股沟管关闭不严,可引起直疝。在外环处需慎重,避免伤及男性精索结构。

按如此利弊,只要谨慎小心,鉴于髂腹股沟入路的显露、复位与固定范围的广泛性,其仍然是最佳的入路选择。

二、相关实用解剖与临床

1. **真骨盆环** 真骨盆环是承重躯干以上和借助下肢负重的结合部的重要组成部分。略呈椭圆形,由骶骨前弓线和两侧盆环的弓状线,通过双侧骶髂关节和耻骨联合韧带构成(图 9-1)。真骨盆环之上为大骨盆,之下为小骨盆。

骶骨前弓线由骶椎前弓和两侧的骶岬弓构成。这样分的目的多与临床骨折特征相关。例如,骶骨 2 区的骨折或骶髂关节分离,同时合并髋臼前柱、后柱的骨折,其复位与固定的策略截然不同。重建真骨盆环与否,直接与疗效质量相关。

盆环弓状线(图 9-2)可分前、中、后三段,几乎各占 1/3。前 1/3 段,起于髂耻隆起部远端缘,经耻骨梳、耻骨上支,止于耻骨结节缘部,简称耻弓,对应闭孔部。该部的骨折,要谨慎处理"死亡冠"的交通支。中 1/3 段,起止于髂耻隆起部的远、近端缘。因为对应髋臼前壁和臼顶的月状关节面,故简称臼弓。该部的骨折处理,需特别警惕,避免钉体误入髋关节。后 1/3 段,起于骶髂关节,止于髂耻隆起部的近端缘,简称髂弓,向外对应髋臼后柱的坐骨大切迹。该段单纯骨折少见,多为弓状线多处骨折或涉及方区骨折。该段骨质坚硬,是髂弓与骶岬弓相连的最佳固定力点。

2. **腹-盆血管** 髋臼骨折合并盆环的损伤,尤其是骶髂关节部的骨折与分离并非少见。关键负重环的破坏往往导致骶前动、静脉丛的损伤,从而

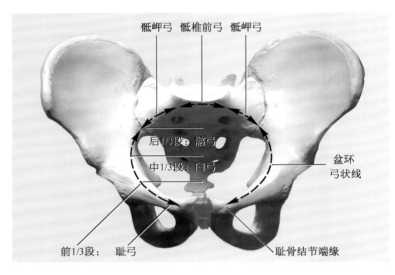

图9-1 真骨盆环示意图
显示骶骨前弓线的骶椎前弓和两侧的骶岬弓；显示两侧的弓状线，即髂弓、臼弓和耻弓

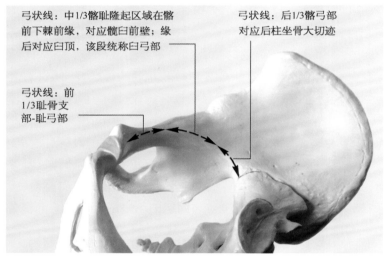

图9-2 盆环弓状线

引起大出血，形成巨大腹膜后的血肿，常常危及生命。救治阶段，欲控制出血性休克，往往采取经腹膜内（外）入路压迫或间歇性阻断腹主动脉、纱布填塞骶前和髂内动脉结扎等措施（图9-3）。

3. 盆内血管、神经、输尿管、精索、结肠 见图9-4~9-11。

有人认为，结扎髂内动脉与阴茎勃起功能相关，但似乎证据不足，可能与图9-7所述神经有相关性。

三、髂内动脉结扎入路与改良髂腹股沟入路的体表标识

控制腹膜后大出血，其措施之一是髂内动脉结扎。效果如何，略有争议。笔者认为，在髋臼骨折

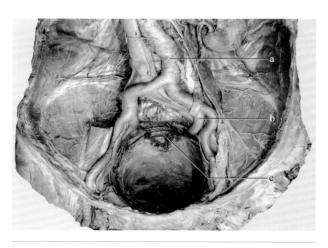

图9-3 下腹与盆腔实体解剖图
重点显示动脉分布：a. 腹主动脉下端，急救状态，在此处腹膜后压迫与阻断。b. 髂内动脉，结扎点多于分支下10 mm处。c. 腰骶角区域动静脉丛部位，临床多于该处纱布填塞止血

伴有盆环δ变数的情况下，在变位明显的陈旧性髋臼骨折，需酌情实施髂内动脉结节，以尽量控制和减少因松解所致的出血。值得警惕的是，若邻近坐骨大切迹处前下方骨折，远端明显内移，甚至在平片上越过骶髂关节，术中伤及臀上动脉的风险可能明显增高。一旦发生臀上动脉断裂回缩，将面临经腹内或腹膜外紧急髂内动脉结扎止血问题。

　　手术图解（右侧为例）见图9-12~9-18。

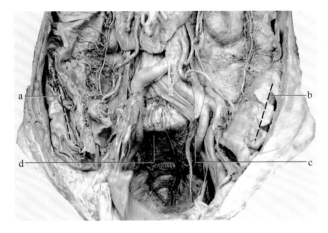

图9-4　实体下腹与盆的部分解剖图

显示结肠、输尿管与髂总、髂内外动脉的相互关系。a. 右侧髂内动脉结扎的体表切口线。切口线下端齐髂前上棘，上端齐平髂骨结节中心后缘，距离髂嵴内侧缘3~4 cm。当进入腹膜外脂肪时，将腹膜向内侧推移，于髂腰肌筋膜前、骶骨角的方向潜行。避免伤及腹膜的完整性和损伤盲肠而导致腹膜后感染。b. 左侧髂内动脉结扎的体表切口线。c. 左侧输尿管与髂总、髂内外动脉的相互关系。直视下可窥输尿管的蠕动性，避免误扎。d. 骶骨角位置，此处的水平线几乎是髂内、外动脉的分支处。指感可及髂内、外动脉的波动

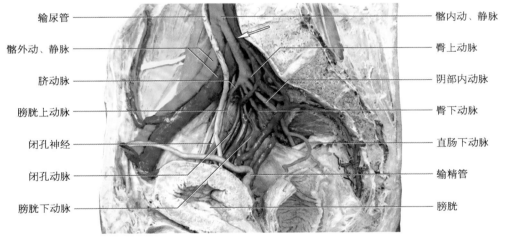

输尿管
髂外动、静脉
脐动脉
膀胱上动脉
闭孔神经
闭孔动脉
膀胱下动脉

髂内动、静脉
臀上动脉
阴部内动脉
臀下动脉
直肠下动脉
输精管
膀胱

图9-5　男性髂内外动静脉、输尿管等的相互关系与走向

箭头显示实施髂内动脉结扎的部位。髂内动脉与臀上动脉的分支部位也有变异，结扎时注意鉴别，避免在臀上动脉以下结扎。在陈旧骨折，由于时间长，该部因血肿吸收而瘢痕化，对分离髂内动脉造成困难，警惕误伤髂总（髂内）静脉

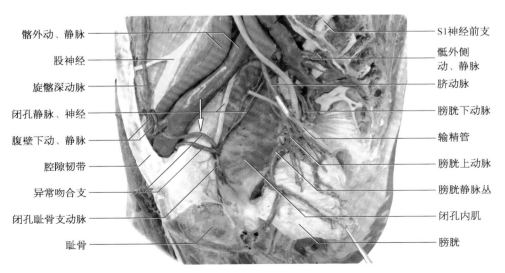

髂外动、静脉
股神经
旋髂深动脉
闭孔静脉、神经
腹壁下动、静脉
腔隙韧带
异常吻合支
闭孔耻骨支动脉
耻骨

S1神经前支
骶外侧动、静脉
脐动脉
膀胱下动脉
输精管
膀胱上动脉
膀胱静脉丛
闭孔内肌
膀胱

图9-6　右侧异常闭孔交通吻合支：腹壁下动脉与闭孔动脉在耻骨梳部的交通支

早期文献描写为"死亡冠"交通支。箭头所指显示部位与周围的相互关系。若弓状线的臼弓与耻弓粉碎骨折，显露骨折复位与固定时，应先行妥善处理该部交通支，避免出血。陈旧性骨折，建议髂内动脉结扎，从绝大多数的源头控制出血

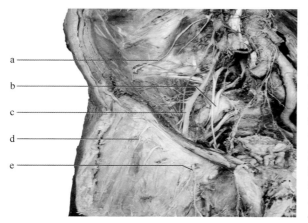

图9-7 实体腰骶盆右侧图

重点显示相关神经：a.腹壁下神经和髂腹股沟神经。需要经腹膜外结扎髂内动脉的病例，在处理腹外斜肌腱膜、腹内斜肌和腹横肌时，避免损伤之。b.腰骶神经与附近的生殖股神经股支与生殖支。在经腹膜后显露骶髂复合体与髂内动脉时，需谨慎保护。c.显示股神经于髂腰肌的表面。在腹股沟处，于股动脉鞘外侧，切断髂腹股沟韧带时，需谨慎保护。d.显示股外侧皮神经。在复位与固定耻弓和臼弓时，往往牵拉张力较大，需延长游离该神经，同时注意避免伤及股部静脉汇集的卵圆窝。在显露臼弓和耻弓时，注意保护股动脉鞘和精索。e.显示生殖股神经，在处理耻骨梳骨折时注意保护

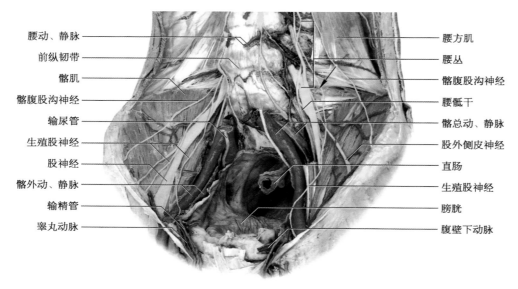

左侧标注（从上至下）：
腰动、静脉
前纵韧带
髂肌
髂腹股沟神经
输尿管
生殖股神经
股神经
髂外动、静脉
输精管
睾丸动脉

右侧标注（从上至下）：
腰方肌
腰丛
髂腹股沟神经
腰骶干
髂总动、静脉
股外侧皮神经
直肠
生殖股神经
膀胱
腹壁下动脉

图9-8 骶丛的组成和分支

当髋臼骨折合并α［骶髂关节部水平分离（骨折）］、β［骶髂关节部垂直分离（骨折）］、δ［骶髂关节部水平分离/骨折＋耻骨联合部分离（骨折）］时，为达到髋臼骨折的解剖复位，必须首先重建骨盆真假骨盆环，即弓状线或影像中的髂耻线。显露骶髂关节时，如箭头所示：应紧贴髂面到骶髂关节，然后紧贴骶骨岬缘到接近椎体。只要谨慎，不会伤及箭头所示的L4-L5/L5-S1神经干

左侧标注（从上至下）：
髂前上棘
缝匠肌
髂腰肌
腹直肌
髂耻囊
髂股韧带
髂肌腱下囊
大转子
髂腰肌
长收肌

右侧标注（从上至下）：
腹股沟韧带
腹外斜肌腱膜
股神经
股动、静脉
髂耻韧带
腹股沟管浅环
反转韧带
精索
腔隙（陷窝）韧带
股环淋巴结
耻骨肌筋膜

图9-9 股动脉鞘

在股动脉鞘外侧、髂腰肌的内表面，为股神经所在位置。在股动脉鞘的内侧缘，是精索、子宫韧带的位置。为显露充分，安全起见，部分学者主张切开股动脉鞘，分别于鞘内外保护性牵游股动、静脉与股神经。如果遵循股动、静脉的走向，不切开股动脉鞘，有张力性的保护反而似乎更合乎生理性的特点

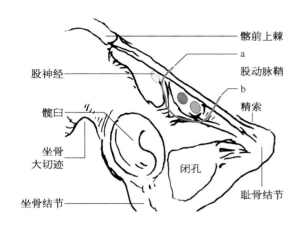

图9-10　保留股动脉鞘张力的方法示意图

a. 从股动脉鞘的外侧缘进入，保护股神经，沿髂腰肌的内侧筋膜，到达髂耻隆起部（臼弓）近耻骨梳部。b. 在股动脉鞘的内侧缘进入，切断耻骨肌肉：向内——保护精索，向外——保护股静脉，向下——达耻骨支骨质（耻弓）。小心处理"死亡冠"吻合支，然后和耻骨梳部的显露汇合。如此，股动脉鞘得到完整保护

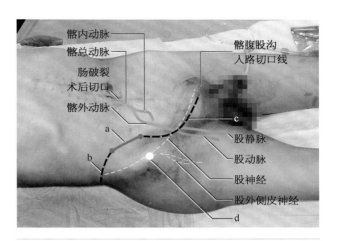

图9-12　比较髂腹股沟入路标识与改良髂腹股沟入路标识

显示髂内动脉的投影位置，同时标识了相关血管、神经的体表投影位置。a. 经腹膜外结扎髂内动脉的切口。引线所示的标识为右侧髂内动脉结扎的体表切口线。切口线下端齐髂前上棘，上端齐平髂骨结节中心后缘，距离髂骨嵴内侧缘3~4 cm，长度为5~7 cm。b. 弧形线为a线段向后下的延长线，止点与髂腹股沟入路线端汇合。c. 弧形线为a线段向下引向耻骨联合的切口线。d. 髂前上棘部位

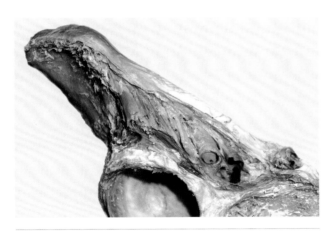

图9-11　图9-10的实体标本

清晰可见股动脉鞘内的动、静脉，鞘外侧的股神经和鞘内侧的精索位置

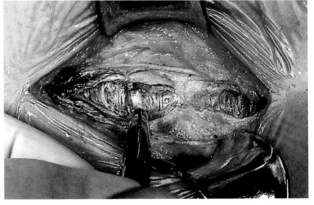

图9-13　切开皮肤、皮下、腹外斜肌腱膜与部分切开腹内斜肌时的情景

在显露髂内动脉的过程中，注意避免伤及后腹膜和右侧盲肠。

四、改良髂腹股沟入路

1. 髂腹股沟入路体表标识线　见图9-19。

2. 本次改良髂腹股沟入路标识　见图9-20。

3. 显露—复位—固定

（1）首先显露髂嵴，沿髂翼内缘贴骨逐渐进入；

向内侧接近髂前上棘时，在棘的略下内侧，显露股外侧皮神经；然后确认股动脉鞘位置，在鞘的内、外两侧，切断腹股沟韧带，保留股动脉鞘前方腹股沟韧带的完整性。见图9-21~9-26。

（2）显露骶髂关节分离和弓状线的髂弓、臼弓和耻弓部的骨折与固定：见图9-27~9-36。

（3）置放引流管；重建腹内外斜肌、腹横肌附着点和皮下浅层封闭：见图9-37~9-40。

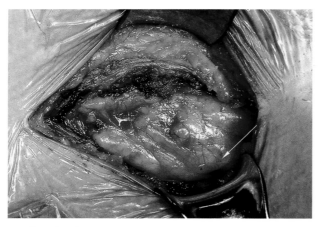

图9-14 切开腹内斜肌、腹横肌：箭头示腹膜外脂肪

应用手指，在腹膜外脂肪靠髂骨侧，钝性向内侧推剥，于髂腰肌前面潜行到骶骨角处，可及髂外动脉的波动。然后，辨认髂内动脉，确认在髂总动脉的下方2 cm处，仔细游离髂内动脉

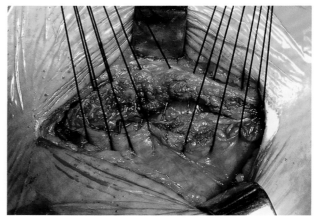

图9-17 缝合腹横肌、腹内斜肌

缝合时的注意要点：若腹膜外脂肪稀少者，宜将内侧的腹膜与腹横肌分离1 cm，避免误缝腹膜与肠壁

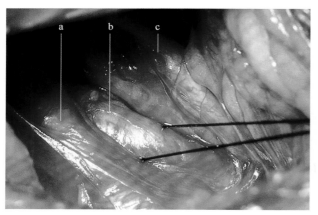

图9-15 经腹膜外脂肪层，在髂腰肌筋膜前，指感骶骨角处，分离出髂内动脉

a.髂外动脉。b.髂内动脉，已游离并用丝线牵拉髂内动脉。c.输尿管

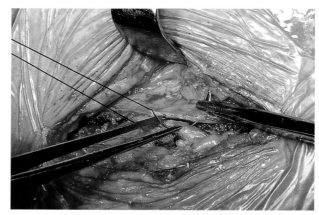

图9-18 缝合腹外斜肌腱膜

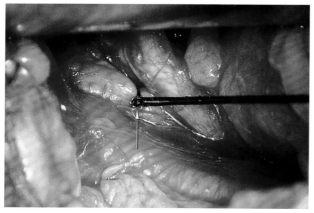

图9-16 箭头显示应用10号丝线结扎髂内动脉

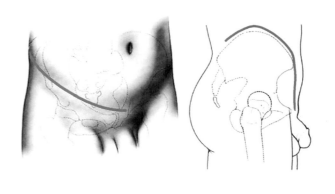

图9-19 髂腹股沟入路

分别显示入路的前视与侧视图的标识线

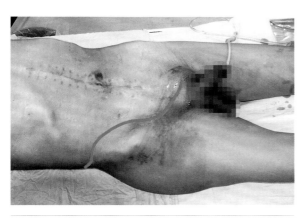

图9-20 改良髂腹股沟入路体表切口线

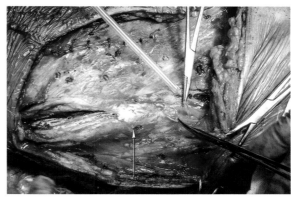

图9-23 继续沿髂嵴向髂前上棘内侧切入
箭头示髂前上棘位置。一般而言，股外侧皮神经在其内侧于髂前上棘下方约10 mm处穿出。但也有变异，值得注意

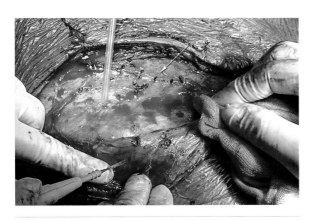

图9-21 沿改良标识线，切开皮肤与皮下。然后在皮下浅筋膜，向髂嵴与腹股沟韧带下方潜行分离，并向外翻转之。白色箭头所示的缝合处，为经腹膜外结扎髂内动脉的入口。注意：结扎髂内动脉并非常规，需视伤情而定

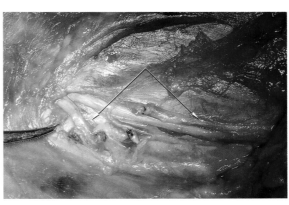

图9-24 箭头示已经分离并游离的股外侧皮神经，其游离的长度为4~6 cm

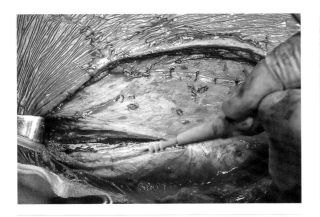

图9-22 应用电刀，于髂嵴偏内侧切开，逐渐显露髂内翼。沿此处下行，可达骶髂关节与坐骨大切迹所对应的髂弓部弓状线，即弓状线的后1/3段。在显露该段上缘时，应用骨蜡封闭髂骨动脉滋养骨孔，以减少出血

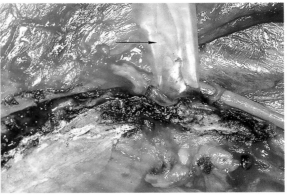

图9-25 箭头为应用橡皮片牵拉，保护股外侧皮神经
电刀沿髂嵴偏内侧切至髂前上棘处。此处注意保留缝匠肌的附着处完整。然后屈髋屈膝，电刀切至髂前下棘处

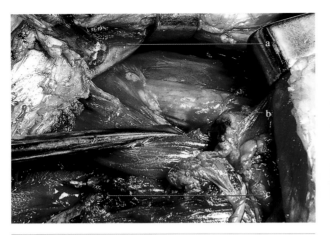

图9-26 在股动脉鞘的外缘1cm处，斜行切开腹股沟韧带
a.股动脉鞘被拉钩牵向内侧。b.股神经已经挫伤与充血。c.髂前上棘部

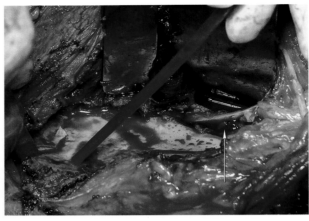

图9-29 弓状线髂弓部的骨折
箭头示部分弓状线与髂翼之间，出现骨折与髂骨向外侧翻转。如此翻转，往往影响到臼弓段，复位质量往往取决于是否解剖、是否纠正了臼顶部的压缩性骨缺损

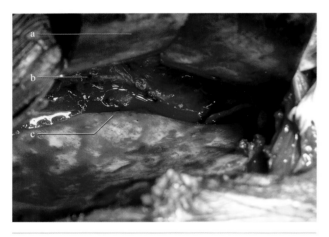

图9-27 显露的骶髂关节，呈分离与髂骨侧部分上移
a.S拉钩，在拉钩端的后面是L4-L5神经干。b.骶骨外侧缘。观察S拉钩的端部与b显示的骶骨外侧缘之间，为可寻觅的固定力点。c.骶髂关节骶骨侧的耳状面前缘侧

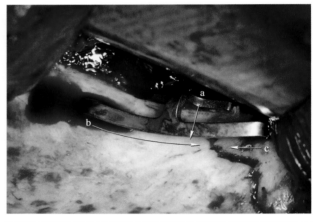

图9-30 复位并应用ATMFS的弓状线固定器固定髂弓部骨折
a.箭头显示方区挡板的记忆恢复力方向，将骨折远端的骨折块向正常的解剖弧线持续复位。b.箭头显示的臂支已经插入弓状线骨折的近端固定力点。c.箭头显示另一臂支插入骨折远端。观察b和c箭头于骨折线的记忆力学方向，完成记忆固定。整体而言，它是三维立体固定，而非平面固定

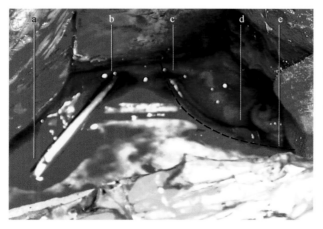

图9-28 应用2枚ATMFS弓齿钉固定骶髂关节
a.一枚正向弓齿钉的臂支已经进入固定力点的髂骨部。b.另一臂支进入固定力点的骶骨岬外侧部。c.反向弓齿钉的臂支已经进入骶骨岬部的前弓缘。d.另一臂支进入髂弓部。e.骶骨骶岬弓与髂弓的解剖弧线，也是骨皮质最坚实的部位，为理想的固定力点。这一正一反的弓齿钉的固定位置，与骶骨前弓和弓状线的解剖形态相作用，在立体上形成三维结构。这种三维记忆固定，较平面的单向力学结构更为稳定

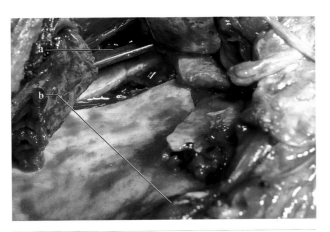

图9-31 弓状线的髂弓与臼弓交界处及髂翼的骨折

a.业已将弓状线髂弓的骨折实施了固定。b.髂前上棘的位置

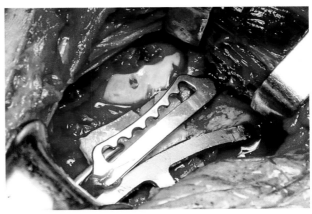

图9-34 应用ATMFS复位与固定髂耻隆起部的骨折

此处处理需谨慎，避免臂支误入关节。检验方法：应用1 mm的柯氏针，插入钻孔，助手旋动髋关节，若针随旋转而动，则测量其深度，选择适合长度的臂支。骨质疏松患者应慎重

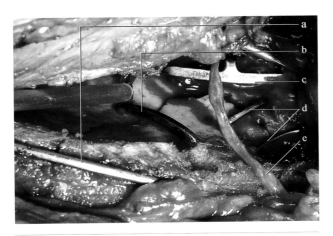

图9-32 复位固定情况

a.应用弓齿钉固定髂嵴处的骨折。b.固定髂翼骨折。c.臼弓处的骨折。d.臼顶部的固定。此处骨折对应处，正是中柱臼顶月状关节面的内侧，需排除压缩性骨折，否则，将丢失月状关节面的有效面积。e.股外侧皮神经

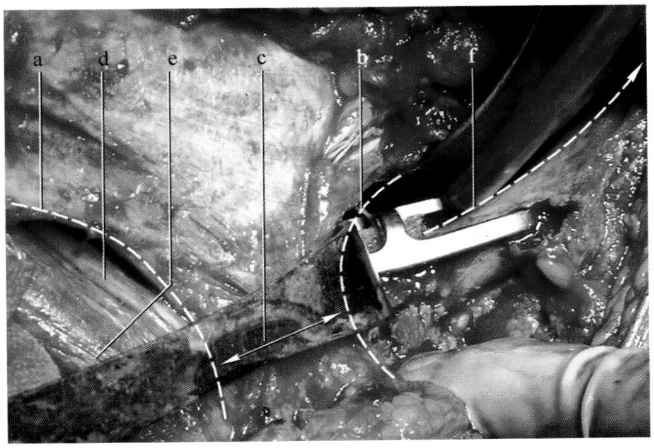

图9-35 弓状线耻弓段的骨折与复位固定

此为女性伤员，ATMFS的弓状线固定器已经将耻骨上支的骨折固定。a.弧形虚线是保留的股动、静脉鞘的外侧缘。b.弧形虚线是保留的股动、静脉鞘的内侧缘。c.双向箭头所显示的拉钩下所保护的股动脉鞘，没有切断该部的腹股沟所覆盖的韧带。d.股神经。e.髂腰肌。f.虚线箭头显示耻弓部的耻骨上支，指向耻骨结节方向。当然，若存在耻骨联合分离，只需向对侧延长切口即可显露与处理

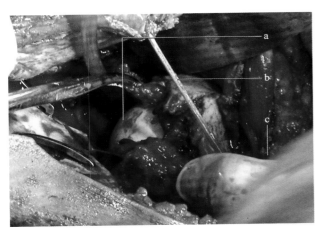

图9-33 完全显露弓状线臼弓段的髂耻隆起部，显示粉碎性骨折，即所谓的前柱壁骨折

a.股骨头。b.股外侧皮神经。c.髂腰肌

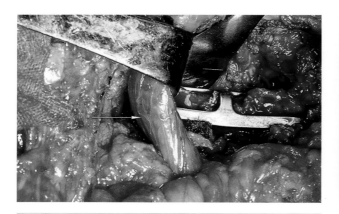

图9-36 男性患者的耻骨上支骨折
已应用ATMFS的弓状线固定器固定。箭头显示精索

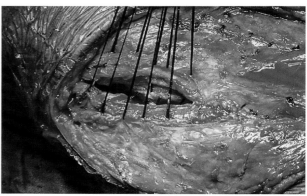

图9-39 应用10号丝线缝合重建腹外内斜肌、腹横肌于髂嵴所在的附着部位，形成骨性缝合

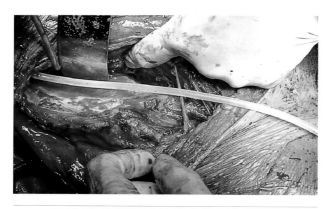

图9-37 置放引流管
若为骶髂关节分离（骨折）内固定术后，则于骶髂关节的前方置放1根。若为弓状线与髋臼方区部骨折固定术后，则在方区部置放1根。一般而言，至少置放2根引流管。若术后引流积血达到每小时20 ml，则需夹管3~5小时。此后再观察与分析

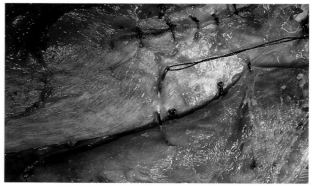

图9-40 缝合皮下组织和皮肤
将潜行剥离的皮瓣，应用0-1号丝线，与对应的浅筋膜组织相缝合，消灭死腔，避免局部血肿。然后依次关闭切口

第二节　后方Kocher-Langenbeck入路

一、历史

1958年，Judet和Langrange共同对Kocher（1907）和Langenbeck提出的髋关节入路进行改良：通过坐骨大切迹和小切迹更好地显露髋臼后柱。此入路因为能比较充分显露坐骨大切迹和小切迹区域，对于多见的坐骨大切迹前下缘（"Y"形软骨骨骺后支）处骨折、比较少见的小切迹下坐骨体处骨折的显露和复位固定非常有利。

临床中常常见到坐骨大切迹前下缘骨折的下

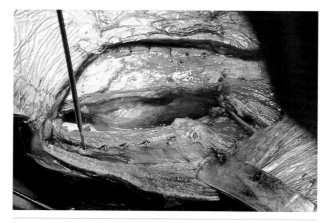

图9-38 髂嵴钻孔
用电刀在髂嵴的外侧缘灼出间距约15 mm的标记，然后用直径2~3 mm的钻头，于髂嵴内缘下方7~10 mm处钻出。准备重建腹内外斜肌、腹横肌于髂嵴所在的附着部位

端，连同方区及坐骨部向骨盆内上移位，这种情况常伴有耻骨上下支的骨折，使得方区骨折与坐骨部变成不稳定的浮动状态。随着时间的推移，其骨折块的松解、复位与固定的难度也随之增加。

后方 Kocher-Langenbeck 入路在坐骨大切迹部的操作，需特别谨慎，避免以下部位损伤。

1. 臀上动脉　该动脉的损伤，常导致难以控制的大出血，需紧急变换体位，实施髂内动脉结扎。

2. 臀上神经　该神经的损伤，致术后外展肌无力。

3. 阴部神经　该神经的损伤，可使患者神经分布区出现感觉迟钝、刺痛、瘙痒等症状。

4. 坐骨神经　坐骨神经是人体最粗大的神经，起始于腰骶部的脊髓，途经骨盆，并从坐骨大切迹部穿出，抵达臀部，然后沿大腿后面下行到足。管理下肢的感觉和运动，由腰神经和骶神经组成，是所有神经中最粗者。坐骨神经经梨状肌下孔出骨盆到臀部，在臀大肌深面向下行，依次横过闭孔内肌、上下孖肌及股方肌的后方，支配这些肌肉，并沿大收肌后面，半腱肌、半膜肌、股二头肌之间下降，途中发出肌支至大腿的屈肌，坐骨神经在到腘窝以前，分为胫神经和腓总神经，支配小腿及足的全部肌肉以及除隐神经支配区以外的小腿与足的皮肤感觉。该神经的损伤，常因牵拉所致，引起感觉运动方面的症状。

如何避免上述4点损伤，文献建议术中髋后伸、牵拉轻柔、SSEP/EMG 术中监测等。但是，在陈旧性的骨折，尤其是方区粉碎和坐骨显著向骨盆内上变位的骨折，复位相当困难，医源性的坐骨神经损伤并非罕见。

笔者推荐一种简单而有效的技巧，可应对上述困境：在坐骨大切迹处，骨膜下贴骨而行，将臀上动、静脉和神经向内侧推移。利用坐骨大切迹处的骨质坚实特点，在该处拧入一枚长 30~40 mm 的螺钉，外留 15~20 mm，其方向与坐骨大切迹至坐骨棘方向的嵴线相平行，距嵴线 8~10 mm。然后应用 S 拉钩，插入嵴线与钉体之间，贴坐骨大切迹骨质。如此，能起到两大功效：① 保护了臀上神经血管束和坐骨神经，因为它们已置于螺钉与 S 拉钩的内

侧。② 利用螺钉固定支点与 S 拉钩的杠杆原理，将内移的、浮动的方区与坐骨骨折部，向解剖的坐骨大、小切迹的嵴线部复位，十分省力，不必担心牵拉与损伤神经血管问题。

若陈旧性浮动的骨折部分上移没有得到很好纠正，可小心将钝性骨钩，贴方区后缘向前，勾住闭孔的后上缘，提拉复位。亦可在坐骨体部拧入一枚螺钉，应用钉钳提拉复位。

5. 异位骨化　有一定的发生概率，明显少于髂骨延长入路。

6. 显露问题　K-L 入路，尽管能比较良好地显露髋臼后柱，但是，对于"Y"形骨骺融合处后支之上骨折的显露则比较困难。此区域也就是我们定义的"g"区域，即髋臼中柱（臼顶）后壁。该区域的骨折常常和髋臼后柱壁的骨折混合发生。常因解剖的特殊性和内固定的局限性，引起"g"区域骨折的稳定性出现问题，往往在术后出现复位丢失或股骨头后上脱位。

笔者利用 K-L 入路，为显露"g"区域（也就是俗称的髋臼后上壁）和避免转子完全截骨并发骨不连的问题，设计了转子后半截骨方式。

二、相关实用解剖与临床

若髂坐骨骺线融合处附近的粉碎、压缩骨折与股骨头显著的后上脱位，必然破损髂-股和坐-股韧带，尤以髂股韧带为甚。因此，骨折复位固定后，如何重建这两条韧带也是稳定髋关节的重要措施之一。ATMFS 边缘的凹线条边为缝合这两条韧带提供了理想的固定力点。值得注意的是，关节囊真正的附着处，位于距离骨性唇缘 2~5 mm 处。见图 9-41~9-47。

三、改良 K-L 入路与临床

见图 9-48、9-49。

1. 股骨大转子截骨与改良

（1）传统大转子完全截骨：见图 9-50。文献报道，这种利于 K-L 经转子入路为显露带来了比较满意的术野，但也有时合并术后转子截骨部的骨不连。另外，此路需推剥部分臀小肌，可能引起外展

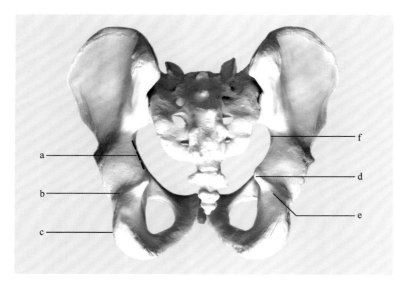

图9-41　骨盆后视图

a. 从坐骨大切迹至坐骨棘方向连线的嵴部，该嵴线是髋臼后柱骨折复位的标志线。b. 坐骨体，也是重要的选择性固定力点。若坐骨体部骨折，固定力点只能移至坐骨结节上部。髋臼后柱壁与坐骨体和坐骨结节之间，不但间距短，而且解剖凸凹复杂，塑性钢板与之配合极难胜任。c. 坐骨结节上部。d. 坐骨棘。在陈旧骨折时，因髋臼后柱壁的远端部分与坐骨部分向骨盆内上侧变位（常伴有耻骨上、下支骨折），其骨折块的松解，有时涉及坐骨棘，需谨慎，避免范围过大而影响到盆底肌群的稳定性。e. 箭头显示坐骨小切迹。f. 箭头显示坐骨大切迹。在处理髋臼后柱壁粉碎的骨折、髋臼中柱（臼顶）后壁或两者兼有的骨折，坐骨大切迹均是离不开的重要标识

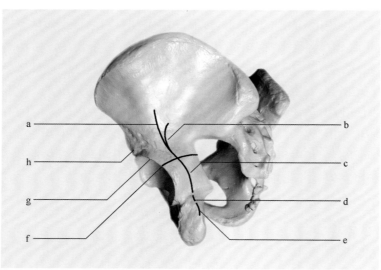

图9-42　骨盆后面的侧视图

a. 不规则弧形实线提示置放钢板的最佳固定位置。显然，该位置适合于髋臼后柱和髋臼后壁的横断骨折。b. 在坐骨大切迹与髂前下棘之间，存在一生理骨性凹迹，提示钢板须在此处塑形。c. 在髋臼后柱壁段的生理骨性弧度，提示钢板二次塑形。d. 坐骨体部，此处凹迹短而显著，提示钢板三次塑形。e. 坐骨结节上缘部，此处与坐骨体凹凸相连15~20 mm，提示钢板需要完成4次塑形。换言之，d、e凹凸段的塑形极为艰难。f. "Y"形软骨后支髂融合线。线下部分为髋臼后柱壁部分，线上为髋臼（臼顶）中柱壁部分。g. 红色弧形实线，显示在髋臼中柱（臼顶）后壁与柱圆隆起方向，形成一生理骨性凹迹，其凹点与壁唇缘之间为8~12 mm；距月状关节面5~8 mm。h. 绿色弧形虚线与a所示的实线在骨骺处汇合，此为钢板"理想"的置放位置，"企图"达到固定髋臼中柱（臼顶）后壁与髋臼后柱壁骨折的目的。观察h绿色虚线与g所交叉的区域，就是我们所命名的"g"区域——髋臼中柱（臼顶）后壁。若"g"区域与髋臼后壁呈粉碎压缩骨折，其钢板的塑形除了b、c、d、e段的塑形之外，还要在"g"区域进行术中难以完成的多次扭度的"塑形"。这些显示了目前钢板器械最大的局限性

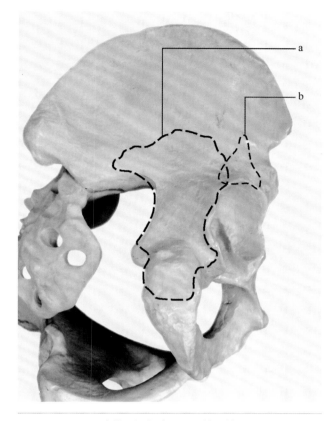

图9-43 K-L入路的可视与难以显露的区域

a.不规则虚线内区域，基本可显露。b.所示区域为髂前下棘后，即髋臼中柱臼顶后壁区域，往往显露十分困难。笔者采取股骨大转子后半截骨法，获得较好的显露

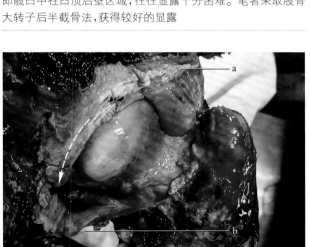

图9-44 实体显示髋臼关节后侧韧带的分布

a.显示髂-股韧带部分已从髋臼附着处切离；与之对应的绿色弧形虚线为该韧带-关节囊的附着处。b.显示坐-股韧带部分已从髋臼附着处切离；与之对应的白色弧形虚线为该韧带-关节囊的附着处

无力和合并异位骨化。

（2）股骨大转子后半截骨：为尽量避免上述所提及的问题，笔者设计了股骨大转子后半截骨术。临床疗效令人感到鼓舞，尚未发现骨不连等问题。主要特点：一是损伤较传统大转子截骨损伤小；二是两个截骨面，增加了复位后的骨接触面积，并可进行纵向与横向的固定，兼顾了骨愈合和稳定性固

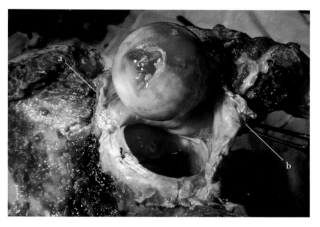

图9-45 股骨头脱出后

观察a（髂-股韧带）与b（坐-股韧带）分别从臼缘附着处切开的情景

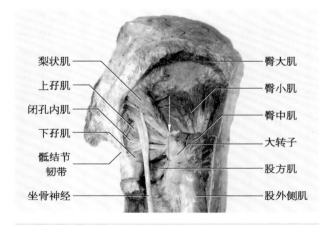

图9-46 臀髋关节外后部深层解剖，显示坐骨神经与髋旋后肌群的相互关系

箭头显示的不规则线，为将梨状肌、上孖肌、闭孔内肌、下孖肌和股方肌附着处，紧贴股骨转子窝与骨面剥离的标识线。这是一种小的改良，与K-L入路所介绍的、靠近附着处肌肉的切断有所不同。笔者认为，牵开臀中肌，在股骨转子窝部，贴骨电切附着处，一则出血少，二则将带有韧带性质的附着处与骨相缝合，其牢固性远远大于肌肉缝合

图9-46 标注：梨状肌、上孖肌、闭孔内肌、下孖肌、骶结节韧带、坐骨神经、臀大肌、臀小肌、臀中肌、大转子、股方肌、股外侧肌

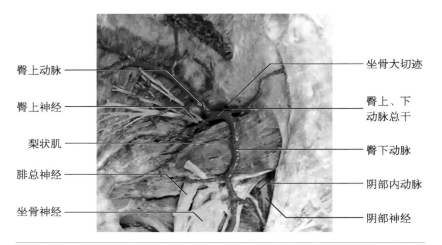

图9-47 臀上、下动静脉和坐骨神经出自坐骨大切迹的关系

弧形箭头标识了坐骨大切迹的位置。术中，若损伤离断臀上、下动脉总干和臀上动脉，一旦缩回盆内，则无法在该部有效止血，需特别警惕（引自党瑞山.人体局部解剖学.上海：第二军大学出版社，2011：3.）

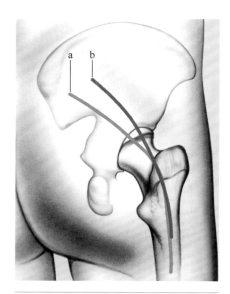

图9-48 K-L入路示意图

a. 显示K-L入路标识。b. 显示微小的改良入路标识。经大转子后缘，下止于小转子水平。标准K-L入路更适合单纯的髋臼后柱壁骨折。改良的K-L入路，适合于"Y"形软骨后支骨骺融合处上下的骨折。但是，如果对髂前下棘至后支骨骺融合部分的骨折，即髋臼中柱（臼顶）后壁的整个区域的骨折，则显不足

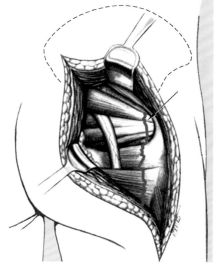

图9-49 K-L入路

箭头显示线形标识，为切断处；术后亦为肌肉略多的缝合，与附着处剥离后的骨性缝合相比，彰显不足

定的目的；三是能够满足显露髋臼中柱（臼顶）后壁骨折与复位固定的要求，无需完全性股骨大转子截骨。

1）实物标本截骨标识线：见图9-51、9-52。

2）术中图解：见图9-53~9-56。

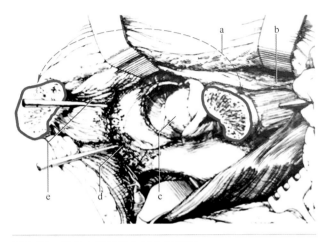

图9-50 股骨大转子完全截骨示意图
a.箭头弧形虚线显示股骨大转子近端截骨面，业已被翻转向上。b.股外侧肌。c.显示股骨头，被牵引向下，可见部分髋臼窝。d.显示臀中肌外侧缘，业已随近端转子截骨翻转向上。e.向上被翻转的臀中肌

2. 坐骨大切迹螺钉——杠杆原理与保护坐骨神经 髋臼柱壁骨折部位多位于坐骨大切迹前下缘，换言之，即"Y"形软骨后支骨骺融合处，而位于坐骨体附近的相对较少。这类骨折常伴髋臼前柱壁骨折，甚至合并耻骨上下支的骨折。如此，整个方区与坐骨部分常向骨盆内上侧变位。若为陈旧骨折，其复位与固定将十分棘手。所以，术中牵拉坐骨神经必不可免，医源性的坐骨神经损伤并非罕见。

笔者推荐：在坐骨大切迹拧入一枚螺钉，一则保护坐骨神经；二则可利用杠杆原理，便于骨折复位（图9-57~9-59）。

3. 柱壁压缩巨大骨缺损——撬拨植骨法和髂骨结节"解剖臼"形态重建法 临床上髋臼后柱壁、髋臼后上壁、两处混合性的压缩性骨缺损并不少见，更非属于简单骨折，原因如下：① 在功能上，该骨折涉及2个柱壁的骨折，它是在"Y"形软骨后支骨骺融合处上、下部位，属于髋臼中柱（臼顶）后壁和髋臼后柱壁，即一个属于负重区域，一个属于非负重区域。如果在3周以后手术治疗，则随着时

图9-51 右侧股骨转子后视图
箭头显示的虚线为股骨大转子后半截骨横行标识线。起自转子窝前缘、股骨颈基底部，外至臀中肌与股外侧肌附着处之间

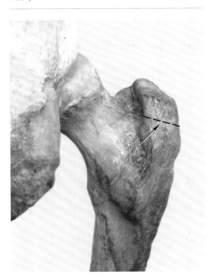

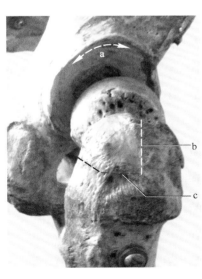

图9-52 股骨大转子外侧视图
a.双箭头弧线示需要显露的中柱臼顶后壁区域，即髂前下棘外侧缘至"Y"形软骨后支骨骺融合处之间的区域。b.股骨大转子后半截骨纵向标识线，起自转子窝前缘，相对股骨大转子外侧中部，然后向下截骨，与股骨大转子后半截骨横行标识线汇合。c.股骨大转子后半截骨横行标识线的外侧观

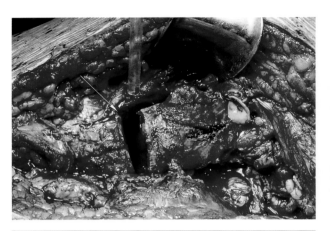

图9-53 股骨大转子后半截骨

之后劈开部分臀中肌肉，向上翻转，即可显露部分臀小肌附着部分，稍加推剥，即可显露髋臼臼顶后壁

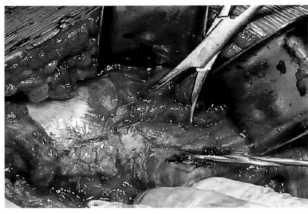

图9-55 完成髋臼骨折复位固定后重建股骨大转子后半截骨的复位情景

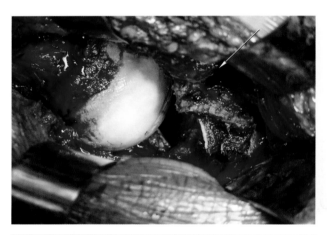

图9-54 已显露的髋臼臼顶后壁与髋臼后壁的混合性骨折——粉碎与压缩

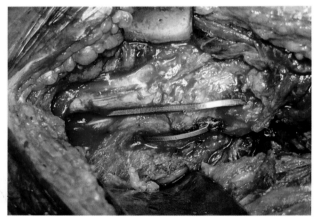

图9-56 应用股骨大转子后半截骨记忆内固定器械固定后的情景

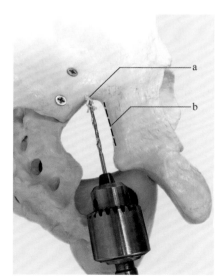

图9-57 在坐骨大切迹处钻孔示意图

a. 在坐骨大切迹处钻孔。b. 从坐骨大切迹至坐骨棘方向连线嵴部的标识线。观察钻杆与嵴部标识线呈平行状态，其间距为8~10 mm。钻入的深度为20 mm，约抵达骶髂关节前缘处。此处拧入螺钉，需特别谨慎：务必在髋后伸的体位，小心贴骨推剥，将臀上动、静脉束移向切迹后侧加以保护

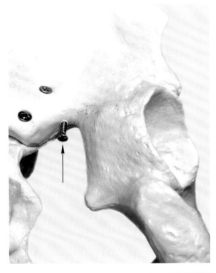

图9-58 业已拧入螺钉
箭头显示螺钉外留10~15mm

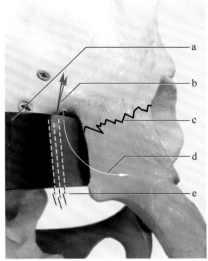

图9-59 坐骨大切迹螺钉功效示意图
a. 显示S钩板已插入螺钉与嵴部之间，钩板的宽窄可视骨折块的情况而定。S钩板插入深度以3~4cm为宜，贴于方区部分。b. 箭头显示臀上动、静脉束位置。c. 骨折部位。d. 箭头显示利用螺钉支点，将S钩板向外侧对骨折远端撬拨复位的方向。e. 箭头显示S钩板下方被保护的坐骨神经

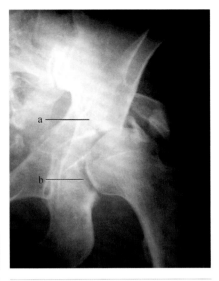

图9-60 新鲜髋臼Bmp3型骨折
a. 显示臼顶线中断，出现类似"海鸥"状特征，提示髋臼中柱（臼顶）后壁粉碎与压缩，涉及"g"区域。b. 出现不正常的"头臼对应"样"假关节"，提示髋臼后柱壁粉碎压缩性骨缺损。因为骨折与骨缺损所致的髋臼后唇缘线消失，已经使股骨头处于半脱位状态

间的推移，不但瘢痕、骨痂的松解十分困难，而且也因骨缺损，难辨碎骨间的解剖关系。术中常常发现，粉碎的月状关节面嵌入柱的骨松质内，这类"毁形"、粉碎、压缩性的特征，几乎难以实现"解剖"复位固定。有的学者主张应用骨水泥、大块植骨矫正骨缺损，实施关节置换。② 在解剖特点上，中柱（臼顶）后壁区域为形状复杂的"g"区域。该区域与后柱壁的骨折，多为混合性。术中不但需要恢复骨缺损空间与强度，而且要将压缩与散嵌在骨松质内的月状关节面达到解剖复位，回归同心圆和有效的固定则极为困难。

若上述骨折合并前柱臼弓区域的骨折，则多出现预后不良的"海鸥"特征。

针对上述问题，随着时间的推移，需要应对新鲜压缩骨缺损、陈旧压缩骨缺损和畸形性骨缺损。笔者的体会与对策如下。

（1）新鲜骨折——撬拨植骨复位法：见图9-60~9-65。

（2）陈旧骨折——髂骨结节"解剖臼"形态重建法：见图9-66~9-72。

（3）畸形缺损——髂骨结节"解剖臼"形态重

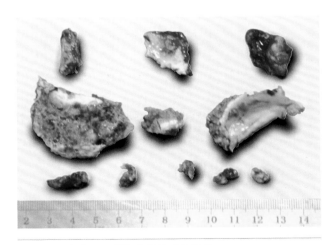

图9-61 术中可及并取出的粉碎骨折块
注意，若不是压缩性骨缺损，粉碎骨折块不宜取出

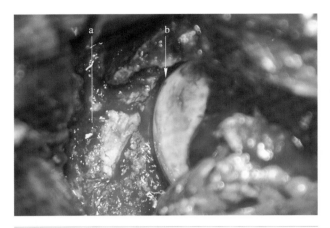

图9-62　显露髋臼中柱（臼顶）后壁和髋臼后柱壁粉碎、压缩骨折的情况

a. 显示髋臼后柱壁粉碎的月状关节面骨块被嵌入、压缩的情况。b. 显示髋臼中柱（臼顶）后壁月状关节面粉碎骨折块嵌入、压缩的状态，其箭头上方为骨折块

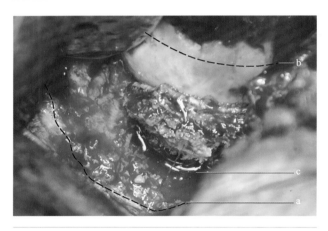

图9-63　重点显示骨缺损的空间

a. 显示髋臼柱骨折的边缘线。b. 显示髋臼唇缘所在的解剖位置。c. 显示业已将嵌入在柱骨松质内的骨折块，获得撬拨，并将软骨面与股骨头对应。同时显示了撬拨后所存在的骨缺损空间。a、b的标识线之间，即是骨缺失的严重程度

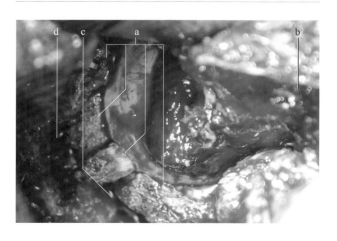

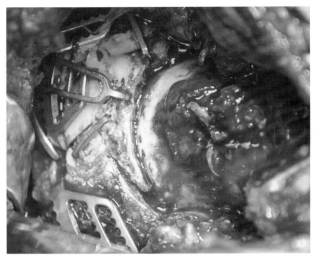

图9-65　将大的、壁壳样的骨皮质骨折块压于植骨区域，然后应用ATMFS固定

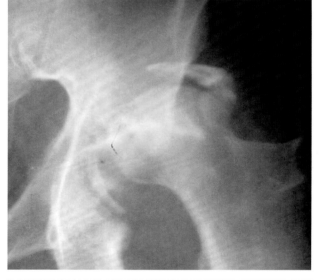

图9-66　陈旧性髋臼Bmp3型骨折

与图9-60类似，损伤为粉碎、压缩、缺损、脱位

图9-64　将撬拨的、带有软骨关节面的骨折块逐一对应股骨头

a. 撬拨后，骨折块对应股骨头的排列情况。这里需要注意的是，一定要将髋臼窝内的碎骨渣滓清除干净，股骨头归位后，利用股骨头做"模具"，再将带有关节面的碎骨块与之对应。b. 撬拨后所展现的骨缺损的空间。c. 骨折块之间的骨缺损。对于这些骨缺损空间，常取自体髂骨骨松质、同种异体骨、人工骨，填塞强度参考邻近未被压缩的骨松质。d. 股骨大转子后半截骨的、纵向的截骨骨面

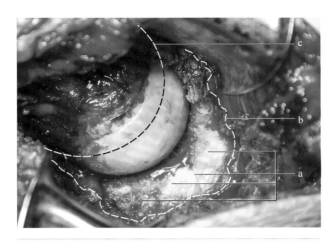

图9-67 术中所见骨折部位

a. 粉碎的关节软骨，压缩与嵌入柱的骨松质内，边界业已模糊不清。b. 陈旧骨折的边缘。c. 弧形虚线为正常髋臼唇缘所在的解剖位置。a、b箭头标识线之间，可见存在巨大骨缺损空间

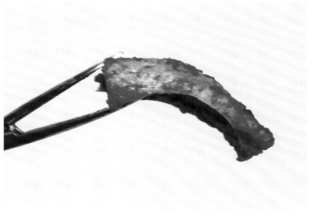

图9-70 凿取后的形态

显示与股骨头相配的弧线

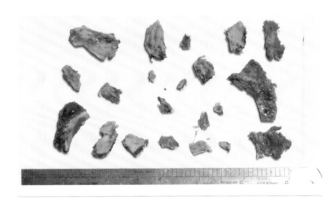

图9-68 取出的粉碎的、大小各异的22块碎骨

试图应用撬拨植骨法，难以形成稳定固定力点，所以采取髂骨结节"解剖臼"形态重建法

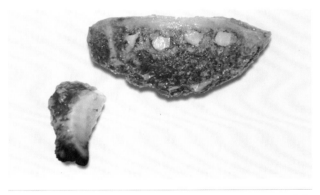

图9-71 利用取出的软骨残渣，嵌入髂骨结节"解剖臼"的骨松质内

利用合适的、带有软骨关节面的碎骨块，配合克服巨大的骨缺损空间

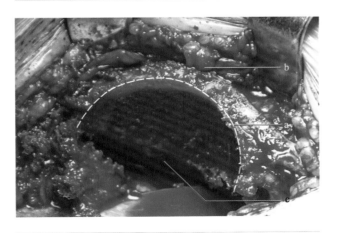

图9-69 利用髂骨结节制作"解剖臼"

a. 选择大于股骨头1 mm直径的髋臼锉，在髂骨结节部所制作的"解剖臼"。b. 髂骨结节最宽的外侧缘；同时该处缘作为"解剖臼"的唇缘。c. 髂骨结节的内扳处

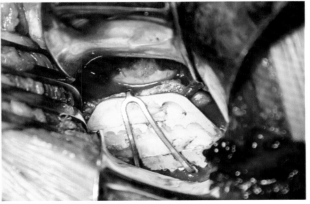

图9-72 应用ATMFS将髂骨结节"解剖臼"固定于解剖位

为避免减少异位骨化，笔者在ATMFS空隙间涂上了薄薄的骨蜡

建法：见图9-73~9-77。

（4）髋臼术后骨畸形缺损——利用残余股骨头制作"解剖臼"重建法与关节置换（图9-78~9-80）：髋臼骨折内固定术后，复位丢失，骨不连，形成"头臼对应"失调，严重偏离同心髋关节水平。临床常见的是髋臼畸形、股骨头毁形和脱位。

毫无疑问，全髋关节置换是这类病例的最佳治疗选择。关节置换需要恢复"真臼"形态，才能获取同心圆水平，才会获得双侧髋关节对称的最佳疗效。这类病例，为纠正真臼的部分骨缺损，除了利用髂骨结节制作"解剖臼"之外，还可充分利用残

缺的股骨头颈部分制作"解剖臼"。

4. 髂股-坐股韧带重建法　髂股-坐股韧带是稳定髋关节的重要结构。在新鲜骨折，术中常见到此类韧带的破裂与断裂；陈旧性髋臼骨折与畸形的病例，常见到韧带的挛缩与难觅完整性。若术后处于同心髋状态，也有可能这些韧带的缺失导致髋关

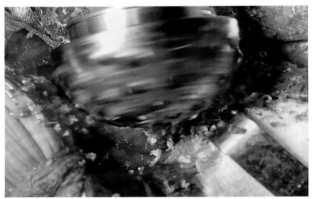

图9-75　制作髂骨结节"解剖臼"

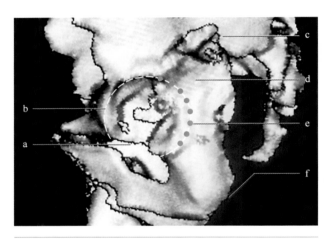

图9-73　髋臼Bmp3型骨折200余天的畸形髋臼
a.髋臼切迹位置。b.同心圆。c.被股骨头顶于后上方的残余与部分吸收的骨折块。d.非正常的"假臼"位置。e.红点虚线为同心圆的正常位置，但已形成骨缺损。f.坐骨结节。观察真臼内，可见残余骨折残渣

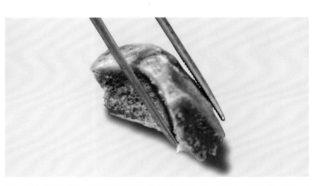

图9-76　髂骨结节"解剖臼"制作完毕

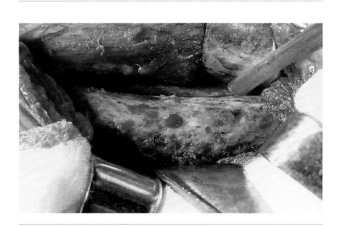

图9-74　显露髂骨结节部位

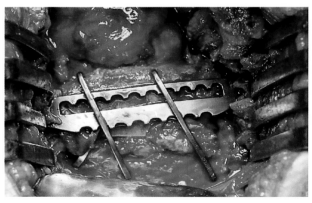

图9-77　将髂骨结节"解剖臼"应用ATMFS固定在解剖位置

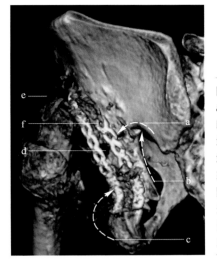

图9-78　髋臼骨折切开复位钢板内固定术后"头臼对应"脱位畸形的3D-CT成像
a.弧线箭头显示坐骨大切迹的位置，其箭头提示坐骨大切迹前下缘骨折的近端位置。b.弧线箭头显示坐骨大切迹至坐骨棘的嵴部；其箭头提示坐骨大切迹前下缘骨折的远端所在的畸形位置。a、b两箭头的箭头若着重合，则为解剖复位，但图像不但显示骨折远端向盆腔内移位畸形，而且骨折的远端向上，顶于坐骨大切迹的凹处水平。出现畸形状态，c.弧线箭头的方向提示整个方区与坐骨部分，向骨盆内前方旋转畸形。d.髋臼唇缘随a、b、c的变化，向内侧偏上移位畸形。一般而言，观察a、b两箭头的间距，既是d部位失去正常髋臼唇缘的间距，又是畸形位置、重建骨缺损的空间位置。e.畸形与后上脱位的股骨头。f.两块钢板的固定位置，涉及的固定区域是：髋臼中柱（臼顶）后壁和髋臼后柱壁

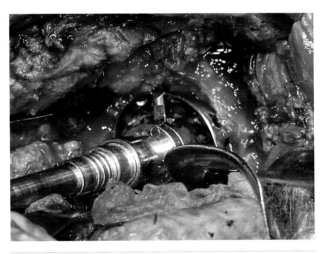

图9-79　创建真臼位置
利用残骨渣、加入部分同种异体骨压磨植骨

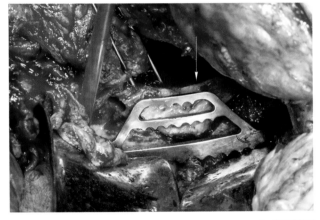

图9-80　箭头显示利用残余的股骨头和股骨颈，制成同心圆状的"臼块"，填塞与固定于真臼之中的骨缺损处
注意固定后的"臼块"的同心弧应偏离真臼同心弧2 mm，便于安装杯帽时，与之形成更稳定的嵌入力点

节不稳，可能会因应力的不均衡性而影响固定效果的部分丢失。如此，可能引起内固定失效或脱位与骨不连的发生。

（1）ATMFS与髂股-坐股韧带修补法：见图9-81、9-82。

（2）ATMFS与髂股-坐股韧带——同种异体韧带重建法：见图9-83~9-85。

5. 旋后肌群附着处骨缝合法　K-L入路，重新将旋后肌群的附着处回归原位，对于稳定髋关节、协调运动的方向十分重要。注意：本文强调的是将该肌群附着处贴骨切断，而经肌肉的切断不在本技术范畴内（图9-86~9-88）。

四、显露、复位、固定图解

见图9-89~9-100。

注意：关节囊是否切开？切开部位在哪？笔者的体会如下：① "Y"形软骨骺融合部分存在粉碎压缩的病例，则需在大、小转子连线之间切开。然后距骨性髋臼唇缘10 mm处，切剥附着处。如此可以达到两个目的：一是评估髋臼的压缩和股骨头损伤的情况。二是在固定后，便于将关节囊与ATMFS缝合。② 若是简单的后柱壁横断骨折和股骨头没有损伤的病例，则无需切开关节囊。

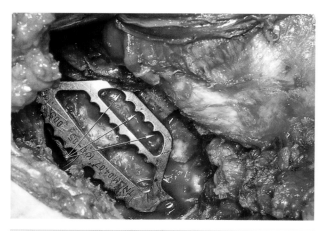

图9-81 髋臼后柱壁骨折应用ATMFS固定

束状箭头显示ATMFS的凹处，此为坐股韧带缝合的固定点

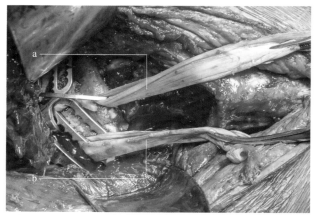

图9-84 应用同种异体肌腱重建髂股和坐股韧带

a. 髂股韧带的方向与位置。b. 坐股韧带的方向与位置

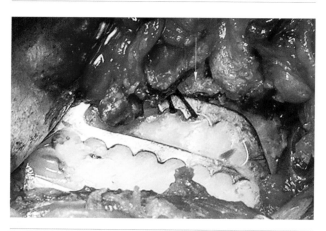

图9-82 箭头显示部分坐股韧带已缝合

ATMFS空隙的雪白物质，为涂上的骨蜡，企图减少异位骨化的发生率

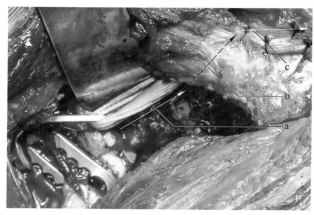

图9-85 已重建的髂股韧带

a. 箭头显示业已重建的韧带正常的张力。b. 箭头显示髂股韧带经转子窝并于臀中肌下缘而出的骨性隧道段。c. 箭头显示出自臀中肌下缘髂股韧带，并与股外侧肌腱相缝合的情况

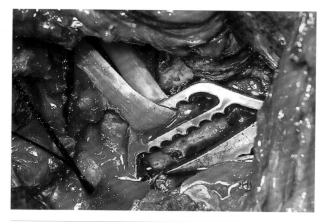

图9-83 应用同种异体肌腱，重建坐股韧带

这种重建的固定点与转子骨隧道相连的方法，起到了理想的稳定作用

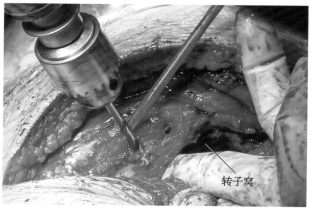

图9-86 旋后肌群附着点骨性缝合法

分别在梨状肌、上孖肌、闭孔内肌、下孖肌和股方肌附着处所对应的骨性位置进行钻孔

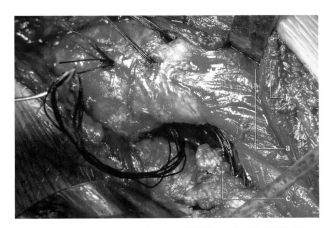

图9-87　应用2股10号医用丝线，分别穿缝梨状肌、上孖肌、闭孔内肌、下孖肌的附着端——带有韧带性质的组织和股方肌，然后自骨孔引出转子外侧

a. 臀中肌。b. 臀大肌。c. 梨状肌附着端——带有韧带性质的组织

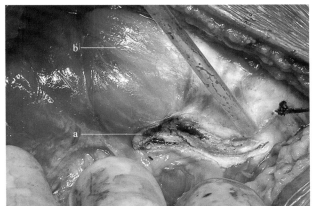

图9-90　沿转子外后缘侧显露

a. 电凝沿着转子外侧顶部向下，贴骨向下灼开。b. 臀中肌的位置

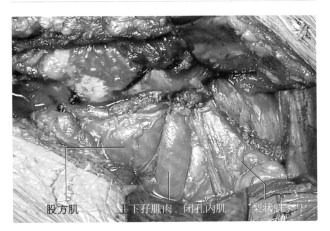

图9-88　已对梨状肌、上孖肌、闭孔内肌、下孖肌、股方肌附着处各自所对应的骨性位置完成了骨性缝合

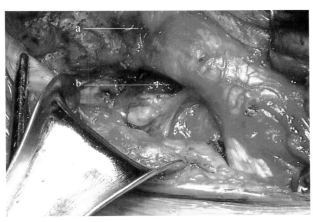

图9-91　转子窝的部位

a. 臀中肌的位置。b. 转子窝

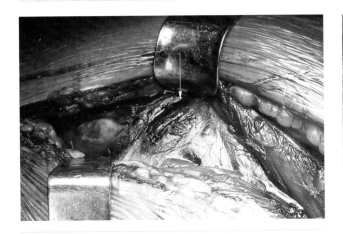

图9-89　经改良K-L入路，已切开皮肤、皮下、臀大肌筋膜与劈开臀大肌

箭头显露股骨大转子处的滑膜淤血部分

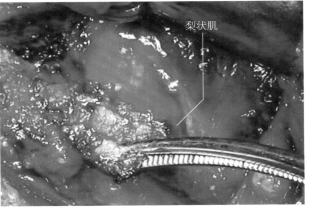

图9-92　逐一贴骨灼割梨状肌、上孖肌、闭孔内肌、下孖肌、股方肌附着处

显示应用血管钳夹住梨状肌附着处贴骨断端

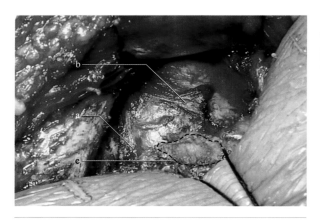

图9-93 显露关节囊

a. 坐股韧带部位。b. 髂股韧带部位。c. 不规则虚线部分为已牵拉翻转的梨状肌与转子窝附着处的断端

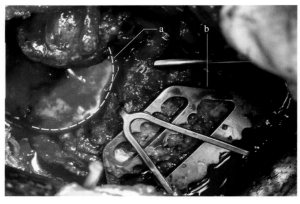

图9-96 完成骨折复位与固定

a. 整复与固定后的正常髋臼唇缘线。b. ATMFS固定的三维固定状态

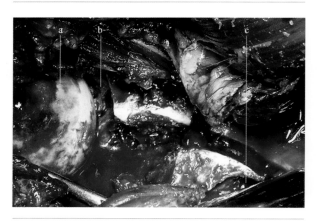

图9-94 已显露的骨折部位

a. 股骨头下所见的淤血紫色情况，但股骨头尚完整。这种情况，提示股骨头存在微型损伤，它是否预示着股骨头将发生缺血性坏死改变，则难确定，但至少有这种可能性。b. 关节腔内存在碎骨。c. 坐骨大切迹的位置与骨折变位情况

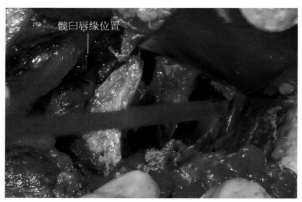

图9-97 粉碎骨折部位

术前评估没有显著的压缩骨折，所以没有切开关节囊

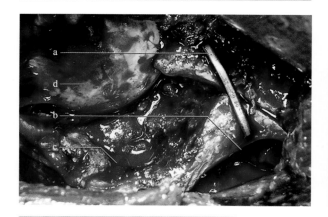

图9-95 复位、缺损植骨和初步固定情况

a. 应用ATMFS的弓齿钉固定后柱，即坐骨大切迹处的骨折。b. 坐骨大切迹位置。c. 经过撬拨所显示出的骨缺损空间，准备植骨填塞。d. 股骨头

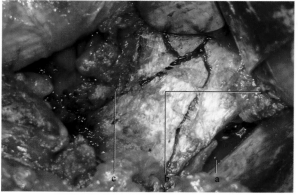

图9-98 粉碎骨折复位

a. 嵴部与连同的方区的骨折块尚没有达到准确的解剖复位。虽然仅存在2~3 mm的落差，但会直接影响到坐骨对应的月状关节面高达3~4 mm的变位，从而导致同心圆的形成。b. 坐骨大切迹的位置。c. 骨性唇缘的所在位置

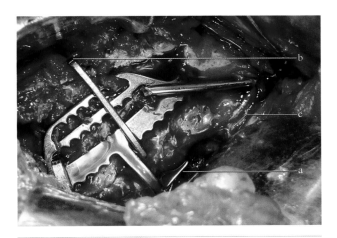

图9-99 应用ATMFS另一型号的复位与固定
a. ATMFS的固定挡板，它跨越后柱崤部，下面的挡板与方区相接触。这一设计，对限制后柱骨折和方区骨折移位起到了记忆恢复力的效果，从而实现解剖复位。b. 髋臼骨性唇缘，业已经骨性隧道和外部所见的固定记忆支，于后柱固定点完成固定。c. 坐骨大切迹

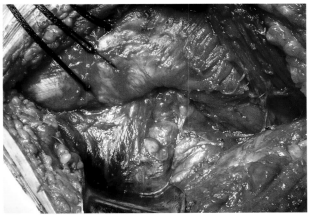

图9-100 将梨状肌、上孖肌、闭孔内肌、下孖肌和股方肌附着处各自所对应的骨性位置，完成骨性缝合。置放引流管，依次关闭切口

◇ 参 ◇ 考 ◇ 文 ◇ 献 ◇

[1] Judet J, Letournel E. Fractures of the acetabulum[J]. Scalpel (Brux), 1963,21(116): 791.

[2] Judet R, Judet J, Letournel E. Fractures of the acetabulum: classification and surgical approaches for open reduction, prelimiry report[J]. J Bone Joint Surg Am, 1964,(46): 1615-1646.

[3] 党瑞山.人体局部解剖学［M］.上海：第二军医大学出版社,2011: 3.

[4] Zhu SW, Wang MY, Wu XB, et al. Operative treatment of associated acetabular fractures via a single Kocher-Langenbeck approach[J]. Zhonghua Yi Xue Za Zhi, 2011,91(5): 327-330.

[5] Lao A, Soenen M, Girard J, et al. Anterior hip subluxation following fixation of a T-shaped acetabular fracture through an extended iliofemoral approach[J]. Orthop Traumatol Surg Res, 2011,97(1): 89-93.

[6] Griffin DB, Beaulé PE, Matta JM. Safety and efficacy of the extended iliofemoral approach in the treatment of complex fractures of the acetabulum[J]. J Bone Joint Surg Br, 2005,87(10): 1391-1396.

[7] Saterbak AM, Marsh JL, Turbett T, et al. Acetabular fractures classification of Letournel and Judet — a systematic approach[J]. Iowa Orthop J, 1995,15: 184-196.

[8] Shazar N, Eshed I, Ackshota N, et al. Comparison of acetabular fracture reduction quality by the ilioinguinal or the anterior intrapelvic (modified Rives-Stoppa) surgical approaches[J]. Orthop Traumatol Surg Res, 2014,100(4): 375-378.

[9] Siebler J, Dipasquale T, Sagi HC. Use of temporary partial intrailiac balloon occlusion for decreasing blood loss during open reduction and internal fixation of acetabular and pelvis fractures[J]. J Orthop Trauma, 2012,26(6): e54-57.

[10] Karkare N, Yeasting RA, Ebraheim NA, et al. Anatomical considerations of the internal iliac artery in association with the ilioinguinal approach for anterior acetabular fracture fixation[J]. Arch Orthop Trauma Surg, 2011,131(2): 235-239.

[11] Lao A, Putman S, Soenen M, et al. The ilio-inguinal approach for recent acetabular fractures: ultrasound evaluation of the ilio-psoas muscle and complications in 24 consecutive patients[J]. Orthop Traumatol Surg Res, 2014,100(4): 375-378.

[12] Pavelka T, Houcek P. Complications associated with the surgical treatment of acetabular fractures[J]. Acta Chir Orthop Traumatol Cech, 2009,76(3): 186-193.

[13] Issack PS, Helfet DL. Sciatic nerve injury associated with acetabular fractures[J]. HSS J, 2009,5(1): 12-18.

[14] Issack PS, Kreshak J, Klinger CE, et al. Sciatic nerve release following fracture or reconstruction surgery of the acetabulum. Surgical technique[J]. J Bone Joint Surg Am, 2008,90(Suppl 2): 227-237.

[15] 张鹏,许硕贵,张春才.复杂髋臼骨折手术入路的设计及评估［J］.中华创伤骨科杂,2006,12（8）: 1172-1174.

[16] 禹宝庆,张春才,苏佳灿,等.改良联合入路治疗复杂性髋臼骨折［J］.中国骨伤,2007,20（7）: 465-466.

[17] Zhang CC, Xu SG, Yu BQ, et al. The treatment of acetabular comminuted fractures with compressive defects[J]. Chin J Orthop Trauma, 2005,7: 1010-1014.

第十章
临床常见新鲜髋臼骨折的棘手问题

新鲜的髋臼骨折，若不存在盆外与盆环的损伤变数、不存在多柱壁压缩骨缺损变数、能在伤后4~7日获得手术机会，其治疗并非困难。遗憾的是，髋臼骨折往往并不是孤立地存在。仅就盆内损伤变数而言，髋臼骨折常涉及骨盆环的破坏，包括后环、前环，根据破坏的程度不同，有时涉及失血性休克，有时合并直肠与泌尿生殖系统损伤。以髋臼骨折部位而言，涉及髋臼的前、中（臼顶）、后柱壁，而且臼顶月状关节面的负重区域的损伤并不少见。依髋臼骨折程度而言，其压缩缺损性骨折，若恢复到解剖形态的月状关节面并非易事。

本章无法概括所有的棘手问题，但将根据笔者的临床体会，将遇到的棘手问题以个案分析的形式与读者分享。

第一节　新鲜A类髋臼一柱壁骨折

髋臼Ap3型骨折

（一）Ap3型概念

A代表髋臼任何一柱（壁）骨折。p代表髋臼后柱（壁）骨折。3代表髋臼损伤变数，即压缩骨折、骨缺损。

（二）损伤机制与临床特点

髋臼Ap3型骨折，多见于超半屈髋屈膝位内收时，也就是"二郎腿"姿势时，受到来自膝部并经股骨干轴向传导的冲击暴力。此时，经股骨头传递到

髋臼后柱（壁），形成暴力的集中区域，导致髋臼后柱的骨松质和髋臼后壁的粉碎骨折，尤其以压缩为特点的骨折。

髋臼Ap3型骨折，因为粉碎、压缩的月状关节面的骨块不但嵌入后柱的骨松质内，而且也导致骨松质本身形成了压缩。这两个特点，导致复原髋臼的解剖轮廓之后形成了骨量缺损，这是临床需克服的难点。

髋臼Ap3型骨折，在其解剖轮廓的丧失方面，如果其粉碎、压缩缺损的空间大于股骨头的稳定性空间，临床则见显著的髋关节后（上）脱位；若损伤的髋臼畸形尚小一些，则见股骨头的半脱位。无论是全脱位，还是半脱位，仅仅是临床的体征和影像学的一个特征，髋臼后柱（壁）的骨量丢失，才是本质。这一本质，具体而言，就是如何复原髋臼解剖轮廓？如何令该处粉碎的月状关节面骨块与股骨头达到解剖性的对应？简言之，即髋臼重建和稳定于同心圆水平。

髋臼Ap3型骨折，在影像学上，其髂耻线、臼顶线完整无损，髂坐线往往也是完整的。但有时在髋臼"后壁"与股骨头轮廓之间，出现"类似关节样"的间隙；同时髋臼后壁唇缘线下2/3变形或消失。

髂耻线、髂坐线、臼顶线正常，依据仅仅出现的"半脱位"，就断定髋臼骨折不严重，系所谓的简单骨折，可以保守治疗，这个结论是草率的，也是认识上的误区。准确的诊断应追加CT扫描与三维重建

技术，分析髋臼骨折压缩的程度和观察股骨头是否也有损伤。

很多文献将髋臼Ap3型骨折合并股骨头骨折视为关节置换的适应证。若仅仅是Ap3型骨折，是否适合在固定髋臼的同时进行关节置换，仍是个探索性的问题。

综上所述，髋臼Ap3型骨折并非少见，且治疗难度大，绝非是简单骨折。

（三）讨论

Judet-Letournel将髋臼Ap3型骨折纳入简单骨折，AO完全分类归于A型中的A1-3。在论述中，注意到了"边缘压缩"问题，但"边缘压缩"是个比较含糊的概念。笔者认为：髋臼真正的髋臼边缘是髋臼缘与关节囊附着处之间的区域，其间距在10~12 mm，其骨松质甚少，临床表现仅仅是粉碎，而非压缩。关节囊附着线向内，则进入骨松质为主与力线明显的髋臼后柱，临床多见压缩性骨折或柱的骨折（含变数1/2/3）变数。也就是说，涉及关节囊附着线外侧的骨折，不具备螺钉固定的力点。因为边缘厚度在2~3 mm居多，螺钉直径则大于这个数据。另外，钢板若贴附骨折后壁并与其臼外缘几乎相齐，也无固定力点，因为其臼外缘至关节囊附着线之间的厚度为2~10 mm，而钢板螺钉的孔位，为5 mm左右，稍不慎，则误入关节。所以，钢板此处的功能多改变为遮挡作用。显然，对于粉碎的部分月状关节面骨块嵌入关节囊附着线以内的髋臼后柱骨松质内，若重建其解剖形态，其关节囊附着线内外的固定将十分棘手。

髋臼Ap3型骨折中关节囊附着线内外的粉碎压缩骨折，在临床治疗上具有指导性意义，如：A提示髋臼一柱（壁）骨折；p定位在后柱（壁），提示需经髋外后入路；3表明骨折成为压缩骨折合并骨缺损，提示：如何撬拨嵌入在柱中的、带有月状关节面的粉碎骨块？如何植骨与重建？如何达与股骨头对应，实现稳定性的同心髋关节？

（四）典型病例分析

1. 病例介绍　患者男性，46岁，2004-01-16车祸。诊断：左侧Ap3型髋臼骨折。

（1）影像资料：见图10-1、10-2。

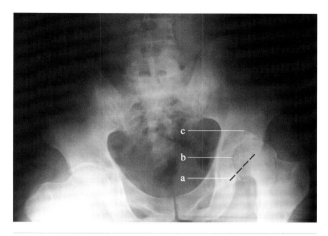

图10-1　Ap3型髋臼骨折受伤当日骨盆前后位片

对比双侧骶髂关节、髂翼、髂耻线、髂坐线、臼顶线及耻骨上、下支和耻骨联合，均呈解剖性对称状态。左侧髋关节可见股骨头半脱位，同时显示：a. 虚线为髋臼后壁唇缘线所在的解剖位置，其唇缘消失，提示后壁损伤。b. 股骨头与髋臼后柱之间出现"类关节间隙"样改变，此"类关节间隙"系股骨头的"模具冲击"而成，导致髋臼后柱压缩性骨缺损的典型表现。c. 髋臼后壁的粉碎骨折块，移位于髋后上方

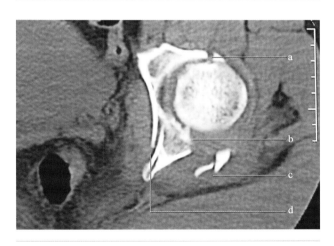

图10-2　伤日左侧髋臼2D-CT在最大"头臼对应"层面的横断面扫描

a. 髋臼前壁缘的骨折，在平片上没有显现，但没有处理的必要性，因为没有影响到头臼对应的稳定性。b. 髋臼后柱的压缩骨折，似乎并不严重，这可能位于一个层面的表现。观察髋关节腔，可能存在骨折碎片。c. 髋臼后壁的粉碎与变位骨折块。d. 髋臼方区部，即髋臼窝后侧出现骨折并移位。这一骨折在平片上没有涉及髂坐线的完整性，可能为位置关系，但至少说明了平片的局限性。综合上述影像资料，观察头臼对应关系，处于不稳定状态

（2）治疗措施：① 切开复位内固定术：Ap3型髋臼骨折，本质上是骨量缺损与解剖轮廓破坏，失去了"头臼对应"的稳定性，是手术的适应证。影

像资料未见股骨头的明显损伤，不支持同时进行关节置换术。② 保守治疗：Ap3型髋臼骨折的骨折特点，无法通过非手术治疗的方法纠正其粉碎骨块的复位、难以填补骨压缩缺损空间和稳定"头臼对应"关系。但若患者涉及全身性疾病，系手术禁忌证，应采取非手术治疗。

（3）切开复位手术过程图解：伤后第4天，患者在蚌埠接受手术治疗（图10-3~10-8）。

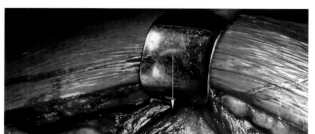
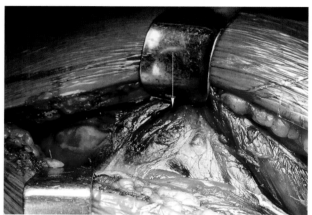

图10-3　取髋外后入路，显露过程中箭头显示股骨转子处的淤血状态

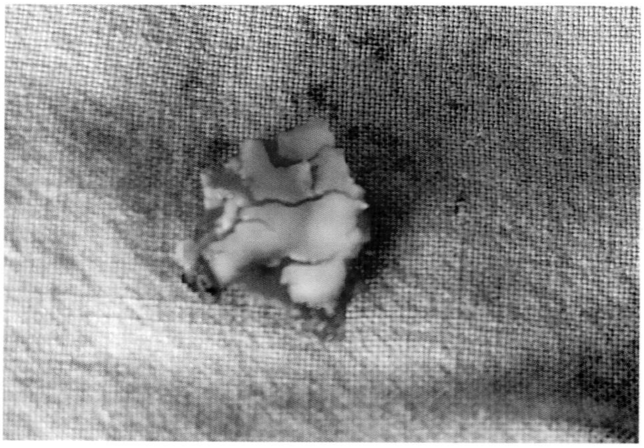

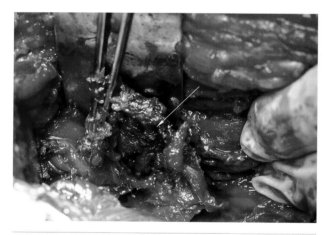

图10-4　箭头显示髋旋后肌群被股骨头冲击而致的破碎程度

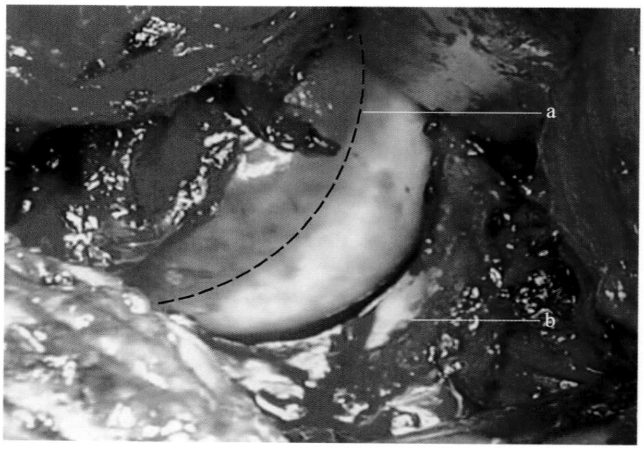

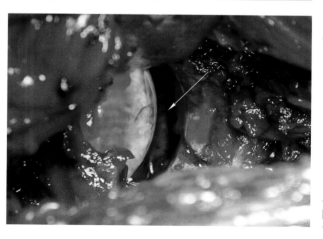

图10-5　髋关节腔，箭头显示位于关节腔内的碎骨块

图10-6　取出的碎骨块，带有软骨关节面，也呈粉碎状态

图10-7　将股骨头复位于髋臼窝图像

a. 弧形虚线为正常髋臼后壁唇缘的位置。b. 在后柱骨松质内，出现多处被嵌入其中的、带有关节软骨的粉碎骨折块。结合箭头a、b所显示的内容，观察后柱壁骨缺损空间已经相当明显。提示股骨头在这种骨缺损的状态下，完全失去了稳定性的条件

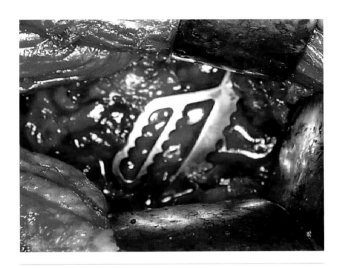

图 10-8 撬起与复位被嵌入的骨折块，将其软骨面对应股骨头，异体骨填塞缺损空间后，应用 ATMFS 固定的情景

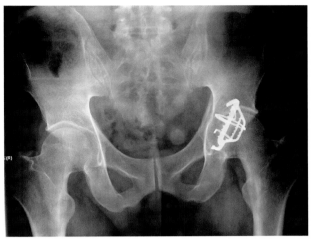

图 10-9 髋臼 Ap3 型骨折，ATMFS 内固定术后第 10 天骨盆前后位摄片

图像显示两侧头臼的对应关系呈对称状态：纠正了半脱位；恢复了后壁唇缘线

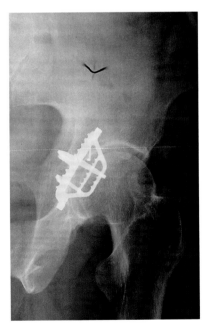

图 10-10 髂骨斜位片
显示髋臼与股骨头之间的外侧关节间隙呈均匀状态

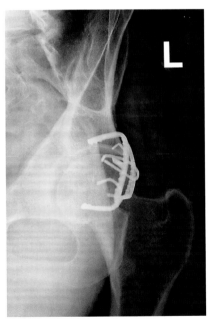

图 10-11 闭孔斜位片
显示髋臼与股骨头之间的内侧关节间隙呈均匀状态

（4）术后资料：见图 10-9~10-11。

（5）网传复查资料：患者术后 2 年 58 天，网传复查 2D、3D-CT 的影像资料（图 10-12~10-15）。自诉：本次术后 2 个月生活自理，3 个月工作。至今伤侧功能完全正常。

2. 本例体会

（1）Ap3 型的髋臼后柱壁压缩性骨缺损，绝非是"简单骨折"。

（2）处理骨缺损的空间要素：植骨、形态重建和有效固定是实现同心圆的关键。

（3）术后 3D-CT，采用髋臼与股骨头分离技术，是检测是否达到髋臼同心圆的重要方法，其准确率远远高于常规的骨盆前后位、髂骨与闭孔斜位片。

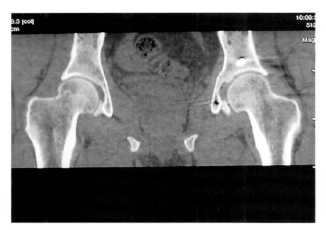

图 10-12　2D-CT 双髋关节最大面积化的冠状面扫描
两侧关节间隙呈均匀对称状态，表现为解剖形态

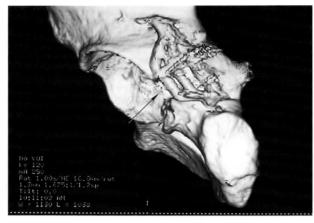

图 10-14　3D-CT 髋臼后柱壁成像
箭头显示 ATMFS 的网状边缘，即髋臼后壁唇缘位置

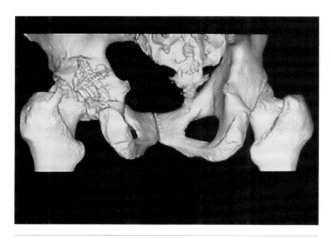

图 10-13　3D-CT 骨盆斜后视成像
观察两侧髋臼后柱壁的形态，基本对称，没有异位骨化的发生，左侧同时显示了 ATMFS 所在的固定位置

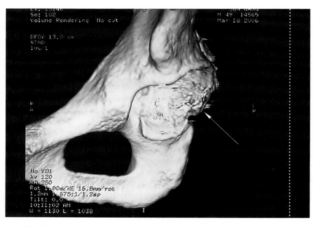

图 10-15　3D-CT 显示大部分后柱壁月状关节面的成像
表现为解剖形态，提示骨缺损的处理与重建髋臼后柱壁，获得成功。箭头显示髋臼后壁唇缘

第二节　新鲜 B 类髋臼骨折

一、髋臼 Bmp3γ 型骨折

（一）Bmp3γ 型概念

B 代表髋臼任何二柱（壁）骨折。m 代表髋臼中柱（臼顶）（壁）骨折。p 代表髋臼后柱（壁）骨折。3 代表髋臼损伤变数，即压缩骨折、骨缺损。γ 代表耻骨联合分离，单（双）侧耻骨上、下变位骨折。

用文字描述髋臼 Bmp3γ 型骨折：髋臼（臼顶）中柱（壁）后侧压缩骨折；髋臼后柱（壁）压缩骨折；骨盆的耻骨联合分离或单（双）侧耻骨上、下变位骨折。

（二）损伤机制与临床特点

髋臼 Bmp3γ 型骨折，多于半屈髋、屈膝位内收位时，来自膝部股骨干轴向的冲击暴力，经股骨头传递到髋臼中柱（臼顶）后壁和髋臼后壁，造成酷似"髋臼后上壁与后壁"的压缩、粉碎骨折。股骨头将髋臼"Y"形软骨的后支，即髂骨、坐骨融合部上下的月状关节面冲击、粉碎、压缩后嵌入中、后柱的骨松质。股骨头失去了超出自身直径的有效对应，而形成显著的后上脱位，往往导致坐骨神经损伤。值得警惕的γ损伤变数，其完全分离，可能损伤泌尿生殖器；不完全分离，一般不会出现尿路损伤。γ损伤变数，骨盆的耻骨联合分离或单（双）侧耻骨上、下变位骨折的损伤机制，推测其冲击力，仅仅是部分作用于髋臼（臼顶）中柱的前壁。因为这个前壁实质是对应髂前下棘，非常坚实，如果冲击力完全作用于此，可能导致臼顶骨折或引起同侧骶髂关节的损伤。

髋臼Bmp3γ型骨折在影像学上，其髂耻线、髂坐线往往完整无损。但髋臼后壁唇缘和臼顶线外侧缘变形与消失。值得注意的是，在股骨头与压缩的髋臼之间，往往出现"类似关节样"的间隙，这更是典型的压缩特征。γ的损伤表现多为不完全性的分离。

髋臼Bmp3γ型骨折在预后方面，若月状关节面出现非解剖性的复位，则与创伤性关节炎的发生密切相关，若出现复位丢失-塌陷，则出现术后的再后上脱位，导致股骨头的继发性损伤与股骨头的坏死。

（三）讨论

Judet-Letournel将髋臼Bmp3γ型骨折纳入简单骨折，AO完全分类归于A型中的A1。在Marvin Tile所著的 *Fractures of the Pelvis and Acetabulum* 中，有段重要的论述："这类骨折有一个重要的影响预后的因素——骨折碎片嵌入骨松质；术后也可能有继发性塌陷；由于髋臼后上方是负重区，这个地方的骨折尤其重要。"这段论述，所讲的负重区，正是髋臼中柱壁（臼顶）后壁的月状关节面，即所谓的"髋臼后上壁"——它位于"Y"形后支上部。换句话说，将负重区归于后壁，缺乏解剖生理上的研究与支持。

髋臼骨折常常合并骨盆环的损伤，其耻骨联合部的损伤变数，包括耻骨联合分离、耻骨单（双）上下支骨折，应用γ损伤变数代表，表明了髋臼骨折可能伴随的客观变数。

髋臼Bmp3γ型的治疗非常棘手：① 如何将嵌入骨松质内的、粉碎的、带关节软骨的骨块取出并重建，实现同心髋？② 如何植骨缺损空间并使其

与粉碎的骨块相互稳定和达到原有强度？③ 如何选择有效的内固定，稳定"头臼对应"的解剖关系？④ 若Bmp3γ型骨折涉及柱的断裂，耻骨联合部出现完全性分离，则应首先恢复γ变数与柱之间的解剖关系。

髋臼骨折ABC损伤变数定位系统，其髋臼Bmp3γ型骨折清晰地表明了骨折柱壁数目［B为二柱（壁）］、骨折位置［m为中柱（壁）、p为后柱（壁）］、骨折程度（3为压缩骨折）与盆环损伤关系（γ系耻骨联合部损伤），便于临床医生评估和制定对策。

（四）典型病例分析

1. 病例介绍　患者男性，40岁，2004-06-17车祸。诊断：左髋Bmp3γ型骨折。伤后第16天，获得手术治疗。出院后，患者未应邀复诊，失去随访资料。

（1）影像资料：见图10-16~10-19。

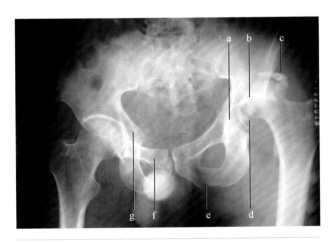

图10-16　Bmp3 γ型骨折受伤当日骨盆前后位X线片

a. 显示髋臼后柱密度增高的影像，这是股骨头冲击造成后柱骨松质压缩性骨折所形成的影像学改变。观察a引线的杆部，其髂耻线、髂坐线完好无损。b. 显示中柱（臼顶）臼顶线的变形，其外侧臼顶线向上向外偏位，提示中柱后壁与所对应的柱骨松质出现压缩骨折。c. 显示向后上脱位的股骨头和被股骨头顶于后上方的骨折块。d. 为正常的髋臼后壁唇缘线的位置，现已消失。箭头所指的方向，可见关节腔内的粉碎骨折块。e. 显示耻骨下支轻度移位的骨折。f. 显示对侧耻骨下支轻度移位的骨折。g. 显示耻骨上支相对明显的变位性骨折，骨折部位在髂耻隆起部的远端，几乎涉及髋关节。观察e、f、g，耻骨联合部的骨盆环属于不完全性分离，其耻骨联合正常，右侧虽然有耻骨上、下骨折，但上支为嵌入态，相对稳定

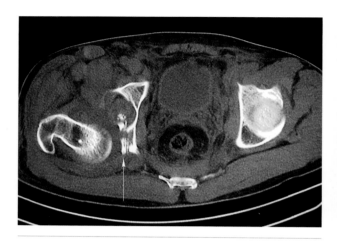

图 10-17 最大表现面积的 2D-CT 横断面扫描
显示髋臼内存在粉碎骨块；股骨头呈后上脱位状态。箭头显示典型的臼柱骨松质被压缩的"葱皮"样改变

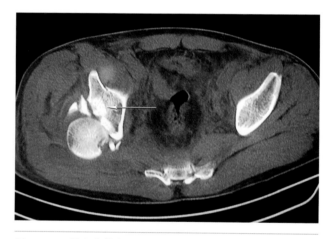

图 10-18 髋臼中柱（臼顶）后侧柱壁的 2D-CT 横断面扫描
箭头显示嵌入骨松质内的、粉碎的骨折块，同时见股骨头后上脱位

（2）治疗措施：① 切开复位内固定术：这应是首选的方法。但在恢复髋臼解剖形态方面，其关键要素如下：如何显露髋臼中柱（臼顶）、后柱（壁）？如何恢复粉碎月状关节面？如何将缺损空间恢复到原有的骨强度？如何使固定有效达到"头臼对应"？如果上述问题得以较好地解决，术后还可能存在复位丢失、创伤性关节炎、异位骨化、股骨头坏死等问题。② 关节置换：有文献主张关节置换。若关节置换，在稳定杯帽固定的问题上，应考虑如何处理压缩性骨缺损和恢复髋臼轮廓并稳定其结

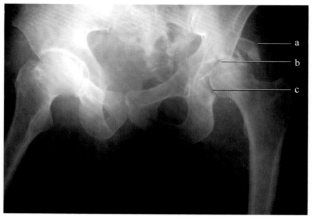

图 10-19 经股骨髁上骨牵引，术后第 10 日的骨盆前后位片
可见左侧髋关节的位置为髋臼闭孔斜位片，显示股骨头的后上脱位得到明显纠正，但因压缩骨折导致髋臼轮廓丢失，仍处于不稳定的"半脱位"状态。a. 粉碎的骨折块大小不一。但较大的骨块为复位与固定带来了希望。b. 髋臼中柱（臼顶）后壁处骨折线。c. 显示了重要的信息：① 髋臼窝内存在粉碎骨折块，导致股骨头不能通过骨牵引达到复位。② 髋臼后壁的唇缘线消失。③ 股骨头与压缩髋臼之间存在明显的间隙，酷似关节间隙的改变。称之为"压缩缺损线"

构，如解决了此问题，则可实现对称性同心髋。

（3）切开复位手术过程图解：2004-07-02，在广东韶关接受手术治疗。即伤后第 16 天，插管全麻，取左髋外后侧入路，经股骨大转子后半截骨方式，显露髋臼中柱（臼顶）后侧柱（壁）和髋臼后柱（壁）（图 10-20~10-31）。

（4）术后资料：见图 10-32。

（5）随访问题：截至 2008-03，广东当地医院主任电话追邀，请患者来院免费复查，未果。作为医生，未能获得长期随访资料，其为遗憾。

2. 本例体会

（1）利用股骨头作模具，将撬起带有软骨面的粉碎骨折块进行排列摆放，是可行的办法之一。

（2）填充骨缺损与增大骨折块间摩擦系数的相互配合，是保证粉碎的月状关节面对应股骨头的一种有效措施。

（3）Bmp3γ型髋臼骨折中的"臼壳样"骨块与粉碎、复位的骨折块，经与 ATMFS 的相互作用，起到三维锁定与稳定的效果。

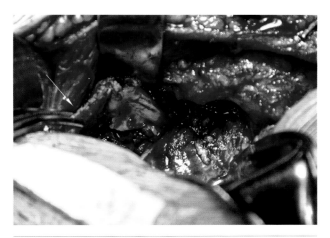

图 10-20 应用止血钳将游离的粉碎骨块取出

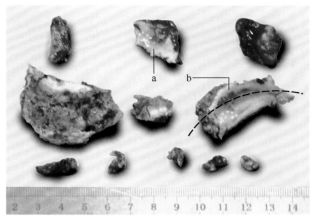

图 10-22 取出的粉碎骨块

a. 仅带有关节软骨面的骨块，面积约 2 cm×1.8 cm。b. 虚线为臼壁骨质与唇缘软组织的分界线。分界线之上可见骨松质减少并残存少许臼壁关节软骨

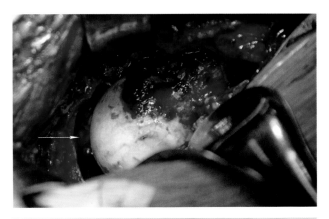

图 10-21 牵引下肢，加大显露关节间隙

箭头显示在关节腔内存在粉碎骨折块

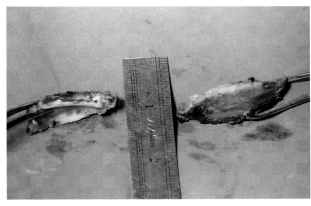

图 10-23 两块臼壁的"壁壳"

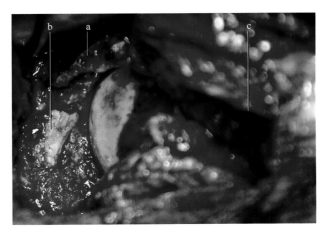

图 10-24 取出相关粉碎骨块后，将股骨头复位

可见髋臼中柱（臼顶）后壁和后柱骨松质压缩骨折程度：a. 髋臼中柱（臼顶）后壁骨折块。b. 被嵌入中柱后壁的"g"区域所对应柱的骨松质内的、带有关节软骨的骨块，此块位于"Y"形后支融合处。观察股骨头与这块软骨面的间距，不难理解其压缩性骨缺损的程度。c. 骨块大转子后半截骨的一侧边缘，大部分臀中肌连同截骨块已经翻转到上方位置，便于显露中柱后壁的缺损部位

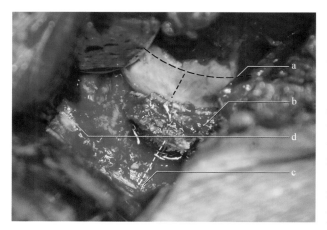

图 10-25　利用骨刀，从柱的骨松质内，凿与撬起带有关节软骨的骨块形状，并使关节面紧贴骨股头部

a. 弧形虚线显示中柱（臼顶）后壁和后柱后壁髋臼唇缘与股骨头对应的正常位置。b. 凿与撬起带有关节软骨的骨折块形状，其关节面已与股骨头相吻合。观察此骨块的上缘至 a 所示的弧形虚线，说明距重建髋臼柱壁的位置尚存骨量缺损空间。c. 凿与撬起带有关节软骨骨块的起始处。观察骨块的下缘至起始处的虚线，则显示该处骨缺损的骨量程度。d. 嵌入中柱（臼顶）后侧带有关节面的骨折块

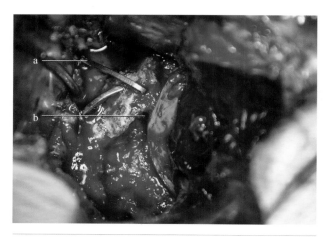

图 10-26　逐步将骨折块复位

a. 应用 ATMFS 弓齿钉将中柱（臼顶）后壁的粉碎骨折块进行初步固定。b. 股骨头与固定的骨块之间，呈现骨缺损空间并涉及关节面的情景

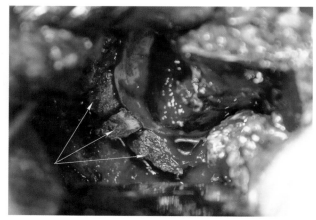

图 10-28　束状箭头显示，取凿与撬起带有关节软骨的"粉碎骨块"，将软骨面对应股骨头——排列

这样处理的目的，是为髋臼关节月状关节面与股骨头之间，达到伤后最大限度的充分接触

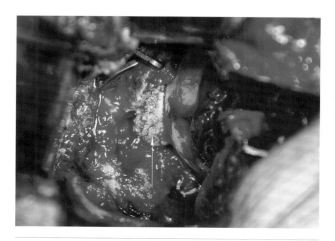

图 10-27　箭头显示将带有关节面的骨块嵌入

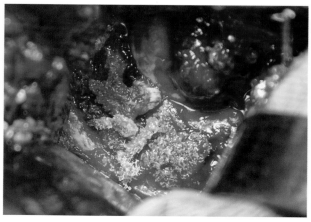

图 10-29　应用散碎的自体骨松质，填充排列于股骨头上骨块之间的缝隙，然后继续自体或同种异体骨填塞缺损处。最后在髂骨内翼凿取厚 2 mm 的骨松质片，压于其上，其目的在于利用粗糙面制作更大的摩擦系数，稳定下方复位的骨折碎块

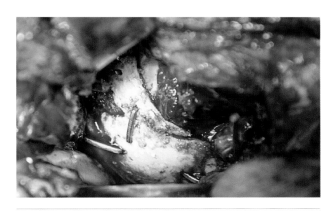

图10-30 利用"髋臼臼壁壳"，压于骨松质片上，然后应用弓齿钉将"臼壁壳"初步固定

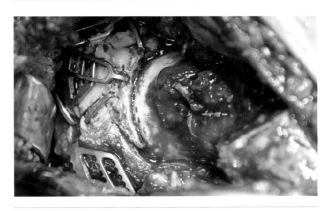

图10-31 应用ATMFS，分别将髋臼中柱（臼顶）后壁和后柱（壁）固定之后

图片显示重建的柱（壁）及唇缘与股骨头的关系恢复到正常的解剖形态。最后完成固定股骨大转子的后半截骨，重建髂骨-股骨和坐骨-股骨韧带，放置引流与关闭伤口

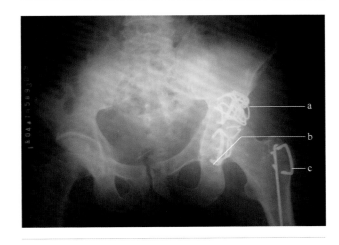

图10-32 术后第3天床边骨盆前后位摄片

观察两侧头臼对应关系，达到解剖性对称状态。a.ATMFS固定髋臼中柱（臼顶）后壁。b.ATMFS固定髋臼后柱壁的状态。c.股骨大转子后半截骨的复位与固定状态

二、髋臼Bap2δ型骨折合并同侧部分臀肌挫灭与髋周广泛皮肤剥脱

（一）Bap2δ型概念

B代表髋臼任何二柱（壁）骨折。a代表髋臼前柱（壁）骨折。p代表髋臼后柱（壁）骨折。2代表髋臼损伤变数，即粉碎骨折。δ代表骨盆前、后环出现浮动状态，即：单（双）侧骶髂复合体关节分离（骨折）；耻骨联合体分离或耻骨上、下支骨折。

Bap2δ型髋臼骨折不但明确了骨折位于髋臼的前、后柱（壁）（a和p）和表明了粉碎程度（髋臼损伤变数2），而且更重要的是阐明了δ损伤变数的严重性，为临床在救治矛盾的排序上提供了决策信息。

（二）损伤机制与临床特点

Bap2δ型髋臼骨折，暴力多于半屈髋外展位冲击髋臼：在中柱，将力传至骶髂复合体，导致骶髂关节分离或骶髂区域骨折；在后柱壁，将力传至坐骨大、小切迹，导致耻骨下支骨折，形成坐骨部浮动性旋转变位；在前柱壁，力的变数传至髂耻隆起部，导致耻骨上支骨折与变位。换句话说，此类骨折为暴力经股骨头与髋臼中柱（臼顶）前1/2，即最坚实的区域相作用的结果。

Bap2δ型髋臼骨折，因为骶髂复合体的关节分离（骨折）与耻骨联合体分离或耻骨上、下支骨折的同时出现，临床往往并发腹膜后的巨大血肿、结肠、直肠破裂、泌尿生殖器的撕裂等合并性损伤，甚至合并臀、股皮肤广泛的剥脱伤。显然，δ损伤变数的处理升为救治的主要矛盾。

Bap2δ型髋臼骨折，在影像学上表现如下：① 髂耻线中断与变形。② 髂坐线中断与变形。③ 真假骨盆环失去完整的解剖轮廓。如此，不但失去了髋臼前、后柱壁与骨盆的整体性，同时也丧失了骨盆前、后环的稳定性。

髂坐线与髂耻线的中断若位于坐骨大切迹的略下方，其骨折的近端向内变位——接近或越过骶骨孔，不但使直肠破裂的概率升高，而且可能出现臀上动静脉的损伤。

真假骨盆前、后环，尤其是真骨盆环的破坏，单侧多见，双侧少见。骶髂复合体和耻骨联合的连续性同时遭到破坏，常常损伤骶前动静脉丛，引起巨

大腹膜后血肿；也常常损伤膀胱前动静脉丛，不但导致较大的出血，而且极易损伤泌尿生殖系统。

（三）讨论

Bap2δ型髋臼骨折的最大特点是：臼顶线尚完整，但髋臼的前、后柱（壁）和骶髂复合体的关节分离（骶髂处骨折），令整个对应髋臼中柱（臼顶）（壁）的髂骨部分形成无骨性和韧带连接的、旋转的且多为垂直性变位的大骨折块的浮动区域。

这一特点近似AO"累及骶髂关节的双柱骨折"的C类型。虽然在形态学上有a1~a4、b1~b4修整因子，但这种分类分型，烦琐不便记忆，而且没有明确各自相关的损伤变数定位。

（四）典型病例分析

1. 病例介绍　患者男性，45岁，2002-02-28车祸。急诊诊断：创伤出血性休克；直肠破裂；右侧臀部、股部（15%）皮肤广泛剥脱伤合并部分臀肌挫灭伤；右侧Bap2δ型髋臼骨折；右侧坐骨神经损伤；左、右踝足骨折合并皮肤挫裂伤。

（1）影像资料：见图10-33。

（2）治疗与对策

1）多科联手、急诊手术：正确的诊断是治疗对策的基本要素，值得注意的是，对于这类高能量损伤的伤员，往往涉及致命性损伤，导致在救治方面需要边检查、边诊断、边救治。在"三边"不断循环的过程中，抓住诊治的主次矛盾。本例在抗休克的同时，先后多科联手，实施与完成结肠造瘘术、Bap2δ型髋臼骨折切开复位、皮肤剥脱处理等手术。在没有条件的医院，度过休克期后，可择时实施相关手术。但是这样，也许会因各种严重并发症，失去最佳手术时机。

2）本例救治排序：① 结肠造瘘：在抗休克的同时，实施结肠造瘘，将降结肠置于腹部并固定后，暂不做造瘘瘘口切开，待整个手术后，再行结肠瘘口切开术。这样做的目的在于预防手术入路与创面的感染。因为髋部、臀部和股部的伤口相对处于间接半开放伤状态，处理髋臼骨折与软组织伤的时间一般在8小时以上。这样可避免伤口由污染期进入感染期。② 止血措施：在快速完成结肠造瘘后，抗休克状态仍在持续，即刻采取紧急止血措

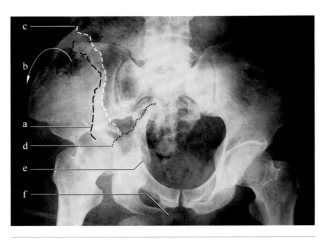

图10-33　Bap2δ型髋臼骨折受伤当日急诊骨盆前后位摄片

a. 所示虚线显示前柱弓状线邻近骶髂关节部位的髂骨骨折线，起于髂骨后翼，经髂窝后缘，止于弓状线起始部和坐骨大切迹的前下缘。b. 所示虚线显示大半髂骨骨折；因髂腰肌、臀肌的作用，向上和向外侧翻转，并向盆腔侧移位。c. 所示虚线显示位于髂骨部位的骨折线。观察a、c所示的骨折线，发现重叠性变位。d. 所示虚线显示髂耻线、髂坐线的中断与变位：髋臼前柱壁髂耻线的骨折部位在弓状线后1/3，即骶髂关节起始部，髋臼后柱壁髂坐线的骨折位置在坐骨大切迹前缘。观察髋臼后柱壁骨折的远端显著向骨盆腔的内上侧移位：越过骶骨孔，几乎接近骶骨中线部位。如此"尖刀"样骨折断端，常直接威胁和损伤直肠所在的解剖部位。e. 髂耻线的中断与变形，骨折部位在髂耻隆起部的远端。由于坐骨部的内移和向后旋转而与髂耻隆起部骨折端相重叠。f. 耻骨下支的轻度变位骨折。上述分析显示：髂骨与方区连同坐骨部形成浮动状态

施：经腹膜外入路，术者右手中、示指盲潜腹膜后，将腹主动脉下端，压迫于L3-L4的前缘，阻断血流，快速挤压输血，将血容量恢复到肾小球滤过压指数。然后间断阻断腹主动脉血流，完成髂内动脉的结扎，为Bap2δ型髋臼骨折的复位固定创造条件。③ Bap2δ型髋臼骨折复位固定。④ 处理臀部、股部（15%）皮肤广泛剥脱伤及部分臀肌挫灭伤。⑤ 处理左、右足踝骨折合并皮肤挫裂伤。

（3）相关手术图解：见图10-34~10-45。

值得注意的是，在新鲜骨折的条件下，尽管后柱的方区部、后壁部、坐骨部存在整体的显著变位，但在真骨盆环和弓状线，即髋臼前柱壁达到解剖复位与固定，往往其髋臼后柱壁的变位也能恢复正常解剖位置。反之，也有类似情况。但这种情况多见于弓状线简单横断和后柱、坐骨部基本完整。本例在完成了浮动髂骨与弓状线的解剖复位后，其后柱

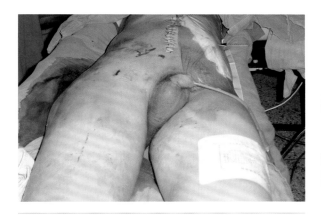

图 10-34　患者行急诊手术

箭头显示将侧结肠置于腹外，瘘口暂不切开。消毒后，应用贴膜封闭。同时显示右侧腰部、臀部与大腿部隆起，指压为浮动漂浮感

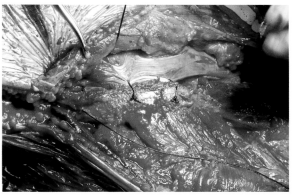

图 10-37　腹股沟处皮肤剥脱

将腹股沟韧带与缝匠肌等相缝合，以保护股动脉鞘

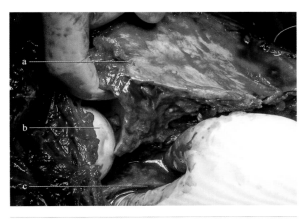

图 10-35　间断阻断腹主动脉与结扎髂内动脉后，显露股骨头与骨折端的情况

a. 髂骨浮动状态。b. 股骨头与臼顶处。c. 方区上缘，即弓状线中 1/3 处的骨折

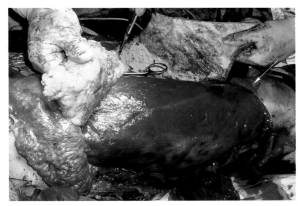

图 10-38　右大腿皮肤剥脱情况

切除肌筋膜与股骨外侧阔筋膜张肌的筋膜部分，显露肌肉的情况。箭头显示大腿皮肤剥脱的下端位置在髌骨上缘

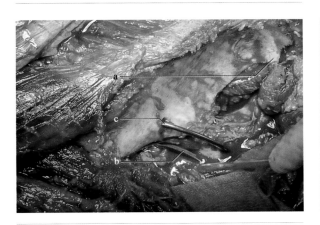

图 10-36　骨折复位与部分固定的情况

a. 髂骨后翼上部的骨折复位情况，正待固定。b. 弓状线起始部与骶骨处，应用 ATMFS 中的反向弓齿钉固定，其反弧形与骶髂处的解剖形态相匹配。c. 弓状线后 1/3 段上缘与骶骨处的固定状态。然后沿弓状线前行，继续进行髂耻粗隆部的骨折复位与固定

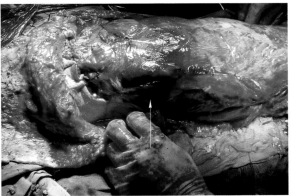

图 10-39　腰部与臀部的皮肤剥脱

箭头显示臀大肌部分挫裂坏死，局部清创术后的情况

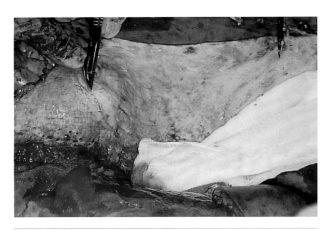

图 10-40 将皮肤修剪成中厚皮片

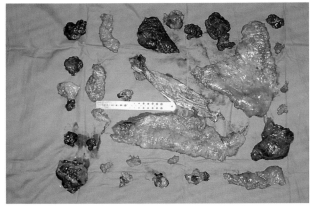

图 10-43 切除的脂肪与坏死的肌肉组织（图片中的钢尺长 20 cm）

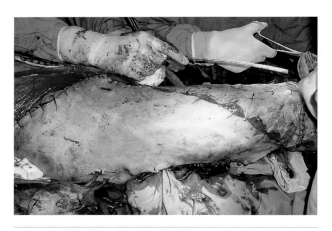

图 10-41 将整张中厚皮片，在适度的张力下，进行皮片与皮片间、皮片与肌肉间的缝合固定

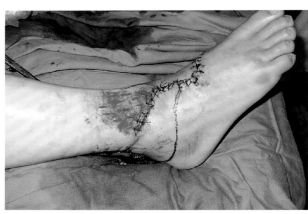

图 10-44 右足踝清创减压，骨折内固定术后

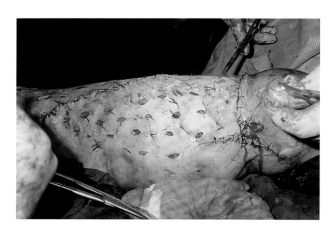

图 10-42 在中厚皮片上，网状减张，以利引流

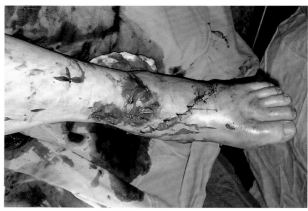

图 10-45 左足踝清创减压，踝脱位复位与骨折内固定术后

的骨折也得到了复位。

（4）术后资料：① 术后第5日影像资料。② 术后第5日创面观。③ 术后第9个月影像资料。④ 术后第9个月创面愈合情况：术后第9个月，患者要求实施髋人工关节置换术（图10-46~10-51）。

2. 本例体会与思考

（1）关于迅速止血：快速临时经腹膜外入路，指压腹主动脉和结扎髂内动脉的思路与方法，对于控制出血，在新鲜 Bap2 δ 型髋臼骨折的处理上起了积极和重要的作用。

（2）关于多科联手：分析本病例的诊断，先多科

联手、后处理主次矛盾，一次性完成创伤性休克、骨折、直肠破裂、皮肤剥脱等处理，是"生命绿色通道"的基本经验。为减少日后术后并发症创造了条件。

（3）关于"头臼对应"解剖关系丢失的原因：本例 Bap2 δ 型髋臼骨折，术后第5日，骨盆前后位摄片显示达到了满意的解剖复位。为什么术后第9个月，髋臼负重区与股骨头的对应部分，出现双向的、关节对应关系的解剖轮廓的丧失？其丧失与常见的缺血性坏死的解剖影像有类似特征，似乎难以用股骨头缺血来解释区别。

笔者认为：这是"头臼对应"张力性损伤。原

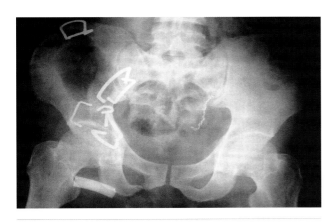

图10-46　术后第5日,拍摄的骨盆前后位片
显示双侧髂翼、弓状线和髋关节呈现对称性的解剖关系。一般而言,臼顶没有粉碎骨折,其关节的功能预后应该是乐观的

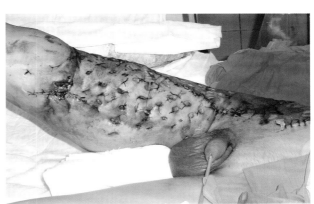

图10-48　仰卧位,可见大腿内侧中厚整张网状植皮情况

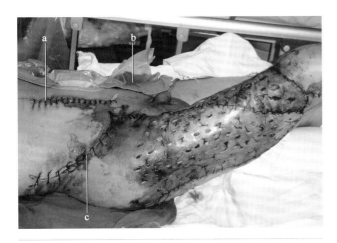

图10-47　患者术后第5日,取仰卧位,可见腹股沟处和大腿外侧中厚整张网状植皮情况
a. 腹部切口。b. 结肠造瘘处。c. 髋臼前髂腹股沟入路切口

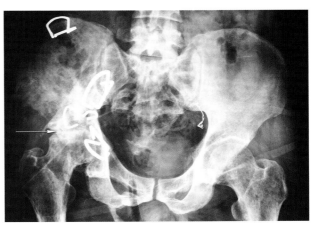

图10-49　术后第9个月骨盆前后位X线摄片
箭头显示股骨头与臼顶负重的对应处,股骨头塌陷与臼顶线负重区域消失。"头臼对应"解剖复位状态下出现这种现象的原因见"本例体会"

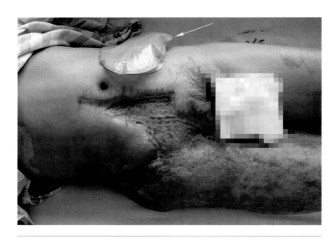

图10-50　患者仰卧位时右侧髋部情况

可见植皮愈合良好，但髋关节完全僵硬，完全丧失屈曲、内收、外展和内外旋转的功能。箭头显示永久性结肠造瘘处

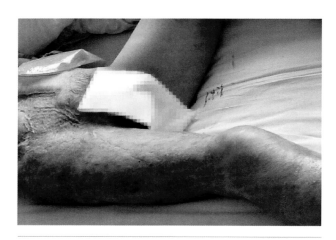

图10-51　右侧大腿植皮愈合良好

因如下：① 瘢痕性固定效应：髋关节周围软组织损伤，包括广泛的皮肤剥脱和网状植皮、部分臀肌的挫灭与清创等，后期的创伤愈合是以瘢痕化为特征，客观上起到了"固定"关节的作用。换言之，就是丢失了"头臼对应"的生理性的分荷应力。② 瘢痕化的挛缩与"固定"，使股骨头与臼顶之间产生了集中、长期的高压应力。推测这种高压应力导致了"头臼双向"的解剖轮廓丧失与坏死，这种张力性的"头臼双向应力性坏死"与髋关节周围瘢痕化固定有直接的因果关系。

（4）关于检讨与措施：本例的髋臼臼顶、股骨头没有骨折，术中也没有脱出股骨头的过程，复位

后呈现解剖复位与满意的固定状态，其预后应该理想。但非常遗憾，因髋关节周围瘢痕化固定，丧失了生理性条件，导致了患者"头臼双向应力性坏死"。如果早期认识到这一点，实施股骨髁上、胫骨结节骨牵引，可能会起到积极的预防作用，或许有可能避免这种情况的发生。

（5）关于关节置换术：本例术后第9个月，因髋关节"头臼双向应力性坏死"，患者要求关节置换。髋臼关节置换的适应证，应具备：① 真臼的骨量。这是稳定髋臼杯的基础，本例不存在问题。② 髋关节软组织动力装置的完整性，本例不具备，原因如下：一是髋相当部分的臀大肌、臀中肌、旋后肌群的挫灭与缺损，缺乏稳定性与动力性；二是缺乏髋部正常皮肤，而是植皮后的瘢痕化组织。在缺乏软组织动力的情况下，会显著影响关节置换术的疗效。

患者为男性，对髋关节功能的要求远远低于女性，笔者建议患者放弃关节置换，获得患者的理解。

三、髋臼Bmp3型骨折——隐匿性

（一）髋臼Bmp3型骨折概念

B代表髋臼任何二柱（壁）骨折。m代表髋臼中柱（壁）骨折。p代表髋臼后柱（壁）骨折。3代表髋臼损伤变数，即压缩性骨折、骨缺损。

（二）损伤机制与临床特点

髋臼Bmp3型骨折多见于半屈髋、屈膝内收位时，暴力经股骨头冲击髋臼"Y"形软骨后叉支融合上下部分，即髋臼中柱（臼顶）后壁和髋臼后柱（壁）的骨折。

髋臼Bmp3型骨折，常见带有软骨关节面的粉碎骨折块，散嵌于柱的骨松质内，形成压缩性骨折，使髋臼的解剖形态发生了骨缺损性的畸形空间。

髋臼Bmp3型骨折，其影像学特点为髂耻线、髂坐线往往完整无损，但髋臼后壁唇缘和臼顶线外侧缘出现变形与消失。股骨头与压缩的边界出现"类似关节样"的间隙。

值得注意的是，髋臼Bmp3型骨折，有时表现为隐匿性，往往被认为是简单髋臼骨折，导致治疗对策上的失误，其纠正措施：追加髂骨、闭孔斜位片和

2D、3D-CT 影像，综合分析，才能得出正确的诊断和选择恰当的治疗方案。

（三）讨论

髋臼 Bmp3 型骨折绝不是简单的髋臼骨折，恰恰相反，它是非常复杂和难以处理的髋臼骨折。难度在哪？ 这类骨折有一个重要的影响预后的因素——骨折碎片嵌入骨松质；若固定不是十分稳定，则术后也可能会因复位丢失而继发塌陷；由于髋臼中柱后壁（所谓的髋臼后上方）是负重区的一部分，这个地方的骨折尤其重要。

此部的负重区，正是髋臼中柱壁（臼顶）后侧的月状关节面，即髋臼后上壁，它位于"Y"形后支上部。换句话说，髋臼三柱壁理论将传统意义上的"髋臼后上壁"纳入髋臼中柱壁（臼顶）后侧壁。显然，如何恢复粉碎的月状关节面与股骨头实现稳定而有效的解剖性对应、生理性的负荷力学，才是治疗的关键要素。

（四）典型病例分析

1. 病例介绍　患者男性，26 岁，2006-12-26 车祸。诊断：左 Bmp3 型（隐匿性）髋臼骨折。伤后第7 天，实施手术治疗。

本例 Bmp3 型髋臼骨折，曾有如下经历：甲方医院医生对此漏诊；乙方医院医生诊为髋臼后壁简单骨折，无明显移位，保守治疗；丙方医院医生同意乙方医生意见。患者到上海长海医院，已经是第四家医院了。患者的就诊经历，至少说明了 Bmp3 型髋臼骨折具有隐匿性的特殊情况。

（1）影像资料：见图 10-52~10-56。

（2）临床对策：① 切开复位内固定术：通过上述影像学资料的分析，手术复位固定才能为"头臼对应"和实现同心髋创造条件。术中要点在于：如何将粉碎月状关节面与股骨头对应？ 如何处理骨量缺损？ 如何有效固定与达到早期功能训练的生理要求？ ② 保守治疗：股骨髁上、胫骨结节骨性牵引的临床意义一是有效的术前准备；二是保守治疗的必要条件。

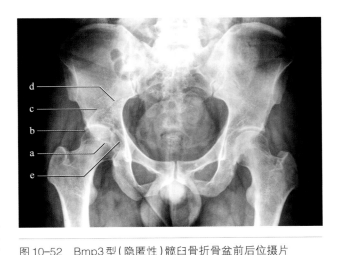

图 10-52　Bmp3 型（隐匿性）髋臼骨折骨盆前后位摄片

比较双侧髋关节，大体没有明显的差别，仅凭此片，在没有经验的医生，有可能实施保守治疗。a. 髋臼后壁唇缘线变形移位。参考对侧髋臼后唇缘线，可估计右侧后壁线的向内侧变位间距在 8 mm 左右。b. 髋关节的股骨头与臼顶线之间其关节间隙消失，几乎在重叠水平。这种现象提示三种可能性：一是后壁骨折导致股骨头失去稳定性，呈半脱位状态；二是中柱（臼顶）、后柱（壁）粉碎、压缩骨折，导致股骨头向后半脱位；三是前二者的混合性改变。c. 臼顶线上方出现骨密度增高的"骨缘"线。结合 a、b 的改变，提示中柱（臼顶）、后柱（壁）存在移位性骨折。d. 轻度移位的骨折线。骨折部位在坐骨大切迹上缘，向前下方向，经中柱后侧，指向臼顶线方向。e. 股骨头与压缩骨折的边缘，出现类似"关节间隙"的影像学改变。这种改变与半脱位或全脱位相伴，保守治疗无法纠正缺损的骨量空间，也就无法纠正脱位

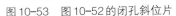

图 10-53　图 10-52 的闭孔斜位片

图像显示头臼出现非解剖对应状态——关节间隙变形。a. 髋臼后壁上移的骨折块。b. 显示：一是髋臼后壁唇缘线消失；二是髋臼后壁缺损；三是股骨头半脱位。c. 双向箭头分别指示股骨头的内侧缘和对应髋臼前柱耻骨部的月状关节面，观察其间距，估计股骨头离开耻骨部的月状关节面的距离在 15 mm 之上

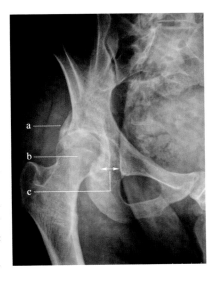

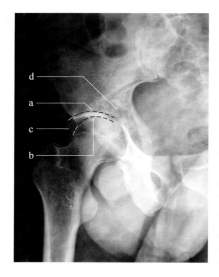

图 10-54　髂骨斜位片

a. 中柱（臼顶）的前柱壁线。b. 股骨头顶部的部分轮廓线。c. 显示 a、b 两线的非正常关节间隙的对应性状态，形成了股骨头与臼顶之间的弧角线，简称"头臼弧角线"。过大的头臼弧角线的出现，则提示髋臼中柱（臼顶）后壁和后柱（壁）的月状关节面部位存在压缩性骨折。d. 中柱后壁区域，即"g"区，出现骨密度相对不均质的凌乱影像，提示存在骨折变位与压缩

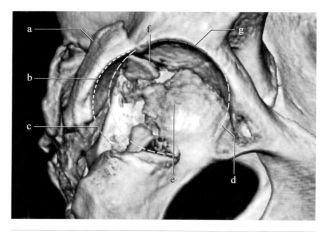

图 10-55　3D-CT 的髋臼正视成像

a. 髋臼后壁为主、中柱后壁为次的骨折块，骨折块的下端始于坐骨体上缘部，整个骨折块向后上移位。b. 标识的弧形虚线为移位的臼壁唇缘。c. 绿色虚线为 b 弧线的延续。图像显示，因为臼壁骨折块的向后上变位，此处为骨折断端的变位间距。d. 虚线为正常髋臼同心圆的解剖轮廓。应用此虚线比较 a、b、c，不难理解股骨头的脱位程度、冲击力的方向等因素。e. 后柱对应的大部分月状关节呈粉碎骨折并嵌入到后柱的骨松质内。f. 中柱后壁月状关节面的骨折块变位情况。显然，此带有月状关节面的骨折位于髋臼负重区域的后侧方，它的复位程度与否决定了对股骨头的磨损程度。g. 红色弧形虚线段为髋臼中柱（臼顶）的前柱壁唇缘线

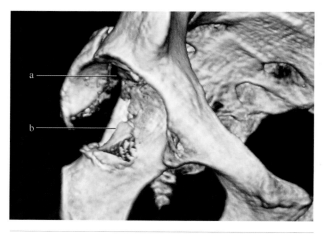

图 10-56　3D-CT 采用分离技术的髋臼闭孔斜位视图

可见髋后侧的巨大移位整体的骨折块，此骨块系髋臼中柱（臼顶）后壁与后柱后壁。a. 髋臼中柱（臼顶）后壁骨松质粉碎压缩骨折。b. 髋臼后柱骨松质处粉碎压缩骨折

　　笔者的经验，骨性牵引在一部分髋臼骨折变数 1 且不涉及髋臼中柱（臼顶）的情况下，是可取的有效措施。髋臼骨折变数 3 为压缩性骨缺损，骨牵引无法纠正骨量缺损的空间，若涉及中柱（臼顶）后壁骨折，保守治疗多继发髋关节脱位而致功能障碍。

　　（3）切开复位手术过程图解：2007-01-03，笔者对该病例采取以下措施：关节面撬拨复位；自体髂骨＋人工骨填补骨缺损；骨折块复位与 ATMFS 固定（图 10-57~10-68）。

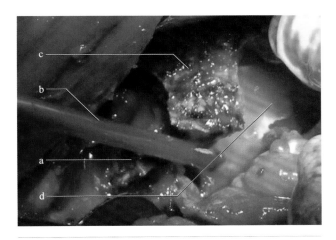

图 10-57　患者伤后 1 周，经髋外后侧入路显露

a. 髋臼后壁骨折块。b. 吸引管。c. 髋臼中柱（臼顶）后壁与后柱壁的另一骨折块。d. 股骨头的所在位置

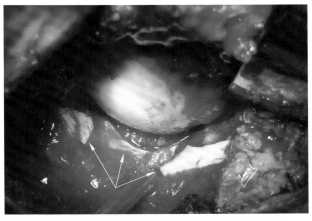

图 10-59　还纳股骨头于髋臼窝内的正确位置后

箭头分别显示被压缩与散嵌于骨松质内的、带有月状关节面的粉碎骨折块。观察股骨头与散嵌变位的月状关节面骨块之间的关系，翻转的角度已经远远超过 90°；同时反映了骨量缺损的空间体积

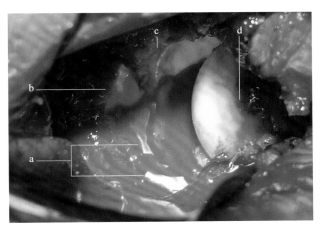

图 10-58　显露髋臼中柱（臼顶）后壁与髋臼后柱壁部，其粉碎月状关节面骨块嵌散于骨松质内

a. 在髋臼后柱的松质处，可见被嵌入的、带有月状关节面的粉碎骨折块。观察股骨头的正常位置与骨折块的关系，提示了在治疗对策上，应考虑如下问题：如何将粉碎的月状关节面骨块与股骨头对应？如何填补骨缺损的空间？如何实现稳定性的"头臼对应"？ b. 髋臼后壁的另一骨折块。c. 髋臼中柱（臼顶）后壁的骨折块。d. 股骨头的所在位置

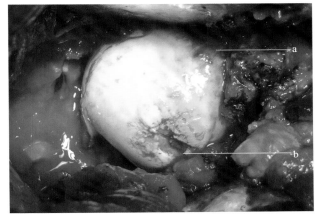

图 10-60　内旋股骨头外后侧受到的损伤

a. 股骨头在冲击髋臼时，其头颈部骨结构的微型创伤，可见淤血区域。这种改变，可能为后期股骨头缺血性坏死提供了条件。b. 股骨头下方在冲击时所致的创伤痕迹，出现少许的股骨头软骨面缺损

（4）术后资料：见图 10-69~10-78。

（5）早期门诊复查：患者自诉术后 2 个月已经下地与散步，并能生活自理。

（6）中长期随访资料：遗憾的是，本例患者联系信息改变，再未获得随访。

2. 本例体会与思考

（1）髋臼 Bmp3 型骨折多见，但隐匿性比较少见，容易漏诊。

（2）隐匿性髋臼 Bmp3 型骨折，在传统 X 线的标准摄片中，其压缩骨折往往不明显，需要追加

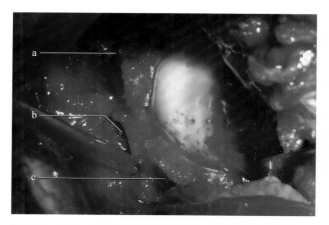

图10-61 距软骨关节面1~1.5 cm处,利用骨刀凿撬起嵌入在柱骨松质内的骨折块,并向股骨头方向复位与对应

a. 髋臼中柱(臼顶)后壁骨折块,见股骨头与凿撬的骨块关节面相吻合。b. 髋臼后柱壁骨松质内的骨折块,已与股骨头相对应。c. 接近坐骨体上方骨松质内的后柱壁骨折块,已与股骨头相对应

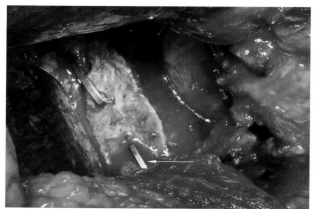

图10-64 应用弓齿钉将"壳样"骨折块初步固定

箭头显示弓齿钉的固定位置

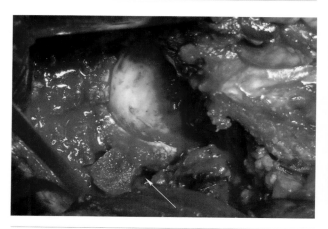

图10-62 应用自体髂骨块、同种异体骨、Wright人工骨等,填补骨刀所凿撬的骨缺损空间,即压缩骨缺损空间

箭头显示植骨填塞的情况。填充的强度应达到正常骨松质的强度

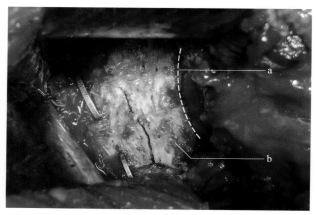

图10-65 将另一带有少许关节面的骨折块,还纳于正常位置

a. 弧形虚线为部分中柱后壁与髋臼后壁唇缘线的位置。b. 骨折块复位情况

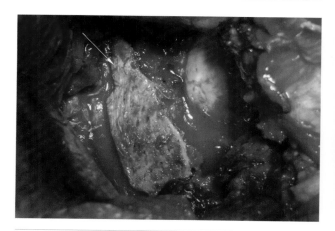

图10-63 将"壳样"骨皮质骨折块复位

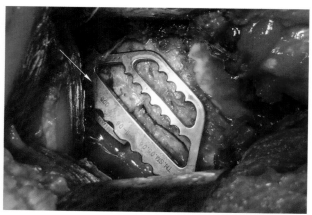

图10-66 应用ATMFS将髋臼中柱后壁与后柱壁骨折块固定于解剖位置

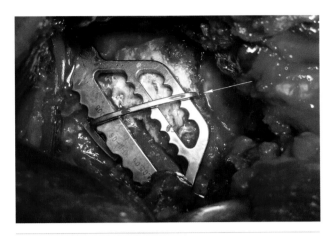

图10-67 应用ATMFS中的后柱壁导向固定器，将后柱壁"壳样"骨皮质骨折块与后柱壁网状固定器相作用，实施三维锁定性记忆固定

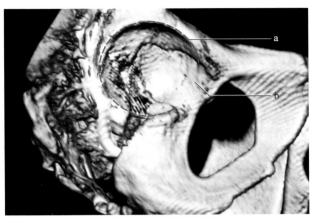

图10-70 髋臼3D-CT的正视成像
a. 虚线圆为髋臼唇缘的解剖标志线，可见同心圆与髋臼唇缘对应正确，提示移位的骨折块达到了解剖复位。b. 髋臼切迹处

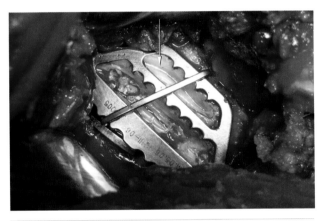

图10-68 应用薄层骨蜡封闭
目的在于预防可能发生的异位骨化，当然，其局部反复的冲洗与置放通畅的引流，对于预防异位骨化的发生同样十分重要

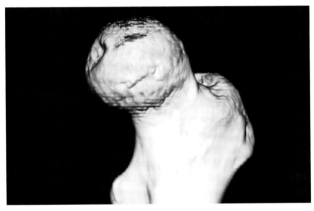

图10-71 股骨头3D-CT的前侧成像视图
示头形与成像密度呈均匀状态

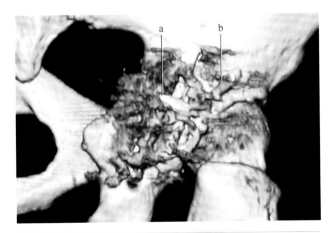

图10-69 术后第7天髋关节3D-CT的后侧视图
a. ATMFS固定物及髋臼后柱壁的位置。b. 髋臼中柱（臼顶）后壁的位置

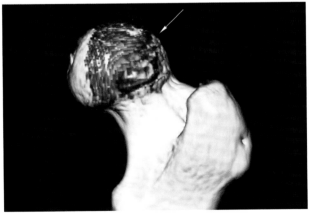

图10-72 3D-CT股骨头的后侧成像视图
箭头显示股骨头后外部的图像不如股骨头内侧光滑。术中可见股骨头的后外侧存在创伤性的淤血区域和头部的少许软骨损伤性缺损，这种图像的出现，与此密切相关

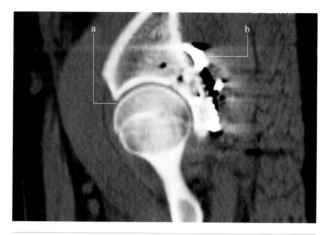

图 10-73 髋臼与股骨头最大对应状态下的 2D-CT 矢状面层断扫描

a. 髋臼与股骨头对应，呈现解剖性对应关系，表现为均匀性的关节间隙。b. ATMFS 固定骨折部位的情况

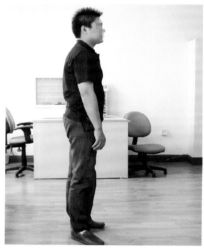

图 10-77 术后 4 个月 25 日患者站立的情景

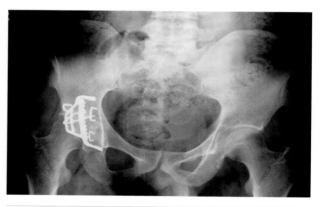

图 10-74 术后 4 个月 25 日拍摄的骨盆前后位片

比较两侧髋关节，处于对称状态

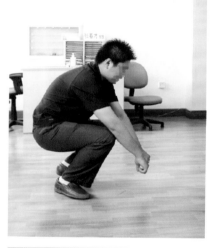

图 10-78 患者下蹲的情景

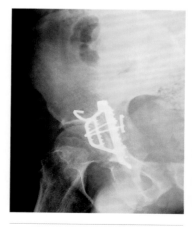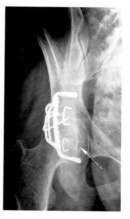

图 10-76 右侧髋闭孔斜位片

箭头显示密度增高的影像条，酷似股骨头的内侧"骨折"，实际系髋后壁缺损植骨填塞、骨折复位及固定件将之压缩的影像

图 10-75 右侧髋髂骨斜位片

可见头臼对应呈解剖状态，清晰可见已恢复的正常唇缘线

2D、3D-CT各方位侧面的扫描进行鉴定。

（3）复位固定术后，是否达到同心髋？应用3D-CT成像技术，是有效的检测手段。

（4）股骨头的部分挫伤，难以在影像学上加以表现，往往取决于术中的观察。多数文献主张，只要存在髋臼骨折与股骨头的损伤，则应视为关节置换的适应证，值得研究。

（5）本例的失访是十分遗憾的：患者是否继发了创伤髋关节炎？股骨头坏死与否？没有证据说明。但患者未再来院就诊，至少间接地说明了手术质量的可靠性。

四、髋臼Bmp2型骨折——隐匿性

（一）Bmp2型概念

B代表髋臼任何二柱（壁）骨折。m代表髋臼中柱（壁）骨折。p代表髋臼后柱（壁）骨折。2代表髋臼损伤变数，即粉碎性骨折。

（二）损伤机制与临床特点

髋臼Bmp2型骨折损伤机制与髋臼Bmp3型类似，其形态学上的显著差别：前者是粉碎骨折，后者是压缩骨折（参考本节髋臼Bmp3型骨折）。这种差别，多与创伤能量、暴力方向、骨质强度等因素相关。

髋臼Bmp2型骨折的诊断并不困难，但极个别病例为隐匿性，急诊摄片的骨盆前后位片酷似正常片，往往漏诊。

（三）讨论

髋臼Bmp2型骨折，在骨折定位方面，明确指出骨折部位在髋臼中柱（臼顶）后壁和髋臼后柱壁，在损伤程度上，指明是粉碎骨折。

髋臼Bmp2型骨折类似AO分类分型中的A2范畴，臼顶与后柱相混杂，粉碎与压缩相混杂，缺乏明确的定位与损伤程度的鉴别。

一般而言，髋臼后柱壁的粉碎复位与固定，并不十分困难。可是一旦涉及髋臼中柱（臼顶）后壁的粉碎骨折，其处理则相当困难。难度一：髋臼中柱（臼顶）后壁的解剖特点，即"g"区，难以置放钢板。难度二："g"区的粉碎骨折块、钢板的局限性，使相互间难以形成稳定性固定。

（四）典型病例分析

1. 病例介绍　患者男性，54岁，2009-05-04车祸。诊断：右髋Bmp2型（隐匿性）髋臼骨折。伤后第14日获得手术治疗。

患者自诉，伤后的3日里，因为疼痛，先后就诊了甲、乙两家医院，均因甲院的骨盆X线摄片正常，诊为右髋软组织损伤，告知吃点伤药、休息1~2周即可恢复。5月7日，患者如厕时，突然感到右髋"咕嘟"的响声并伴随疼痛加剧，立即就诊丙院急诊，丙院医生同样因甲院的摄片而视为正常，没有做体检，也没有做出进一步行相关影像学检查的决定。在该患者的强烈要求下，丙院予其做了CT检查，结果与甲院的摄片出现了截然相反的诊断。

（1）影像资料：见图10-79~10-85。

根据上述影像学的观察与分析，连续三家医院的医生，均诊断为右侧髋关节软组织损伤，让患者回家休息，是有一定依据的。难道这张骨盆前后位片果真"正常"吗？详见图10-80。

观察髋臼后柱远端的骨折断端，呈"尖刀"样改变，直刺坐骨大切迹的下缘。出现这种关系，需特别警惕并发臀上动、静脉及坐骨神经的损伤；也是术中复位与固定时，尤其要谨慎注意的。一旦在该处误断了臀上动、静脉，动脉往往缩进盆

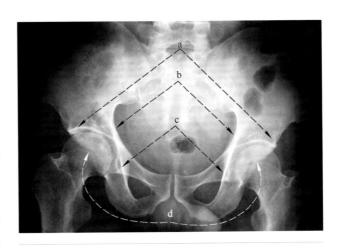

图10-79　患者受伤当日骨盆前后位摄片
a. 两侧臼顶线对称，呈解剖连续性状态。b. 两侧髂耻线呈解剖性对称形态。c. 两侧髂坐线对称于解剖形态。d. 两侧髋臼后唇缘线处于正常对称的解剖位置。同时观察两侧髋关节的头臼对应关系，同样表现为正常对称状态

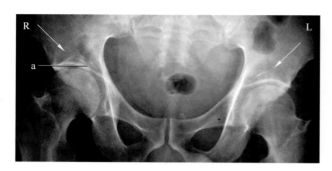

图10-80　图10-79的复制，仅仅显示双侧髋臼臼顶部的照片

右侧髋关节臼顶线之上出现一座"雪山"样改变。在"雪山"的上方，出现骨密度减低的区域。这种影像特征，多提示在髋臼中柱（臼顶）后壁存在粉碎（压缩）骨折。换言之，骨折部位在"g"区域，也就是在"Y"形软骨后支骨骺融合处之上的部位。观察a所示的臼顶与股骨头的对应关节间隙，再与对侧相比较，则发现：尽管臼顶线没有中断，但有轻微的变形。这些影像学的改变，应特别警惕骨折的存在，为避免漏诊，加拍髂骨斜位片、闭孔斜位片，必要时行2D-CT、3D-CT扫描，进行排查。左侧髋关节臼顶线之上同部位的骨质，没有"雪山"和上方骨密度减低样改变，酷似"草原"样图像，如果摄片质量佳，可见中柱基底部，即臼顶部的骨小梁呈纵向分布的特点，形象比喻为"草原下雨"。再观察箭头方向的"一丝"密度增高的白线，它是什么？它是中柱壁夹角，即"g"区域上缘线的位置

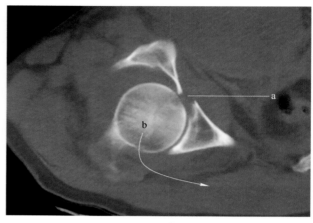

图10-82　髋臼与股骨头最大接触面积的横断面扫描

a. 显示髋臼方区偏后柱壁上方的骨折已发生变位。b. 箭头显示股骨头与髋臼后壁骨折，共同向后内侧旋转变位，其股骨头与髋臼前柱壁分离，头臼之间脱离了解剖对应性状态

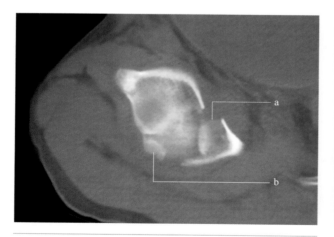

图10-81　患者伤后在家休息3日后，丙院的CT检查图像

a. 髋臼中柱（臼顶）后壁骨松质的变位骨折，其骨块带有关节软骨。b. 该部的另一骨折块

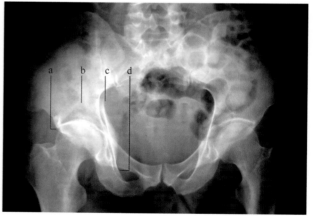

图10-83　伤后第10日，患者就诊长海医院要求手术治疗，复查的骨盆前后位摄片

a. 股骨头顶部的球形与臼顶线相重叠，提示股骨头向后侧轻度半脱位。b. 显示了"雪山"样特征。c. 髂坐线于坐骨大切迹处中断，其远端略向骨盆内侧移位，表明髋臼后柱存在骨折与变位。d. 显示的骨折线系c所示骨折线的延续，经坐骨小切迹与坐骨体之间而下行，进入闭孔区域

腔，导致在该体位下难以控制的大出血。观察图10-85b、c两箭头的分离与变位程度，已证后柱壁的变位程度，但在骨盆前后位片中，确没有充分得到表达。

（2）切开复位手术过程图解：伤后第14天，在上海长海医院接受手术治疗（图10-86~10-91）。

（3）术后资料：① 术后影像资料（图10-92~10-94）。② 术后早期功能训练（图10-95、10-96）。

（4）随访资料：失访。

2. 本例体会

（1）交通伤为高能量损伤，仔细询问病史、详细体检和针对性的、常规影像资料的获得是必需的。

（2）隐匿性的髋臼骨折十分少见，本例影像资料臼顶线上的"雪山"现象，往往提示髋臼中柱（臼顶）后侧基底粉碎（压缩）骨折。观察对侧臼顶线上"草原下雨"的影像，可能是避免漏诊的经验之谈。

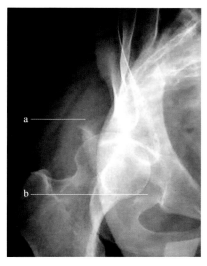

图10-84　右髋闭孔斜位片
a. 髋臼中柱（臼顶）后壁骨折块，向后上移位。b. 股骨头与耻骨对应支的月状关节面之间，其关节间隙畸形加大，股骨头呈向后上半脱位

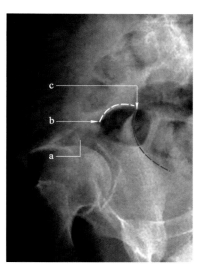

图10-85　髂骨斜位片
a. 臼顶线的中断与变位，骨折部位波及中柱基底（臼顶）的骨松质，即上述"雪山"的底座。b. 弧形虚线为坐骨大切迹，箭头处为髂坐线中断处，即骨折近侧骨断端。c. 弧形虚线为中断的髂坐线远端，箭头显示坐骨大切迹前下骨折断端

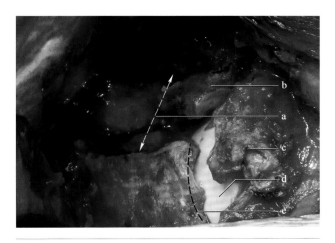

图10-86　经髋外后入路显露
a. 双向箭头显示骨折变位的距离，其髋臼后柱壁远端向后内旋转。b. 位于髋臼中柱（臼顶）后壁的、带有关节面的骨折块。c. 髋关节囊已从髋臼唇缘处分离。d. 股骨头部分裸露。e. 弧形虚线为髋臼后壁唇缘

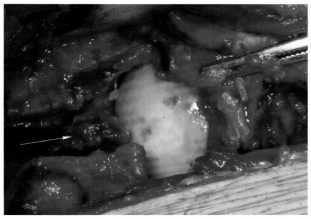

图10-87　进一步显露
箭头显示中柱后壁部（臼顶）后侧的、带有关节软骨的粉碎骨折块

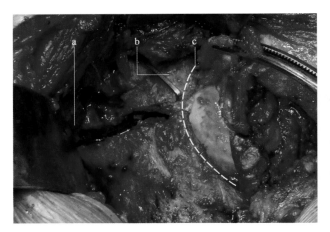

图 10-88　适当松解骨折块的远近端，初步复位固定的情景
a. 位于坐骨大切迹前下方的骨折缝隙。b. 应用ATMFS初步锁定骨折块。c. 弧形虚线为髋臼中柱（臼顶）后壁与臼后壁的唇缘线

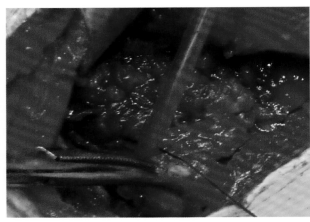

图 10-91　完成髋臼关节囊的缝合与软组织覆盖固定器

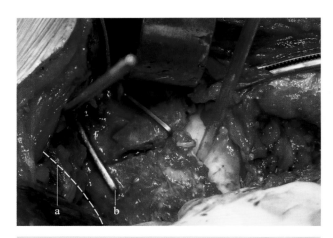

图 10-89　应用弓齿钉固定髋臼后柱的情景
a. 弧形虚线为坐骨大切迹至坐骨小切迹之间的嵴线部位，在其嵴线的右侧，可见弓齿钉植入的部位。b. 弓齿钉的远端臂支插入髋臼后柱骨折远端位置

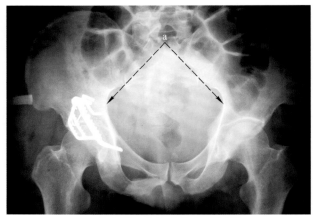

图 10-92　术后第1日的骨盆前后位片
可见右侧髋臼ATMFS固定物的所在位置。观察两侧"头臼对应"的关系，呈解剖形态。a. 双向箭头分指呈对称形态的髂坐线。根据受伤时骨盆前后位片的"特殊经历"，判断是否属于"解剖复位"则离不开髂骨和闭孔斜位片的支持

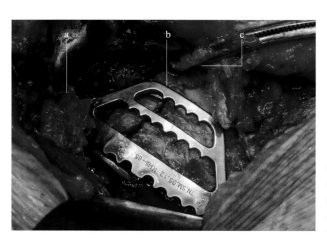

图 10-90　植入ATMFS的网状固定器
a. 植入的固定器臂支的位置。b. 固定器的臼壁缘与髋臼唇缘相一致。观察网缘支的凹陷处，为穿入缝合线，缝合髋臼关节囊，起到稳定髋关节的作用。c. 髋臼关节囊，准备与凹陷处相缝合的情景

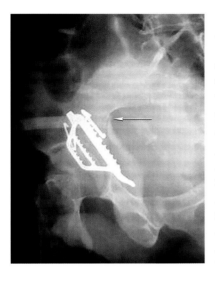

图10-93　右髋髂骨斜位片

箭头显示坐骨大切迹前下方的骨折线，已经达到解剖复位状态。这种复位状态为头臼的解剖对应创造了条件。但不容忽视的是，这种类型的骨折，股骨头与中柱（臼顶）后部的冲击力大于对后柱壁，可能存在股骨头内部的微型损伤，警惕股骨头缺血性坏死的发生

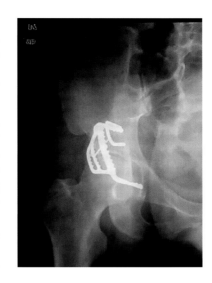

图10-94　右侧髋臼闭孔斜位片，头臼呈解剖对应状态

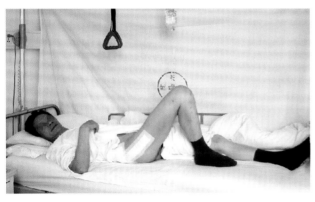

图10-95　术后第5日，患者能主动屈髋75°

术后功能训练：主动、渐进、增强＋太极拳式

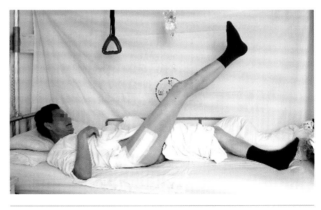

图10-96　患者能主动抬高患肢45°

叮嘱患者在床上扭动臀部，戏称"床上迪斯科"，目的在于分解"头臼对应"中的应力集中，降低股骨头缺血性坏死的概率

（3）髋臼月状关节面与股骨头的解剖对应、软组织的解剖性重建，是获得早期功能训练的基本保证。

五、髋臼 Bap2αⅢ型骨折

（一）Bap2αⅢ型概念

B代表髋臼二柱（壁）变位骨折，即髋臼前、中、后柱（壁）的任何二柱（壁）骨折。a代表髋臼前柱（壁）骨折。p代表髋臼后柱（壁）骨折。2代表髋臼损伤变数，即粉碎骨折。α代表骶髂复合体处损伤（骨折），呈水平方向的分离（移位）。Ⅲ代表股骨转子部骨折。

（二）损伤机制与临床特点

Bap2αⅢ型骨折的形成机制比较复杂，与能量、方向、部位的相关瞬间变数有关。它不仅导致了髋臼的前（a）、后（p）柱壁的粉碎骨折，而且出现了更复杂的损伤变数：一是骨盆后环骶髂复合体的关节分离（骨折），常见的是骶髂关节分离（α），分离方向表现为横行水平位。二是股骨近端关节的股骨转子部变位骨折（Ⅲ）。所以，这些损伤的变数，其能量必定不是简单的直线运动。

在临床上，Bap2αⅢ型骨折若没有明显的巨大腹膜后血肿而形成的出血性休克，医生有足够的时间思考治疗方案：如何将ap2的骨折部位与变数、α骶髂复合体变数和Ⅲ股骨近端关节转子损伤变数三者合理有序地结合，以重建解剖形态。

Bap2αⅢ型骨折是否是髋关节置换的适应证

是临床经常讨论的问题。因为损伤变数Ⅲ在转子部，血运丰富，可能对股骨头坏死的影响概率不及变数Ⅰ、Ⅱ那么大。

（三）讨论

应用ABC髋臼骨折损伤变数定位系统所划分的Bap2αⅢ型骨折，不但明确了髋臼骨折的具体骨折部位，而且损伤变数代表了大量、烦琐的文字描述，如：髋臼变数2指粉碎骨折；骨盆损伤变数α指骶髂复合体分离（骨折）且呈水平方向变位；股骨近端损伤变数Ⅲ指股骨转子部变位骨折。笔者的研究发现，髋臼骨折合并α、β、γ、δ的骨盆损伤变数并非少见，同时合并Ⅰ、Ⅱ、Ⅲ、Ⅳ虽然少见，但也客观存在。

试想一下，如果将髋臼Bap2αⅢ型骨折与髋臼Ap1型骨折（单纯髋臼后柱壁骨折变位）相比较，首先在"质"上失去了可比性，若混在一起讨论，则缺乏逻辑性。复习文献，这种情况十分多见。

（四）典型病例分析

1. 病例介绍　患者男性，45岁，2003-01-12车祸。诊断：右侧髋臼Bap2αⅢ型骨折。伤后第7日获手术治疗。患者出院后失去联系。

（1）影像学分析：图10-97~10-102。

（2）临床对策：① 右侧髋臼Bap2αⅢ型骨折解剖形态重建术：对新鲜骨折而言，复位与固定相对容易。实现"头臼对应"性重建术，一是要完成股骨颈基底、股骨大转子和股骨的复位与固定；二是要完成骶髂关节分离和髋臼前、后柱壁的解剖复位与固定。因为股骨转子部的血运丰富，相对而言股骨头成活的概率比较高。一旦发生股骨头的缺血性坏死，其"头臼对应"重建术的解剖形态，也为关节置换提供了解剖形态方面的保障。至于如何完成髋臼Bap2αⅢ型骨折的相关变数与先后顺序，则视术者与团队的经验而定。笔者处理的先后顺序是：Ⅲ、α、ap2。② 择期同时（分期）行右侧髋关节置换术：虽然关节置换术是治疗髋臼Bap2αⅢ型骨折的有效措施，但对于青壮年而言，其慎重多于积极。

（3）髋臼Bap2αⅢ型骨折重建术后资料：2003-01-18，患者在湖南省人民医院接受重建术。术后27日，患者屈髋达80°（图10-103）。

（4）随访资料：失访。

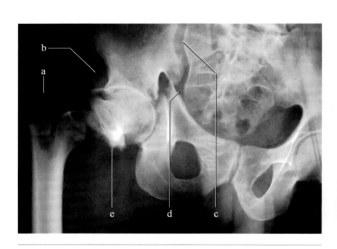

图10-97　右侧髋臼Bap2αⅢ型骨折患者受伤当日右侧髋关节部的前后位摄片
a.股骨大转子部骨折，呈粉碎性向上变位。b.髋臼后壁部分骨折块向外上变位。c.骶髂关节呈水平开书样分离，因同时存在髋臼前后柱壁骨折，整个髂骨向外下翻转。d.髂耻线、髂坐线中断与变形，分别提示髋臼前柱壁骨折的部位在髂耻隆起部的近端，其远端向内侧移位；髋臼后柱壁的骨折位置在坐骨大切迹的前下方。e.股骨颈基底与转子部骨折，可见股骨头的游离状态。分析a~e的变化，右半骨盆、股骨头、股骨干处于浮动状态

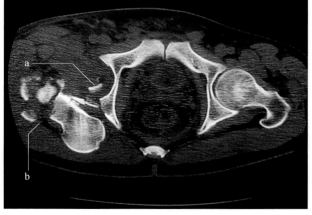

图10-98　受伤当日2D-CT髋臼与股骨头在最大接触面积上的横断面扫描
a.关节腔内粉碎的、带有关节面的碎骨折块，同时可见髋臼后壁的粉碎骨折断面。股骨头呈现髋臼后上脱位。b.股骨大转子部呈现卫星状粉碎骨折。观察股骨颈的断面，为股骨颈基底部

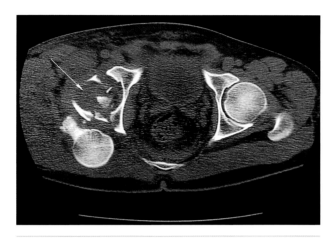

图10-99 箭头显示臼窝内的粉碎骨折块，同时见髋臼后壁的粉碎骨折

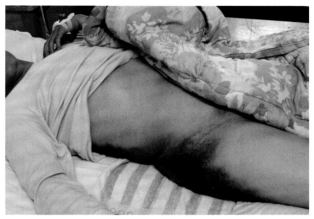

图10-102 伤后第5日的右侧腰、臀和股骨近端部位的照片

可见明显的皮下淤血扩散，说明股骨转子部的粉碎骨折出血，并导致皮下淤血的扩散。当然，需要排除可能存在的凝血机制障碍性疾病

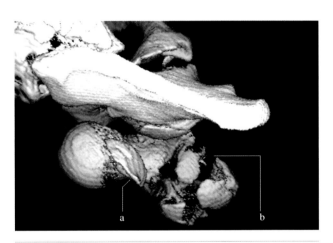

图10-100 伤日3D-CT股骨头、股骨颈与股骨转子的髋后成像

a.髋臼后壁游离的骨折块，位于股骨头、颈部位。b.股骨大转子粉碎骨折，并见股骨颈基底部与股骨粉碎转子部的骨折变位状态

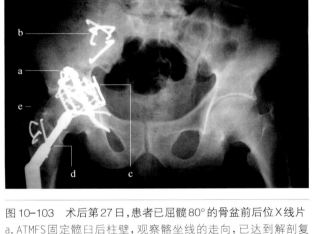

图10-103 术后第27日，患者已屈髋80°的骨盆前后位X线片

a.ATMFS固定髋臼后柱壁，观察髂坐线的走向，已达到解剖复位。b.ATMFS固定骶髂关节，比较对称，已经回归于解剖位。c.ATMFS固定髋臼前柱壁的情景，观察髂耻线的走向，弓状线已达到解剖复位。d.DHS固定股骨转子、股骨颈基底部，在总体的轴向与股骨距方面呈解剖复位，难觅骨折线。e.股骨大转子外侧近皮质处的骨片，仍然存在骨折裂隙。但骨折裂隙位置没有涉及转子的顶部，也就是说，对臀中肌的牵拉，基本不受影响

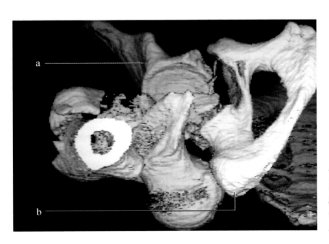

图10-101 股骨头呈翻转状态，其股骨头"枕"在坐骨体部

a.整个髋臼中柱（臼顶）的前、后壁关节面完整无损。b.坐骨结节的位置

2. 本例体会

（1）髋臼Bap2αⅢ型骨折，若条件可行，尽量争取一次性完成损伤变数的手术。

（2）关于复位固定顺序，笔者的体会是，首先利用K-L入路，复位与固定股骨转子部骨折。然后，经髂腹股沟入路，复位固定分离的骶髂关节。最后复位与固定髋臼的前、后柱壁。因为股骨近端的完整性，有利于髋臼前、后柱壁复位时的位置调整；骶髂关节的稳定，有利于骨折远端对其形成复位。

（3）Bap2αⅢ型骨折涉及股骨头相关血运，是否发生缺血性坏死的随访需在5年以上。显然，本例的失访是种遗憾。一般而言，患者感觉良好，则不来复查；患者一旦感觉不适，则会主动就医。

第三节　新鲜C类髋臼骨折

一、髋臼C3δ型骨折合并直肠破裂及皮肤感染、臀肌坏死

（一）C3δ型概念

C代表髋臼三柱（壁）变位骨折，即髋臼前、中（臼顶）、后柱（壁）的混合性骨折。3代表髋臼压缩骨折（骨缺损）。δ代表单（双）侧骶髂复合体分离（骨折）；耻骨联合分离（耻骨上、下支变位骨折）。δ导致骨盆前、后环破坏，呈浮动状态，其变位方向多与垂直、横行、斜行、旋转等相交错。

（二）损伤机制与临床特点

髋臼C3δ型骨折的形成机制远非髋臼后壁骨折那么简单，造成它的主要因素：一是暴力冲击的强度大，二是瞬间能量与体位的方向变化大，三是继发性损伤能量大。

髋臼C3δ型骨折在影像学的特征是：① 髋臼的髂坐线、髂耻线、臼顶线中断与变形。② 骨盆与髋臼的解剖连续性不仅遭到破坏，而且出现严重变形，主要表现在真假骨盆环完全遭到破坏，重点在骶髂复合体与耻骨联合部。

髋臼C3δ型骨折的临床表现极为复杂与严重。整体而言，常因δ损伤变数形成浮动性骨盆，导致巨大的腹膜后血肿、出血性休克、直肠破裂、膀胱破裂、尿道断裂、泌尿生殖系统的损伤。若救治成功，也常因各种合并伤与相关部位的感染，使治疗趋向复杂化。如何处理髋臼骨折，已是次要矛盾。在后续的治疗中，部分伤员常因感染与内环境的失衡和多器官的衰减而死亡。显然，在我国车辆、道路、人口等因素比例失衡的今天，其挑战的严峻性，远远超过欧美。

（三）讨论

髋臼C3δ型骨折，在AO的髋臼分类分型中，勉强类似C3，仅仅涉及骶髂关节的骨折，而没有耻骨联合部的分离（骨折），其典型病例，也未见与髋臼C3δ型骨折相类似的图片。

根据髋臼C3δ型骨折的概念，在救治方面，δ损伤变数是首要矛盾，只有控制δ变数，才有条件处理其他相关损伤。如是否一次性、多科联手处理直肠损伤、恢复骨盆环的稳定性、重建"头臼对应"的解剖关系等，仍然是需要探索的难题。

髋臼C3δ型骨折的诊断，对于医生而言，起到了"望型生策"的指导作用。从某种程度上，克服了Marvin Tile的困惑："尽管完全分类法对于研究预后和结果是必要的，但对于制定个体化的治疗方案并不那么重要。"在很大程度上，实现了他的一个追求："可以帮助医生针对任何具体的患者制订合理的治疗方案。"

（四）典型病例分析

1. 病例介绍　患者男性，40岁，2002-07-31发生车祸。当地医院抗休克成功。伤后第8日，伤员神志介于恍惚与清醒之间，体温38.5℃。诊断：创伤失血性休克；直肠破裂；左侧臀、股部皮肤挫伤合并感染；腰背皮肤挫伤合并感染；左侧坐骨神经损伤；左侧髋臼C3δ型骨折。

（1）相关资料：见图10-104~10-106。

观察患者影像资料后的整体印象是整个骨盆与髋臼均处于浮动性状态。观察图10-104中逆时针数字1、2、3、4、5、6、7所标示的区域，皆因失去连续性而处于游离与浮动。换言之，仅仅从复位固定而言，只有首先重建骨盆环，才有条件考虑重建髋臼。

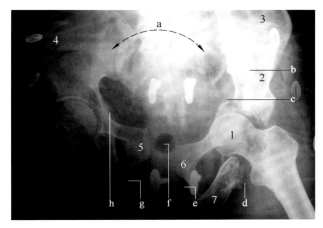

图 10-104　C3δ型髋臼骨折前后位片
a. 箭头显示双侧骶髂关节水平位与上下的严重分离。b. 臼顶上方与弓状线劈裂、移位的骨折块。c. 髂耻线的中断与变位，骨折在髂耻隆起部的近端，其远端向内侧变位。d. 髂坐线的中断与变位，骨折位置在坐骨大切迹的前下方和坐骨体的上方。其后柱的分离将突向内后上的股骨颈形成"纽扣"式和酷似中心性脱位与嵌夹。e. 耻骨下支骨折，观察 d、e 之间的坐骨部分，呈游离状态并向后翻转。f. 耻骨联合严重的左右与上下分离。g. 对侧耻骨下支骨折、闭孔变形，提示其上支骨折，所以存在旋转。h. 对侧耻骨上支骨折，位于髂耻隆起部的近端，几乎涉及关节

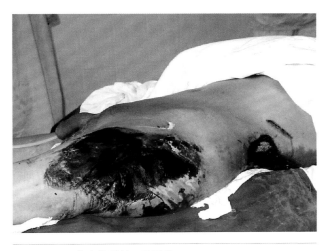

图 10-105　患者伤后第 8 日图片
显示左臀、股皮肤挫伤涂以甲紫（龙胆紫）溶液。皮肤挫伤面积约 3%，局部缺失正常弹性，估计部分臀肌有坏死，表面皮肤感染面积约 1.5%

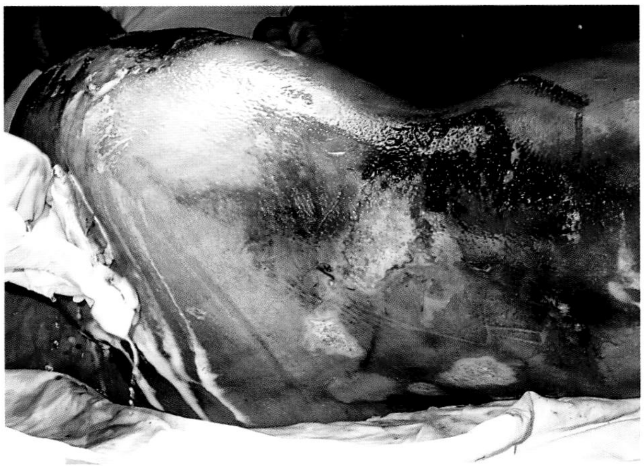

图 10-106　显示腰背皮肤挫伤面积约 8%，感染面积约 2%

　　（2）治疗措施与思考：① "急诊"手术治疗：伤后第 8 日，休克基本获得控制，但由于直肠的破裂与创面感染，体温 38.5℃，已经成为主要矛盾。显然，如果立即行结肠造瘘术腰、臀、股感染创面清创术，左臀肌肉坏死组织清除术，骨盆支架、内固定术等，则具有相当大的风险性。② 分期手术治疗：先行感染创面清创术、结肠造瘘术和骨盆支架固定术。术后一段时间，观察臀肌坏死、感染与否，实施坏死组织切除、清创术。然后，视结肠瘘口还纳与否，再考虑后期可否行人工关节置换、旷置术。

　　（3）相关左侧髋臼 C3δ 型骨折图解：2002-08-08，即伤后第 8 日，在杭州解放军 117 医院接受手术

（图 10-107~10-110）。

　　（4）门诊复查资料：术后第 22 个月，即 2004-06-08，患者首次来院复查，右髋处于伸直僵直状态，呈"跛拐状"步态（图 10-111~10-115）。要求实施人工髋关节置换术。

　　2. 本例启示与检讨

　　（1）伤后第 8 日进行"急诊"相关联合手术，无论是伤情的严重程度还是手术本身的利弊，均危及患者生命。所幸患者渡过风险，这得益于杭州解放军 117 医院的救治水平。在术后 22 个月，患者能以"跛拐状步态"来复诊，令人欣慰。本例在手术适应证方面，仍须探索。在成功与否方面，彰显了救治领域的偶然性与必然性，值得进一步研究。

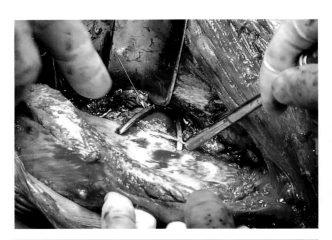

图 10-107 经改良髂腹股沟入路，显露左侧骶髂关节，完成复位与固定

箭头显示其中一枚弓齿钉已将骶髂关节固定，然后完成耻骨联合的复位与固定

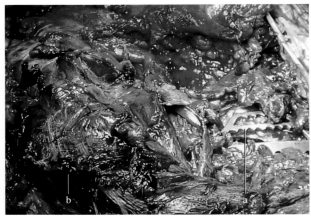

图 10-110 完成固定髋臼中柱（臼顶）后壁和后柱壁部分

a. ATMFS 网状固定器，已完成臼柱壁的固定。b. 尚待进一步清除的变性坏死的肌肉

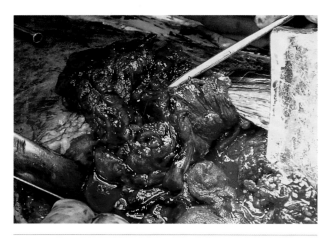

图 10-108 经 K-L 入路，显露臀大肌、臀中肌与梨状肌呈大面积的变性坏死

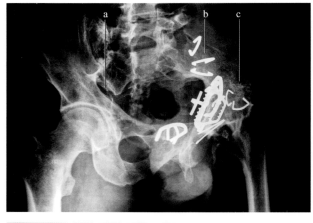

图 10-111 术后 22 个月的骨盆前后位摄片，呈畸形改变

a. 右侧骶髂关节呈显著的上、下变位，严重改变了伤时 X 线片所显示的水平位分离。这种继发性的上下分离与下列因素相关：局部缺乏内固定；术后伤侧缺乏骨牵引；较早负重。b. 左侧骶髂关节已呈骨性融合于解剖固定位。c. 髋关节的股骨头与髋臼出现骨性融合状态

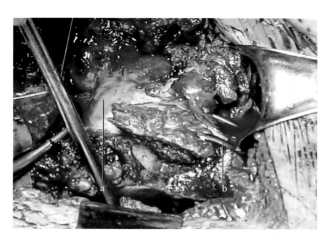

图 10-109 复位与固定中柱（臼顶）后壁与后柱壁的粉碎与压缩骨折块

a. 股骨头，以其为"模具"，将骨折块按其解剖关系一一对应。b. 应用弓齿钉初步固定粉碎的骨折块

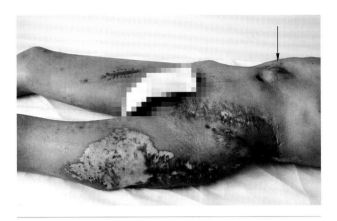

图 10-112　术后第 22 个月患者仰卧位照片
可见髋臼前入路的瘢痕和臀、股部皮肤挫伤愈合的瘢痕。箭头显示结肠造瘘已经还纳并愈合

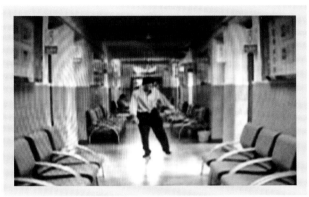

图 10-114　步态视频截图
左下肢起步，因髋关节骨性融合，由腰代偿，下肢呈外划弧步的状态

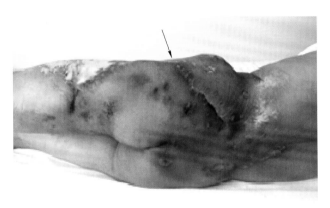

图 10-113　患者右侧卧位照片
可见腰部皮肤挫伤愈合的瘢痕。箭头显示 K-L 入路瘢痕，同时显示因臀部肌肉的缺损而呈下陷的畸形状态

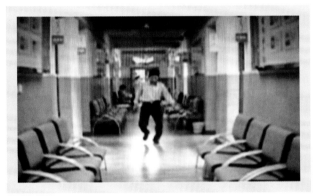

图 10-115　左下肢足部落地负重状态

（2）右侧骶髂关节当初的水平位分离，术后因负重而上下变位，提示了在髋臼 C3δ 型骨折中，不能仅仅固定一侧。尽管当时不适合同时双侧骶髂关节进行内固定，但可通过微创方法，给予右侧骶髂关节的固定或进行必要时段的骨牵引，可能不会出现术后 22 个月的变位。

（3）至于是否实施左侧人工关节置换术，患者接受了医生的否定性意见。因为左侧臀部肌肉的缺损、残存肌肉的失用、变性、瘢痕等，无法恢复正常的运动装置。显然，在行走的步态上，在患者心中留下了遗憾。

（4）关于左侧髋关节融合，与下列因素有关：① 如前所述的暴力创伤程度。② 复位质量。③ 髋关节 "高张力" 继发性损伤，可能是最关键的要素。瘢痕挛缩性固定，应力高度集中，为 "髋关节融合" 的形成创造了条件。

二、髋臼 C2αⅡ型骨折合并胸肋、上肢多处骨折

（一）C2αⅡ型概念

C 代表髋臼前、中、后三柱（壁）混合骨折。2 代表髋臼损伤变数，即粉碎骨折。α 代表骶髂复合体处损伤（骨折），呈水平方向的分离（移位）。Ⅱ 代表股骨颈骨折。

（二）损伤机制与临床特点

髋臼C2αⅡ型骨折的形成机制比较复杂，多为能量、方向、部位的变数转化所致。这些能量不仅造成了髋臼三柱壁的混合骨折，而且同时破坏了骶髂复合体稳定性和股骨近端关节的骨折。

髋臼C2αⅡ型骨折，尽管存在骨盆后环的α损伤变数，如果损伤较轻，很少出现失血性休克。治疗往往集中在：如何完成髋臼骨折与Ⅱ损伤变数，即"头臼双向"骨折的解剖复位与固定。关于Ⅱ损伤变数的股骨颈骨折，固定后股骨头是否发生缺血性坏死？是否是关节置换的适应证？在临床对策上，存在争议。

髋臼C2αⅡ型骨折有时合并多发伤，如胸肋骨折和上、下肢骨折等，导致治疗的复杂性与多样性：胸肋骨折是否存在血气胸？髋臼C2αⅡ型骨折，是先复位固定股骨颈骨折，还是先复位固定髋臼骨折？如何选择入路兼顾的前、中、后柱壁？α损伤变数是微创固定，还是在入路中完成？是分期手术治疗，还是先后不同部位一次性完成手术？

（三）讨论

髋臼C2αⅡ型骨折，若去掉α、Ⅱ这两个损伤变数，在AO的分类分型中，属复杂的横行B类骨折，修整因子为a1~a4。这种划分，笔者认为其最大的局限性是忽视了髋臼中（臼顶）柱壁的重要作用。涉及髋臼中（臼顶）柱壁的骨折，最多见的是其后侧壁——传统上习惯称为髋臼后上壁，即笔者提出的"g"区。

髋臼C2型骨折合并骨盆环的破坏比较常见；同时合并股骨近端关节的骨折，也并非罕见。所以，客观上存在髋臼、骨盆、股骨近端关节的混合性骨折，就有必要视为整体去思考。毫无疑问，若将髋臼C2αⅡ型骨折与髋臼C2型骨折相比较，则沦为"非逻辑"骨折，也就失去了"同质"语言的交流意义。

（四）典型病例分析

1. 病例介绍　患者女性，44岁，2004-03-13发生车祸。诊断：右侧髋臼C2αⅡ型骨折；右胸第3、第4、第5、第6肋骨骨折；左肱骨干中下段粉碎骨折合并桡神经损伤；右尺、桡骨双骨折；左髋后柱壁线性骨折。伤后第17日，患者获手术治疗。

（1）影像学分析：见图10-116~10-128。

比较两侧的髋关节冠状面的扫描图像与标示，得出结论：① 股骨头脱位。② 股骨颈头下型骨折。③ 股骨头向后翻转90°以上。

（2）临床对策

1）髋臼C2αⅡ型骨折重建术：患者伤后第17日，生命体征稳定，可以接受一次性手术。尽管此时其骨折的复位与固定相对比较容易，但如果实现了重建，问题在于后期是否会出现股骨头的缺血性坏死和创伤性关节炎。笔者认为，下列因素直接（间接）与股骨头的坏死、创伤性关节炎的发生率密切

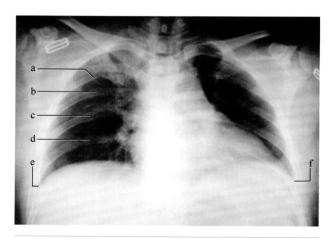

图10-116　患者伤后第10日胸部前后位片
a、b、c、d分别提示右侧胸第3、第4、第5、第6肋骨骨折。e、f显示左右侧肋角清晰的影像

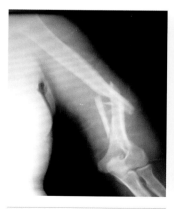

图10-117　左肱骨下1/3处粉碎骨折，合并桡神经损伤

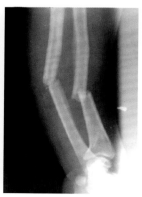

图10-118　右侧尺桡骨双骨折，几乎在同一水平面，提示直接暴力伤所致骨折

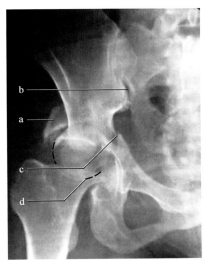

图10-119 右髋臼C2αⅡ型骨折伤后第10日,右侧骨盆前后位摄片类似闭孔位

a.髋臼中柱(臼顶)后壁与髋臼后壁的骨折块,向后上变位。b.右侧骶髂关节轻度开书样的分离。c.同时提示髂耻线、髂坐线的中断与变位,分别提示髋臼前柱壁骨折位置在髂耻隆起部的近端;髋臼后柱壁骨折部位,在坐骨大切迹的前下方。由于髋臼前、后柱壁的骨折与骶髂关节的分离,其游离的整个髂骨呈外后上方向旋转。d.少见的、极易漏诊的影像学改变。观察沿股骨头解剖轮廓所标志的两处虚线,了解股骨头的位置与髋臼臼顶线相重叠,提示股骨头呈髋部后上脱位;再观察股骨距与股骨头的解剖轮廓线,呈非解剖关系,则多提示存在股骨颈骨折。综上分析,出现了两个明显的浮动区域:一是离断的股骨头;二是髂骨

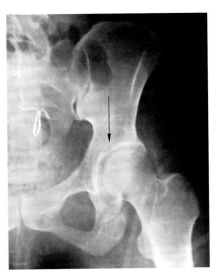

图10-120 左侧类似骨盆前后位摄片

箭头显示髋臼后柱壁处隐约可辨的骨折线,没有发生变位

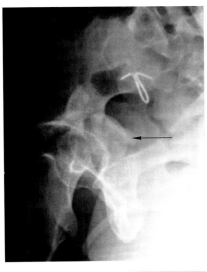

图10-121 右侧髋髂骨斜位摄片

箭头显示股骨头的脱位位置,参考上图的分析,观察箭头所示股骨头轮廓位置与股骨距的关系,提示间距变长,也间接暗示股骨颈的骨折

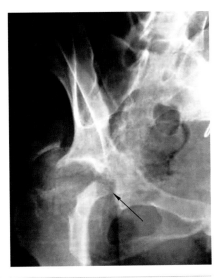

图10-122 右侧髋斜闭孔位摄片

比较臼顶线、移位的骨块、股骨头解剖轮廓的相互位置,明显提示股骨头不但脱位,而且向后方翻转。再观察股骨头几乎完整的解剖轮廓,坐落在股骨转子窝之上,并与之相重叠;如箭头提示的股骨距位置,推测股骨颈与股骨头下部存在骨折,并翻转80°~90°的变位

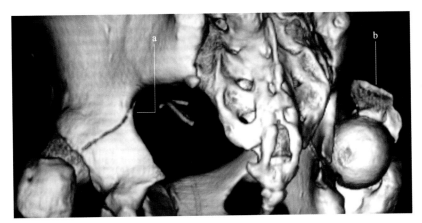

图10-123 髋部3D-CT的后视图,佐证X线摄片分析是否准确

a.左侧髋臼后柱壁骨折裂隙。b.右髋臼臼顶后壁与髋臼后壁的移位骨折块及股骨头后上脱位图像。如果将两侧股骨转子的图像加以比较,则发现右侧出现股骨头与股骨转子呈不对称状态,提示股骨颈存在骨折

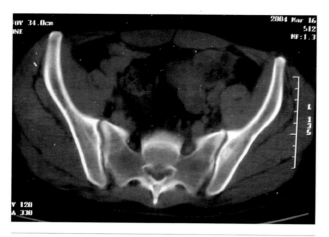

图 10-124　2D-CT 的骶髂关节

发现两侧呈解剖对称状态，几乎没有什么差异。但应警惕：骶髂关节的分离与回位之间，往往出现影像学上的这种"假象"。鉴别方法：麻醉状态下骨盆挤压分离试验，可获得证实

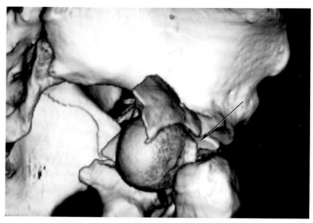

图 10-127　右侧髋关节的 3D-CT 后视图像

箭头处直观显示了股骨颈骨折与变位图像

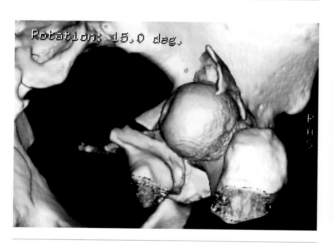

图 10-125　右侧髋部的后视 3D-CT 图像

可明显观察到股骨头冲击臼顶后壁与髋臼后壁为主的骨折块图像。值得思考的是：股骨大转子的位置与股骨头的位置是否正常

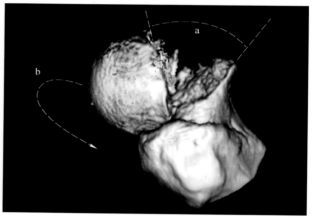

图 10-128　将股骨头、股骨颈、股骨转子与髋臼分离后，显示股骨颈头下骨折与翻转的 3D-CT 图像

a. 显示股骨颈头下骨折所形成的夹角，大约为 40°。b. 箭头显示股骨头向后翻转 90° 以上

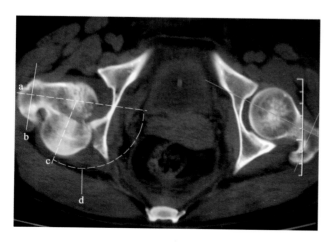

图 10-126　髋关节的 2D-CT 冠状面的扫描

参考左侧髋臼图像所做的绿色标志线，发现股骨头、股骨颈的轴向线与转子股骨颈基底结合处的线呈垂直关系。再观察右侧髋关节图像，则显示：a. 显示自股骨转子、经股骨颈方向标志一虚线，发现股骨头不在标志线上。b. 显示在股骨转子与 a 线相垂直的正常状态。c. 显示在股骨头中心做一与 a 线相交的虚线。d. 虚线显示 a 与 c 相交的夹角弧线

相关：臼顶后壁与髋臼前、后柱壁是否解剖复位？其月状关节面能否与股骨头对应恢复到生理性的吻合？复位固定后，能否于解剖形态下在骨断端提供一定的应力值？其固定能否适应早期的生理性负荷训练？

股骨头成活与否，其影响因素一是来自股骨头头下骨折，其血运情况遭到严重破坏；二是来自髋臼的月状关节面是否达到解剖复位，关系到软骨间摩擦系数与负重。若如期所愿，可能会减少创伤性关节炎与股骨头坏死的概率，这仍然是探索中的难题。

鉴于患者44岁，中年妇女，难以接受关节置换术，但愿意接受重建解剖形态的手术。

根据本病例的具体伤情，股骨头坏死的概率比较高。一旦发生股骨头的坏死，那么本次手术的唯一优点是：重建了一个解剖形态的髋臼，为置换术提供了解剖生理性的环境，有利于提高髋关节置换术的质量。

2）关节置换术：髋关节置换术是治疗髋臼C2αⅡ型骨折的适应证，也是目前的有效措施。但必须在髋臼骨折复位固定后，实施关节置换。反之，则存在非对称性同心髋、臼杯不稳等问题，必定影响关节置换的质量。

（3）术中相关图解：2004-03-30，患者在包头接受手术。全麻下，采取髋前后联合入路，一次性完成髋臼C2αⅡ型骨折重建术。手术顺序：股骨颈头下骨折固定；骶髂关节固定；髋臼前柱弓状线固定；髋臼中柱后壁与后柱壁固定；肱骨与尺、桡骨固定（图10-129~10-132）。

将图10-130的"离体"股骨头再行解剖位固定，能成活吗？

（4）术后资料：见图10-133~10-140。

（5）门诊复查资料

1）术后第10个月：患者女性，2005-01-26，从外地来上海长海医院复查。主诉：术后半年上班，生活同伤前水平，只是在阴雨天，右髋关节出现酸沉感。体检示双髋伸屈、内收外展、内外旋同健侧髋关节（图10-141~10-145）。

2）术后2年10个月11天：该患者于2007-02-09第二次来上海长海医院复查。主诉一切正常，右髋酸沉感与天气的相关性减少。体检：双髋关节功能对称，无功能障碍，患者当场还表演了一段蒙古舞蹈（图10-146~10-157）。患者要求取出内固定物，鉴于骨盆、髋臼处的内固定物深在，损伤大，建议不必取出，仅取出肱骨、尺桡骨和股骨颈处的内固定物。

3）术后9年余，即2013-12-16电话追访信息：生活正常，快行略跛，不伴疼痛。推测股骨头可能出现问题，建议摄片邮来上海，希望获得资料，加以判断。

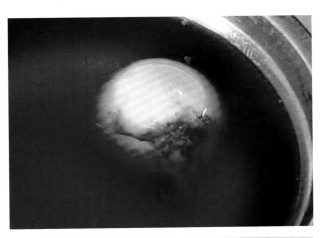

图10-129　术中；将已"游离"的股骨头取出，观察软骨关节面的球形照片

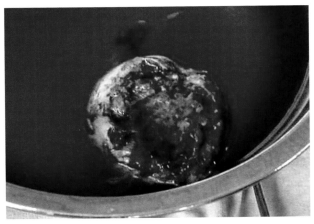

图10-130　股骨颈头下骨折断面观

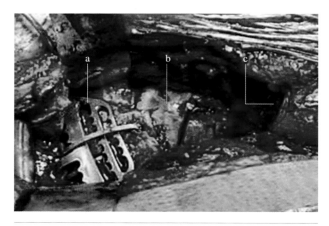

图 10-131 完成髋臼前柱壁弓状线的复位固定后，继续于髋外后入路＋股骨大转子后半截骨，完成臼顶后壁与髋臼后柱壁的复位与固定
a. ATMFS 固定骨折部的状态。b. 复位的股骨头。c. 股骨大转子后半截骨后的一个横断截面

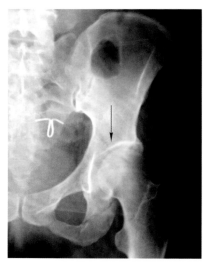

图 10-134 左侧骨盆前后位片
箭头显示左侧髋臼后柱、壁的骨折裂隙线，未行外科干预

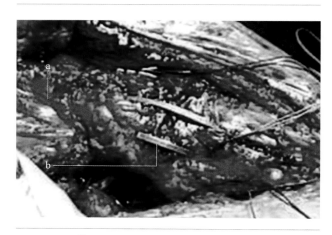

图 10-132 将股骨大转子后半截骨的骨块，应用转子固定导向固定器与弓齿钉，将其复位与固定
a. 臀中肌。b. 弓齿钉

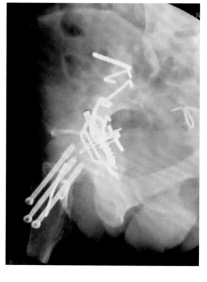

图 10-135 右侧髋髂骨斜位片
需要重点观察的是股骨头与髋臼的对应关系，目前虽然呈解剖关系，但随着时间的推移，这种解剖关系能支撑多久？也就是意味着股骨头能否成活

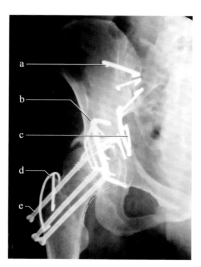

图 10-133 术后第 9 日拍摄的右髋关节的前后位片
a. 应用 ATMFS 弓齿钉将骶髂关节固定。经髋臼前入路，将弓状线复位固定后，发现髂骨翼仍不稳定，探查骶髂关节，发现存在骶髂关节的分离。所以，将平片与 CT 的资料综合分析，加上基本的物理检查，才能剔除 "假象"，避免漏诊。b. ATMFS 的网状固定器固定臼顶后壁与后柱壁的所在位置，其髂坐线呈解剖复位。c. ATMFS 固定弓状线，即真骨盆环–髋臼前柱壁，相当于髂耻隆起部的近端，髂耻线呈解剖复位。d. ATMFS 的股骨转子导向固定针，固定转子后半截骨的情景。e. 应用空心加压螺纹钉，固定股骨颈头下型骨折，观察股骨头与股骨颈的关系，呈解剖状态。观察右侧申通线，间接显示股骨头与髋臼的对应已达到解剖关系

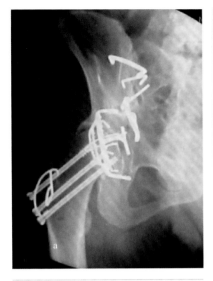

图 10-136 右侧髋闭孔斜位片

观察股骨颈的骨折处，难觅骨折线，提示加压固定于解剖位的效果相当显著

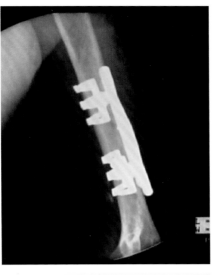

图 10-137 术后第9日拍摄的左肱骨侧位片

显示 SMC 固定骨折段的状态，其中曾应用一枚螺钉固定碟形骨折块，图像没有显示被 SMC 所遮挡

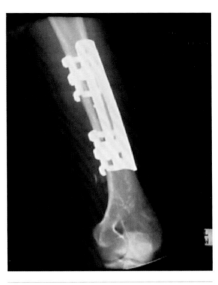

图 10-138 肱骨半正位片

显示呈解剖复位与固定状态

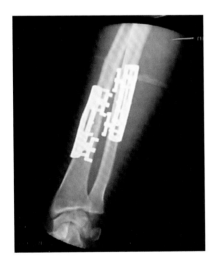

图 10-139 术后第9日的右侧尺、桡骨正片

SMC 固定于解剖位

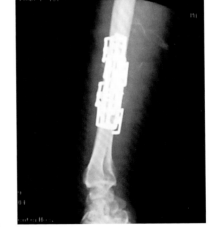

图 10-140 尺、桡骨侧位片

固定于解剖位

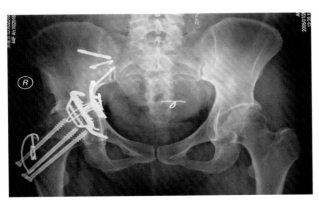

图 10-141 髋臼 C2 α Ⅱ 型骨折重建术后第 10 个月骨盆前后位片

显示两侧髋关节对称，股骨头头形呈解剖轮廓。右侧股骨头的骨密度类似健侧，没有缺血性坏死的影像学特征

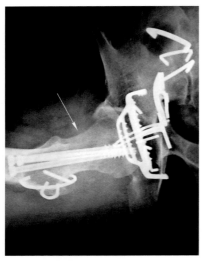

图 10-142　右髋侧位片

显示股骨头的骨密度，可见解剖轮廓，没有出现异常改变。股骨头头下骨折线亦似乎消失，箭头显示达到了骨性愈合水平

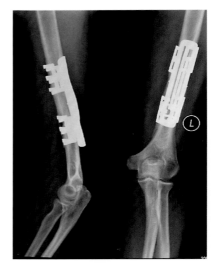

图 10-144　左侧肱骨骨折术后 10 个月复查片

呈骨样骨板样的骨性愈合，即既没有骨痂，也没有可分辨的应力遮挡性的骨萎缩

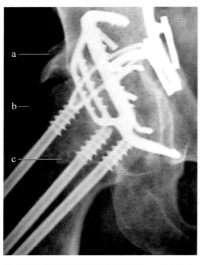

图 10-143　右髋关节正位片放大的图像

a. 髋臼臼顶后壁唇缘骨赘，呈成熟状态。b. 骨密度低而孤立的轻度异位骨化影像。c. 可见股骨头下骨折线愈合的模糊影像。整个股骨头显示其骨密度较高，这是否意味着股骨头缺血性坏死的前兆有待继续长期随访

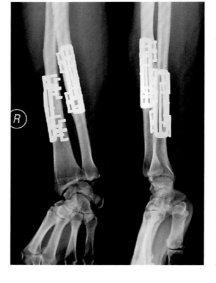

图 10-145　尺、桡骨骨折术后 10 个月复查片

呈骨样骨板样的骨性愈合，即既没有骨痂，也没有可分辨的应力遮挡性的骨萎缩

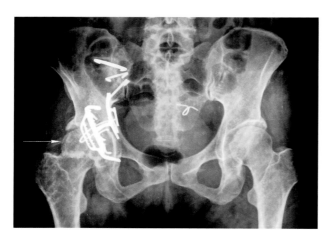

图 10-146　2007-02-07 取出右侧空心加压螺钉与股骨转子固定器术后第 2 日的骨盆前后位 X 线片

距 2004-03-30 的手术相隔 2 年 10 个月 11 天，对比两侧的骶髂关节、髂耻线、髂坐线、臼顶线、后壁唇缘线及髋关节的对称情况，达到基本解剖性对称状态。带着股骨头是否存活的疑问，观察股骨头的解剖形态：箭头显示股骨头的外侧头型不但存在，而且没有发现囊变与塌陷。但股骨头头下骨折的愈合线，其骨密度明显增高

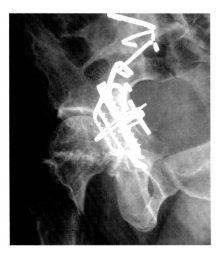

图 10-147 右髋髂骨斜位片

在股骨头的负重臼顶方向，同样观察到：股骨头的外侧头型不但存在，而且没有发现囊变与塌陷

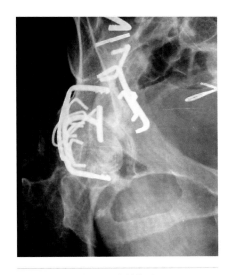

图 10-148 右髋闭孔斜位片

在股骨头的内侧位置，也同样观察到：股骨头的内侧头型不但存在，而且也没有发现囊变与塌陷

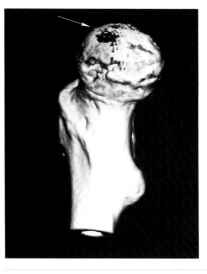

图 10-150 股骨头头顶和内侧面积的3D-CT扫描

股骨头的解剖轮廓存在，但箭头显示在股骨头的外上方出现"空洞"样图像，这图像可能与股骨头圆韧带的附着处相关。观察整个股骨头欠光滑，是否在提示股骨头血运与否所致质量的相关影像，只能在长期随访中获取答案

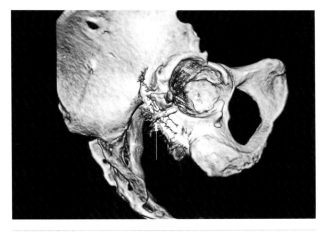

图 10-151 髋臼窝3D-C T 的正视图像

观察髋臼唇缘的内侧缘，呈解剖性改变，箭头显示锁定髋臼骨折的AMTFS固定物

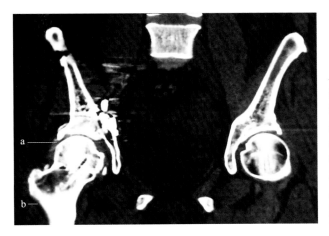

图 10-149 2007-02-13复查时的髋关节与股骨头、股骨颈部的2D-CT扫描，在右侧髋关节头臼对应最大表现面积的冠状面扫描

a. 显示股骨头与髋臼对应的解剖关系。比较两侧的股骨头部，骨密度比健侧增高，这提示股骨颈骨折与股骨头的成骨方面还存在差异，这些差异随着时间的推移，将如何演变？是否会导致股骨头的变形？至少在术后2年10个月11天的影像中，头形解剖轮廓完整。b. 显示已经将固定股骨头下骨折的空隙加压螺钉拔出

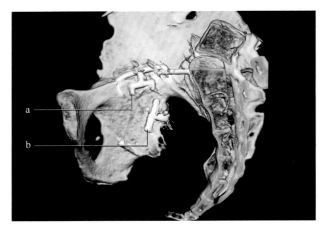

图 10-152　显示弓状线与方区的 3D-CT图像

a. 固定弓状线固定器、真骨盆环的情景，其挡板部分限制了弓状线内缘下方区部分的骨折再移位。b. 固定髋臼后柱壁网状固定器的挡板部分，同样在固定髋臼后柱壁的同时，限制了方区骨折的再移位

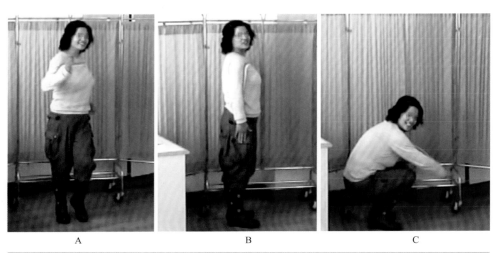

A　　　　　　　　　　B　　　　　　　　　　C

图 10-153　2007-01-23门诊复查时的视频截图

A、B、C分别显示舞蹈、站立与下蹲时的情景

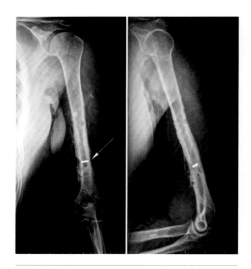

图 10-154　取出左侧肱骨SMC后第2天的肱骨正侧位片

箭头显示当初一枚固定骨折的螺丝钉断裂，本次拧断螺帽，未能取出的断钉钉体

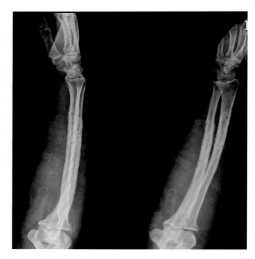

图 10-155　右侧尺桡骨正侧位片

一则呈骨板样替代，二则没有发现SMC对骨质的应力遮挡效应

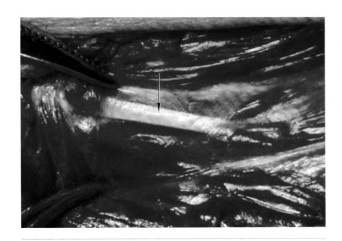

图 10-156 术中取 SMC 所见
发现 SMC 鹅体部表面被一层薄薄的组织膜所覆盖，其透明度如箭头所示：显示 SMC 优良的组织相容性

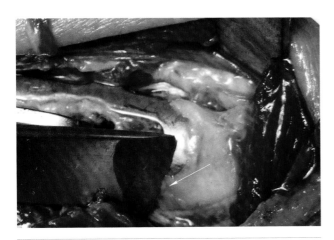

图 10-157 SMC 鹅体的端处被新生的骨质少许覆盖
如箭头所示，术中正在应用骨刀铲除包绕在 SMC 鹅端处的新生骨。历时 2 年 10 个月 11 天的这一现象令人鼓舞，说明 SMC 对于新生骨没有障碍作用，进一步佐证了 NT-SMA 卓越的组织相容性

2. 本例相关思考

（1）生物记忆材料 NT-SMA 的组织相容性是优良的。

（2）骨折部呈骨板状骨愈合是理想的骨折愈合形式。

（3）"离体"的股骨头在重建术后 2 年多仍成活，有待探索未知的相关因素。

（4）骶髂关节在影像学上的"正常位置"未必是真实现象。需要麻醉或术中的物理检查，方可确定其是否稳定。

（5）本例骨盆前后位片，若不加以细辨，容易导致股骨颈骨折的漏诊。提示我们若有条件，则需 2/3D-CT 扫描。

（6）关于复位与固定顺序。一般而言，笔者建议先复位与固定股骨颈，后复位与固定骶髂关节分离和髋臼前、后柱壁的骨折，如此存在以下有利因素：① 术中牵引下肢与屈髋，利于前入路髂腰肌的减张，便于复位与固定骶髂关节和前柱壁的骨折，同时起到腹股沟处的减张，在显露骨折复位与固定中，保护股动静脉鞘的过度牵张。② 术中牵引下肢与髋后伸，利于显露后柱壁的复位与固定，同时也可避免坐骨神经过度牵张而损伤。③ 股骨头处于正常位置，可为粉碎、压缩的髋臼骨折月状关节面的准确复位提供"模具"作用。

（7）本例髋臼 C2 α II 型骨折同时合并肱骨与尺、桡骨骨折，一次性同时先后处理，对于健康的创伤患者，在条件具备的情况下，应是个积极的治疗方案。

（8）本例对髋臼 C2 α II 型骨折实施了重建术。但也有学者主张应用全髋置换术来同时治疗髋臼骨折与股骨颈的骨折，其理由是，后期并发的髋关节创伤性关节炎与股骨头的缺血性坏死概率是相当高的。显然，视角的差异尚有异议，有待探索。

三、髋臼 C2 γ 型骨折与同侧 DHS 术后髋内翻

（一）髋臼 C2 γ 型概念

C 代表髋臼前、中、后三柱（壁）混合骨折。2 代表髋臼损伤变数，即粉碎骨折。γ 代表耻骨联合分离；单（双）侧耻骨上、下变位骨折。

（二）损伤机制与临床特点

高能量所致的髋臼 C2 γ 型骨折，涉及髋臼前、中（臼顶）、后柱（壁）的粉碎骨折合并耻骨联合分离；单（双）侧耻骨上、下变位骨折，在 1 299 侧髋臼骨折统计中，发生率为 34.1%。

髋臼 C2 γ 型骨折较单纯的 Bap2 γ 型骨折多了髋臼中柱（臼顶）骨折，这在以往的分类中处于模糊的概念。临床复位固定而言，如何将这粉碎的髋臼恢复到"同心圆"，则是提高手术质量的关键要素。

换言之，如果臼顶不在"同心圆"水平，其"头臼对应"则失去了解剖关系。

骨盆损伤变数定位的γ，如果耻骨上、下支没有明显的变位骨折，一般不会涉及尿道的断裂。但是，本例却发生了，推测原因可能与瞬间的暴力和骨盆、髋臼、软组织相作用，导致耻骨支骨折的方向、位置的变换有关，也就是说，影像学上耻骨支不明显的骨折，并不等于没有发生过瞬间的显著变位。这种瞬间的显著变位是与髋臼前、中、后柱壁粉碎骨折的显著变位共同完成的。此时变位距离达到了尿道断裂的程度。

"头臼对应"的另一要素是股骨近端关节是否正常。如果"头臼对应"的功能关系双方都不正常，如：股骨头、股骨颈、股骨转子骨折或此前术后的畸形等，在治疗的选项方面，可能面临着髋臼骨折复位固定、骨水泥型全髋置换、髋臼骨折复位固定＋生物型全髋置换等治疗对策的讨论。

（三）典型病例分析

1.病例介绍　患者男性，45岁，2007-03-08发生

车祸。在当地医院救治，伤后10天转入上海长海医院。诊断：左髋臼C2γ型骨折；左胫腓骨中上1/3骨折；右桡骨远端骨折；左跟骨骨折；尿道断裂会师＋膀胱造篓术后；左股骨转子骨折DHS内固定术后合并髋内翻。既往史，1998年，曾因左股骨转子骨折接受DHS内固定术。术后跛行、髋内翻、功能障碍。

入院后第10天，即2007-03-28，患者接受一次性髋臼骨折复位固定＋生物型全髋置换术。

（1）伤后影像学资料：见图10-158~10-170。

如果说3D-CT展示了髋臼骨折的外在形态，在术中复位与固定力点方面提供了信息；那么2D-CT不同断面的扫描，则会在髋臼骨折内在区域，更准确地揭示粉碎与压缩骨折的信息，而这些信息数

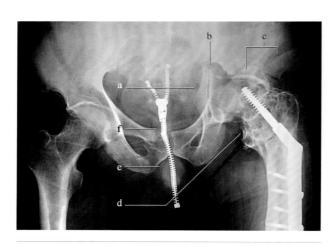

图10-158　伤日左髋臼C2γ型骨折前后位片
a.髂坐线向骨盆内侧移位4 cm以上，骨折断定在坐骨大切迹前下方。b.髂耻线缘下与方区部位存在变位性骨折，部分骨折线与弓状线相平行，同时向骨盆内侧移位，骨折端位于髂耻隆起部。c.髋臼中柱（臼顶）基底部骨折，其骨折线存在重叠错位、粉碎骨折。d.短缩的股骨颈部。观察整个股骨头顶部与股骨大转子顶部之间的距离，则为短缩与髋内翻。同时可见此前转子骨折的固定位置，螺钉偏上。观察双侧颈干角，似乎不支持左侧髋内翻，是否与旋后和非解剖位置相关？ e.对侧耻骨下支骨折。f.对侧耻骨上支耻骨结节处骨折与变位，酷似显著的"耻骨联合分离"。仅凭此像，很难与尿道断裂相联系

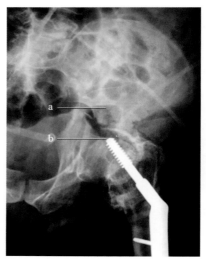

图10-159　左髋髂骨斜位片
a.臼顶线之上存在粉碎的骨折块。b.钉体端与股骨头的轮廓线"相吻"

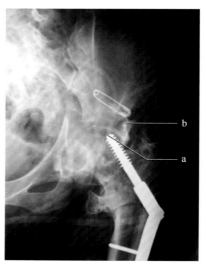

图10-160　左髋再次变换位置的X线片
a.钉体端位于股骨头的后侧，进入髋关节。b.中柱基底（臼顶线之上）外缘变位的骨折块

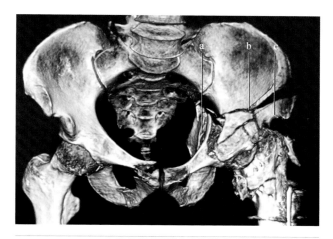

图 10-161　骨盆 3D-CT 的前视位图像
a. 髋臼前柱壁粉碎骨折。b. 髋臼中柱基底部粉碎骨折。c. 髋臼中柱前柱壁骨折

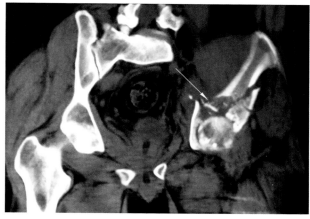

图 10-164　髋臼中柱基底（臼顶）部大部显示头臼对应的 2D-CT 冠状面扫描
箭头显示髋臼中柱基底部的粉碎骨折与变位

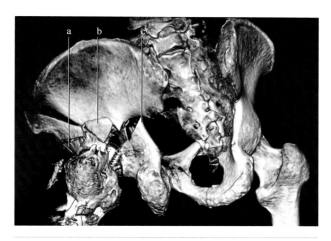

图 10-162　骨盆 3D-CT 的后斜视位图像
a. 髋臼中柱前壁骨折。b. 髋臼中柱后壁骨折。c. 髋臼后柱壁骨折。观察骨折端尖位置，为早期"Y"形软骨的髂骨与坐骨在后视图的融合位置。骨折断端的远端坐骨部分，比较充分地显示了髋臼后柱壁的区域

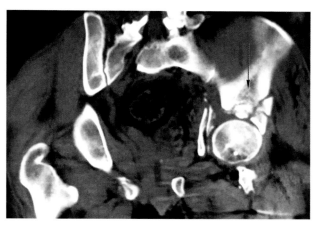

图 10-165　头臼最大对应面积的另一冠状面扫描
箭头显示粉碎骨折

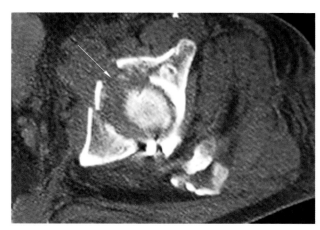

图 10-163　左侧髋臼中柱基底（臼顶）与股骨头顶部的 2D-CT 的横断面扫描
箭头显示粉碎骨折的特征

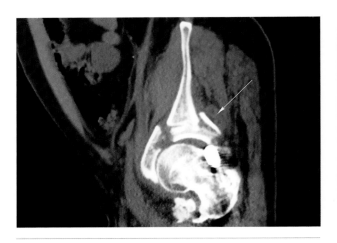

图10-166　取头臼最大对应面积的矢状面扫描
箭头显示髋臼中柱后壁的粉碎骨折，同时可见钉端裸露于关节腔内。观察股骨头与股骨颈，没有发现新的骨折痕迹，提示这种顶端的裸露与本次髋臼骨折无关

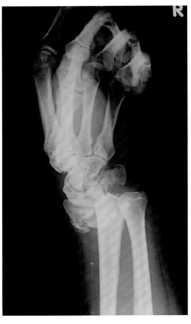

图10-169　右侧桡骨远端轴线的完全变位与重叠畸形

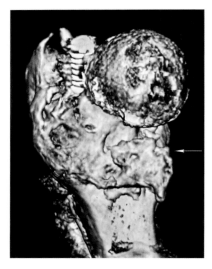

图10-167　股骨头、转子部3D-CT成像的内侧视图
图像显示股骨头与转子在一平面的畸形状态。箭头显示股骨颈部不存在新鲜骨折征象

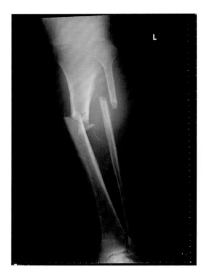

图10-170　左侧胫腓骨中上段骨折

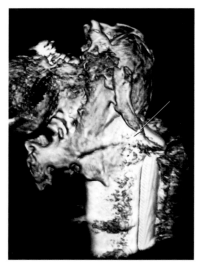

图10-168　股骨头、转子部与股骨干近端的前视3D-CT成像
可见股骨头低于转子顶端。箭头显示原骨折处呈延迟骨愈合状态。观察颈干角，几乎成90°畸形，并且显示转子顶端高于股骨头

据的处理与否，直接涉及"头臼对应"是否能达到准确程度，即髋臼月状关节面与股骨头的解剖对应与强度。

2. 治疗与对策

（1）髋臼骨折复位与内固定：左髋臼C2γ型骨折，在复位与固定方面尽管有一定困难，但不存在不可逾越的问题。主要问题是难以实现"头臼对应"的解剖性关系。因为股骨转子部畸形愈合如颈干角接近90°的髋内翻、股骨颈短缩、股骨头负重面低于股骨大转子顶端的水平，这些因素必定会明显地影响到左髋臼C2γ型骨折复位固定的质量。

（2）髋臼骨折复位固定+股骨转子部截骨：恢复颈干角并不困难，问题是如何重建股骨颈短缩的长度？若在股骨颈段重建长度，股骨头的血运与是否发生股骨头的缺血性坏死将是未知数。另外，还有一个值得注意的问题是髋臼中柱基底（臼顶）部的粉碎骨折，如何保证其月状关节面能与纠正后的股骨头实现准确的"头臼对应"？如果难以实现，术后的创伤性关节炎必然会发生，日后将面临关节置换。

（3）关节置换术：结合上述两种情况，选择人工关节置换术应是当前比较恰当的治疗。① 骨水泥型髋臼+全髋关节置换：技术难点在于如何利用骨水泥建立"仿真"与"对称"的真臼位置。否则，置换后的髋关节必将处于非对称位而影响关节置换的质量。② 髋臼骨折复位固定+生物型全髋关节置换：它的情况类似于单纯的股骨头（股骨颈）骨折。所以，要建立真臼的位置，必须将左髋臼C2γ型骨折进行复位固定；然后在此基础上，进行生物型全髋关节置换。当然，因髋内翻所致的髋周围软组织的瘢痕挛缩、力量的不均衡性应引起充分的关注。

（4）如何兼顾其他骨折：① 为减少损伤，右侧桡骨远端骨折的治疗采取手法复位石膏固定。② 为术中次序的合理性，首先完成左侧胫腓中上段骨折的复位与固定。因为髋臼骨折复位固定+生物型全髋关节置换均位于左侧。只有完成左侧胫腓中上段骨折的复位与固定，才能在髋臼骨折复位与固定方面提供更好的帮助，同时也为关节置换

提高了便利。

3. 患者意见　患者选择一次麻醉，同时完成相关手术。2007-03-28，患者在全麻下，先后完成右桡骨远端骨折的手法复位与石膏固定术；左跟骨骨折撬拨石膏固定术；左胫腓骨骨折的胫骨钢板内固定术；髋臼骨折复位固定+生物型全髋关节置换术。

4. 随访资料

（1）术后骨盆前后位片：见图10-171。

（2）术后2年10个月随访资料：见图10-172~10-177。

（3）中长期随访：失联。

5. 本例思考

（1）熟悉DHS内固定技术，避免误入关节与髋内翻。

（2）每个患者应达到比较合理的个性化治疗。

（3）创伤医师应相当熟悉髋臼骨折复位固定和关节置换的适应证与技术。

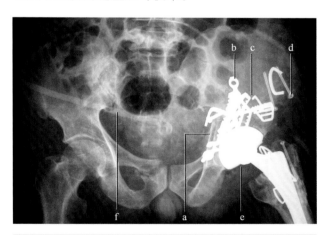

图10-171　伤后第20日骨盆前后位片

a. 方区与弓状线处的平行性变位骨折尚未达到解剖复位状态，这是髋臼骨折难处理的问题之一，若是方区与弓状线呈粉碎状态，则更增加了复位方面的困难。b. 应用可塑性钢板形成骨块间的支持，对于压缩骨折的空间、实施植骨填塞、稳定填塞强度起了作用。c. ATMFS在粉碎的骨折与复位的状态下，实现骨块间加压与锁定。d. 拉力螺钉将骨折块固定。e. 全髋置换的位置基本达到要求。观察与比较双侧股骨小转子的下缘，患侧短于健侧，约1.5 cm。没有纠正的原因：患者短缩状态已达8年之久，若完全松解，势必出血较多；加之各种手术，创伤之大可想而知。所以，维持原态，对关节置换也提供了方便。至于短缩，简易地调整鞋跟高矮即可解决。权衡利弊，以争取患者利益的最大化。f. 膀胱造瘘的导引管

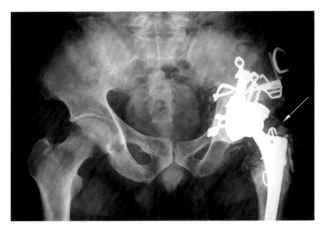

图 10-172　术后 2 年 10 个月的骨盆前后位摄片
观察全髋置换位置，基本处于良好的状态。箭头显示异位骨化，影像较淡，边缘尚清，似乎在髋臼外缘的股骨大转子之间形成"连接"，可能对关节的伸屈与外展功能造成障碍

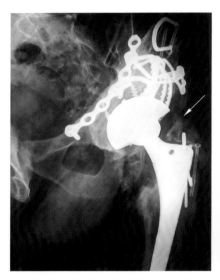

图 10-173　左髋闭孔斜位片
箭头显示在髋臼外缘的股骨大转子顶端之间并未形成骨性的"焊接"

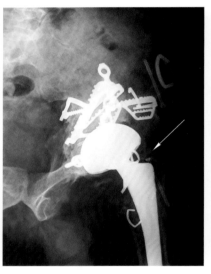

图 10-174　左髋髂骨斜位片
箭头显示其淡淡的异位骨化影像

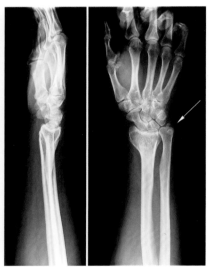

图 10-175　右腕关节正侧位片
桡骨远端骨折处呈骨愈合，其舟骨、月骨对应的桡端关节面对应良好。箭头显示尺骨茎突部高于桡端关节面，呈轻度"马德龙畸形"

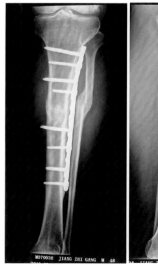
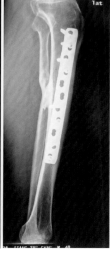

图 10-176　左胫腓骨正侧位片
骨折处呈骨性骨愈合

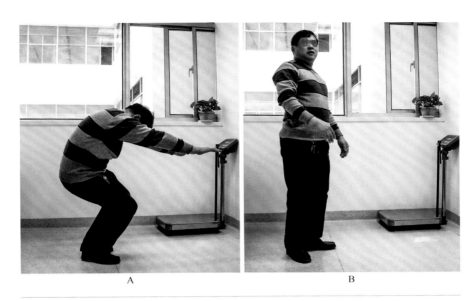

图 10-177 术后 2 年 10 个月余门诊复查
A. 患者下蹲状态,屈髋在 70°。B. 患者站立情景

（4）多处骨折伤与治疗选项,需要达到兼顾性和合理性,争取达到患者利益最大化。

四、髋臼C2γ型骨折——方区问题

（一）髋臼C2γ型概念

C代表髋臼前、中、后三柱(壁)混合骨折。2代表髋臼损伤变数,即粉碎骨折。γ为耻骨联合分离和单(双)侧耻骨上、下变位骨折。

方区问题:酷似髋关节中心性脱位的粉碎骨折。

（二）损伤机制与临床特点

以方区为主要骨折特点的髋臼C2γ型骨折比较常见。这种特点酷似髋关节中心脱位性粉碎骨折。来自横向股骨转子部的能量,往往通过略微屈髋的中立位,冲击方区与周边。骨折特点如下:往往为髂耻隆起部粉碎或该部的远近端骨折;对应的前柱(弓状线)粉碎或沿弓状线走向骨折;后柱多在坐骨大切迹下方;中柱(臼顶)部或髂骨结节后方骨折,常涉及臼顶线的断裂等。该类骨折,在中壮年,多为方区粉碎或较完整地被股骨头推移到骨盆内侧;老年而言,多为方区周围多系浮动性的压缩骨折。这些特点,使髋臼C2γ型骨折在复位固定方面,形成了特有的技术难度。

（三）典型病例

1. 病例介绍

【病例一】 患者男性,45 岁,2004-04-27 发生车祸。诊断:左髋臼C2γ型骨折。2004-05-05,患者接受手术治疗。

（1）术前资料:见图 10-178~10-182。

（2）术后资料:见图 10-183~10-185。

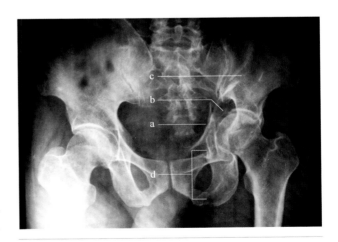

图 10-178 左髋臼C2γ型骨折骨盆前后位摄片
a. 整体髂耻隆起部及两端和所对应的弓状线部分和线下方区,形成粉碎骨折并向骨盆内侧浮动变位。b. 部分臼顶线断裂,观察两侧髂骨部分不对称,伤侧存在旋转变位。c. 髂骨结节后方至臼顶方向的骨折。d. 分别显示耻骨上支与髂耻隆起部交界骨折和耻骨下支的骨折

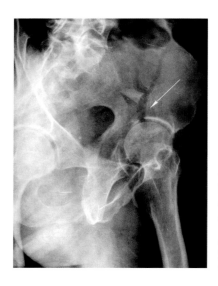

图 10-179　髂骨斜位片

箭头显示臼顶线与后侧中断并分离，上方粉碎骨折

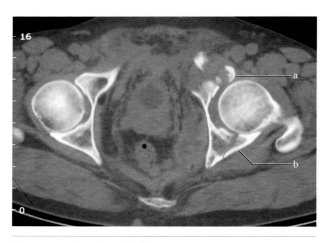

图 10-182　另一层次的扫描

a.显示髋臼前柱壁粉碎骨折。b.显示髋臼后柱壁的骨折

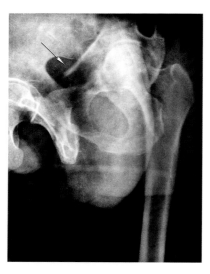

图 10-180　闭孔斜位片

箭头显示方区部的整体移位

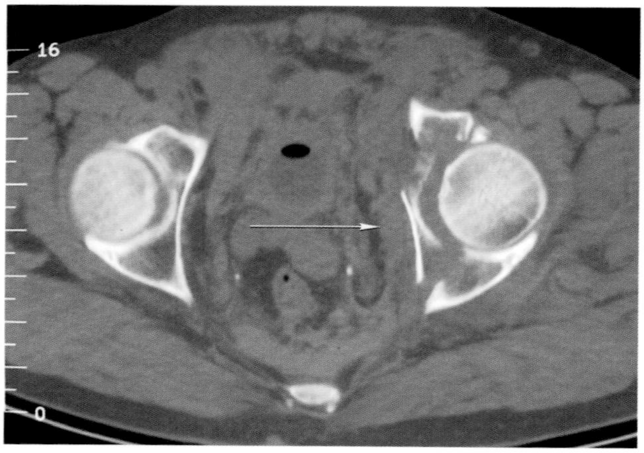

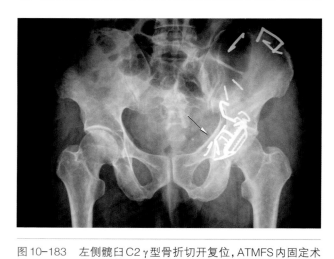

图 10-183　左侧髋臼 C2γ型骨折切开复位，ATMFS 内固定术后 1 周骨盆前后位片

箭头显示髂耻线基本复位，但其下缘部的方区部分尚未完全复位。观察"头臼对应"状态，呈类似的解剖关系

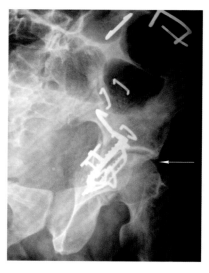

图 10-181　双侧头臼对应一层面的横断面扫描

箭头显示方区浮动状态。在方区的前后，显示髋臼前、后柱壁骨折

图 10-184　髂骨斜位片

箭头显示均匀性的髋关节间隙

（3）3年余随访资料：2009-07-28，即术后3年23天，患者应约门诊复查，生活工作正常（图10-186~10-189）。

【病例二】　患者男性，52岁，2003-01-24发生车祸。诊断：左侧髋臼C2γ型骨折。骨折当日患者接受手术治疗。

（1）术前资料：伤日骨盆前后位片与3D-CT影像见图10-190、10-191。

（2）术后资料：术后骨盆、髂骨与闭孔斜位片见图10-192~10-194。术后髋关节功能照片见图10-195。

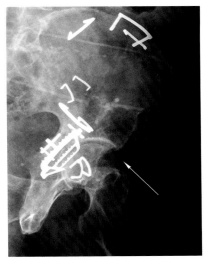

图10-187　髂骨斜位片

箭头显示均匀的髋关节间隙，间接提示如下几个问题：一是髋臼月状关节面达到解剖复位；二是股骨头轮廓正常；三是同心圆与同心髋生理性对应；排除创伤性髋关节炎和股骨头缺血性坏死

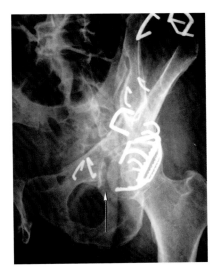

图10-185　闭孔斜位片

箭头显示髋关节间隙与臼顶类似，间接提示同心髋的良好状态

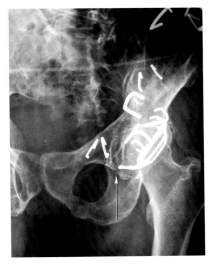

图10-188　闭孔斜位片

箭头显示关节间隙处于均匀状态

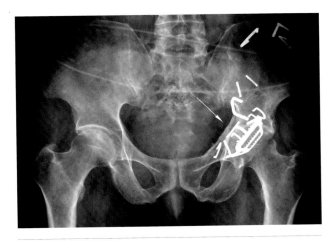

图10-186　术后3年23天随访的骨盆前后位片

箭头显示尚未完全复位的浮动方区已经骨性愈合。观察双侧髋关节，处于对称状态

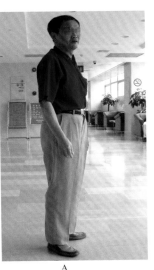

A　　　　　　　　B

图10-189　术后3年23天患者复查

A.患者站立。B.患者下蹲

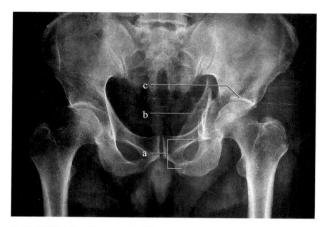

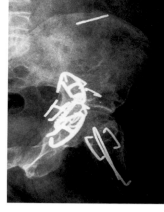

图 10-193　髂骨斜位片
显示外侧髋关节间隙清晰、均匀

图 10-190　骨盆前后位片
几乎与上例类似。a. 耻骨上、下支骨折。b. 方区浮动与前、后柱骨折。c. 髂骨翼与臼顶线中断

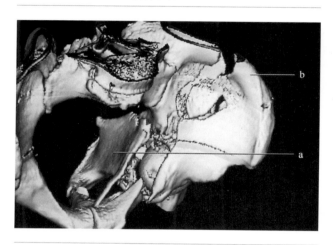

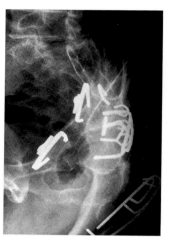

图 10-194　闭孔斜位片
显示内髋关节间隙清晰、均匀

图 10-191　类似于髂骨斜位的 3D-CT 成像
a. 整个方区部分被推移向骨盆内侧而浮动。b. 整个髂骨翼骨折并向外下方翻转。因为 a、b 的变化，于弓状线处明显可见股骨头。新鲜骨折复位要点：前入路，完成髂嵴和弓状线的复位与固定，然后试行复位方区，只要与弓状线相吻合，可临时或固定完毕。值得注意的是后柱的坐骨大切迹与坐骨小切迹的解剖关系，有时能达到类似解剖复位，有时则不能复位，这时尚需后路补充完成复位固定。陈旧性骨折必须采用髋臼前、后联合入路

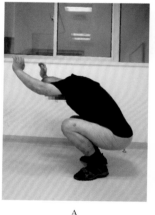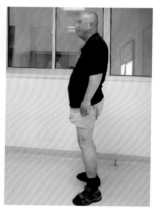

A　　　　　　　　　　B

图 10-195　患者复查
A. 患者下蹲姿势，无障碍。B. 患者站立状态

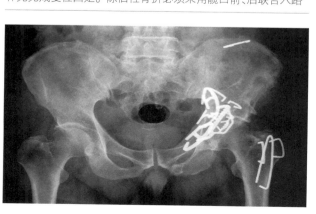

图 10-192　左侧髋臼 C2 γ 型骨折 ATMFS 术后 8 年余骨盆前后位片
观察双髋关节基本对称；关节间隙均匀对等。未见创伤性关节炎和股骨头坏死征象

【病例三】　患者男性，45岁，2003-05-19发生车祸。诊断：左侧髋臼C2γ型骨折。2003-06-02接受手术治疗。

（1）术前影像资料：见图10-196~10-199。

（2）术后资料：见图10-200~10-202。

（3）随访：失访。

2.体会

（1）3例髋臼C2γ型骨折，都展现了方区周围或本身的粉碎骨折，这类粉碎骨折往往与髋臼前、中（臼顶）、后柱壁的粉碎骨折相结合，像卫星状态分散在股骨头的周围。出现的浮动区域，主要有骨折的髂骨翼部和方区部。

（2）髋臼C2γ型骨折，在复位方面，无论是新鲜和陈旧的骨折，需要髋臼前后联合入路。

前侧将髂骨翼整复与固定，然后重建弓状线。若髂耻隆起部所对应的弓状线涉及多段粉碎，需用

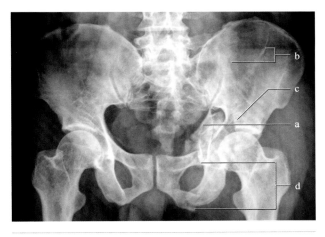

图10-196　骨盆前后位片，显示左侧髋臼C2γ型骨折
a.髂耻隆起部与整个方区粉碎并显著内移，涉及髋臼前、后壁的粉碎骨折。b.髂骨翼两侧骨折线。c.臼顶线中断，提示中柱臼顶处骨折。d.耻骨上、下支骨折

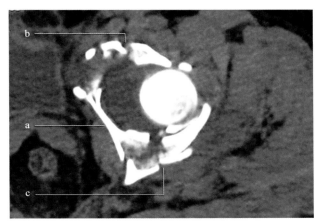

图10-198　2D-CT在髋关节的横断扫描
a.方区浮动状态。b.髋臼前柱壁粉碎骨折。c.髋臼后柱壁粉碎骨折。以股骨头为中心，观察髋臼前、内、后侧粉碎骨折，类似卫星的脱位状态

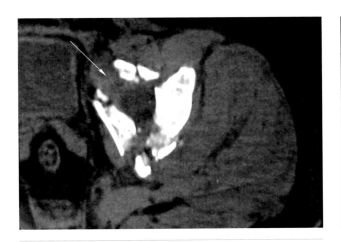

图10-197　2D-CT臼顶处的横断扫描
箭头显示粉碎骨折

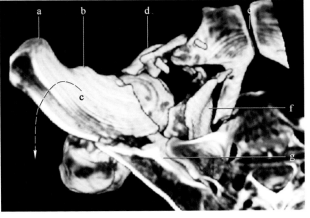

图10-199　伤侧髋臼、骨盆的3D-CT成像，以股骨头为中心，俯视观察
a.髂前上棘位置。b.髂前下棘位置。c.整个髂骨因髂耻线、髂坐线、臼顶线和髂翼骨折而失去连续性，呈向外下翻转的状态。d.髋臼前柱壁、髂耻隆起部粉碎骨折。e.耻骨联合。f.方区向骨盆内侧移位。g.骶髂关节

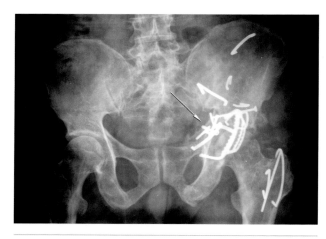

图10-200 应用ATMFS内固定术后7周骨盆前后位片
箭头显示方区基本复位，但不完全。观察双侧髋关节，呈对称状态

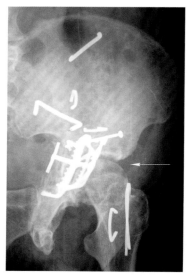

图10-201 髂骨斜位片
箭头显示髋外侧关节间隙呈均匀状态

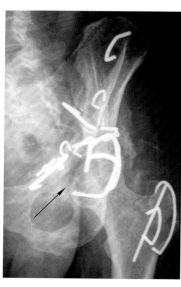

图10-202 闭孔斜位片
箭头显示髋内侧关节间隙呈均匀状态

钢板连接。若骨折连线性有可稳定的、沿弓状线有记忆压应力的支点，建议应用ATMFS。因为ATMFS的弓状线固定器的挡板，可限制方区的内移。

后侧复位的标志是认准坐骨大、小切迹连线性的解剖位置，应用后柱ATMFS器的挡板，可从后面限制方区。

（3）3例髋臼C2γ型骨折的方区复位均未达到准确的解剖复位，但前2例的中期复查，均未发现创伤性关节炎和股骨头坏死，后1例失访。

上述病例，都涉及髋臼中柱（臼顶）月状关节面的骨折。一般认为，涉及臼顶和前后柱壁的骨折，即使是解剖复位，也难免不发生创伤性关节炎。

分析髋臼月状关节面的解剖特点，方区涉及面积所占比例是比较少的。若髋臼前、中、后柱壁的月状关节面复位比较准确，应该是避免发生创伤性关节炎的主要因素。

（4）髋臼C2γ型骨折所涉及的方区复位固定问题仍然是个需探索的难题。提示了在认知、技术和器械的局限性方面仍需进一步研究。

五、髋臼C2δ型骨折——腹膜后血肿与异位骨化

（一）髋臼C2δ型概念

C代表髋臼前、中、后三柱（壁）混合骨折。2代表髋臼损伤变数，即粉碎骨折。δ为单（双）侧骶髂复合体分离（骨折）；耻骨联合分离或耻骨上、下支变位骨折。δ导致骨盆前、后环破坏，呈浮动状态，其变位方向多与垂直、横行、斜行、旋转等相交错。

（二）损伤机制与临床特点

髋臼C2δ型骨折，是冲击力传到骨盆后环、弓状线、髂坐线、髂骨结节-臼顶和耻骨联合部，导致骶髂关节部的分离、骶髂复合体骨折和耻骨联合部或耻骨上、下支骨折，影像学上出现以髋臼、方区和髂翼的粉碎与浮动为主的特殊现象。

髋臼C2δ型粉碎骨折多见于中壮年。因失去了盆环的完整性，严重者可并发腹膜后血肿和直肠的损伤。

（三）典型病例

1. 病例介绍 患者男性，22岁，2003-04-15发生

车祸。诊断：右髋臼 C2 δ 型骨折合并腹膜后血肿。入院后经抗休克，包括输血 2 400 ml 等措施后病情平稳。于伤后第 1 日，患者接受手术治疗，取髋前后改良联合入路，先前路并腹膜外结扎髂内动脉，后后路并股骨转子后半转子截骨。连通状态下，进行先盆环后髋臼的复位与内固定。

（1）术前影像：见图 10-203。

鉴于以上分析，右半骨盆的前后环、真假骨盆环及髋臼前、中、后柱完全处于失联的浮动状态。复位固定顺序建议：髂翼—弓状线/髂坐线—臼顶线。

（2）术后影像：伤后第 1 日取髋臼前、后改良入路，行复位与 ATMFS 固定（图 10-204）。

（3）复查资料与影像：患者术后第 14 个月，因伤侧髋隆起，走路时有弹响而来院复查。查体：步态均衡正常；下蹲无障碍，站立位外展 15°。转子上方偏后可及略隆起的硬块团样物，皮下无粘连，基底固定，无推移感，边界不清，范围 13 cm × 7 cm（图

（4）异位骨化切除资料：见图 10-209、10-210。

（5）随访：异位骨化切除术后 3 个月，患者门诊复查，外展达到 40° 以上。之后随访失去联系，估计进入了正常状态（图 10-211）。

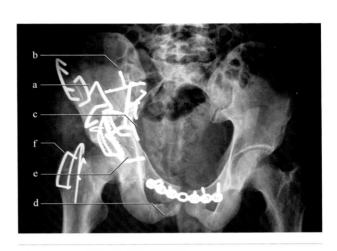

图 10-204 术后 2 周余骨盆前后片
a. 复位与固定的髋臼中柱（臼顶）和髂骨翼部分。b. 复位与固定的骶髂关节部分。c. 复位髂耻线、髂坐线与固定部分。d. 耻骨下支骨折，耻骨联合部应用钢板固定。e. 股骨头与髋臼回归正常的解剖对应关系。f. 股骨转子后半截骨［为显露中柱（臼顶）后壁］骨块复位固定情况

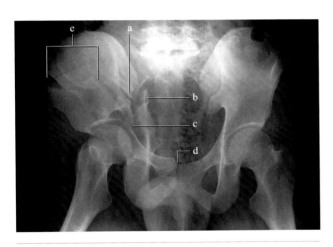

图 10-203 右侧髋臼 C2 δ 型骨折
a. 右侧骶髂关节复合体髂侧粉碎骨折，提示骨盆后环的破坏与不稳。b. 髂坐线（包括坐骨大切迹前下方、方区、坐骨体和坐骨部分）整体向骨盆内上侧变位，骨折远端的断端部位于骶骨孔的对应水平。这一变位特征的出现，常提示骶前动、静脉丛的损伤与出血，且可能合并腹膜后血肿。不但如此，也可能损伤直肠，临床上并非罕见，仅需肛门指诊，便可鉴别。c. 髂耻线（弓状线髂弓段与臼弓段近端）的粉碎骨折。d. 该区域存在两处骨折：一是右侧耻骨上、下支与结节的联合部；二是耻骨下支骨折。尽管此片显示不清，但依据髂坐线的变位，即可推断耻骨下支骨折。另外，这种变形移位，往往牵拉髂内动静脉，甚者，需要急救性的手术止血。e. 涉及中柱（髂骨结节至臼顶部）的粉碎骨折，观察臼顶线，出现两处中断与变形

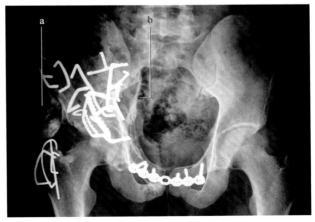

图 10-205 术后 1 年 2 个月的骨盆前后位片
比较双侧髋关节，关节间隙存在，对应关系对称。a. 合并异位骨化，边界清楚，密度高低不均，提示异位骨化团块成熟并呈散聚状态。团块下方，几乎接触到转子顶端，进入 Brooker Ⅲ 程度。b. 骨质块的变位。观察髂耻线、髂坐线、臼顶线，并与健侧比较，基本类似于解剖位。变位的骨折块，可能为游离状态，而未影响整体结构。变位机制推测与盆底肌肉牵拉相关

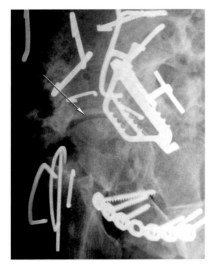

图10-206　髂骨斜位片

重点观察"头臼对应"关系，箭头显示髋臼关节面与关节间隙

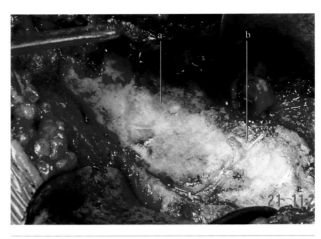

图10-209　取团块隆起部为中心，进入、显露、切除异位骨化后，显示髂前下棘外后侧上下的区域

a. 显示在异位骨化的基底部，涂以薄薄的一层骨蜡。b. 显示内固定物

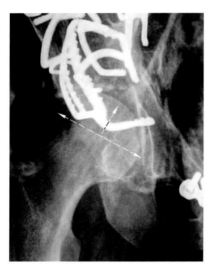

图10-207　闭孔斜位片

重点观察股骨头的解剖轮廓，尚未出现头部缺血与变形

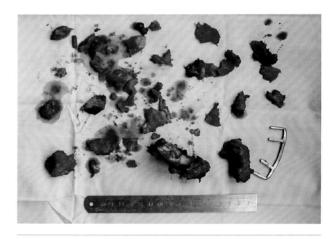

图10-210　切除的异位骨化（重约320 g）

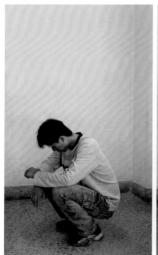
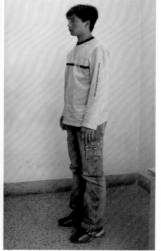

图10-208　下蹲与站立功能呈对称状态

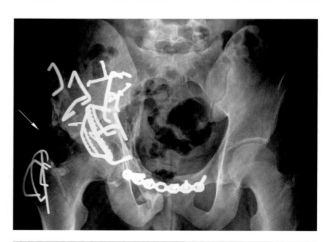

图10-211　异位骨化切除术后3个月骨盆前后位片

箭头显示术后残余的异位骨化痕迹

（四）讨论

（1）C2δ型特点：患者多为高能量损伤的青壮年。类型的C是三柱壁骨折；2是粉碎；δ显示盆环与髋臼处于浮动不稳定状态。C2δ型骨折的早期合并症值得警惕的是：腹膜后血肿、直肠破裂、泌尿系损伤。

（2）腹膜后血肿：严重、巨大的腹膜后血肿，救治相当棘手，死亡率高。对于腹膜后血肿的对策，也因伤情所异。轻者，经输血补液、止血、介入栓塞、骨盆制动等措施，能够维持有效循环血量。重者，常需手术干预，如经腹膜内（外）、腹主动脉间歇阻断法、伤侧髂内动脉结扎法、骶前动静脉丛纱布填塞法等。笔者认为，对于C2δ型特点的髋臼骨折，在评估与制订对策后，积极的外科干预是可取的。

（3）复位与固定顺序：单纯从简单的力学结构而言，没有盆环的重建与稳定，则谈不上髋臼骨折的复位与固定、达到解剖位或类似于解剖复位。而C2δ型的髋臼骨折，不但受复杂的力学结构制约，而且在粉碎骨折后，受若干肌群及其相关组织的影响。笔者的经验为预防出血、止血优先，如行前路改良腹膜外髂内动脉结扎，再恢复髂翼、骶髂复合体与耻骨联合部的解剖形态；后路完成坐骨大、小切迹和坐骨体、方区等的解剖复位。有时，需要前后路检查与进一步调整，才能复原主要的生理解剖结构。最后才能为髋臼解剖复位，尤其是髋臼月状关节面精确的复位与固定奠定基础。

（4）异位骨化：异位骨化的发生率因入路不同，报道各一。髋前后联合入路以后侧多见。一般而言，只要不影响功能，多数不必手术切除。本例进入Brooker Ⅲ度，影响髋外展功能。尽管术中尽力切除异位骨化，但在肌肉中散在的、小的异位骨化，尚难完全彻底清除。尽管如此，因业已成熟，在此基础上的复发可能性很小。为预防异位骨化的复发，在其切除的基底部骨质部分涂以薄薄的骨蜡，可能会起到积极作用。辅助条件：一是引流通畅；二是骨盆弹性固定带固定，增强外压力，为减少盆外臀部的死腔创造条件。

◇ 参 ◇ 考 ◇ 文 ◇ 献 ◇

[1] Anglen JO, Burd TA, Hendricks KJ, et al. The "Gull Sign": a harbinger of failure for internal fixation of geriatric acetabular fractures[J]. J Orthop Trauma, 2003,17: 625−634.

[2] Ayman MA. Tadros, FRCSI, FRCS, et al. Fixation of marginal posterior acetabular wall fractures using locking reconstruction plates and monocortical screws[J]. J Trauma, 2010,68: 478−480.

[3] Baumgaertner MR. Fractures of the posterior wall of the acetabulum[J]. J Am Acad Orthop Surg, 1999,7: 54−65.

[4] Brooker AF, Bowerman JW, Robinson RA, et al. Ectopic ossification following total hip replacement. Incidence and a method of classification[J]. J Bone Joint Surg Am, 1973,55: 1629−1632.

[5] Im GI, Shin YW, Song YJ. Fractures to the posterior wall of the acetabulum managed with screws alone[J]. J Trauma, 2005,58: 300−303.

[6] Judet R, Judet J, Letournel E. Fractures of the acetabulum: classification and surgical approaches for open reduction. preliminary report[J]. J Bone Joint Surg Am, 1964,46: 1615−1675.

[7] Kreder HJ, Rozen N, Borkhoff CM, et al. Determinants of functional outcome after simple and complex acetabular fractures involving the posterior wall[J]. J Bone Joint Surg Br, 2006,88: 776−782.

[8] Letournel E, Judet R. Fractures of the acetabulum[M]. 2nd ed.New York: Springer-Verlag, 1993.

[9] Liu X, Xu S, Zhang C, et al. Application of a shape-memory alloy internal fixator for treatment of acetabular fractures with a follow-up of two to nine years in China[J]. Int Orthop, 2010,34: 1033−1040.

[10] Liu Xin-wei,Xu Shuo-gui. Biomechanical study of posterior wall acetabular fracture fixation using acetabular tridimensional memory alloy-fixation system[J]. Clinical Biomechanics, 2010,25: 312−317.

[11] Matta JM, Anderson LM, Epstein HC, et al. Fractures of the acetabulum: a retrospective analysis[J]. Clin Orthop Relat Res, 1986,203: 230−240.

[12] Matta JM. Fractures of the acetabulum: accuracy of reduction and clinical results in patients managed operatively within three weeks after the injury[J]. J Bone Joint Surg Am, 1996, 78: 1632−1645.

[13] Matta JM. Operative indications and choice of surgical approach for fractures of the acetabulum[J]. Tech Orthop, 1986,1: 13−22.

[14] McKinley TO, Borrelli J Jr, D'Lima DD, et al. Basic science ofintra-articular fractures and posttraumatic osteoarthritis[J]. J Orthop Trauma, 2010,24: 567−570.

[15] Ochs B, Marintschev I, Hoyer H, et al. Changes in the treatment of acetabular fractures over 15 years: analysis of 1266 cases treated by the German Pelvic Multicentre Group (DAO/DGU)[J]. Injury, 2010,41: 839−851.

[16] Olson SA, Bay BK, Pollak AN, et al. The effect of variable size posterior wall acetabular fractures on contact characteristics of the hip joint[J]. J Orthop Trauma, 1996,10:

395-402.

[17] Olson SA, Matta JM. The computerized tomography subchondral arc: a new method of assessing acetabular articular continuity after fracture (a preliminary report)[J]. J Orthop Trauma, 1993, 7: 402-413.

[18] Hadjicostas PT. The use of trochanteric slide osteotomy in the treatment of displaced acetabular fractures[J]. Injury, 2008,39: 907-913.

[19] Pipkin G. Treatment of grade IV fracture-dislocation of the hip: a review[J]. J Bone Joint Surg Am, 1957,39: 1027-1197.

[20] Saterbak AM, Marsh JL, Nepola JV, et al. Clinical failure after posterior wall acetabular fractures: the influence ofinitial fracture patterns[J]. J Orthop Trauma, 2000,14: 230-237.

[21] Stein Øvre, Jan Erik Madsen, Olav Røise. Acetabular fracture displacement, roof arc angles and 2 years outcome[J]. Injury, 2008, 39: 922-931.

[22] Tannast M, Krüger A, Mack PW, et al. Surgical dislocation of the hip for the fixation of acetabular fractures[J]. J Bone Joint Surg Br, 2010,92: 842-852.

[23] Tile M, Helfet DL, Kellam JF. Fractures of the pelvis and acetabulum[M]. 3rd ed. Baltimore: Lippincott Williams & Wilkins, 2003.

[24] Wright R, Barrett K, Christie MJ, et al. Acetabular fracture: long term follow-up of open reduction and internal fixation[J]. J Orthop Trauma, 1994,8: 373-403.

[25] Zhang YT, Tang Y, Zhao X, et al. The Use of a Structural free iliac crest Autograft for the treatment of Acetabular fractures[J]. Archives of orthopaedic and trauma surgery, 2013,133: 773-780.

[26] Zhang YT, Zhao X, Tang Y, et al. Comparative study of comminuted posterior acetabular wall fracture treated with the Acetabular Tridimensional Memory Fixation System[J]. Injury, 2014,43: 725-731.

[27] 曹烈虎,党瑞山,王攀峰,等.髋臼月状关节面的解剖学观察及临床意义[J].解剖学杂志,2010,33(2): 234-237.

[28] 牛云飞,王家林,张春才.结肠、膀胱造瘘、褥疮和入路附近皮肤挫伤感染期间复杂性髋臼骨折的处理[J].中国骨伤,2007,20(7): 458-460.

[29] 王钢,陈滨,秦煜,等.髋臼骨折手术失败原因分析[J].中华骨科杂志,2010(7): 650-665.

[30] 王林森,宋其韬.螺旋CT扫描三维、多平面重建在髋臼骨折中的应用[J].中华骨科杂志,2002,22(10): 608-612.

[31] 王满宜.骨盆与髋臼骨折值得注意的问题[J].中华骨科杂志,2011,31(11): 1181-1182.

[32] 张春才,许硕贵,王家林,等.髋臼骨折记忆合金三维内固定系统的设计与临床应用[J].中华骨科杂志,2002,22: 709-713.

[33] 张春才,牛云飞,禹宝庆,等.复杂性髋臼骨折合并同侧股骨颈骨折及多处骨折的治疗与对策[J].中国骨伤,2007,20(7): 437-439.

[34] 张春才,苏佳灿,许硕贵,等.髋臼三柱概念与髋臼骨折浮动分类及临床意义[J].中国骨伤,2007,20: 433-436.

[35] 张春才,许硕贵,禹宝庆,等.髋臼粉碎性骨折合并压缩性缺损的治疗与对策[J].中华创伤骨科杂志,2005,7: 1010-1014.

[36] 章云童,付青格,许硕贵,等.记忆合金三维内固定系统治疗涉及臼顶负重关节面的髋臼骨折[J].中华创伤骨科杂志,2011,13: 635-639.

[37] 章云童,王攀峰,张春才.涉及臼顶负重区髋臼骨折的诊疗与对策[J].中国骨伤,2011,24: 123-127.

第十一章
临床常见陈旧性髋臼骨折的棘手问题

新鲜髋臼骨折演变为陈旧性髋臼骨折,往往受多种因素的影响而形成。临床上常见的因素如下:同时存在颅脑、胸部、腹部、上下肢的损伤;同时存在骨盆环损伤变数所合并的血管、直肠、泌尿生殖系统的损伤;损伤控制的理念理解与救治主次矛盾之间的处理;当地救治医院、专业的医院之间与社会协调能力的检验程度;伤者家属因素;等等。如何应对上述问题,仍然是对创伤领域医护人员的严峻挑战。

下面是笔者遇到的陈旧性髋臼骨折N损伤变数程度各异的具体案例分析,笔者希望通过这些案例,引出争鸣,起到交流与探讨的作用。

第一节　陈旧性A类髋臼骨折

一、陈旧性髋臼Aa3δ型骨折——结肠、膀胱造瘘术后

(一) 髋臼Aa3δ型骨折概念

A代表髋臼一柱(壁)变位骨折,即髋臼前、中、后柱(壁)的任何一柱(壁)骨折。a代表髋臼前柱(壁)。3代表髋臼骨折损伤变数,即压缩(骨缺损)性骨折。δ代表单(双)侧骶髂复合体分离(骨折)与耻骨联合分离(耻骨上、下支变位骨折)而导致的骨盆前、后环破坏,呈浮动状态,其变位方向多与垂直、横行、斜行、旋转等相交错。

(二) 损伤机制与临床特点

髋臼Aa3δ型骨折,暴力主要作用在髋臼月状关节面的耻骨区域,即髂耻隆起部。姿势多与屈髋外展位相关。但其骨盆前后环破坏的δ损伤变数的发生,则提示暴力的能量与姿势的改变及传递方向都发生了变化。

在影像资料中,髋臼Aa3δ型骨折的髂坐线或臼顶线可能是完整的,但髂耻线中断与变位,股骨头呈前、中心性脱位是常见的,后脱位则极为罕见。骶髂复合体的分离(骨折),可以为同侧,也可发生于对侧。耻骨联合部的分离(骨折),表现出耻骨联合分离或单侧(双侧)耻骨上、下支骨折。

髋臼Aa3δ型骨折,因上述影像学的变化,临床往往并发腹膜后血肿、直肠破裂、泌尿生殖器的撕裂等合并性损伤。换言之,δ损伤变数的继发性损伤,使临床救治变为复杂化。

(三) 讨论

髋臼Aa3δ型骨折,虽然只有髋臼的前柱(壁)压缩骨折,似乎是简单骨折,但δ损伤变数的融入,则显著地改变了临床的救治决策。

复习AO的分类分型,将Aa(髋臼前柱壁骨折)划分为A3-1、A3-2、A3-3,其中的3不是骨折程度变数,也同时缺乏骨盆损伤程度的参与。在复习A3-1、A3-2、A3-3的类型中,发现涉及髋臼臼顶的骨折又具体分为C型A3-2,实为烦琐。但这至少说明了对髋臼臼顶骨折的重视程度。受两柱壁理论的影响,其臼顶骨折往往在分类中混于髋臼前后柱壁之间,缺乏清晰的界限。

高能量的髋臼骨折,已经不是单一的损伤。在

整体救治策略上，兼顾损伤变数，指导临床救治工作则为必经之路。

（四）典型病例分析

1. 病例介绍　患者女性，32岁，2004-05-15发生车祸，伤后第35天诊断：直肠破裂、肛周皮肤损伤、左侧结肠造瘘术后；膀胱、会阴部损伤膀胱造瘘术后；陈旧性髋臼Aa3δ型骨折。

（1）相关资料

1）术前影像资料：见图11-1~11-3。

观察图11-1a~f所示的变化，其耻骨联合部的浮动成为显著特点，将此特点与诊断相结合，不难理解泌尿生殖系统的损伤，但直肠的损伤难以与骨折变位相联系。

2）腹部与肛门伤情：见图11-4、11-5。

（2）治疗与对策

1）关节置换术：该髋臼Aa3δ型骨折患者δ损

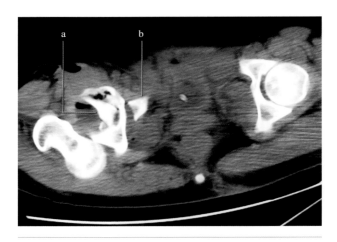

图11-2　髋臼与股骨头最大接触面积的2D-CT冠状面扫描图像

a.髋臼前柱髂耻隆起部的粉碎与压缩的骨折，有的骨块进入髋臼窝内。其中大的骨块几乎占据了髋臼窝1/2以上的空间。与此同时，显示股骨头呈后脱位，而髋臼的后柱与壁，并没有骨折的特征，实为极罕见的图像。推测：可能系伸髋状态时，高能量传递股骨头，冲击髋臼前柱壁，形成骨折；并在脱位的瞬间，由伸髋变为过度屈髋与内收，借助股骨头与股骨颈间落差的"钩耙"效应，将粉碎的骨块带入关节腔。因为髋关节内存在较大的骨块，使关节腔变浅，加之能量的传导性变小，造成后脱位，从而避免了髋臼后柱壁的骨折。b.髋臼前柱髂耻隆起部的粉碎骨折块，位于髋臼内侧的方区附近

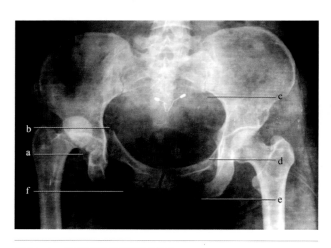

图11-1　车祸当日骨盆前后位片

髋臼Aa3δ型骨折：a.右侧髋臼窝内存在粉碎的骨块阴影，同时显示股骨头向后上脱位。但髋臼髂坐线与髋臼后唇缘线存在，这是一种罕见的影像学现象。因为股骨头的后上脱位，多与髋臼后柱（壁）或中柱（臼顶）后壁的骨折相关。可是本例却没有显示髂坐线与臼顶线的中断与变位。提示该图像与受伤的姿势、能量间的转换密切相关。b.髂耻线的中断与变位，其骨折位置在髂耻隆起部的近端。骨折远端，即髋臼前柱壁向骨盆内侧偏上移位。c.对侧骶髂关节存在"影像学"上的轻度损伤。临床上值得注意的是，有时这种"影像学上的轻度损伤"并不一定代表真实的损伤程度，在正反比之间缺乏严格的规律性。d.对侧的耻骨上支近端骨折，尚未涉及髋臼关节内的骨折，呈轻度变位。e.对侧的耻骨下支骨折，呈轻度分离性变位。f.右侧耻骨下支骨折，呈轻度变位

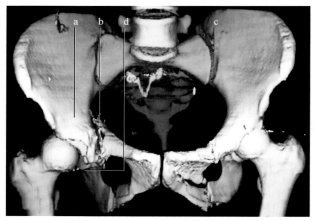

图11-3　为了证实左侧骶髂关节是否存在轻度分离，于伤后1个月3天复检的骨盆3D-CT前视图像

a.髂耻隆起部近端呈现压缩与变位。b.髂耻粗隆的远端，涉及弓状线部的骨折，其骨折远端向骨盆稍内上移位。c.左侧骶髂关节呈轻度分离与轻度向上变位。d.坐骨月状关节面处同时可见股骨头的后上脱位，经股骨骨牵引，股骨头已明显大部复位。但关节腔内有大量碎骨块，不可能完全复位，所以呈半脱位状态

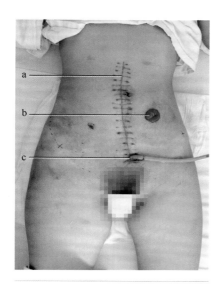

图11-4 结肠、膀胱造瘘术后35日
a.腹部外科切口。b.左侧结肠造瘘状态。
c.膀胱造瘘状态

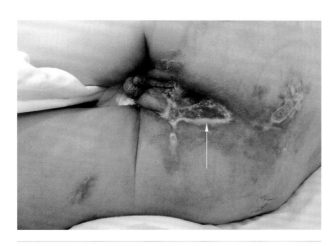

图11-5 肛门、会阴处挫裂伤愈合情况
箭头显示肛门的右侧皮肤缺损，肉芽显露

伤变数所致的继发性损伤，其出血性休克和直肠、膀胱、会阴损伤均已获得及时救治。术后35日，在结肠造瘘、膀胱造瘘、会阴创面存在的情况下，如何处理髋臼Aa3δ型骨折？一般而言，结肠造瘘的回纳，约需半年。但髋臼Aa3δ型骨折，也同时进入180日之后。此时处理前柱壁的骨缺损比较困难，选择后期关节置换则为有效的措施。

2）解剖形态重建术：可行性：伤后38日，髋臼前柱壁骨折的骨痂松散，而非骨性畸形愈合，在松解中仍然可辨解剖关系。对侧骶髂关节基本归位。即使不稳，也已形成初步的瘢痕性连接，如麻醉后，骶髂关节没有明显的浮动，可不予处理。浮动的耻骨联合部，大体解剖形态存在，其瘢痕与骨痂也起到一定的限制性固定作用，同样可不予外科处理。髋臼骨折位于右侧，而结肠造瘘恰好位于左侧，髋臼前入路与之尚存一定距离。通过灌肠、清洁与消毒及隔离术野，可创造无菌的手术入路。

不利因素：存在入路与骨盆深层感染因素。一是结肠、膀胱造瘘；二是切口显露范围大，手术时间长。伤后38日，在变位的骨折端已形成瘢痕与骨痂，在显露与复位时，具有一定难度。对于涉及髋臼前柱壁的月状关节面的压缩性骨缺损，如何填充与有效固定该骨缺损？后期股骨头坏死与创伤性关节炎的发生率如何？一旦发生上述的不利因素，关节置换则为最后的有效措施。

（3）相关手术过程图解：2004-06-23，即伤后38天。患者入上海长海医院接受陈旧性Aa3δ型髋臼骨折重建术。同时，患者做好了后期关节置换术的心理准备（图11-6~11-15）。

（4）门诊复查资料

1）术后1年11个月20天的门诊复查：该患者主诉术后半年完全恢复日常生活与胜任原工作，右髋关节功能同健侧（图11-16~11-20）。

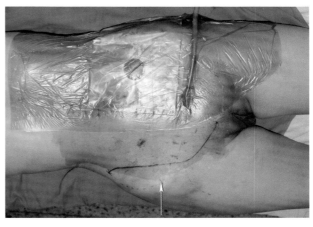

图11-6 结肠、膀胱造瘘术后38天，完成结肠-膀胱周围区域的初次消毒，再用贴膜分次封闭
箭头显示右侧髂前上棘的位置，蓝色划线系改良的髋臼前入路切口

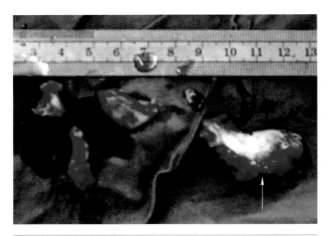

图 11-7　经髋臼前入路，显露髋关节，从关节腔内取出的粉碎骨折块

箭头显示其中最大的、受到压缩骨缺损的骨折块，带有软骨关节面

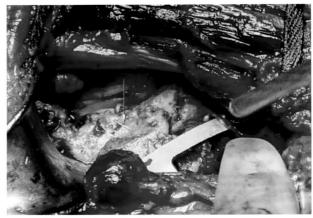

图 11-10　将带有软骨面的骨折块归位到缺损部，但因骨折块存在压缩性骨缺损，实现不了解剖复位

箭头显示该压缩性的骨折块

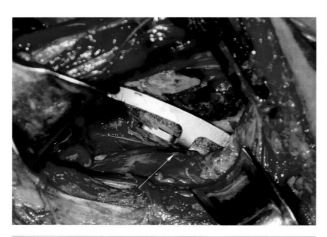

图 11-8　将靠近弓状线处的髂耻隆起部的骨折进行了复位，应用 ATMFS 中的弓状线固定器，将骨折断端固定

箭头显示弓状线固定器位于骨盆内侧的挡板，其中夹有跨于骨折线的植骨骨块

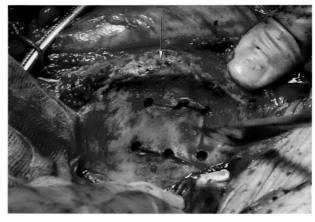

图 11-11　凿取自体髂骨的内板

箭头显示髂骨结节的位置

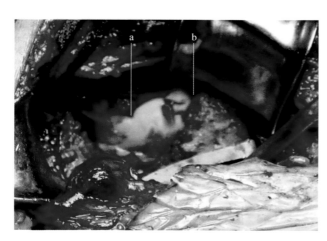

图 11-9　髋臼前壁骨折与缺损

a. 髋臼前壁缺损区域与显露的部分股骨头。b. 股骨头所对应的髂耻隆起部因缺损而裸露股骨头

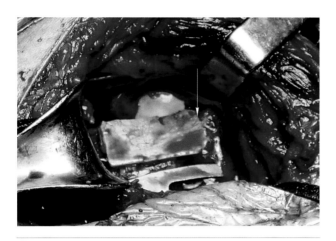

图 11-12　将取下的髂骨内板的骨块，松质面朝下，皮质面向上，置于受压缩的骨折块上

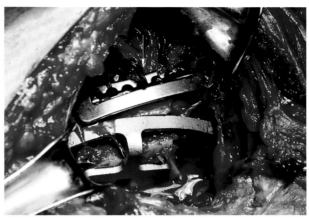

图 11-15　将关节囊与 ATMFS 的网状凹处，应用 10 号医用丝线将之缝合

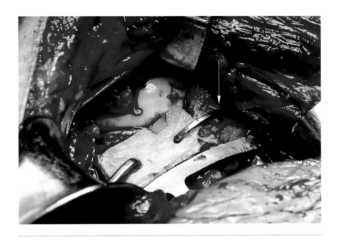

图 11-13　应用 ATMFS 中的 2 枚弓齿钉，将该骨块初步固定

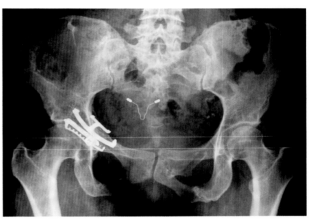

图 11-16　术后 1 年 11 个月 20 天骨盆前后位片
双侧髋臼关节的位置呈对称状态，右侧髂耻线处呈骨性骨愈合

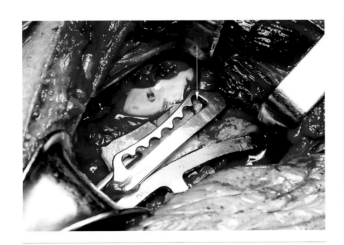

图 11-14　将该骨块加强固定
箭头显示的器械凹处，为将髋臼前壁的关节囊与其相缝合固定的设计

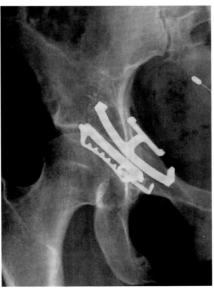

图 11-17　右侧髋臼髂骨斜位片
股骨头没有出现缺血性骨坏死的征象

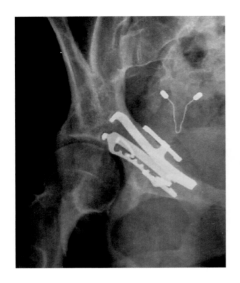

图 11-18 右侧髋臼闭孔斜位片
股骨头与髋臼呈精确的解剖对应关系

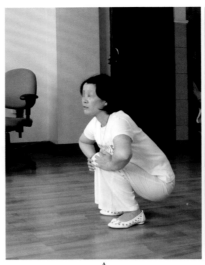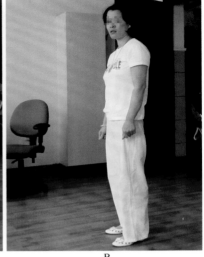

A　　　　　　　　　　　　　　B

图 11-19 患者复查情况
A.患者下蹲完全与对侧相同。B.患者站立

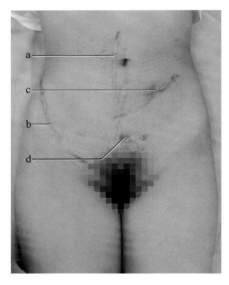

图 11-20 腹部照片
a.腹部切口瘢痕。b.改良髋臼前入路痕迹。c.结肠还纳后的切口痕迹。d.膀胱造瘘愈合后的痕迹

2）中长期随访：2011-06-30，即术后7年余，电话追访：邀请该女士择日来院复查，患者因工作忙，并且感觉挺好而婉谢。2013-12-16电话随访，未联系到患者，失访。

2. 本例启示

（1）髋臼Aa3δ型骨折能否在入院第一时间，争取同时、先后、完成髋臼前柱壁骨折、结肠和膀胱造瘘，在有条件的医院和多科联手救治的情况下，将会越来越引起人们的关注。

（2）陈旧性的髋臼Aa3δ型骨折，在结肠-膀胱造瘘期间，如何处理陈旧性髋臼骨折，本例提供了借鉴性的初步经验。

（3）伤后38日的陈旧性髋臼Aa3δ型骨折，只要达到解剖复位和有效固定，其髋关节的功能恢复还是极其令人鼓舞的。

（4）经门诊复查与电话7年多的追访，陈旧性髋臼Aa3δ型骨折的重建术，其股骨头没有发生缺血性坏死，也没有发生创伤性髋关节炎。遗憾的是缺乏长期随访证据。但对中青年患者而言，如何重建从而避免人工全髋关节置换术具有显著的社会意义。

（5）如何建立可靠的随访机制尚待医患双方及社会各方面的努力与进步。

二、陈旧性髋臼Ap1型骨折——隐匿性凿击及创面感染

（一）髋臼Ap1型概念

A代表髋臼前、中、后柱（壁）的任何一柱（壁）骨折。p代表髋臼后柱（壁）骨折。1代表髋臼损伤变数，即变位性骨折。

（二）损伤机制与临床特点

髋臼Ap1型骨折多见于屈髋屈膝内收位时，暴力经股骨头传递到髋臼后壁。但也有极个别的个

案：金属物体，经臀后凿击进入髋臼后柱壁时，同样可发生髋臼后柱壁的骨折——髋臼Ap1型骨折。这种受伤机制，可能在不同程度上具备如下特点：开放、异物、感染、隐匿。

所谓"凿击性"，是指异物组织如金属棒类物品，直接侵入髋部软组织，并作用于髋臼。这类凿击性的破坏，其严重程度往往不限于髋臼骨折本身，而是可能合并腹腔、盆腔的重要脏器损伤及深部组织的感染。

所谓"隐匿性"，是指在X线摄片下难以发现的骨折。这类隐匿性，在骨盆前后摄片上，其影像学往往显示：双髋对称，酷似"正常"的解剖形态。出现这种影像学的改变，可能与异物锐器所接触的骨质面积相关。2D、3D-CT扫描是避免漏诊的有效措施。Ap1型髋臼骨折即使处于"头臼对应"关系，但仍不稳定，须手术治疗。必须妥善处理入路附近的感染创面，否则将导致盆腔深处的感染。若髋关节"头臼对应"的关系相对稳定，则剩余的工作以清创与封闭创面为主。因此，在没有2D、3D-CT扫描的情况下，仅仅依据骨盆前后位平片就决定手术与否，往往出现与术者愿望不相符的N变数。

陈旧性髋臼Ap1型骨折合并隐匿性凿击及创面感染的病例罕见。在手术入路附近，存在开放伤所形成的感染，在治疗原则上，应以控制感染为主，如清创、封闭创面等。待感染完全控制之后的4~6个月，再处理髋臼骨折。此时的Ap1型骨折已进入畸形状态，后期唯一的治疗选择是关节置换术。若患者具备了手术条件，能否争取在清创同时完成髋臼解剖性"头臼对应"重建术，既是挑战又是探索。

（三）讨论

髋臼Ap1型骨折被认为是简单骨折，在AO类型方面，类似A2-1/2/3-1/2/3，即后柱经坐骨或经闭孔等的骨折。但髋臼Ap1型骨折与AO类型又不完全一样。前者的髋臼Ap1型骨折中的A，是代表髋臼前柱（壁）、中（臼顶）柱（壁）、后柱（壁）的任何一柱壁的骨折；后者的A2-1/2/3-1/2/3，A则不仅代表前柱壁，又代表后柱壁。前者髋臼Ap1型骨折中的

小p，是代表髋臼后柱壁骨折部位；后者的A2-1/2-1/2/3，是代表后柱壁。前者髋臼Ap1型骨折中的1，是代表变位性骨折；后者的A1/2-1/2/3，则难以清晰分辨出骨折具体部位与骨折程度、骨折是粉碎还是压缩等信息。

临床工作中，合理的骨折分型，应注意如下问题：髋臼骨折是在前柱壁、中柱壁（臼顶）还是后柱壁；是简单骨折还是混合粉碎、压缩等因素的复杂骨折。毫无疑问，高能量损伤所致的髋臼骨折，往往涉及骨盆损伤变数、股骨近端关节损伤变数。

（四）典型病例分析

1. 病例介绍　患者女性，49岁，2006-06-24发生车祸。入院诊断：左肱骨外科颈骨折，左胫骨、腓骨中1/3横断骨折，左侧内踝骨折，右臀凿击性创面，右髋臼Ap1型骨折。

（1）术前资料：见图11-21。

综上分析与讨论，认为：髂耻线、臼顶线完好，仅仅髂坐线稍微变位，这是保守治疗的适应证。事实果真如此吗？笔者追加了髋关节2D-CT扫描（图11-22）。

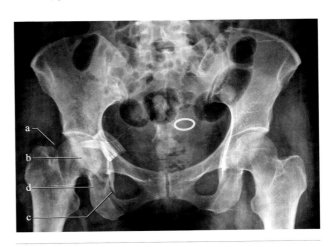

图11-21　伤后第5日骨盆前后位X线片

a. 股骨颈缩短，怀疑股骨颈骨折。但细辨股骨距完好无损，沈通线正常。看到完整的股骨小转子提示髋关节处外旋状态，此时X线片见股骨颈缩短为假阳性。b. 髋臼后壁唇缘线，其密度较对侧增高并且向外呈隆起状态。需要考虑这是骨折同质骨块的重叠，还是先天性问题。c. 髂坐线在闭孔处的轻度中断与移位。这提示髋臼后柱存在骨折（见AO的A2-1/2的描述）。d. 坐骨近端骨密度减低，提示坐骨体上不存在骨折的变位所引起的密度降低。同时发现，股骨头与髋臼内侧壁的关节间隙较对侧为宽，提示股骨头可能处于半脱位的不稳定状态

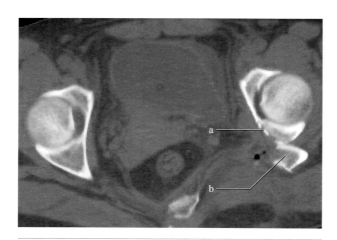

图11-22　双侧髋关节最大接触面积的2D-CT横断面扫描
a.髋臼后柱在靠近髋臼窝的位置发生骨折。观察髋臼后壁与股骨头的对应关系，可以看到关节间隙出现不均等现象，提示后壁骨折块处于不稳定状态。很难预测髋臼后壁骨折是否会发生再移位与骨不连。b.为髋臼后柱的骨折块。该骨折块密度高，为坐骨大、小切迹之间的边缘与髋臼后柱的面构成，并向外前旋转变位

　　综合图11-23、11-24分析，这种凿击性、藏匿性的髋臼Ap1型骨折，尽管没有显著的脱位，但处于不稳定状态。在治疗对策上，存在争议，多主张保守治疗，理由：一是头臼关系尚属正常范围，床上制动，待骨痂形成稳定状态后，可以逐渐活动髋关

节；二是髋部手术入路附近存在感染创面（图11-23~11-25）。保守与手术治疗的利弊，医方详细告知了患方。患者及家属在是否接受手术治疗方面，犹豫不决。

　　（2）陈旧性、凿击性、隐匿性Ap1型骨折手术图解：2006-07-26，即伤后第33天，应患方要求进行了手术治疗（图11-26~11-36）。

　　（3）术后复查资料

　　1）术后5个月门诊复查（图11-37~11-43）：2006-12-26，即髋臼术后5个月。患者主诉：生活自理，能比较轻松散步。

　　2）中长期随访资料（图11-44~11-46）：2013-12-18门诊复查。本例为陈旧性、凿击隐匿性髋臼Ap1型骨折，术后7年5个月余。患者双髋功能对称，无不适感觉。

　　2.本例问题与思考

　　（1）髋臼Ap1型骨折处于凿击性开放、陈旧、隐匿合并手术入路附近臀部创面感染的情况下，能否手术治疗？本例提供了探索性的经验。

　　（2）本例是否能在入院的第一时间，一次性地先后完成上、下肢骨折的复位固定后，继续完成臀部的清创与髋臼后柱壁的复位与固定？答案是可

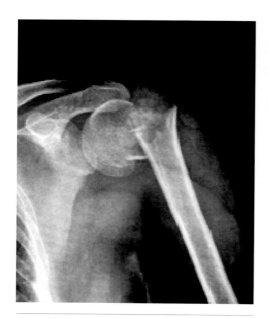

图11-23　左侧肱骨外科颈骨折，断端分离重叠，实施了切开复位内固定术

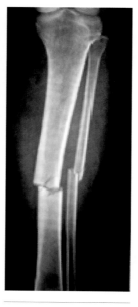

图11-24　左侧胫骨、腓骨中1/3的横断骨折，实施了切开复位内固定术

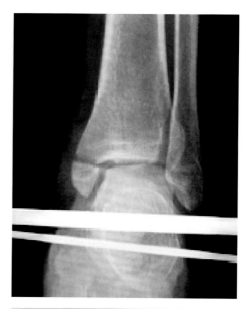

图11-25　左侧内踝骨折，实施了切开复位内固定术

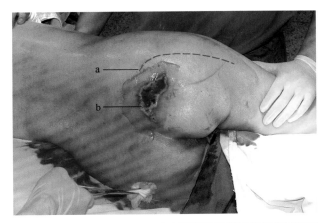

图11-26　患者左侧卧位
a. 弧形虚线为右髋外后侧入路切口位置，在拟取切口的下方为感染的创面。b. 右臀感染的创面，皮肤坏死，酷似压疮

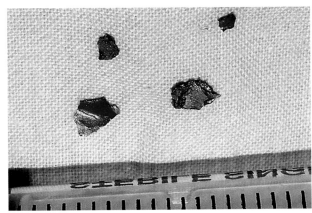

图11-29　骨折端周围发现4块金属异物（大小为1.5 cm×1.5 cm~3 cm×3 cm）

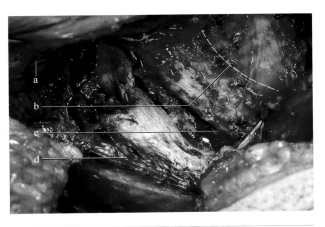

图11-27　感染创面切除、清创后，显露髋臼后柱壁
a. 坐骨大切迹。b. 弧形虚线为髋臼后唇缘的位置。c. 髋臼后壁与后柱结合部的骨折断端。d. 与c所对应的骨折断端。将c、d所处位置加以比较，明显可见骨折块的翻转与移位程度

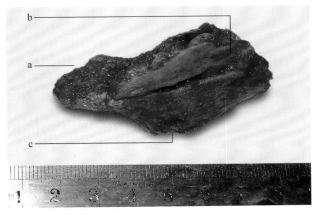

图11-30　松解后取出的骨折块
a. 坐骨结节处的骨折断端。b. 髋臼后柱面的粉碎骨折。c. 坐骨棘的位置

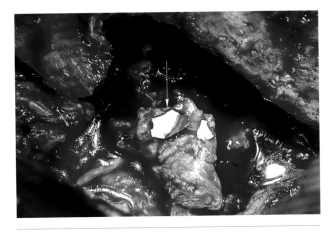

图11-28　将移位的骨折块彻底松解并取出，探查发现有炎性组织及金属镀层样的片状异物
推测是异物凿击后其表面的金属镀层物脱落残留所致

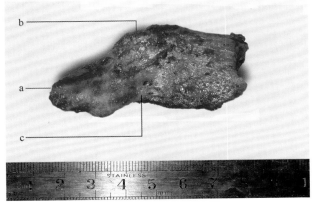

图11-31　同一骨折块的另一观察点
a. 坐骨结节。b. 坐骨棘的位置。c. 坐骨体的位置

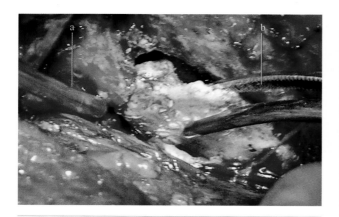

图 11-32　将骨折块复位

a. 坐骨大切迹。b. 应用止血钳，夹住骨块复位。对于骨缺损，采用自体髂骨植骨与供骨区同种异体髂骨重建术

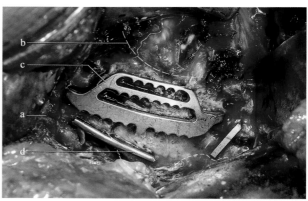

图 11-35　将骨折应用 ATMFS 固定

a. 坐骨大切迹。b. 弧形虚线为髋臼后壁唇缘。c. 应用髋臼后柱壁网状固定器固定骨折块。d. 弓齿钉加强固定，其固定轴线位于坐骨大切迹与坐骨小切迹之间

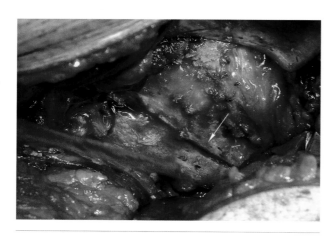

图 11-33　将骨折块复位于原解剖位置

缝隙为髋臼后壁与后柱游离骨折块的对应处

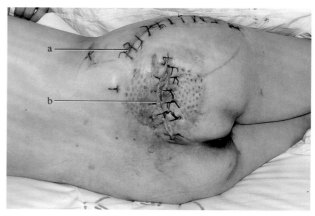

图 11-36　术后第 5 天右侧臀部切口及创面

a. 手术切口。b. 切除感染创面与锐器损伤的感染"窦道"，然后减张缝合的情景

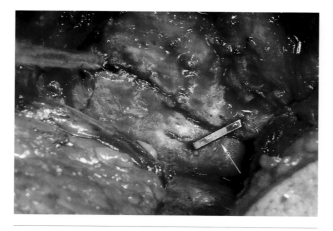

图 11-34　将骨折块复位后，应用弓齿钉在骨折游离块的坐骨体部位固定

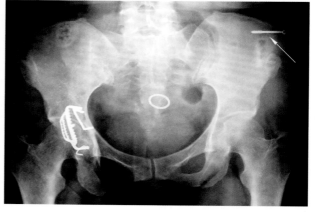

图 11-37　术后 5 个月，骨盆前后位 X 线片显示变位的骨折已经复位，双髋呈同心髋对称状态

箭头显示螺钉固定同种异体骨髂骨重建获得满意效果

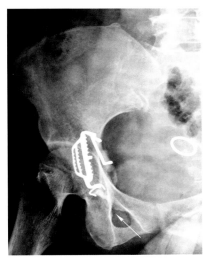

图 11-38　右侧髂骨斜位片，髂耻线完整、坐骨上区骨密度均匀

箭头显示原骨折部位

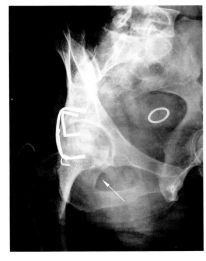

图 11-39　右侧闭孔斜位片，显示"头臼对应"处于解剖状态

箭头显示原骨折部位

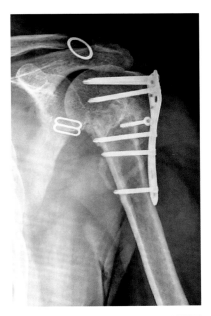

图 11-40　左肱骨外科颈骨折切开复位、钢板内固定。左肩关节正位片显示骨折端，呈现骨愈合状态

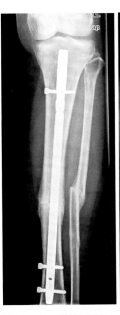

图 11-41　左侧胫骨骨折，交锁髓内钉内固定，正侧位片显示解剖位骨愈合

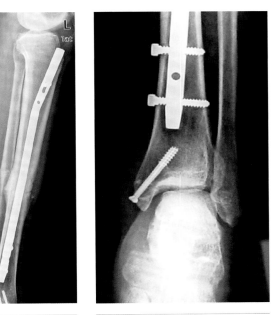

图 11-42　左踝关节正位片显示内踝加压螺钉固定，骨愈于解剖位

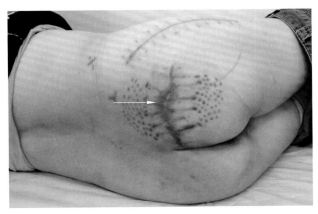

图 11-43　右侧臀部切口及创面愈后

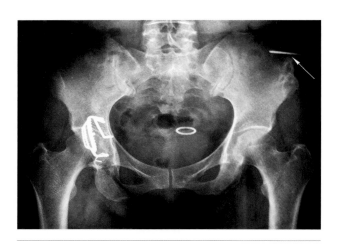

图11-44 本例术后7年5个月余门诊复查骨盆前后位片
双髋关节呈同心圆性的髋关节。双侧髋关节关节间隙均等；双侧股骨头未发现退变与应力性创伤性改变。左侧同种异体骨重建的髂骨，其下方将近1/2的异体骨吸收消失

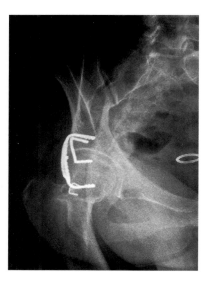

图11-45 右髋闭孔斜位片
髋关节间隙均匀，股骨头密度均匀，未见囊变与应力性、缺血性改变

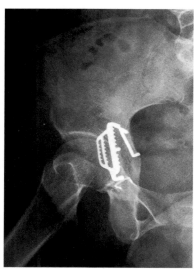

图11-46 右髋髂骨斜位片

能的。这样，不但清创、骨折复位容易，而且在臀部创面尚未形成感染时处理，能有效降低髋臼骨折手术感染风险。

（3）这种凿击性的隐匿性髋臼Ap1型骨折，在X线影像上极易漏诊。所以，2D、3D-CT的扫描是避免漏诊的重要措施。

第二节　陈旧性B类髋臼骨折

一、陈旧性髋臼Bmp3型骨折与迟发性感染

（一）髋臼Bmp3型概念

B代表髋臼的任何二柱（壁）骨折［髋臼前、后柱（壁），前、中柱（壁）或中、后柱（壁）］。m代表髋臼中柱（壁）骨折。p代表髋臼后柱（壁）骨折。3代表髋臼损伤变数，即压缩性骨折、骨缺损。

（二）损伤机制与临床特点

髋臼Bmp3型骨折多见于髋关节屈曲不足90°的屈髋屈膝位＋内收位时，暴力经股骨头冲击髋臼"Y"形软骨后叉支融合上下部分，即髋臼中柱（臼顶）后壁和髋臼后柱（壁）的骨折。髋臼Bmp3型骨折，可见带有软骨关节面的粉碎骨折块，松散嵌插于柱的骨松质内，形成压缩性骨折，使髋臼的解剖形态发生了骨缺损性改变。

高能量髋臼骨折时常合并颅脑损伤、胸腹部脏器伤等，随着救治矛盾的转移，往往在时间上，多数新鲜的髋臼骨折转为陈旧性骨折。陈旧性髋臼Bmp3型骨折，视距受伤时间的长短，其影像学也发生变化，可出现骨折端模糊、骨吸收等表现。

临床治疗多面临骨折块的松解、出血、渗血和复位固定方面的困难。重建的重点是如何修复骨缺损空间，如何将粉碎的月状关节面整复到与股骨头相匹配的程度；另外在适应证上，判断是复位内固定，还是关节置换。

（三）讨论

髋臼Bmp3型骨折，其中的m代表髋臼臼顶柱壁，p代表髋臼的后柱壁，3不但代表定位在m、p的粉碎骨折，更加明确该处的骨折是压缩性骨缺损。

复习AO分型，髋臼Bmp3型骨折类似于A1-3。AO对该类骨折论述的重要贡献在于："这类骨折有一个重要的影响预后的因素——骨折碎片嵌入骨松质；术后也可能会继发性塌陷；由于髋臼后上方是负重区，这个地方的骨折尤其重要。"AO此处的矛盾在于：既然认为臼顶的后侧壁是负重区域，又为何将其划为髋臼后柱壁的范围内？

笔者所描述的"g"区域，正是AO所描述的髋臼后柱壁的后上方。此处的解剖特点、钢板螺钉塑形与固定的局限性，构成了稳定固定方面的困难。在陈旧性髋臼Bmp3型骨折，距骨折时间越长，骨折越难解剖复位，主要受限于：压缩性骨缺损和骨折端的吸收。鉴于此，倾向于人工关节置换术。

（四）典型病例分析

1. 病例介绍　患者男性，47岁，2005-04-26车祸。急诊诊断：颅脑外伤；左髋臼后上壁＋后柱壁粉碎压缩骨折合并股骨头半脱位。

颅脑外伤病情稳定后，即伤后第57日，诊断：陈旧性左髋臼Bmp3型骨折。

（1）影像资料：见图11-47~11-50。

（2）临床对策

1）陈旧性髋臼Bmp3型骨折——解剖形态重建术：术中措施有填充骨缺损空间，复位固定。若这一方案难以实现，则利用髂骨结节部，制作"同心圆髋臼"，填补髋臼缺损部。将残余的关节软骨，镶嵌于"同心圆髋臼"的骨松质面；利用ATMFS三维固定"同心圆髋臼"骨块。

2）人工关节置换术：鉴于患者存在脑外伤，可待其完全稳定后，再择期实施关节置换术。关节置换术是治疗陈旧性髋臼粉碎骨折与骨缺损的有效措施，而且近期疗效满意。这种满意与是否达到头臼同心圆结构密切相关。

（3）术中相关图解：2005-06-22，伤后57日，患者在韶关医院进行了陈旧性髋臼Bmp3型骨折解剖形态重建术（图11-51~11-58）。

（4）术后随访资料

1）术后第2天：见图11-59。

2）术后第8个月28天（图11-60）：2006-03-20复查，患者主诉术后3个多月恢复劳力性工作，近

半个月感到手术部位肿胀、疼痛，局部有窦道伴分泌物流出。查体发现左髋手术瘢痕下方出现窦道性感染灶，诊断为左髋关节化脓性感染。建议尽快

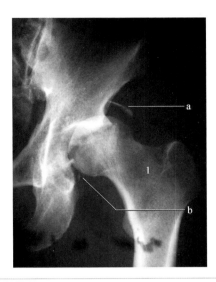

图11-47　髋臼Bmp3型骨折骨盆前后位X线片
a.示髋臼的后上侧发现骨折块，来自髋臼中柱（臼顶）后壁、髋臼后柱壁。b.示髋臼的后唇线消失，并见关节腔模糊与杂乱的骨折块影像。在股骨头与畸形的髋臼后缘之间，出现类似关节间隙的改变，提示该处存在严重的压缩骨折

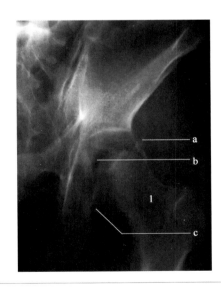

图11-48　伤后40日股骨髁上骨牵引后骨盆前后位X线片
股骨头已经被牵下并与髋臼呈半脱位性的对应关系。a.示髋臼顶后侧壁骨折块已经下移。b.示髋臼与股骨头之间的空隙，此空隙和消失的髋臼后壁唇缘线的位置相比较，可见后柱存在严重的压缩骨折。c.示股骨头与髋臼之间的宽度，再观察髋臼的后唇缘线消失，可以推测关节腔内可能存在粉碎的骨折块

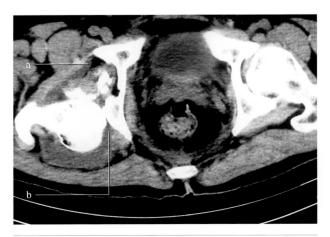

图 11-49　伤后 40 日髋臼 2D-CT 扫描图像

显示股骨头与髋臼一层面的扫描：a. 示髋关节腔内存在粉碎的骨折块，观察髋臼前柱壁完整。b. 示髋臼的后柱骨松质处压缩骨折，同时显示股骨头的后上脱位

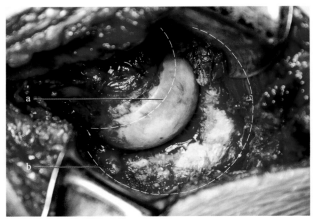

图 11-52　清除碎骨后，将股骨头复位

示髋中柱（臼顶）后壁为辅、髋臼后柱壁为主的缺损程度。a. 弧形虚线为正常髋臼唇缘所在的位置。b. 弧形虚线为骨折实际被压缩的边缘。a、b 线之间的位置为骨折缺损的空间。此空间可见粉碎、松散的月状关节面

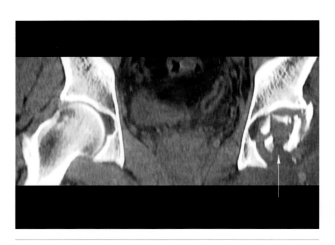

图 11-50　髋臼 2D-CT 的冠状面扫描

箭头进一步显示关节腔内的粉碎骨折块

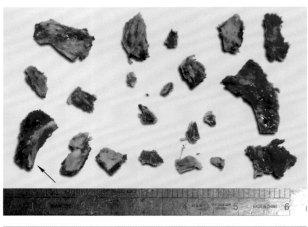

图 11-53　取出的 21 块碎骨

箭头示唯一带有关节软骨面的游离碎骨块。若将这 21 块大小不等的碎骨解剖复位与固定显然相当困难，更何况还有压缩性骨缺损

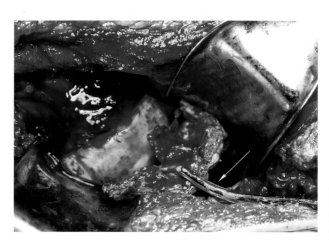

图 11-51　经髋臼外后侧入路，显露股骨头与碎骨

箭头示应用止血钳，取出关节腔内的碎骨

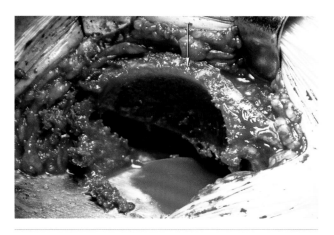

图 11-54　测量股骨头直径后，在此基础上加 1 mm，选择髋臼锉，在髂骨结节的内翼侧，磨出与髋臼的"同心圆"尺寸的骨块
箭头所示"髂骨结节处骨块"将替代"臼后上壁与臼后壁"的唇缘

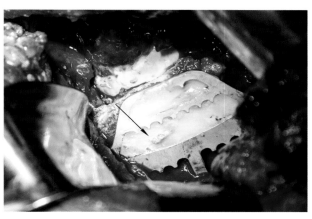

图 11-57　应用ATMFS,固定由髂骨块制成的"同心圆髋臼"骨块
箭头示应用医用骨蜡，薄薄地封闭后柱壁网状固定器下方的空隙。应用骨蜡的目的在于预防异位骨化的发生

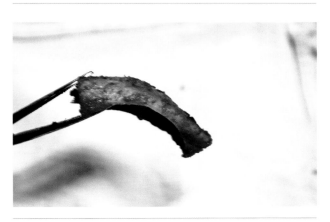

图 11-55　将构建"同心圆髋臼"的髂骨结节凿取下来骨块的侧视图
可见与股骨头所匹配的解剖弧度

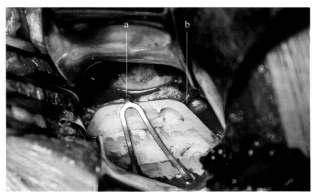

图 11-58　进一步应用锁定导针加固"同心圆髋臼"骨块稳定性
a.已将锁定导针到达指定位置，与网状固定器一起，借助柱的骨皮质，形成了对髂骨"同心圆髋臼"骨块多维的力学空间锁定。b.网状结构的凹陷处，可利用它作为重建关节囊的固定点，有利于软组织的解剖归位，从而为髋关节功能的康复提供生理性的解剖基础

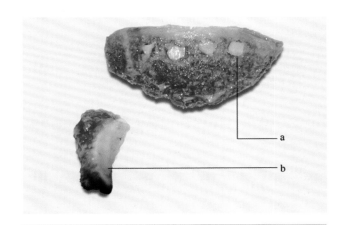

图 11-56　充分利用粉碎的关节软骨面
a.将残存的关节软骨面，嵌入与股骨头对应的骨松质面内。b.带有关节软骨面的游离碎骨块，即将用于髋臼重建

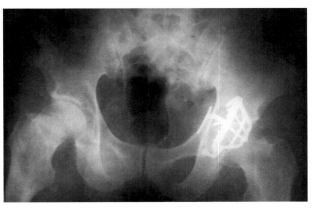

图 11-59　髂骨"同心圆髋臼"重建术第2天骨盆前后位X线片
图像示髋臼与股骨头达到了解剖对应状态，同时可见髋臼的后唇缘线与髋臼后柱壁网状固定器相重叠

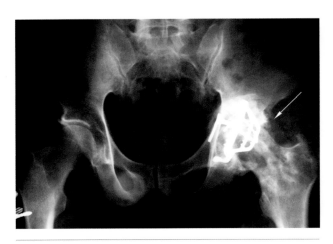

图11-60 骨盆前后位X线片
左髋关节呈现炎性表现

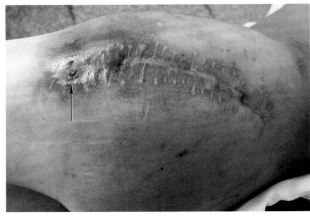

图11-61 箭头显示左髋感染的窦道位置

手术治疗：清创与内固定物取出。患者谢绝，其理由是关节活动不受影响。

3）术后第11个月16天（图11-61、11-62）：2006-06-08，随着病程进展，患者最终接受了感染病灶清创与内固定物取出手术。

4）术后2年8个月18天复查资料：2009-02-20，患者门诊复查，主诉伤口愈合未再溢出脓性物，髋关节功能正常（图11-63~11-66）。

2. 本例问题与反思

（1）陈旧性髋臼Bmp3型骨折，患者接受了髂骨"同心圆髋臼"重建术后3个月余，恢复原劳力性工作。术后8个月余出现化脓性髋关节炎，这种慢性炎症发作的原因是什么？

（2）术后11个月16天，患者才接受炎性病灶清除和异物骨蜡与内固定物取出术，通过伤口灌洗引流治愈了化脓性髋关节炎。术后2年8个月18天复查，发现患侧髋关节功能同健侧。在感染和控制感染的进程中，关节软骨受到的影响如何？

（3）"同心圆髋臼"髂骨重建对应股骨头的部位是骨松质面和被嵌入的软骨颗粒，在经历髋关节活动和感染治愈后，又在生理负荷应力下，发生了什么形式的组织学改变？

（4）这种髂骨"同心圆髋臼"重建术，在治疗陈旧性髋臼Bmp3型骨折方面，是否优于关节置换？还是案例的偶然现象？

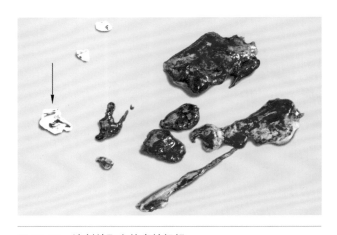

图11-62 清创并取出的炎性组织
箭头示术中取出的骨蜡。术中见植入的骨块大部分成活，后壁唇缘部分缺损，关节的稳定性良好。行髋关节灌洗引流后，伤口愈合

（5）本病例历经重建与炎症后，随访2年8个月18天，其良好的髋关节功能可能为"同心圆髋臼"髂骨重建方面带来新的探索与希望。

（6）遗憾的是，本病例此后失访。

二、陈旧性髋臼Bmp3 I型骨折——"头臼双向"骨缺损与脱位

（一）髋臼Bmp3 I型概念

B代表髋臼的任何二柱（壁）骨折。m代表髋臼中柱（壁）骨折。p代表髋臼后柱（壁）骨折。3代表髋臼损伤变数，即压缩性骨折、骨缺损。I代表股骨近端关节的股骨头骨折。

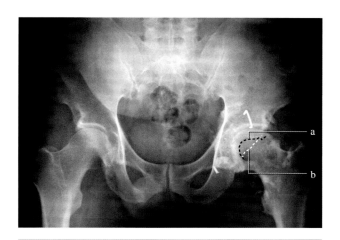

图11-63 髋关节感染灶清除术后炎症控制后骨盆前后位X线片
a.示残存的后壁边缘。b.示正常的髋臼后壁唇缘线。两相比较，提示后壁呈现少部分的缺损。股骨头轮廓基本完整，股骨头至股骨矩的力线分布均匀，骨小梁没有凌乱与中断

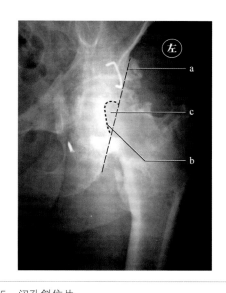

图11-65 闭孔斜位片
a.虚线为臼顶上外侧壁至坐骨体处的连线，标示髋臼中柱（臼顶）后壁与髋臼后壁唇缘。b.虚线为实际残存的后壁唇缘线。c.对应后壁实际的骨吸收缺损区域

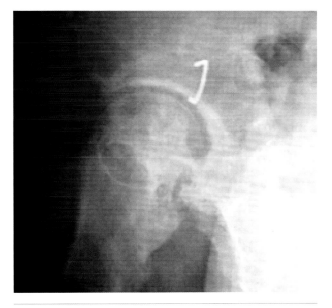

图11-64 髂骨斜位片
示头臼对应的关节间隙呈均匀性表现。似乎这种慢性迟发性的感染对关节间隙或软骨的影响并不显著

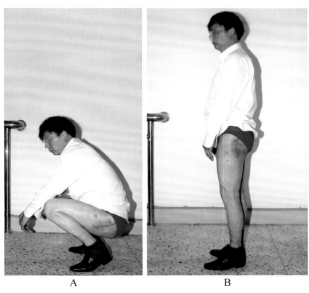

图11-66 患者下蹲状态
A.屈髋屈膝呈正常水平，可见左侧手术入路瘢痕。B.患者直立状态

（二）损伤机制与临床特点

髋臼Bmp3 Ⅰ型骨折，多见于半屈髋屈膝位内收位时，股骨头与髋臼的中柱（臼顶）后壁与髋臼后柱壁，经暴力相互作用而产生。

髋臼Bmp3 Ⅰ型骨折，往往被误认为是简单骨折，其实不然。它的特点在于解剖位置上是传统的

髋臼后上壁与后壁的混合骨折。而所谓的髋臼后上壁，笔者认为是在"Y"形软骨融合线之上，也就是髋臼中柱（臼顶）后壁，即"g"区域位置。在骨折程度上，是以压缩骨折、骨缺损为特征。在功能关系上，不仅髋臼的臼顶后壁与髋臼后柱壁存在压缩骨折，而且对应的股骨头也发生骨折。这些特点构成了髋臼Bmp3Ⅰ型骨折，这种类型相对少见。

创伤早期，可能在影像上表现并不严重，往往其髂耻线、髂坐线是完整的，臼顶线的改变也不显著。经验不足的医生可能采取保守治疗，也可能患方不接受手术治疗，在后期的髋关节活动时，演变为陈旧性的髋关节后上脱位，为"鸭行"步态而就诊。

（三）讨论

髋臼Bmp3Ⅰ型骨折相对少见。在"头臼对应"双向均骨折的情况下，AO分型没有把骨折程度、压缩变数与股骨头骨折变数相兼容。

陈旧性髋臼Bmp3Ⅰ型骨折，在治疗对策方面，被认为是人工髋关节置换术的绝对适应证。但对于青壮年而言，如何能避免关节置换术，还是个仍在探索的领域。

（四）典型病例分析

1. 病例介绍　患者男性，29岁，2001-02-15发生车祸。采取保守治疗，伤后第216天，诊断：陈旧性髋臼Bmp3Ⅰ型骨折合并髋关节后上脱位。主诉：跛行伴疼痛。患者因年轻而拒绝人工髋关节置换术。

（1）影像学分析：见图11-67~11-71。

（2）临床对策

1）人工全髋关节置换术：这类陈旧性髋臼Bmp3Ⅰ型骨折，是全髋关节置换术的适应证。手术要素：一是建立正确的真臼位置，即处理骨缺损，恢复真臼的解剖形态。因为只有双髋解剖位置对称，才能最大程度获取人工关节置换术的基本质量。值得注意的是，患者年仅29岁，拒绝接受此方法，寻求其他保全髋关节功能的办法，这对医生提出了更高的要求，也是挑战。

2）解剖形态重建术：实施解剖形态重建术，存在如下问题：股骨头内侧缺损，尽管不在关键的负重区域，是否处理？若不处理，是否稳定？是否会发生术后再次脱位？髋臼中柱（臼顶）后壁与髋臼后柱壁的压缩、吸收、缺损，虽然可以应用自体髂骨"重建解剖形态"，但其对应股骨头的"解剖重建关节面"是骨松质成分，在日后的关节运动中，是否会对股骨头软骨面产生磨损而导致创伤性关节炎？股骨头坏死的风险如何？如果发生，则必然还要实施人工全髋关节置换术。此时重建术的唯一优点，仅仅为关节置换术提供了一个没有骨缺损的、处于解剖形态的髋臼。

3）患方意见：坚决要求解剖形态重建术，在心理上，能够承受重建失败后再行人工关节置换术。

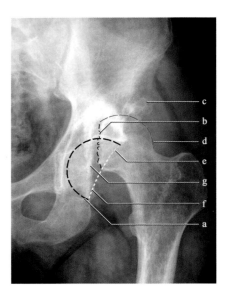

图11-67 陈旧性髋臼Bmp3Ⅰ型骨折
伤后5个月15天左髋闭孔斜位片（受伤时影像资料已丢失）。a. 半圆弧线，为髋臼解剖轮廓线。b. 纵向不规则虚线，为股骨头内侧的陈旧骨折线。在股骨头内侧与髋臼窝内，难觅股骨头骨折对应的内侧骨折块，提示其可能已被大部吸收。c. 边缘圆钝的骨折块，为髋臼中柱（臼顶）后壁为主、髋臼后壁为辅来源的游离骨折块，移位于髋关节的后上方。这一变位的骨折块，影像提示处于骨吸收阶段。d. 弧形线为股骨头不完全的解剖轮廓。观察股骨头与髋臼的关系，股骨头呈后上脱位。分析b和d所示虚线，提示股骨头内侧的骨缺损虽然显著，但基本没有影响到股骨头负重的关键区域。e. 黄色虚线为髋臼中柱（臼顶）后壁唇缘的解剖位置，已不复存在。f. 白色虚线为髋臼后柱（臼顶）后壁唇缘的解剖位置，已不复存在。g. 压缩与变形的髋臼中柱（臼顶）后侧与后柱压缩的边缘，将其与e、f线相比较，则发现骨缺损的区域空间相当明显

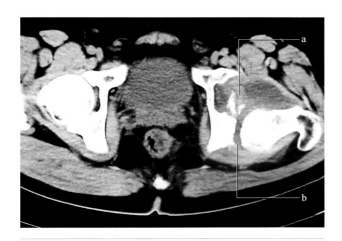

图11-68 伤后5个月25日双髋关节2D-CT扫描

a.左侧髋臼窝内存在部分吸收的骨折块。b.髋臼后壁骨折与部分压缩性骨缺损的状态。同时显示股骨头的脱位。股骨头的解剖轮廓未呈解剖性圆形，可能与股骨头的内侧缺损相关

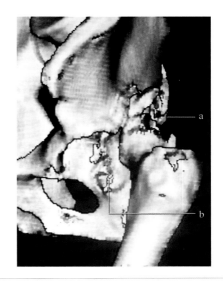

图11-70 髋臼与股骨头的外前视图

a.髋臼中柱(臼顶)后壁粉碎的骨吸收块，同时股骨头向后上脱位完全脱位。b.提示两个问题：一是髋臼窝内存在骨折块；二是在压缩边界的外侧，形成"假髋臼窝"

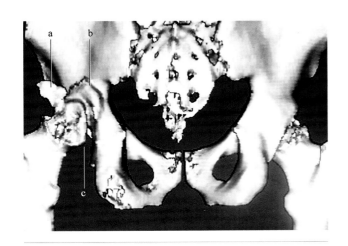

图11-69 双侧髋关节3D-CT后视图

a.髋臼中柱(臼顶)后侧壁变位的骨折块，呈现部分骨吸收状态。b.髋臼后壁的骨折与变位，呈现向上变位与部分骨吸收状态。c.两方面信息，一是股骨头向后上脱位；二是股骨头内旋明显，股骨头内侧的骨缺损面，几乎呈现全貌。比较两侧髋臼，可见患侧呈明显的骨缺损和变形程度

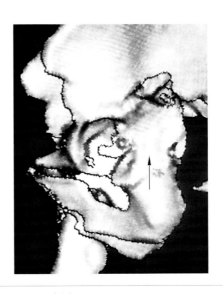

图11-71 髋臼的外侧面

如箭头显示，形成了假关节部分。真臼与假臼的结合部可见陈旧性压缩性骨缺损的痕迹

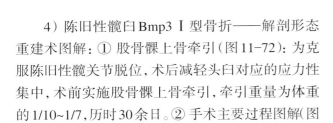

　　4）陈旧性髋臼Bmp3Ⅰ型骨折——解剖形态重建术图解：①股骨髁上骨牵引（图11-72）：为克服陈旧性髋关节脱位，术后减轻头臼对应的应力性集中，术前实施股骨髁上骨牵引，牵引重量为体重的1/10~1/7，历时30余日。②手术主要过程图解（图11-73~11-82）：2001-09-19，即距受伤日第216天，实施了髂骨"髋臼解剖形态"重建术。

　　5）早期功能训练：时间与方式见图11-83、11-84。

　　6）中长期门诊复查资料：①重建术后2年13

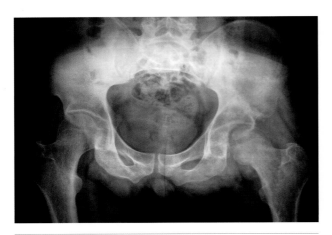

图11-72 股骨髁上骨牵引38日后骨盆前后位片

股骨头已经牵至与髋臼基本对应的水平，为手术创造了条件

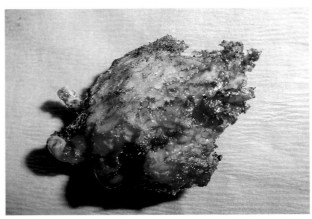

图11-75 在髋臼后上方取出的残余部分吸收的骨折块，该骨块在重建方面已失去利用价值

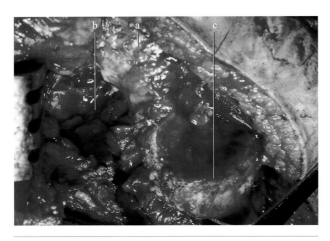

图11-73 经髋关节外后入路，显露股骨头与髋臼窝

a.股骨头。b.髋臼窝内的瘢痕与残余的骨折块。c.改良"股骨转子后半截骨"。股骨转子后半截骨能为髋臼中柱（臼顶）后壁与后壁的骨缺损的重建与固定，提供较好的显露

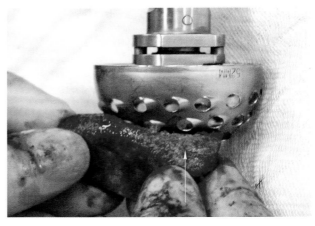

图11-76 为重建缺损的髋臼中柱（臼顶）后壁与髋臼后柱壁而取出的自体髂骨块

箭头处显示髂骨结节位置。重建所用的髋臼锉的直径，大于股骨头直径1 mm，能将髂骨锉出一个适合与股骨头匹配的、新的"髋臼壁"

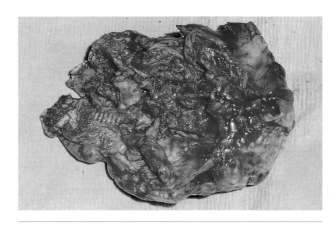

图11-74 从髋臼窝取出的瘢痕组织，其内夹杂残余部分吸收的骨折碎块

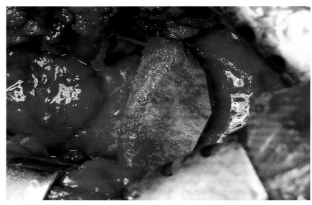

图11-77 将制成的"髂骨解剖型臼壁"置于缺损处，并与股骨头匹配

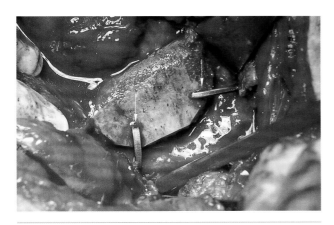

图 11-78 应用ATMFS中的弓齿钉,将"髂骨解剖型臼壁"如箭头所示,实施初步固定

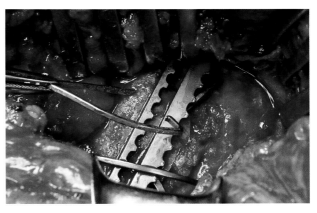

图 11-81 应用另一枚锁定导针加强固定
图示导针正在插入"髂骨解剖型臼壁"的唇缘、业已预钻好的骨性隧道孔

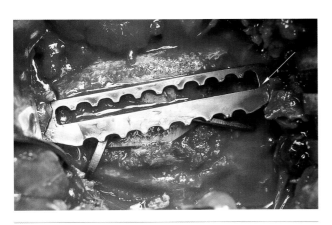

图 11-79 应用ATMFS中的网状固定器,将"髂骨解剖型臼壁"进行二次稳定性固定
箭头显示已经固定完毕,限制了"髂骨解剖型臼壁"骨块向后方的移位

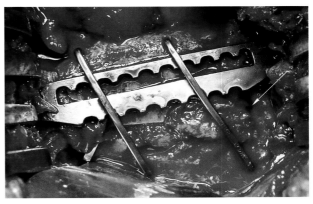

图 11-82 "髂骨解剖型臼壁"重建完成
从力学稳定性而言,被固定的"髂骨解剖型臼壁"骨块,与整体髋臼形成了三维性的记忆锁定,具有特殊的固定效果。最后,利用ATMFS的网状结构特点,将关节囊与之缝合

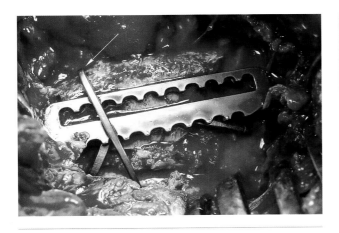

图 11-80 应用ATMFS中的锁定导针,对"髂骨解剖型臼壁"实施三维锁定固定
箭头所在:一是显示重建后的髋臼唇缘部;二是显示进针锁定部位

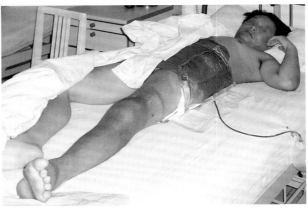

图 11-83 术后第1天,早期活动的照片
鼓励患者主动扭动臀部和伸屈髋关节。尽管活动的幅度不大,但减少了股骨头与髋臼月状关节面的集中应力,起到生理性分散应力的作用

天，即2003-01-02，患者门诊复查。主诉：术后半年时，恢复高空吊车驾驶员工作（图11-85~11-87）。② 重建术后九年半：2011-02-15，笔者寻踪至患者所在地随访。患者主诉：左髋关节活动正常，功能与健侧无差别。查体正常，摄取影像资料如图11-88~11-95。

2. 本例体会与思考

（1）对中青年人为主的髋臼骨折受伤群体而言，利用自体髂骨制作"解剖型臼壁"，治疗陈旧性髋臼Bmp3Ⅰ型骨折，具有继续探索的空间，为避免人工关节置换提供了新途径的经验。

（2）值得注意的是，重建的"髂骨解剖型臼壁"，其与股骨头对应的骨松质根本没有关节软骨成分。随访9.5年的资料：尚未发现明显的创伤性关节炎与股骨头坏死的影像特征；也没有发现患侧髋关节功能障碍。这些现象的本质是什么？作者渴望有志者共同探究。

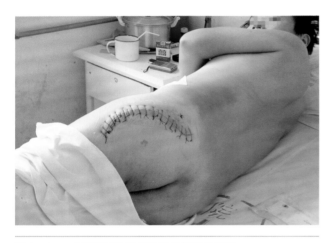

图11-84 术后第7天患者已经能够轻松翻身
图示左臀部的手术切口

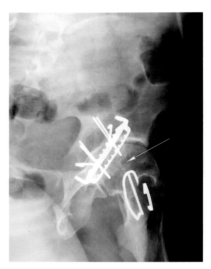

图11-86 左髋臼髂骨斜位片
箭头提示两个信息：一是较清晰地显示了髋臼唇缘线，说明本次"髂骨解剖型臼壁"的重建获得成功，并在功能上经历了2年13天的考验。初次探索了"髂骨解剖型臼壁"的重建，具有可行性。二是显示股骨头的形态与骨密度，呈成活状态。观察头臼对应关系，也没有发现创伤性关节炎的痕迹

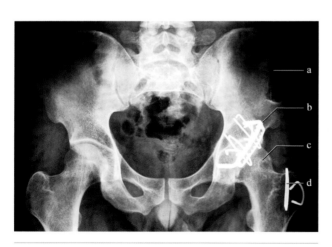

图11-85 术后2年13天骨盆前后位X线片
a.髂骨处的骨缺损，为取髂骨行"髂骨解剖型臼壁"重建材料的供区。b.重建"髂骨解剖型臼壁"与ATMFS固定的形态，呈解剖性骨愈合状态。比较两侧髋关节，双侧头臼对应呈解剖关系。c.股骨头处骨密度与外侧的头形解剖轮廓。d.股骨转子后半截骨固定情况，呈解剖性骨愈合状态

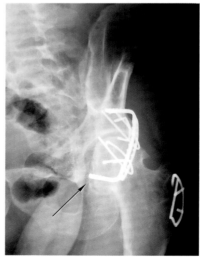

图11-87 左髋臼闭孔斜位片
箭头显示股骨头内侧的部分骨缺损状态。观察髋臼顶与股骨头的对应范围，显然可见股骨头内侧的部分骨缺损不占主要成分。结合患者良好的髋关节功能，说明其该部的缺损程度也未在髋关节功能中起主要作用

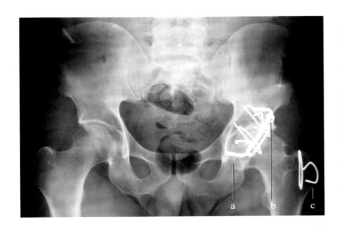

图 11-88　术后9.5年骨盆前后位片
显示双髋关节负重对应的区域关节间隙正常。股骨头形较健侧有所改变，但未见股骨头坏死征象。a.显示股骨头内侧骨缺损处，尚未影响关节的稳定性，历时9.5年，得到了证明。b.显示ATMFS固定物件，没有发生变位，提示锁定的"髂骨髋臼骨块"处于骨性愈合状态。c.显示股骨转子后半截骨，呈解剖形态骨性愈合

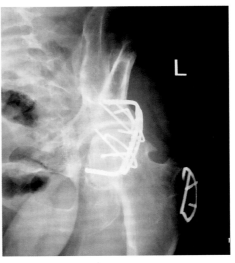

图 11-90　髋臼闭孔斜位片
可见股骨头内侧骨缺损，但股骨头负重区域的对应面积居于主要地位

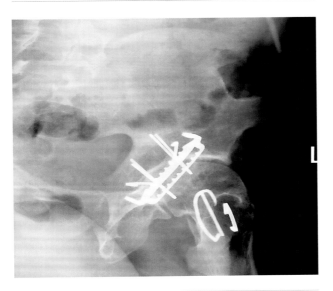

图 11-89　髋臼髂骨斜位片
观察"头臼对应"负重区域，关节间隙清晰，未见创伤性关节炎特征。股骨头解剖轮廓清晰，股骨头未见囊性变与骨密度方面的异常改变

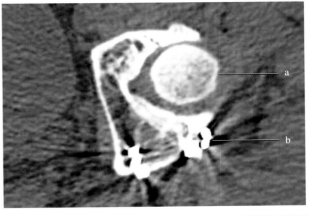

图 11-91　髋臼顶部下方2D-CT横断面扫描
a.显示股骨头骨密度处正常范围，未见缺血性坏死征象。b.显示髋臼中柱（臼顶）后壁缺损重建固定区域，见解剖形态的植骨块成活与骨性愈合

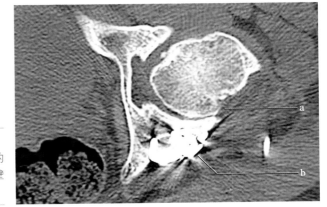

图 11-92　髋臼后柱壁2D-CT横断面扫描
a.重建的髂骨解剖髋臼，对应股骨头处为松质面，头臼之间的运动，是否对股骨头形成损伤？此图似乎显示不清。b.后柱壁重建位置的内固定

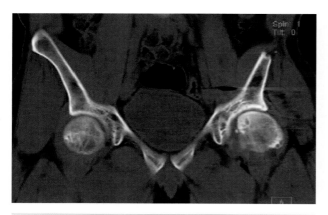

图 11-93　髋臼前部冠状面 2D-CT 扫描
可见患髋呈解剖性"头臼对应"关系，在负重状态下，未因股骨头内侧的缺损而发生脱位

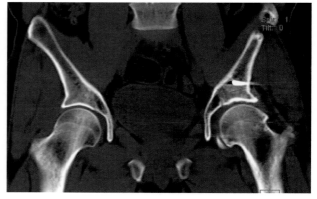

图 11-94　在髋臼中部 2D-CT 冠状面扫描
显示为基本正常的"头臼对应"。观察双侧股骨头，未见股骨头缺血性坏死与创伤性关节炎征象

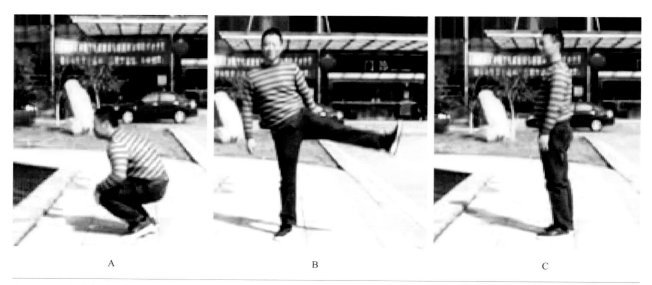

| A | B | C |

图 11-95　患者复查视频截图
A. 患者下蹲状态。B. 患者在做患髋关节外展。C. 患者站立状态

三、陈旧性髋臼 Bap1αⅣ型骨折合并坐骨神经损伤与肠破裂术后

（一）Bap1αⅣ型概念

B 代表髋臼任何二柱（壁）骨折。a 代表髋臼前柱（壁）骨折。p 代表髋臼后柱（壁）骨折。1 代表髋臼损伤变数，即骨折变位。α 代表同侧（对侧）骶髂复合体分离（骨折），呈水平方向移位；有（无）耻骨上、下支变位骨折。Ⅳ代表股骨头＋股骨颈＋股骨转子部的、整体股骨近端关节的粉碎骨折。

（二）受伤机制与临床特点

髋臼 Bap1αⅣ型骨折的受伤暴力，多来自坠落、挤压等方式相关的综合因素。显然，髋臼 Bap1αⅣ型骨折多米诺骨牌效应的Ⅳ和α的损伤变数，成为主要矛盾，而 Bap1 则为相对简单的变位骨折。笔者对千余例髋臼骨折进行统计分析，发现含有Ⅳ损伤变数的只有 2 例，十分罕见。

髋臼 Bap1αⅣ型骨折来自相当高的能量导致的损伤，其股骨近端关节完全成为粉碎骨折——即

Ⅳ损伤变数的股骨头＋股骨颈＋股骨转子的粉碎骨折。若同时合并肠道、泌尿生殖系统等的损伤，在救治矛盾的处理中，髋臼Bap1αⅣ型骨折则往往随着时间的推移，成为陈旧性髋臼Bap1αⅣ型骨折。一般而言，重建股骨近端关节的解剖关系，则涉及股骨头是否能成活的问题，可能需于后期实施特殊类型的关节置换。

（三）讨论

以往的髋臼骨折分类分型，尽管也考虑到髋臼骨折的合并伤，但没有将骨盆、髋关节的损伤作为多米诺骨牌效应来考虑。毫无疑问，髋臼Bap1αⅣ型骨折与髋臼Bap1型骨折有着本质的区别。笔者赞同Marvin Tile等学者的意见：只有相似的骨折，才能做比较。否则，成为非逻辑性骨折，其结论缺乏可信度。

（四）典型病例分析

1. 病例介绍　患者男性，29岁，2006-10-12因伐树砸伤。诊断：创伤失血性休克；肠破裂；骨盆髋臼骨折。急诊处理肠破裂，挽回生命。

2006-12-11，即伤后第60天，诊断：陈旧性髋臼Bap1αⅣ型骨折；肠破裂修补术后；坐骨神经损伤。患者强烈要求行陈旧性髋臼Bap1αⅣ型骨折重建术。

（1）影像学资料：见图11-96~11-104。

（2）治疗对策

1）关节置换术：无论是新鲜的，还是陈旧的髋臼Bap1αⅣ型骨折，都是全髋关节置换术的适应证。本例在损伤控制救治方面，抗休克与肠破裂修补术获得成功。伤后，即肠破裂术后2个月，其髋臼Bap1αⅣ型骨折变为陈旧，处于畸形状态的骨痂愈合时段。可择时延长病程，进行人工全髋关节置换。其假体臼杯的稳定性，因解剖形态变化不大，手术相对不太困难。但股骨假体柄部的稳定，则缺乏股骨距与股骨转子方面的解剖学基础，必须选用特殊加长柄。

2）陈旧性髋臼Bap1αⅣ型骨折重建术：重建术的本质，是恢复到原有的解剖形态，但不一定能恢复到原有的生理功能。粉碎、变位、畸形愈合的股骨近端关节，若将其复位，只能离体操作。这样的"拆开"与"组合重建"，其股骨近端关节的坏死

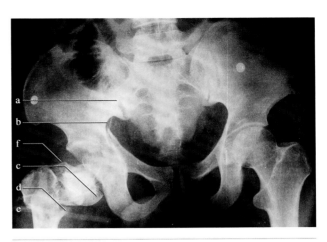

图11-96　髋臼Bap1αⅣ型骨折骨盆前后位摄片

a. 右侧骶髂关节呈轻度的水平位分离。需要警惕的是，有时实际情况的分离与影像学的表现并非一致。b. 髂耻线、髂坐线的中断与轻度变位：其髋臼前柱（壁）骨折的部位在髂耻隆起部的近端，其远端略向内上变位；其髋臼后柱（壁）骨折的位置在坐骨大切迹的前下部。c. 股骨头骨折，其与髋臼对应的负重面向下翻转了几乎180°。d. 股骨小转子部的骨折，观察股骨距已经不复存在，至少提示了股骨颈与小转子之间的粉碎骨折。e. 股骨大转子部的骨折线，呈轻度分离。f. 股骨颈段的粉碎骨折。观察股骨头与股骨颈，其解剖轮廓不复存在，呈畸形状态

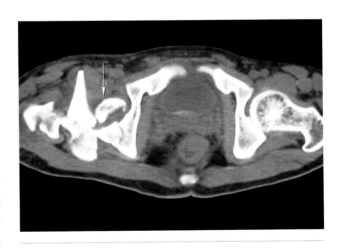

图11-97　伤后1个月髋臼一层次的2D-CT横断面扫描

箭头显示游离在髋臼窝内的一部分球面股骨头；髋臼后壁骨折并变位，髋臼面之间出现台阶；股骨大、小转子与股骨颈的骨折变位情况

率，尤其是股骨头、股骨颈缺血性坏死率可想而知，几乎达到了毋庸置疑的程度。这种重建术唯一的优点为：股骨转子部血运较好，其成活率比较高，可为日后全髋关节假体柄部的稳定性与解剖位置提供良好的骨性条件。

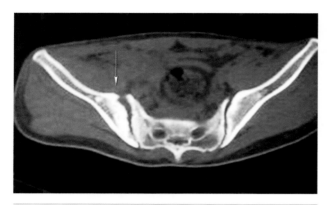

图 11-98　伤后 1 个月双骶髂关节的横断面扫描

箭头示右骶髂关节呈 "开书样" 轻度分离。对比两侧软组织，右侧肿胀，提示出血程度与变位程度

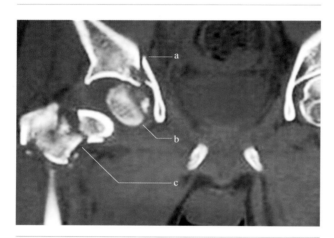

图 11-99　髋臼向后另一层次的冠状面扫描

a.示前柱弓状线与髂耻隆起部的骨折。b.示与股骨颈游离的股骨头翻转的状态。c.示股骨大、小转子粉碎骨折的状态

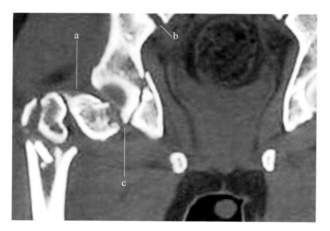

图 11-100　另一层面的髋臼部的冠状面扫描

a.示已经因股骨颈粉碎骨折而畸形愈合的股骨颈。观察股骨干的近端，可见粉碎的骨折块进入股骨近端的髓腔内。b.示骶髂关节的分离。c.示髋臼后柱（壁）骨折部位

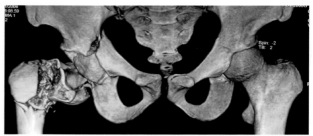

图 11-101　骨盆 3D-CT 立体图像前视图

右侧髋臼前柱壁骨折、股骨头骨折、股骨颈骨折和股骨大小转子的骨折与脱位状态的 "畸形" 改变

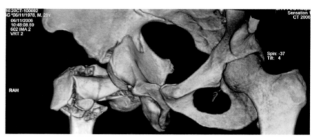

图 11-102　骨盆右侧旋转的斜位视图

相当于患侧的髂骨斜位片。可见股骨头与颈部的粉碎骨折，在脱位状态下向下翻转，颈干角消失，形成与股骨干轴向线相垂直的变形

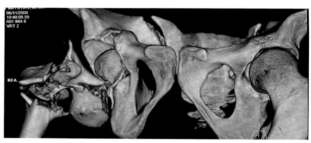

图 11-103　骨盆的仰视图像

可见股骨头向下翻转 180°；股骨颈与股骨大小转子呈粉碎性骨折与移位

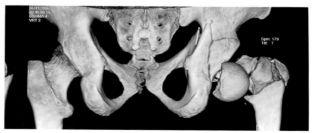

图 11-104　骨盆的后视图像

清楚地显示因骨折而游离的股骨头向后脱位与翻转；同时发现股骨头解剖轮廓的残缺状态

（3）患者意见：患者对上述表示充分理解与知情，要求行重建术，准备为日后相对简单的关节置换创造一定的条件。

（4）手术主要过程：伤后第60天，实施陈旧性髋臼Bap1αⅣ型骨折重建术（图11-105~11-136）。

（5）术后康复训练指导（图11-137）：① 术后1周，遵循主动、渐进、增强+太极式（慢动作）的原则，实现收缩股四头肌；扭动臀部；伸屈髋、膝关节。② 术后第8天，拉吊环，配合髋部的屈曲。③ 早期康复目的：通过恰当的动静结合，一则减负制动所致的对应性的狭窄性应力集中；二则可能唤醒与恢复髋关节的相关组织功能，如关节液的分泌。

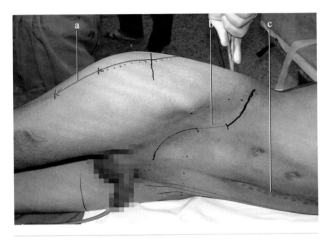

图11-105 髋臼前、后路的联合切口示意图

a.股骨干近端显露段，为完成股骨头、股骨颈、股骨大小转子与股骨干的显露，上延为K-L入路。b.改良髋臼前入路的经腹膜外髂内动脉的结扎段。图中明显可见髂前上棘的位置。此切口，完全可以避免与髂前上棘处的切口张力。c.显示肠破裂术后的瘢痕

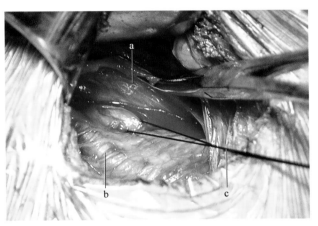

图11-107 经腹膜外结扎髂内动脉

a.输尿管，术中可见蠕动。b.髂外动脉的位置。c.10号医用丝线牵住髂内动脉的情景，准备结扎

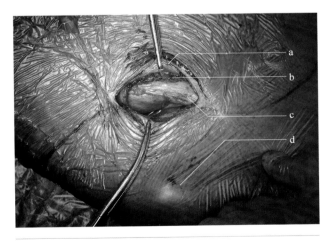

图11-106 改良髋臼前入路，经腹膜外，行髂内动脉的结扎段，分别显露

a.依次切开皮肤、皮下后，用血管钳夹住、提起并两侧牵开腹外斜肌。b.切断腹内斜肌、腹横肌。c.腹膜外脂肪与腹膜。d.髂前上棘所在部位

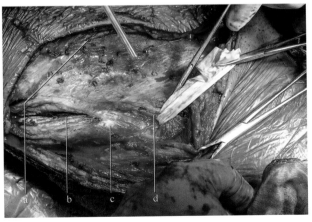

图11-108 完成髂内动脉结扎，关闭腹外斜肌腱膜后，沿改良髋臼前入路，依次切开皮肤后，潜行显露髂嵴和显露股外侧皮神经

a.已经缝合的腹外斜肌腱膜。b.沿髂骨嵴内侧，开始显露髂窝部窗口。c.髂前上棘的位置。d.将显露的股外侧皮神经，用橡皮片牵拉保护

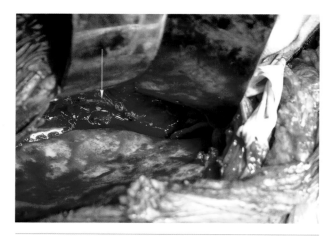

图 11-109　经髂骨窝窗口，显露右侧骶髂关节的分离
箭头显示骶髂关节处骶骨的边缘。此处的显露，须沿骶骨骶髂关节的外侧缘，贴骨潜行，避免损伤由 L4、L5 神经根组成的神经干

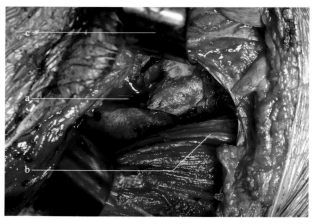

图 11-111　在髂腰肌-股动脉鞘之间的窗口
a. 显示在髂耻粗隆部近端的内上缘、靠弓状线的部分呈粉碎性骨折，骨块已经变位于其他地方，这在 X 线片、3D-CT 中并未显示出这粉碎的骨折块。b. 显示卧于髂腰肌之上的股神经。c. 所示的露钩正向内侧牵拉股动脉鞘

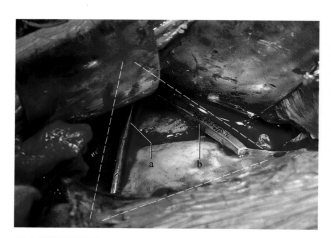

图 11-110　经髂骨窝窗口，沿图中所示的三角形虚线箭头，分别各钻 4 个孔，植入弓齿钉 2 枚
建议骶骨处的钻孔，需沿骶骨岬的外侧缘 10 mm；在髂骨处的钻孔，需分别在耳状面所对应的髂骨上缘 10 mm，并分别指向弓状线处和耳状面后上缘处。如此形成三角形的固定态，起到稳定骶髂关节的作用。a. 一枚弓齿钉沿骶髂关节弓状线方向固定。b. 另一枚弓齿钉固定骶髂关节，髂骨处的固定点，指向耳状面后上缘

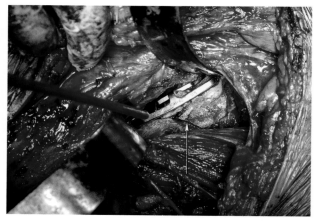

图 11-112　应用 ATMFS 中的弓状线固定器，将骨折与粉碎的骨块实现记忆锁定性固定
在固定弓状线时，其钻孔方向与弓状线下缘的方区、耻骨梳的内侧面相平行，并距弓状线缘 3~4 mm。箭头所示为髂耻粗隆部的骨折，并未达到完全的解剖复位，差距在 1.5~2 mm，若完全复位，尚需进一步的前、后柱松解，考虑不是臼顶主要的负重部分，为缩短手术时间，减少出血，便放弃了这一差距

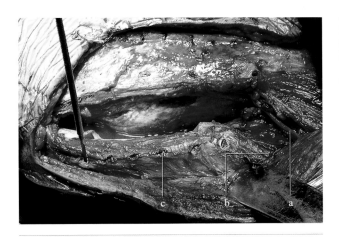

图 11-113　在髂骨嵴外缘处，每相距 10~15 mm，指向髂嵴的内缘下钻一骨孔

a. 股外侧皮神经。b. 缝匠肌与髂前上棘的起始处，完整无损。c. 应用电刀，所灼的髂骨嵴处的钻孔标记，同时显现髂骨外翼软组织附着的完整性

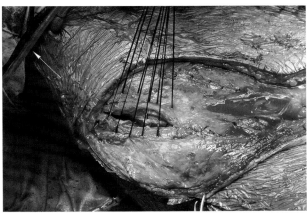

图 11-116　重建部分髂腹股沟韧带后，应用 10 号医用丝线，经骨孔缝合髂翼内缘附着处的软组织。然后，依次关闭伤口

箭头显示引流管的出口位置

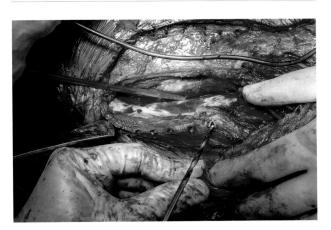

图 11-114　在标志处的钻孔情况，钻头直径在 2.5~3.5 mm

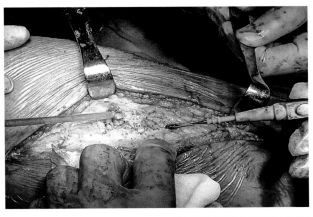

图 11-117　经髋臼后外侧入路，切开皮肤与皮下组织

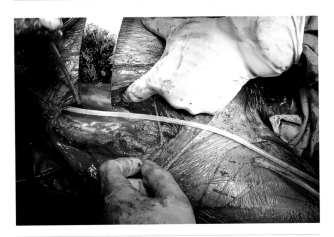

图 11-115　置放引流管

一般而言，引流管置于骶髂关节固定处，其管需经肌肉丰满处穿出，会对避免逆行感染起到重要作用

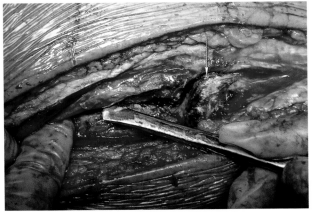

图 11-118　显露股骨转子外后侧

箭头显示股骨转子部的畸形

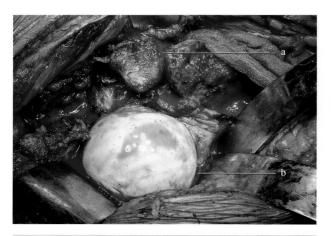

图 11-119　在转子窝处，贴骨离断梨状肌、上下孖肌、闭孔内肌；在转子间线处，贴骨离断股方肌，切开破碎已经形成瘢痕的关节囊

a. 畸形愈合的股骨转子部的粉碎骨折。b. 变位的股骨头，股骨颈与股骨转子畸形愈合

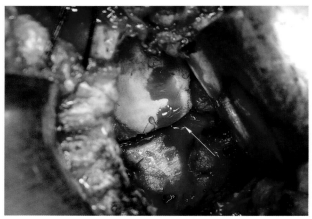

图 11-122　将游离的内侧股骨头和髋臼窝的瘢痕清除后

箭头显示髋臼月状面，因髋臼的前、后柱骨折所导致的错位，台阶在 3~5 mm 不等

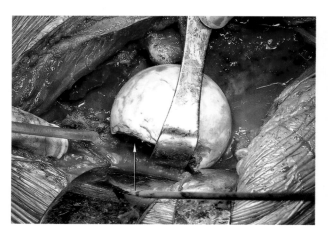

图 11-120　在髋、膝关节屈曲与内旋时，显露股骨头的内侧骨折与缺损

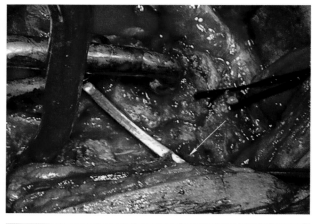

图 11-123　将髋臼后柱松解（包括髋臼前柱骨折的变位已经获得松解）后，将其解剖复位，并应用ATMFS中的反向弓齿钉，固定于髋臼后柱

箭头显示弓齿钉的一端，插入坐骨体的凹陷处

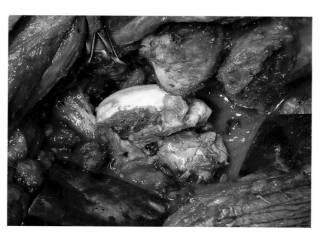

图 11-121　将畸形愈合的股骨头、股骨颈与股骨转子部松解游离后，在髋臼窝处显见股骨头内侧球形游离的骨折块

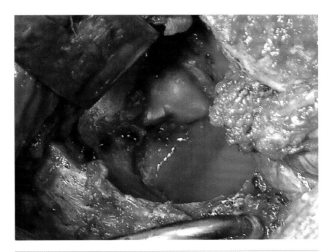

图 11-124　检查髋臼月状关节面的复位情况，基本获得解剖复位

值得注意的是，欲达到髋臼月状关节面的解剖复位，在陈旧的髋臼骨折中，必须将髋臼所涉及的变位骨折，达到充分的松解，才能为解剖复位创造条件。而且，常常利用浮动体位，通过前、后入路，同时联合复位

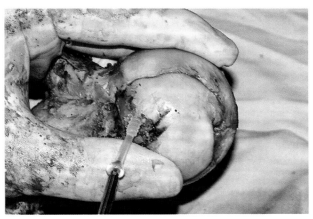

图 11-126　应用可吸收螺钉固定游离的股骨头内侧部分球体

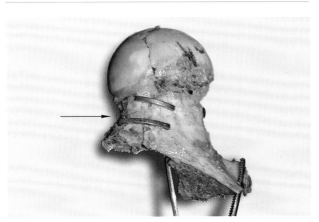

图 11-127　在"离体"状态下，应用 ATMFS 中的弓齿钉将粉碎的股骨头、股骨颈部解剖复位与固定的前视图

箭头显示应用正向弓齿钉固定，其落差弧度，可记忆固定股骨颈，弧度相贴附。完成重建股骨头、颈的解剖形态

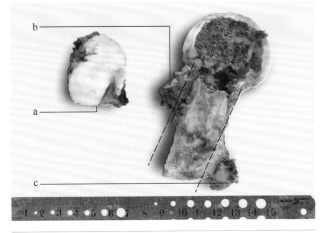

图 11-125　离体取出畸形愈合的股骨头与股骨颈及游离的股骨头内侧骨折块

图中的两条白色平行的虚线，提示正常股骨头与股骨颈的解剖位置。图像显示：a. 游离的股骨头内侧的骨折块。b. 在股骨头颈的外上方，畸形愈合的骨折块，成角在 25° 左右。c. 在股骨头颈的内下方，畸形愈合的较大的骨折块已形成非解剖的对应关系。值得讨论的是，将畸形愈合的头颈关系达到解剖复位，就必须将畸形的头颈状态完全松解。换言之，就是凿断后重新确认正常的解剖关系

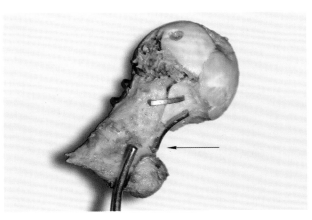

图 11-128　应用 ATMFS 中的弓齿钉将粉碎的股骨头与股骨颈部解剖复位与固定

箭头显示应用反向弓齿钉固定股骨颈的后内下侧，其落差弧度，可记忆固定股骨颈，弧度顺应股骨头下颈部的解剖弧度。完成了股骨矩与股骨颈、股骨头的解剖性重建

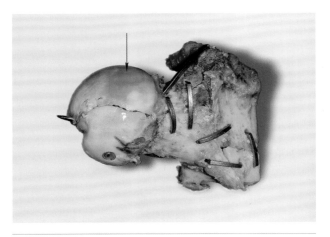

图 11-129　股骨近端关节前视图

继续应用 ATMFS 中的弓齿钉，将股骨颈与股骨大、小转子实施解剖形态重建。箭头显示股骨头之外侧部，其软骨颜色出现淤血样变，提示股骨头内部结构存在损伤

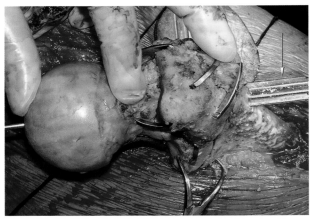

图 11-132　于股骨转子的外下侧，在导针指引下钻孔

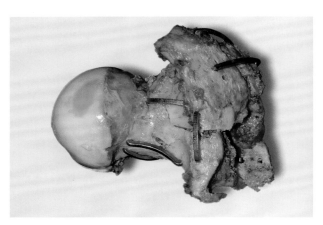

图 11-130　已重建股骨头、股骨颈与股骨大、小转子的解剖形态的后视图

单从解剖复位而言，ATMFS 中的正、反向弓齿钉，在整复不规则骨的粉碎骨折中起到了重要作用；其持续性的记忆加压，更进一步实现了解剖形态的稳定性

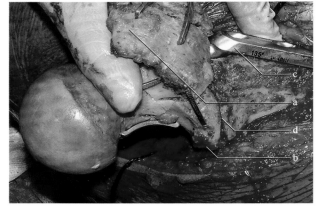

图 11-133　将 DHS 钉植入后，股骨头至部分股骨干的后视图

a. 股骨大转子的外后上方。b. 股骨小转子的后侧。c. 部分植入的 DHS 钉图像。d. 股骨转子部与股骨干的连接与固定情况；经记忆加压，可见缝隙成线状

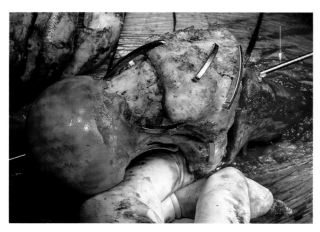

图 11-131　将整复与固定的股骨近端关节部分和股骨干近端，进行解剖对位

箭头显示固定导针，准备钻孔，准备植入 DHS 钉

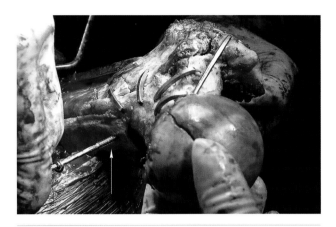

图11-134 将约占股骨干周长的1/5的髂骨皮质、骨松质兼备的骨条，植贴于股骨矩区域，并应用加压螺钉固定

显然，这骨块不但跨越骨折线，而且与股骨矩成为整体性的稳定状态

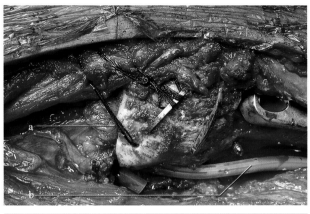

图11-136 图11-135的继续

a. 完成坐骨股骨韧带（髋关节后侧的关节囊）、梨状肌、上下孖肌、闭孔内肌缝合，令其解剖性归位时的情景。b. 显示置放的引流管。然后，依次按解剖层次，关闭伤口

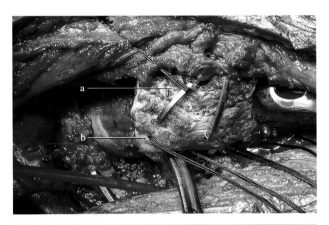

图11-135 将股骨头还纳入髋臼后，重建髋关节的外侧与后侧的动力装置——主要是软组织解剖性归位骨缝合

a. 显示将臀中肌，应用10号医用丝线，挂缝于弓齿钉的情景。b. 大转子钻出骨孔，指向转子窝处，然后引入2~3股10号医用丝线，准备将坐骨股骨韧带（髋关节后侧的关节囊）、梨状肌、上下孖肌、闭孔内肌缝合，预完成骨性缝合

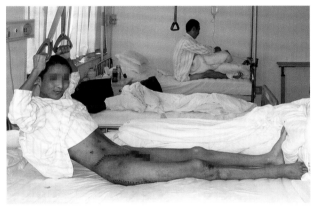

图11-137 术后第12天，患者主动训练

（6）术后影像资料

1）术后第9天：见图11-138~11-141。

2）术后第23个月13天复查资料：患者家住外地山区，因经济等原因，难以到上海复查。2008-12-13，笔者与同仁追踪800 km找到患者，最终在当地医院的复查结果（图11-142~11-146）如下：患者主诉重建术后4.5个月，不但生活能自理，而且能开拖拉机谋生。步态显示庄稼播种步态（为伤时所致的坐骨神经损伤）。只有在阴天下雨时，右髋有酸胀感。

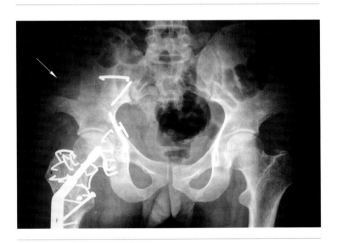

图11-138 重建术后第9天骨盆前后位摄片

两侧骶髂关节、髂耻线、髂坐线、臼顶线、关节间隙、股骨头、股骨颈、股骨转子，均达到了解剖性的对称状。图中箭头显示髂骨密度降低区域，为术中凿取的髂内翼，用于股骨矩处植骨

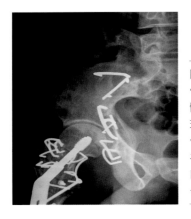

图 11-139　右侧髋臼髂骨斜位片

髋臼和股骨头、颈、转子呈现解剖形态。重点细辨股骨头与髋臼的关节间隙，在主要的臼顶（髋臼中柱区域的月状关节面）呈均匀性的"头臼对应"关系

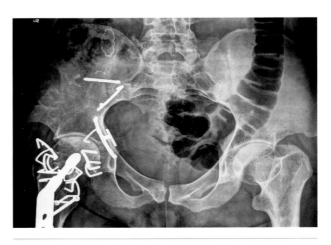

图 11-142　伤后 2 年 1 个月，术后第 23 个月 13 天，骨盆前后开口位片

两侧髋关节间隙出现均匀的、解剖性的对称状态；同时可见耻骨联合部的轻度损伤。更值得注意的是，比较两侧的股骨头的解剖轮廓，重建的股骨头没有出现变形与塌陷

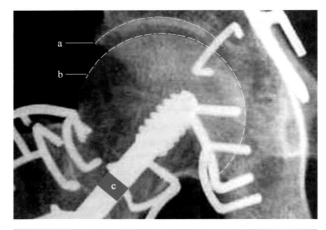

图 11-140　图 11-139 头臼对应关系的局部放大图片

a. 沿髋臼臼顶缘所示的同心圆弧形虚线，即臼顶线。b. 股骨头的解剖轮廓线。c. 标准物：利用所标识的同心圆和 Richard 钉杆部直径，将这一特定尺度的同心圆与红色标志物，作为复制的模板，目的在于以后随访中，以同样放大尺寸的图像和本图像加以比较

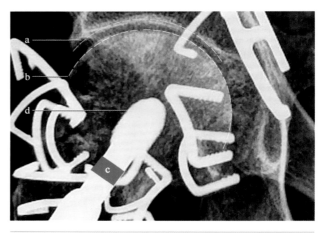

图 11-143　图 11-142 的局部放大图像

图中的 a、b、c 标志物为复制模板。a. 臼顶线。观察臼顶线密度仍然比较均匀，线之上的中柱基底部，没有出现应力集中的密度改变，可见骨小梁，纹理清楚。b. 股骨头的解剖轮廓线完整无损。观察股骨头的小梁仍可辨认，显得较粗。再观察股骨头的骨小梁与中柱基底（臼顶）的骨小梁，则发现处于相对应状态。c. 为标志物，代表钉杆直径。d. 钉体的周边骨质相嵌处，仍然没有黑边线，说明固定的稳定性良好

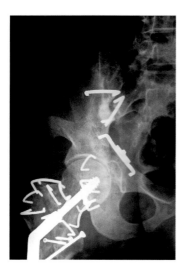

图 11-141　右侧髋臼闭孔斜位片

股骨头与髋臼的关节间隙，较上图略有改变，主要位于髋臼前柱的髂耻粗隆部的复位，尚未达到精确的解剖复位

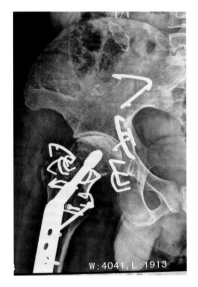

图11-144　髋臼髂骨斜位片
头臼对应的关节间隙不够清晰与均等；股骨头与中柱后壁相重叠，其密度出现不均等现象。但股骨头的解剖轮廓尚完整。可喜的是，股骨矩部位的骨质呈现骨愈合状态

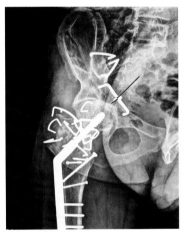

图11-145　髋臼闭孔斜位片
显示"创伤性关节炎"的特征，尤其表现在髋关节间隙的狭窄与模糊。但股骨矩部位的骨质愈合良好

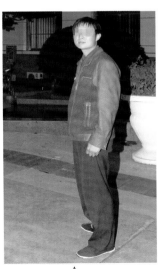 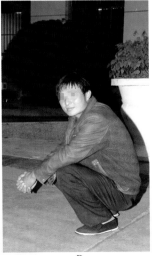

图11-146　患者复查照片
A.患者站立。B.患者下蹲

2. 本例思考与讨论

（1）历时60天的陈旧髋臼Bap1 αⅣ型骨折，其Ⅳ部位于"离体"状态下重建，在随访至伤后2年1个月，仅出现创伤性关节炎改变，而未出现整个股骨近端关节的缺血性骨坏死，有一定的借鉴价值。

（2）影像学中没有发现股骨头解剖轮廓的明显变形与塌陷；股骨颈和股骨转子部的骨愈合位于解剖位置，说明不但股骨头尚存一定的血运，而且其股骨颈和股骨转子的血运更为丰富，推测血运主要来自股骨的髓腔。

（3）陈旧性髋臼Bap1 αⅣ型骨折的重建目的在于功能，除因坐骨神经损伤而致的踝关节不能完全背伸外，髋关节功能与健侧几乎相同，近期疗效令人鼓舞。于日后关节置换方面，具备了解剖特征的、骨性的转子部与股骨距。

（4）本例内固定涉及的生物材料：镍铁合金和钛合金。一般认为，在一处骨折的固定，应使用同质材料。若非同质材料的元件于零接触的状态下，则发生电势梯度的差异，影响成骨程序。但本例的伤情，目前只能采取综合的固定方法。笔者认为，只要元件各司其位，避免零接触，在稳定的状态下，可能难以形成电解梯度。本例优良的成骨现象，佐证了这一观点的客观性。

四、陈旧性髋臼Bap2 δⅠ型骨折——转子骨牵引针道感染与隐性股骨头骨折

（一）Bap2 δⅠ型概念

B代表髋臼三柱壁中的任何二柱（壁）骨折。a代表髋臼前柱（壁）骨折。p代表髋臼后柱（壁）骨折。2代表髋臼损伤变数，即粉碎骨折。δ代表骨盆前、后环出现浮动状态，即：单（双）侧骶髂复合体关节分离（骨折）；耻骨联合体分离或耻骨上、下支骨折。Ⅰ代表股骨头骨折。

（二）受伤机制与临床特点

髋臼Bap2 δⅠ型骨折，暴力作用于"头臼对应"所形成的双向性损伤，比较少见。Bap2是髋臼前、后柱（壁）的粉碎骨折。δ损伤变数为骶髂复合体、髂耻线、髂坐线和耻骨上、下支失去解剖连续性，导致髂骨翼、方区（坐骨部）变为浮动状态。变数Ⅰ多

为股骨头的内侧骨折。

临床救治中，因δ损伤变数是关键，若没有涉及出血性休克和继发性盆腔内脏的损伤，可尽快切开复位固定。骨折复位而言，重点重建骨盆与髋臼力线的完整性，才可能有效地克服浮动区域的归位。

股骨头骨折，在X线片上，一般比较明显。但也有偶然，需要2/3D-CT协助，避免隐性股骨头骨折的漏诊。

髋臼Bap2δⅠ型骨折，常常导致骨折部分向骨盆内侧为主的变位。早期除了股骨纵轴的骨牵引之外，有的需进行股骨转子的侧方骨牵引，这对抗休克具有积极的意义。因为变形的骨折能通过骨牵引，对向解剖方位回归提供帮助，不仅在一定程度上限制了出血，而且也为后期的外科手术治疗奠定了有利于解剖复位的基础。由于股骨转子的侧方骨牵引，有时存在螺钉针眼处的感染，这对手术十分不利，因为手术入路就在附近。

（三）典型病例分析

1. 病例介绍　患者，男性，27岁，2002-10-03发生车祸。伤后第21天，诊断：右髋臼陈旧性Bap2δⅠ型骨折；右侧股骨转子外侧骨牵引针道感染。

（1）影像资料：见图11-147~11-151。

观察图中1、2的标识，为因上述骨折与分离导致的髂骨和坐骨部的浮动，形成浮动骨盆与浮动髋。

（2）治疗与对策

1）手术治疗：切除感染针道，创造无菌区域，为尽快手术复位与固定创造条件。伤后已第21天，股骨头的骨折没有发生变位，术中没有必要外科干预。

2）择期治疗：虽然感染创面较小，却比较深在，应在感染控制和愈合后，择期进行髋臼骨折的治疗。但髋臼骨折的复位与固定难度将随着时间的推移而增加。

（3）手术图解：2002-10-25，即伤后第22天，患者在湖南省人民医院，获得手术治疗：全麻，取前后联合入路，切开复位，应用ATMFS内固定（图11-152~11-155）。

（4）术后第49天资料：患者术后第49天能够在床上屈髋屈膝90°，翻身自如。在家人的搀扶下，蹲马桶如厕（图11-156~11-159）。

图11-159中a、b、c三点，为髋臼三柱概念与股骨头的解剖性对应。它不但是髋臼月状关节面与股骨头关节面对应的基础，也是对髋臼骨折复位固

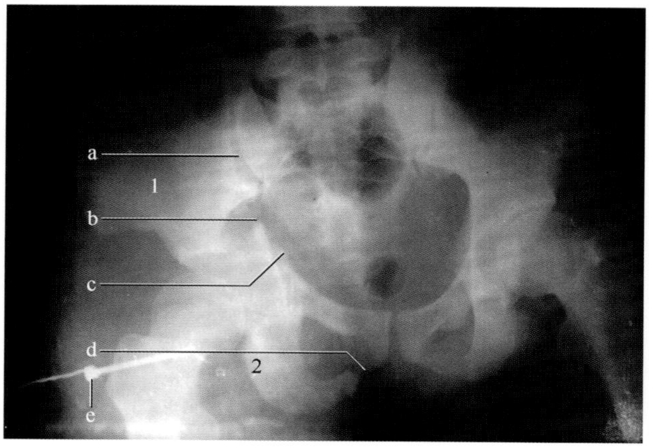

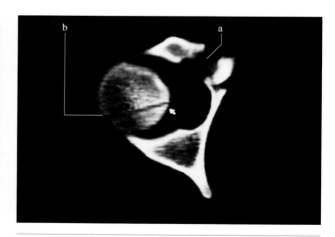

图11-147　髋臼Bap2δⅠ型骨折，行右股髁上骨牵引+股骨转子外侧拉力螺钉骨牵引术后第5天的骨盆前后位片

a.骶髂关节的水平位轻度分离。b.髂坐线中断与变位，其骨折处在髂耻隆起部的近端。c.髂耻线中断变位，其骨折在髂耻隆起部的近端，接近耻骨上支的结合部。d.耻骨下支骨折。e.股骨转子部骨螺钉骨牵引。观察股骨头的解剖轮廓，完整无损。但股骨头则未发现任何骨折痕迹

图11-148　伤后第21天行股骨头与髋臼最大显示横断层面的2D-CT扫描

a.髋臼前柱于髂耻隆起部近端的粉碎骨折。b.股骨头位于后侧的纵向没有移位的骨折线。整体图像上，头臼处于非解剖对应的脱位状态

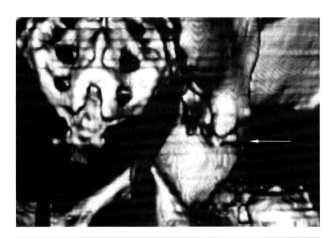

图 11-149　骨盆 3D-CT 成像的后视图

箭头示髋臼后柱壁粉碎骨折，其位置在坐骨大切迹之下，即 "Y" 形软骨后支融合处稍下方

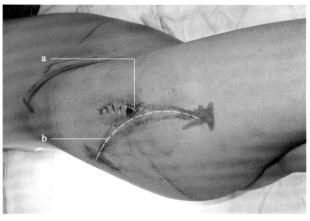

图 11-152　伤后第 22 天手术治疗前臀部照片

a. 股骨转子外侧骨牵引针眼感染。b. 弧形虚线为髋臼后外侧入路。由于髋臼入路紧靠感染灶，难以通过贴膜进行隔离，所以彻底切除感染灶，成为首选。然后浮动体位，再次消毒与铺单

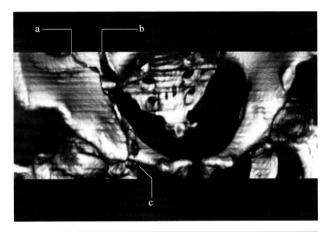

图 11-150　骨盆 3D-CT 成像的前视图

a. 骶髂复合体髂骨处的骨折。b. 骶髂关节分离。c. 斜行的、斜跨髂耻隆起部的远近端，骨折涉及弓状线的骨折变位

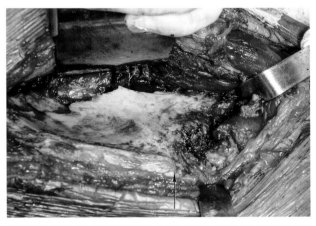

图 11-153　经髋臼前入路，显露髂骨翼的浮动状态

箭头提示髂前上棘的所在位置。此入路完成了骶髂关节、髂骨后翼、弓状线（真骨盆环）与方区的复位固定

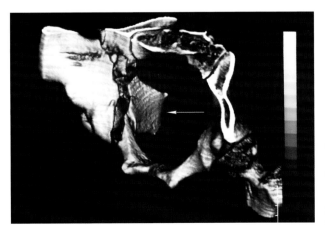

图 11-151　观察方区域与弓状线结合部的 3D-CT 俯视图

箭头显示整个方区处于浮动状态。观察方区上缘处，为弓状线骨折处。这种骨折，术者手指可摸到，但在应用钢板固定时，则遇到固定力点和固定视野的极大困难

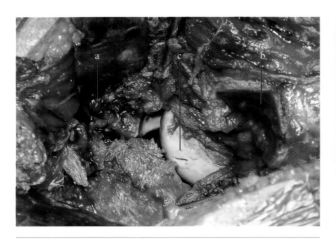

图11-154 髋臼后外侧入路，经股骨转子后半截骨术后，显露"Y"形软骨后支融合处稍下方处

a. 该处的粉碎骨折。b. 股骨转子后半截骨。本图给予的最大启迪是，通过股骨转子后半截骨，是能够充分显露"Y"形软骨后支融合处的上下部分，即髋臼中柱（臼顶）后壁和髋臼后柱壁的骨折，并获良好的操作空间，没有必要采取损伤严重的、延长的髂骨入路。c. 股骨头。观察与股骨头对应的完整部分为髋臼后柱壁。考虑股骨头内侧为没有变位的陈旧性骨折，所以，没有必要脱出股骨头，以避免股骨头血供的损伤

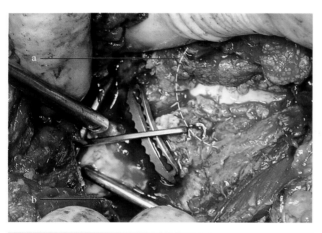

图11-155 应用ATMFS，将粉碎的骨折固定于解剖位

a. 弧形虚线为髋臼唇缘的正常所在位置。b. 坐骨大切迹的位置

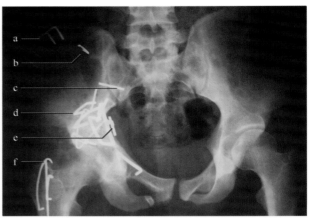

图11-156 术后第49天骨盆前后位X线摄片

a. 固定髂骨后翼嵴处的骨折。b. 固定髂骨后翼的骨折。c. 固定骶髂关节。d. 弓状线上方与"Y"形软骨融合处的固定。e. ATMFS弓状线固定器的位置，它的方区挡板，使方区处于稳定状态。f. 固定股骨转子后半截骨

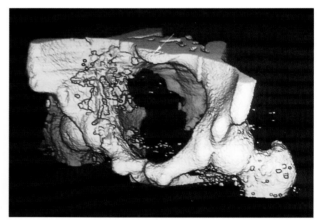

图11-157 术后第49天骨盆右半斜位3D-CT成像

箭头所示弧形虚线为固定后的弓状线，即真骨盆环的位置，显示达到了解剖形态

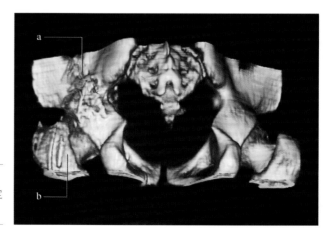

图11-158 骨盆3D-CT后视图

两侧髋关节，处于解剖性对称状态：a. 坐骨大切迹上方的固定后影像。b. 后半股骨转子截骨固定后的影像

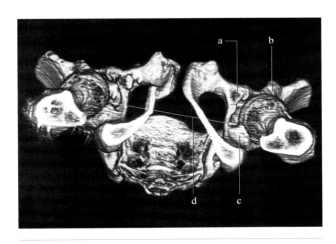

图11-159 双髋关节3D-CT仰视图像
观察左健侧髋关节：a.耻骨关节面对应股骨头的位置。b.中柱基底部，即臼顶关节面处对应股骨头的位置。c.坐骨部关节面对应股骨头的位置。d.双向箭头，分别经过双侧髋臼切迹指向股骨头。将两侧股骨头加以比较，很难判断出右侧股骨头存在骨折的痕迹

定与否的检验。将两侧髋关节的图像加以比较，发现右侧髋关节和健侧相对称。

2.本例启示

（1）恰当处理股骨：转子外侧骨牵引针道感染，可以尽早实施髋臼手术。但这具有一定的感染风险，应尽可能在伤后的1周内完成切开复位与固定，因为此时的粉碎骨折比较容易实现复位与固定。如此，可避免不必要的股骨转子的侧方牵引。

（2）隐匿性的股骨头骨折，在平片上，由于位置与骨质重叠关系，往往难以发现，2D、3D-CT的扫描是避免漏诊的有效措施。

（3）检验复位质量：是否达到了解剖性的"头臼对应"？也就是说，是否恢复了髋臼的同心圆？可应用3D-CT成像，观察术后髋臼三柱的月状关节面所对应的应力点即可判断。笔者认为，这是客观评价术后复位固定质量如何的重要方法。

（4）本例失访。

五、非同侧髋臼Bmp2δ型髋臼骨折合并下肢多处骨折

（一）非同侧髋臼Bmp2δ型概念

B字母代表髋臼三柱壁中的任何二柱（壁）骨折。a字母代表髋臼前柱（壁）骨折。p字母代表髋臼后柱（壁）骨折。2数字代表髋臼损伤变数，即粉碎骨折。δ字母代表骨盆前、后环出现浮动状态，即：单（双）侧骶髂复合体关节分离（骨折）；耻骨联合体分离或耻骨上、下支骨折。非同侧是指骨盆损伤定位变数δ变数与髋臼损伤定位变数Bmp2，分别位于左、右半骨盆侧，比较少见。例如：右侧髋臼Bmp2型骨折；左侧骨盆δ型，合并即为：非同侧髋臼Bmp2δ型骨折。

（二）受伤机制与临床特点

非同侧Bmp2δ型髋臼骨折为高能量损伤，其中δ定位变数往往合并同侧下肢多处骨折，而对侧的髋臼骨折则多为能量的转换所致。

这类非同侧Bmp2δ型髋臼骨折比较少见。但因为骶髂关节分离（骶髂处骨折）往往在不同程度上损伤骶前动静脉丛，加之耻骨上下支骨折、δ同侧下肢的多处骨折，导致大量失血与腹膜后血肿，有时很难控制，有较高的死亡率。因此，对于非同侧Bmp2δ型髋臼骨折，临床救治的重点首先是如何控制δ变数和同侧下肢多处骨折所致的大出血，其次才是髋臼骨折的处理。若危及生命的出血获得控制，髋臼骨折与骨盆损伤变数的治疗，才升为主要矛盾。

（三）典型病例分析

1.病例介绍　患者女性，38岁，2003-10-24发生车祸。诊断：创伤性失血性休克；右侧复杂髋臼骨折；左骶髂关节分离；左耻骨上下支骨折；左股骨中段粉碎骨折；左胫腓骨中段粉碎骨折；左跟骨、舟骨及第1、2、3楔骨骨折合并皮肤挫裂伤。当地医院在抗休克的同时，完成左股骨、胫骨骨折钢板螺钉内固定及踝足部的清创与克氏针固定术，术后应用骨盆吊带制动。术后第22天，即2003-11-27转入笔者所在医院治疗骨盆与髋臼骨折。诊断：陈旧性非同侧髋臼Bmp2δ型髋臼骨折；δ侧下肢多处骨折术后。

（1）影像学资料：见图11-160~11-170。

（2）治疗与对策：当地医院不但在抗休克方面获得成功，而且在左股骨、胫腓骨、踝足部复位固定方面也取得了积极的效果。对于后期Bmp2δ型髋臼骨折，可能存在不同的治疗意见。

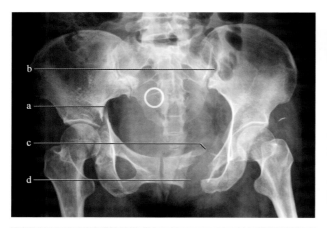

图 11-160 非同侧髋臼 Bmp2δ型髋臼骨折

a. 右侧髋臼前、后柱的骨折：前柱髂耻线的中断与轻度变位，其骨折部位在髂耻隆起部的近端，同时涉及弓状线后1/3段的骨折。后柱髂坐线的中断与变位，其骨折位置在坐骨大切迹的前下缘。前、后柱壁骨折的远端向内上轻度变位。b. 左侧骶髂关节呈"开书"样分离。c. 对侧耻骨上支显著分离的骨折与变位。d. 对侧耻骨下支显著分离的骨折与变位

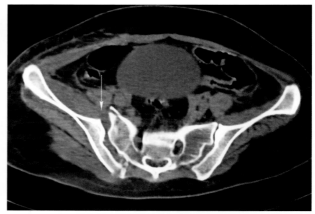

图 11-163 双侧骶髂关节 2D-CT横断面扫描

箭头提示左骶髂关节呈左右与前后轻度分离。在临床工作中，这种影像学表现的轻度骶髂关节的分离，并不代表实际分离的损伤程度，判断实际损伤的程度与否，往往根据它所导致的合并伤，如腹膜后血肿、直肠损伤及泌尿生殖系损伤、同侧的下肢多处骨折等

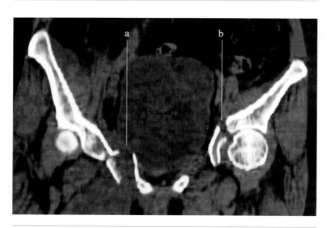

图 11-161 伤后第15日髋臼冠状面 2D-CT扫描

a. 左耻骨上支部的骨折。b. 右侧髋臼前柱部髂耻隆起部的骨折，骨折断端呈分离状态

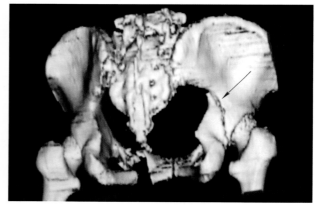

图 11-164 骨盆 3D-CT后视成像

重点提示右侧髋臼后柱壁骨折线。箭头显示右侧髋臼骨折线，自坐骨大切迹前下缘至坐骨体的外上缘，呈斜行骨折。对于负重关节而言，属于不稳定性骨折，合并对侧骶髂关节的分离和耻骨上、下支的分离变位性骨折

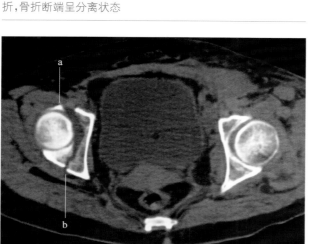

图 11-162 髋臼横断面 2D-CT扫描

a. 右侧髋臼前柱壁的骨折。值得注意的是，这一"类似唇缘"的小骨折块，只是很薄的一层面的横断面扫描，此信息应纳入整体分析中。b. 髋臼后柱壁的骨折线。结合头臼对应的稳定性与生理应力变化规律，此时股骨头处于不稳定状态

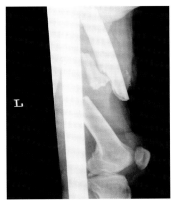

图 11-165 伤日左股骨侧位摄片

显示股骨中段粉碎骨折与变位。一般而言，此骨折出血量在 1 000~1 500 ml

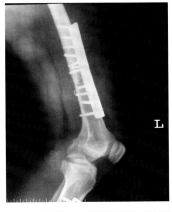

图 11-166 左股骨实施钢板螺钉内固定术后第8天摄片

显示对位对线达到解剖复位。值得思考的是，钢板的位置与螺钉的枚数是否顺应了股骨的解剖特点与应力分布

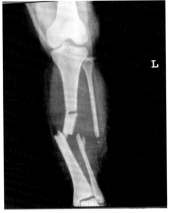

图 11-167 伤日左胫骨腓骨正位片

显示胫骨中段呈横断多段成角变位骨折，腓骨呈横行显著变位骨折

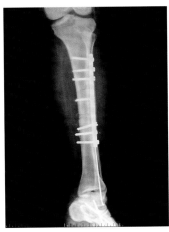

图 11-168 胫骨骨折术后第8天

示钢板螺钉内固定术、腓骨骨折逆行髓内克氏针内固定术后第8天，骨折达到解剖复位状态

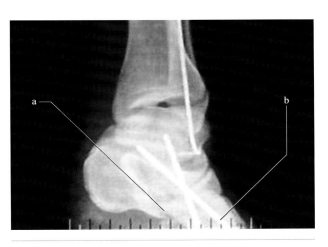

图 11-169 上左足部放大图像

a.跟骨在近骰骨处骨折。b.克氏针的走向，推测存在舟骨、楔骨处骨折或关节脱位

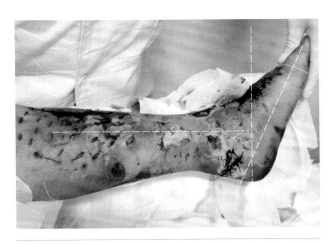

图 11-170 左胫骨、踝足部清创内固定术后第 14 天创面情况

可见血运不良的皮肤，主要集中在跟骨内侧部。观察足跖屈的角度约为30°，处于非功能位。如果将踝关节制动于功能位，跟骨内侧的皮肤则张力更高，因此处于矛盾治疗

1）保守治疗：鉴于右侧髋臼前、后柱壁属并于一条骨折线上的轻度变位骨折，而且中柱壁（臼顶）部分没有受到损伤，后期头臼对应方面不会存在明显问题，可以保守治疗。至于对侧骶髂关节分离与耻骨上下支骨折，可以应用骨盆吊带，帮助复位。保守治疗卧床时间需要长一些，也可获得一定的治疗效果。

2）手术治疗：鉴于右侧髋臼属于不稳定骨折；对侧半骨盆处于浮动状态，应选择手术复位与固定。否则，后期负重可能出现骶髂关节上下变位，

导致双下肢失去平衡。技术方面：① 导航下微创拉力螺钉技术：复位与固定左骶髂关节、耻骨上支和右侧髋臼前柱。但在时间上，已经进入伤后第21天，可能复位存在困难，最终在准确性上，导航存在复位困难与偏差。② 开放复位固定技术：髋臼骨折最容易复位固定的时间在伤后1周之内，伤后超过3周，在复位固定方面，难度较新鲜骨折明显加大。开放复位固定的优点在于直视下，能达到或接近解剖复位，但在入路方面，损伤过大。如右髋前、后柱壁，很难通过一个入路进行双柱壁的准确复位，这也就意味着取髋臼前后联合入路；对侧的骶髂关节与耻骨上支，取髂腹股沟入路。三个大的手术入路切口，其损伤是显而易见的。

（3）患者意见：告知患方各种治疗方案及技术的优缺点和风险，患方要求行切开复位技术，对手术风险充分理解。患者于2003-11-17手术治疗。

（4）随访资料

1）髋臼Bmp2δ型髋臼骨折术后资料：见图11-171、11-172。

2）左股骨取出钢板后3个月余再次骨折与处理：见图11-173、11-174。

3）门诊随访6年28天资料。体检：屈髋屈膝无

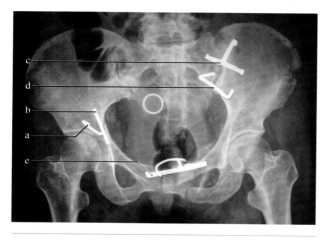

图11-171　开放复位与ATMFS固定术后第8天骨盆前后位片双侧髂耻线、髂坐线、臼顶线、髂翼、闭孔等基本呈现对称性解剖位置。a. 一枚弓齿钉固定右侧髋臼后柱。b. 另一枚弓齿钉固定右侧髋臼前柱弓状线处。c. 骶髂固定器固定骶髂关节。d. 一枚反向弓齿钉，沿弓状线走向，跨骶髂关节的前下缘固定。e. 弓齿钉，跨耻骨联合，固定耻骨上支的骨折

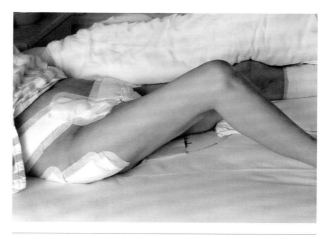

图11-172　术后第13天，患者主动屈髋屈膝

障碍，左踝关节达不到对侧的背伸状态，呈畸形30°以上的趾屈位（图11-175~11-182）。

2. 本例问题与思考

（1）非同侧Bmp2δ型髋臼骨折与下肢多处骨折较少见。显然，治疗的重点是如何有效控制出血并尽早进行骨折复位固定，以期达到最佳疗效。关于治疗时间，是在救治同时完成所有骨折复位固定手术，还是分期完成不同部位的手术？意见尚有分歧。

（2）这种少见的Bmp2δ型髋臼骨折在救治控制出血阶段，若有条件，尽量导航微创处理；也可行骨盆外固定支架制动。各种因素导致的病程迁延推移，致骨折变为陈旧性，多需尽早复位与固定。这里值得注意的是，若δ变数存在显著的上下变位，时间超过5周，则手术处理难回归解剖位。

（3）股骨中段骨折，股骨髓内钉应视为首选。钢板的应力遮挡效应和非生理性的传导替代，对骨痂生长质量十分不利。当然，适当加压与锁定钢板的出现，在相当程度上，克服了一般加压钢板的缺点。但对于股骨的特殊的生物力学方面，动静结合的交锁髓内钉，更显治疗优势。

（4）高能量创伤所致的多处骨折伤，早期的主要矛盾在于生命的抢救。如何兼顾主次矛盾，一直是创伤领域的难题之一。本例左踝足畸形跖屈30°，明显影响患者的下蹲与跑步，留下治疗的遗憾。

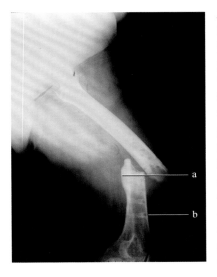

图 11-173　左侧股骨正位片

2005-11-05取出股骨骨折内固定。在没有明显外力的情况下，原骨折愈合的断端于 2006-04-01 再次发生骨折。从取出钢板到再次发生骨折，时间段为 3 个月 25 天。a. 示股骨再次骨折之内侧骨痂。b. 示原固定的螺丝钉孔的痕迹

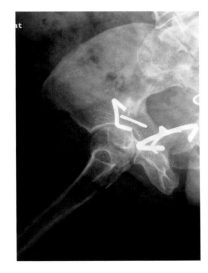

图 11-176　右髋臼髂骨斜位片

见关节间隙均匀，股骨头无缺血性坏死征象

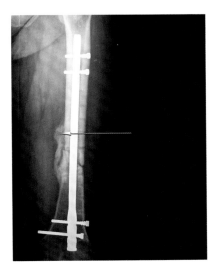

图 11-174　应用股骨交锁髓内钉完成股骨骨折的固定

箭头所指为原有骨痂的痕迹，从骨痂的质量分析，第一次钢板螺钉内固定下的骨愈合，没有达到骨样骨板状替代，这可能是内固定取出术后股骨再次于原位发生骨折的根本原因

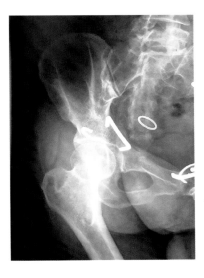

图 11-177　右髋臼闭孔斜位片

头臼呈正常对应关系

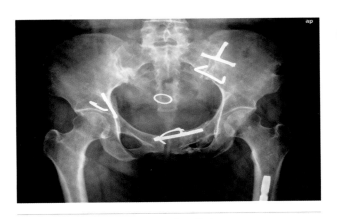

图 11-175　术后 6 年 28 天骨盆前后位片

双侧头臼对应关系呈现解剖对称状态。髂耻线、髂坐线、臼顶线、骶髂关节呈解剖性对称

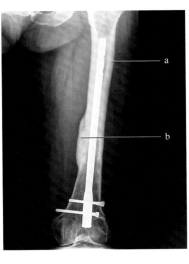

图 11-178　左股骨交锁钉内固定术后 6 年 28 天正位片

a. 上端交锁钉已经去除，将交锁髓内钉由静态改为动态。b. 股骨内侧断端出现骨愈合，接近骨样骨板状替代

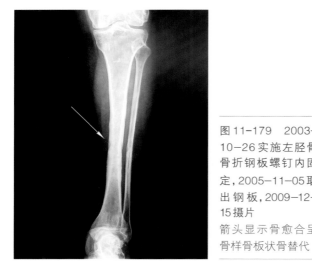

图 11-179　2003-10-26实施左胫骨骨折钢板螺钉内固定，2005-11-05取出钢板，2009-12-15摄片

箭头显示骨愈合呈骨样骨板状骨替代

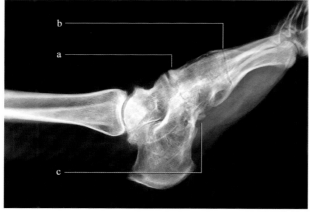

图 11-180　左踝足侧位片

整体观察，踝关节和跖趾关节尚存在部分关节功能，余已丧失功能：a.舟楔关节呈骨性融合。b.楔跖关节呈类似骨性融合。c.跟骰关节类似骨性融合

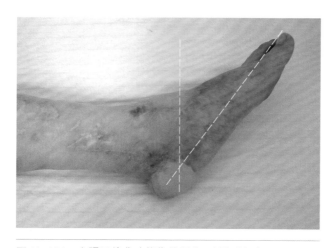

图 11-181　左踝足处非功能位的照片，畸形成角在30°以上

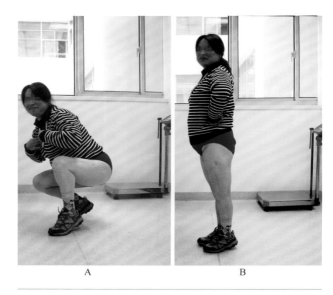

图 11-182　患者复查照片

A.患者下蹲时的特殊姿势，以代偿左踝足不能背伸的畸形位。
B.患者站立位姿态

第三节　陈旧性C类髋臼骨折

一、陈旧性髋臼C3δ型骨折合并腰-臀-腿创面感染与双下肢骨折术后

（一）髋臼C3δ型概念

C代表髋臼三柱（壁）变位骨折，即髋臼前、中、后柱（壁）的混合性骨折。3代表髋臼压缩性骨折（骨缺损）。δ代表单（双）侧骶髂复合体分离（骨折）；耻骨联合分离或耻骨上、下支变位骨折，导致骨盆前、后环破坏，呈浮动状态，其变位方向多与垂直、横行、斜行、旋转等相交错。

（二）损伤机制与临床特点

髋臼C3δ型骨折，属于高能量的损伤暴力：不但冲击力的强度大，而且姿势与能量的瞬间变化大，由此继发性的损伤变数也随之增加。

髋臼C3δ型骨折在影像学上不但表现为髂坐线、髂耻线、臼顶线的中断与变形，而且骨盆的前、后环也遭到破坏，导致髋臼与骨盆的连续性出现严重变形。

髋臼C3δ型骨折的临床表现极为复杂与严

重，主要是δ损伤变数：可能导致骶髂前动静脉丛的破裂，形成巨大的腹膜后血肿、出血性休克、直肠破裂、膀胱破裂、尿道断裂、生殖系统的损伤。这种高能量的损伤，往往合并颅脑、胸部、肢体的多处骨折伤、软组织伤。如果成功地救治了生命，也常因各种伤情与继发的相关并发症，使治疗更趋复杂化。在后续的治疗中，部分伤员常因感染、内环境的失衡和多器官的衰竭而死亡。部分存活的伤员，因时间的推移，新鲜的髋臼、骨盆、上下肢体的骨折，变为陈旧性骨折。软组织伤，有的形成感染创面。

显然，如何在第一救治时间，先后处理主次矛盾，减少后期的处理与并发症，仍然是创伤领域的严峻挑战。

（三）讨论

髋臼C3δ型骨折，在AO的髋臼分类分型中，勉强类似C3，仅仅涉及骶髂关节的骨折，而没有耻骨联合部的分离（骨折），其典型病例，也未见与髋臼C3δ型骨折相类似的图片。

在救治方面，δ损伤变数的继发性损伤，是首要矛盾，如骶髂复合体前的血管破裂导致大出血。再如，肠破裂、泌尿生殖系的破裂等。笔者认为，只有控制δ变数，才会更有效地处理其他相关损伤。如是否一次性、多科联手处理骶髂复合体与腹膜后血肿；直肠损伤与结肠造瘘；耻骨联合损伤与泌尿生殖系等。至于髋臼骨折复位固定与多处骨折的处理则视上述的主次矛盾，同时或交叉处理。当然，任何的救治措施，是要在维持基本生命体征的条件下进行。

陈旧性的髋臼C3δ型骨折，多因明显的变位和时间的长短而在复位上产生极大的困难。时间超过2个月的，在骨松质丰富的部位，其骨性愈合基本完善。换言之，切开复位，难觅骨折线。由于骨盆前、后环的联合变形、瘢痕与肌群的作用，则更难以将骨盆环固定于解剖位。若此时合并入路的皮肤感染等因素，往往选择后期的关节置换。

（四）典型病例分析

1. 病例介绍　患者女性，20岁，2004-10-06发生车祸。诊断：颅脑外伤；创伤失血性休克；骨盆骨折；左髋臼复杂性骨折；左股骨、内踝骨折；右胫骨骨折；臀股皮肤挫裂伤。抢救成功后，择期实施了双下肢骨折内固定术与臀、股部创面植皮术。

2004-12-16，即伤后第70天，主要诊断：陈旧性C3δ型髋臼骨折；右腰、臀、股皮肤感染；尿路感染；左股骨、左内踝、右胫骨骨折内固定术后。查体：神志清。局部皮肤感染创面：右小腿中部前外侧皮肤挫伤（面积0.3%）感染；左臀上腰部植皮（面积1.5%）术后合并部分感染创面；左臀下后侧植皮（面积2%）术后合并部分感染创面；左侧会阴部皮肤撕裂伤术后感染；左、右跟骨压疮。双下肢屈髋、屈膝程度：左侧主动屈髋、屈膝范围，均为0°。右侧主动屈髋、屈膝各5°。

（1）影像学资料与分析：见图11-183~11-191。

分析图11-183a~i的骨折与变位，多米诺骨牌效应破坏了髋臼与骨盆的解剖连续性，形成了4个

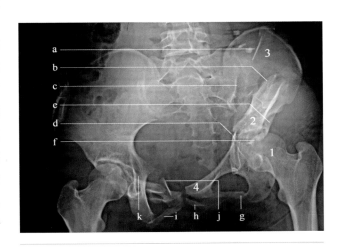

图11-183　患者车祸当日骨盆前后位摄片
顺时针观察骨折变化，然后逆时针观察多米诺骨牌效应引起的浮动现象。图像显示：a.髂骨翼后侧的骨折，发生轻度上下与重叠变位。b.髋臼中柱区域，可见粉碎骨折。髋臼中柱基底部（臼顶部），向内侧翻转变位。c.骶髂关节呈水平样分离。d.髂耻线、髂坐线的中断与变位，分别提示骨折部位在髋臼前柱壁，压缩骨折位于髂耻隆起部，涉及弓状线后1/3的骨折与旋转变位；髋臼后柱壁骨折在坐骨大切迹的前下并包括整个后柱壁。e.臼顶线变形与移位。f.后唇缘线压缩变形与移位。g.耻骨下支近坐骨部的骨折。h.耻骨联合的损伤与轻度上下分离变位及骨块。i.对侧耻骨下支的骨折。j.上支，即耻骨梳部粉碎骨折与变位。k.髂耻隆起部的近端与耻骨上支近端的结合部，发生骨折变位，但尚未涉及髋臼的完整性

浮动区域：如图所示1、2、3、4。显然，对髋臼骨折而言，重建这些浮动区域的解剖连续性，则是髋臼复位的基础。

（2）伤后第68天时皮肤创面情况：见图11-192~11-195。

（3）治疗与对策

1）后期全髋人工关节置换术：这种陈旧C3δ型髋臼骨折与臀股皮肤创面感染的情况，目前治疗的主要矛盾是：处理感染创面与尿路感染。患者的残余创面，估计再有4周左右的处理，可封闭创面。至于尿管留置性尿路感染的控制，经一定的针对性的抗生素冲洗、膀胱训练，可择期拔出尿管。在此治疗期间，鼓励患者主动伸屈髋、膝关节。待创面封闭与恢复正常排尿后，估计在伤后3个月左右。

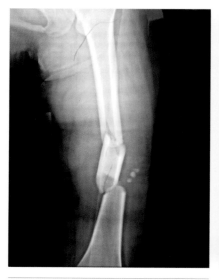

图11-184　左侧股骨中下段粉碎骨折与移位

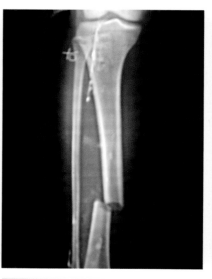

图11-185　右侧胫骨中下段横行骨折与移位

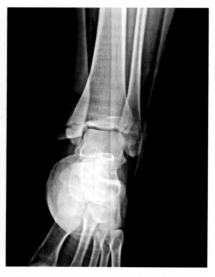

图11-186　左侧内踝骨折线，没有发生变位，因骨膜业已翻转于骨断端间，保守易骨不连

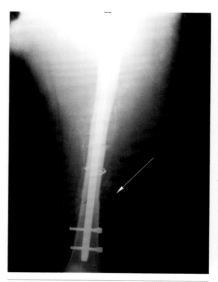

图11-187　左侧股骨交锁髓内钉术后56天，呈解剖复位状态
箭头显示骨痂已形成

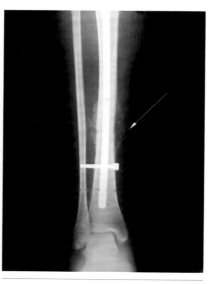

图11-188　右侧胫骨交锁髓内钉术后56天呈解剖复位状态
箭头显示骨痂已形成

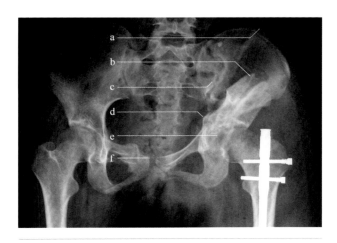

图 11-189 陈旧性 C3 δ 型髋臼骨折伤后第 70 日骨盆前后位片
a. 髂骨翼的后侧骨折，发生重叠性变位，并出现骨痂。b. 髋臼中柱区域，可见粉碎骨折呈向内侧翻转并表现出骨愈合状态。c. 骶髂关节陈旧性分离，经 70 天，其关节是否达到了稳定的程度？ d. 髂耻线、髂坐线于髂耻隆起部，出现骨愈合的影像改变。观察髋臼解剖轮廓与股骨头的对应关系，呈畸形状态。e. 一是提示股骨头半脱位的程度。二是提示臼顶与股骨头之间，关节腔出现凌乱的骨密度不均的影像改变，提示关节腔内有残余的粉碎骨折块。f. 耻骨联合陈旧性分离状态和右侧耻骨上、下支处的骨愈合畸形状态

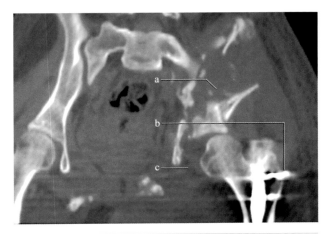

图 11-190 伤后 1 个月 13 天，双侧髋臼与股骨头最大接触面积的 2D-CT 冠状面扫描
a. 为左侧髋臼前、中（臼顶）、后柱呈粉碎骨折。b. 股骨交锁髓内钉上端锁钉的位置与影像。c. "头-臼"畸形对应的程度与形态

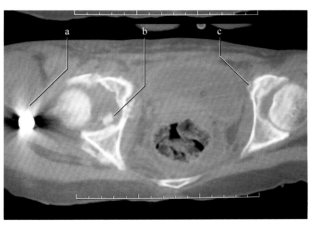

图 11-191 双侧髋臼最大接触面积层面上的 2D-CT 横断面扫描
a. 左侧股骨交锁髓内钉。b. 左侧关节腔内的残余骨块，同时显示髋臼解剖轮廓畸形的扩大程度。c. 在右侧髋臼前柱，于髂耻隆起部的远端存在骨折，但基本没有涉及髋臼解剖轮廓的完整性，在受伤就诊时的骨盆前后位 X 线摄片中很难发现

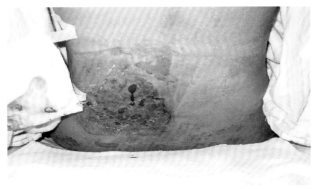

图 11-192 伤后第 68 日体检创面愈合情况的照片
左侧臀上腰部的植皮创面，少数植皮片区仍然没有封闭，存在炎性肉芽创面

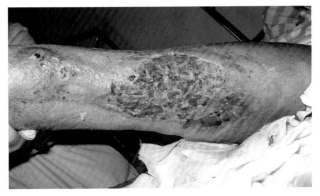

图 11-193 左侧臀下大腿后侧植皮区域的部分边缘处，存在炎性肉芽创面

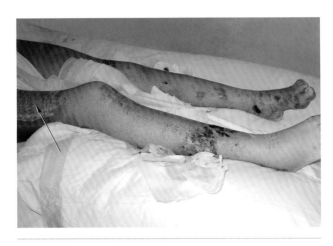

图 11-194　双下肢创面情况
箭头显示右侧大腿供皮区域。右侧小腿的中外侧少量皮肤感染创面。左侧踝关节可见肿胀，内侧皮肤轻度挫裂皮肤伤，已呈愈合状态。观察左右下肢的膝关节的位置：左侧伸直位（180°）、右侧屈曲25°位

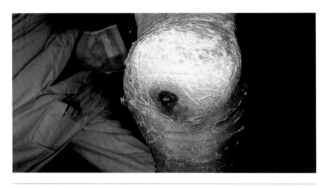

图 11-195　左侧足跟呈现压疮
这种现象的出现，提示了伤情与护理上的矛盾

骨松质丰富的髂翼与髋臼，会使骨折畸形的骨愈合更加坚实，若再次松解，不但解剖复位难度大，而且出血与渗血有时难以控制。所以，待左股骨骨愈合与取出交锁钉后，再择期（大约在伤后的半年之后）行全髋人工关节置换术，是本病例的适应证。

2）陈旧性C3δ型髋臼骨折解剖形态重建术：鉴于少女，年仅20岁，可否创造条件，预防与控制感染相结合，实施重建术？实现"头臼对应"，争取恢复一定的髋关节功能？如果实施手术治疗，面临的不利因素：髋臼入路附近的感染创面，直接关系到盆腔、髋关节是否感染。术中如何寻觅解剖特征与粉碎、压缩的关系。显露髋臼前、中、后柱壁的畸形

与凿开重新组合、复位固定，其术时长短与其污染、感染可能呈正相关性。距受伤70多天，畸形骨愈合的松解，碎骨重组，其严重出血与渗血可想而知。一旦盆腔、髋关节感染，发生治疗失控的情况，不但失去了本次手术的意义，而且危及患者的生命。

如果陈旧性髋臼C3δ型髋臼骨折的解剖形态重建术获得成功，其髋臼月状关节面与股骨头之间的对应关系是达不到伤前水平的，存在较高的股骨头缺血性坏死和创伤性关节炎的发生率。一旦发生，本次手术的唯一优点，就是重建了一个在相对正常位置上的髋臼，为人工髋关节置换创造良好的骨性条件。

3）患者与家属意见：少女与父母选择了重建术。希望在这个年仅20岁姑娘的身上，获得比较好的功能，避免关节置换。

（4）主要手术过程图解：2004-12-22，实施陈旧性C3δ型髋臼骨折解剖形态重建术，距受伤时间已76天（图11-196~11-201）。

（5）术后相关处理与早期功能训练的指导：见图11-202~11-205。笔者主张在术后的5天左右，积极鼓励患者按主动、渐进、增强的原则和采取太极拳柔和的方式，进行伸屈髋-膝关节、翻身、扭动臀部和拉环运动。这种功能的训练形式的基础是："头-臼"对应的准确性；固定的有效性和软组织附

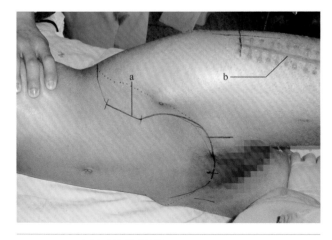

图 11-196　右侧卧位的腹侧视图
可见左侧髋部与右侧髋部的不对称状态。观察左侧会阴部，呈水肿状态。a. 改良髋臼前入路切口经腹膜外结扎髂内动脉的标志线。b. 左股骨外侧切口瘢痕，为治疗骨干骨折的入路

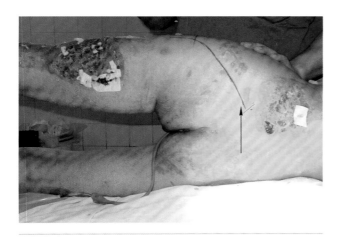

图11-197　右侧卧位的臀背侧视图

可见左侧髋部与右侧髋部的不对称状态。左臀下大腿的后侧与左臀上腰部的植皮创面。箭头显示髋臼的后外侧类似K-L入路标志线。图片显示K-L入路的上下邻近两处尚未完全封闭的植皮区域。为预防入路感染，采取反复清创、冲洗、消毒，最后取浮动体位，贴膜封闭创面，消毒与铺单

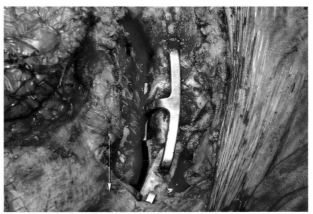

图11-199　应用ATMFS中弓状线固定器，将髂耻隆起部，即弓状线中1/3段骨折复位与固定情况，基本达到解剖形态

此处的解剖形态非常重要，因为涉及髋臼月状关节面的准确对位。图中箭头显示股动脉鞘的位置

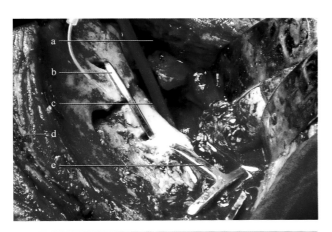

图11-198　经腹膜外结扎髂内动脉后，转而经髂翼内侧显露骶髂关节；凿除骨痂性骨愈合；辨别骨块间的解剖关系并对应性复位；最后应用ATMFS将骶髂关节和弓状线，固定于（接近）解剖状态

a.髂耻隆起部近端，将骨折块松解后，可见股骨头的部分裸露。b.ATMFS中的弓齿钉，已将松解后的骨折块复位与固定。c.弓状线，即小骨盆环后1/3段，接近解剖复位和固定的状态。d.髂骨结节处。e.ATMFS中的骶髂关节固定器，已将骶髂关节固定

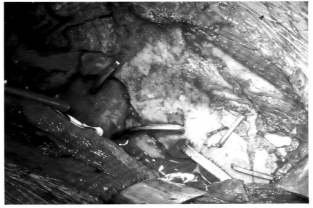

图11-200　完成弓状线即真骨盆环的复位与固定后，再处理髂骨翼部的骨折，逐一将已松解的骨折块，应用弓齿钉固定的情景

图11-201　经K-L入路，松解与凿开髋臼中、后柱壁的畸形骨愈合骨折部，然后进行复位固定

箭头显示取自髂骨内翼的骨折块，对髋臼中柱后壁与髋臼后柱壁进行骨缺损性的修补。同时显示应用ATMFS中髋臼后柱壁网状固定器，将该处骨折与缺损达到记忆固定的状态。最后充分引流与关闭伤口

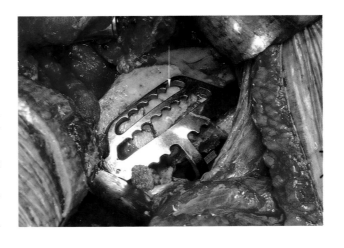

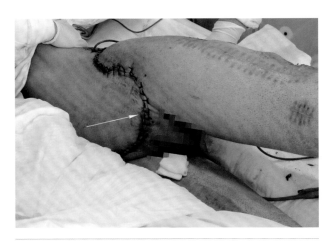

图 11-202　术后第2天的伤口与翻身的情况
患者右侧卧位的前视图，箭头显示改良的髂腹股沟切口

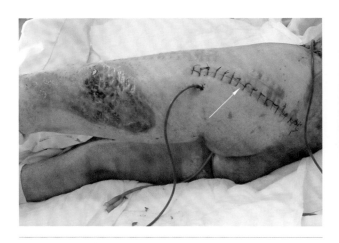

图 11-203　患者右侧卧位的后视图
箭头显示K-L切口；同时可见左臀的上、下两处的植皮区创面和引流管的位置

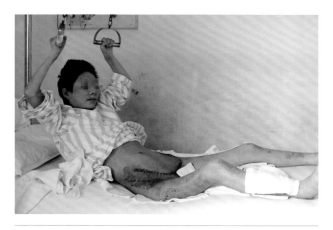

图 11-204　术后第9天，患者主动拉环引体向上

丽处的稳定性。体现了"筋骨并重，内外兼治，动静结合，医患配合"的精神。如此，可分解"头臼对应"应力的集中，可能在避免股骨头坏死方面，会起重要作用。

（6）术后影像与髋关节功能复查：见图11-205。

（7）重建术后9个月22天，髋关节功能情况：2005-10-14，笔者赴郑州随访：少女散步、下蹲完全同健侧（图11-206~11-209）。

（8）中期随访：2009-02-09，即陈旧性C3δ型髋臼骨折重建术后第4年45日，少女来上海复查。主诉患侧髋与健侧髋几乎一样，无不适感。查体：左侧髋关节外展幅度，较健侧差10°，其他与健侧相

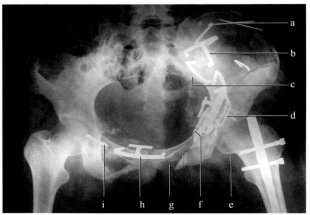

图 11-205　重建术后第7天骨盆前后位片
a. 左侧髂翼，应用克氏针和ATMFS的弓齿钉固定的图像，对比双侧髂翼，基本达到对称状态。b. 左侧骶髂关节，应用ATMFS的骶髂钉固定器，固定骶髂关节的状态，与右侧相对称。c. 应用弓齿钉固定弓状线后1/3处的弓状线。观察左侧整体弓状线，即真骨盆环，也就是髂耻线部分，达到了解剖形态。间接提示了髋臼前柱的月状关节面与股骨头达到了基本的解剖对应关系。d. ATMFS的网状固定器和锁定导向针，固定髋臼臼顶与后柱壁的状态。e. 股骨头业已复位。观察股骨头与臼顶的基本正常的对应关系，提示了负重关键部位中柱（臼顶）的月状关节面与股骨头的对应处于良好的复位状态。f. 髋臼前柱壁弓状线的中1/3部和髂耻隆起部，达到解剖复位状态。g. 耻骨下支部的畸形变位。但其闭孔则不与对称相符，推测在坐骨部的月状关节面与股骨头尚未达到理想的匹配程度。h. 应用弓状线固定器固定耻骨联合分离。i. 弓齿钉固定对侧耻骨上支近端的骨折。因没有涉及髋臼关节面，并且对左侧的真骨盆环的影响有限，故只将耻骨上支固定于原有畸形位置

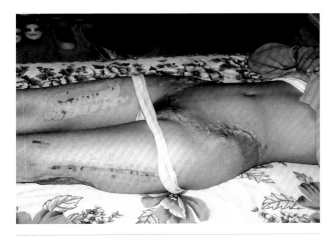

图11-206　术后伤口愈合与功能情况
仰卧位，可见左侧改良髂腹股沟入路的愈合痕迹及右侧大腿供皮区与左侧大腿外侧入路的愈合情况

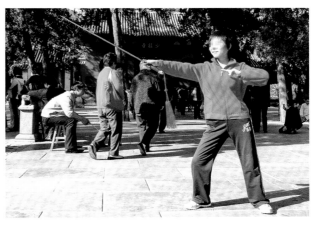

图11-209　患者在闻名世界的"少林寺"门前舞剑的姿态

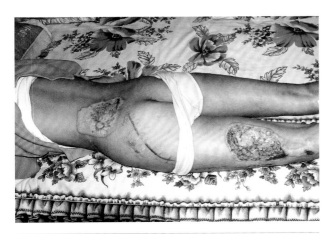

图11-207　俯卧位照片
可见左侧的K-L入路的愈合痕迹及左侧臀上、下植皮区的愈合状态

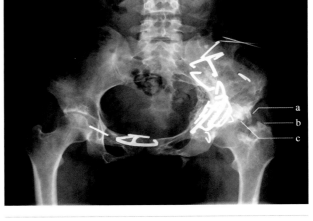

图11-210　重建术后4年48天骨盆前后位片
观察两侧骶髂关节、髂翼、髂耻线、髂坐线和闭孔等，基本呈现类似解剖对称状态。双侧髋关节基本处于对称状态，但左侧似乎存在类似"创伤性关节炎"的征象。a.髋臼臼顶的外缘，出现骨赘，其密度高，边缘清楚，为小的与成熟的异位骨化，似呈"孤立"状态。观察这一小的异位骨化与整个髋关节和股骨大转子部的关系，不会对运动形成障碍。b.股骨大转子部的少许骨赘，是拔出股骨髓内钉的位置。c.股骨头与髋臼之间的关节间隙，与健侧相比较，基本对称。股骨头的解剖轮廓清晰，没有发现股骨头缺血性坏死的影像特征。观察臼顶线之上的骨质，密度明显增高，可能与髋后侧的植骨块相关。值得注意的是，双侧闭孔较术后的图11-205发生了比较对称性改变，原因尚难说明

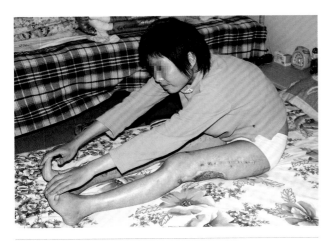

图11-208　患者正在做屈髋和手足趾"相吻"

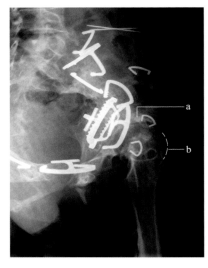

图 11-211　左髋髂骨斜位片

a. 存在应力集中所引起的密度增高的反映区域，但仔细观察股骨头所对应的区域，却没有对应性的改变。推测可能与骨缺损重建、植骨填塞、继发性骨愈合性改变相关。b. 虚线为股骨头的解剖轮廓，沿虚线寻觅股骨头的解剖轮廓，发现股骨头形完整，骨密度均匀，没有囊性的改变。股骨头的内侧为 ATMFS 固定物所遮挡，显示不出股骨头的内侧解剖轮廓

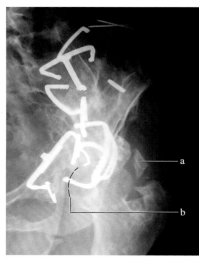

图 11-212　左髋闭孔斜位片

a. 髋臼外侧系——"孤立"状态的骨块，呈三角形，边缘清晰，不像异位骨化的特征。因为异位骨化往往与髋臼的后上壁呈骨性融合，其边缘钝而杂乱。比较术后第 7 天的骨盆前后位 X 线片，并不支持遗漏的骨块。再观察髓内钉钉道处，即股骨转子窝处，发现解剖形态不整，推测此骨块可能为拔出髓内钉所致。b. 虚线为股骨头的内侧解剖轮廓，同样发现股骨头形完整，骨密度均匀，没有囊性的改变

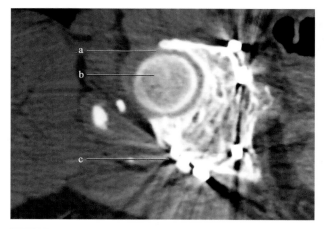 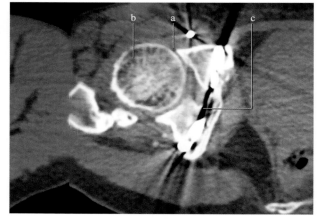

图 11-213　髋关节 2D-CT 影像学资料，在接近股骨头顶部部分的横断面扫描

a. 显示股骨头与髋关节月状面的对应关系，关节间隙均匀、光滑。b. 显示该股骨头部位的骨质，没有出现囊状或缺血性坏死改变。c. 显示重建的髋臼后柱壁与 ATMFS 影，无异位骨化的特征

图 11-214　股骨头最大直径部分的横断面扫描

a. 显示股骨头与髋臼月状关节面的间隙，比较前、后关节间隙，表现为均匀性对称。b. 显示股骨头于最大表现直径处的骨质，可见骨小梁的特征。c. 显示髋臼窝处

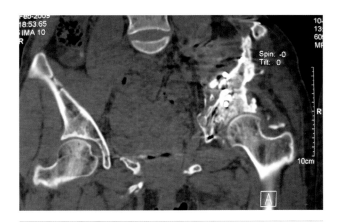

图 11-215　双髋关节在头臼对应层面上的冠状面扫描
比较双髋关节面的光滑程度和关节间隙，发现基本对称

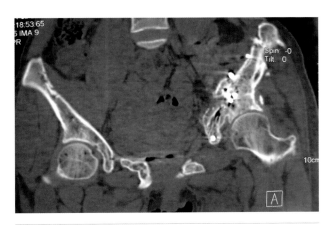

图 11-216　左侧髋关节在头臼对应层面上，取最大显示面积的冠状面扫描
同样发现重建的髋臼之头臼对应的负重方面，实现了比较完美的匹配。但与健侧髋关节间隙相比较，略显变窄。这是否意味着将来一定会发生创伤性关节炎？尚需长期随访的影像改变加以辨别

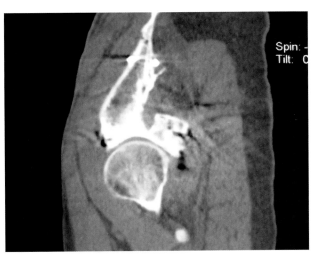

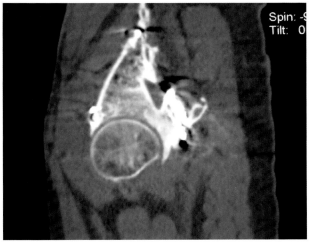

图 11-218　左髋关节在头臼对应层面上，取最大表现面积的矢状面扫描
同样发现头臼对应关系与关节间隙，处于更为满意的解剖状态

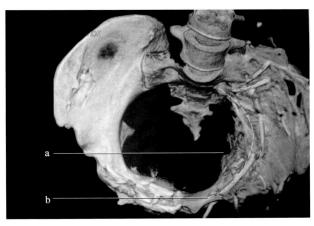

图 11-219　髋关节 3D-CT 的影像学资料
在骨盆开口位的三维成像视图，比较双侧髂骨翼与真骨盆环，呈基本对称状态。显然左侧的重建没有右侧光滑。a. 显示在弓状线部其下方区内侧，呈较凌乱的骨愈合现象。b. 弧形虚线为弓状线位置，与对侧弓状线比较，呈解剖性对称状态。同时可见 ATMFS 的固定痕迹，是沿弓状线而行

图 11-217　左髋关节在头臼对应层面上的矢状面扫描
发现头臼对应关系与关节间隙基本正常

同（图11-210~11-223）。

分析平片得出结论：股骨头与髋臼呈解剖性对应，不存在创伤性关节炎，不存在股骨头缺血性

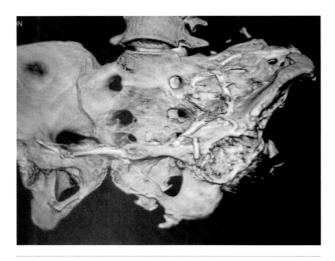

图11-220　骨盆前视右旋约15°体位的视图
可见髋臼唇缘的解剖轮廓和双侧的闭孔形态，基本对称

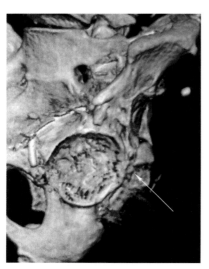

图11-221　骨盆前视右旋约40°体位的视图
相当于髋关节闭孔斜位，可见髋臼的唇缘呈解剖状态的连续性，呈"同心圆"性的解剖轮廓。箭头显示髋臼后壁的骨赘

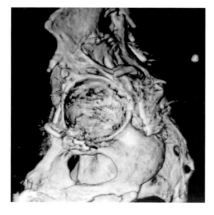

图11-222　髋臼窝的正视图
髋臼月状关节面图像的光滑程度，处于同心圆的解剖形态

坏死。为确定髋臼月状关节面是否与股骨头更好地达到匹配，实现了"同心髋"？其关节间隙是否正常？尚需进一步获得验证。

（9）中长期随访：术后9年3天，即2013-12-25，患者在郑州解放军153医院复查，即将患者生命抢救成功的医院。王振昊主任网传影像资料和患者本人网传生活资料，显示其生活、工作正常，家庭幸福。当年"粉身碎骨"的少女，已经是两个孩子的妈妈了：儿子3岁，女儿正好100天。显然，目前患者的功能正常，令人振奋。

1）骨盆前后位、髋臼髂骨斜位、闭孔斜位片：见图11-224~11-226。

2）相关2D-CT扫描：见图11-227、11-228。

3）相关3D-CT成像图：见图11-229~11-232。

笔者认为，这是继骨盆前后位、髂骨斜位、闭孔斜位片之后，成为检验重建的髋臼是否达到"同心圆"最直观的方法。本图显示达到了髋同心圆的标准，也就意味着达到了准确的解剖复位。尽管无法从中看到髋臼月状关节面的软骨，但从骨质的均匀

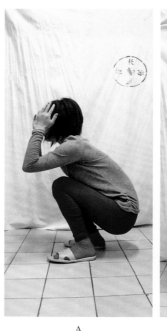

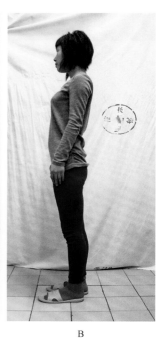

A　　　　　　　　B

图11-223　患者2009-02-13，即术后4年48天的髋关节功能情况
左髋关节无明显不适，早已工作与参加体育运动。A. 下蹲姿势，见屈髋屈膝双侧对称。B. 站立姿势完全正常

与光滑程度分析，这是获得功能恢复的关键要素。髋臼月状关节面所对应的、最坚实的区域之力点，分别是中柱（臼顶）的髂前下棘、坐骨体和髂耻隆起部近端的耻骨上支。这三个力点，只要位于同心圆，无论是重建髋臼，还是关节之后，都将获得良好的效果。

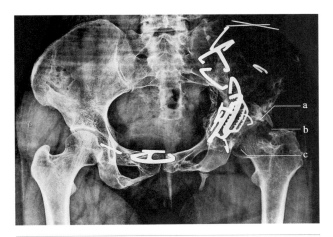

图 11-224　骨盆前后位片
比较双侧骶髂关节部，左侧因固定而呈骨性愈合状态。比较双侧闭孔，左侧显小，坐骨部位升高。观察重建与固定物之内外，则为骨性愈合，没有发现骨质疏松、骨不连、重建复位数值的丢失。比较双侧髋关节间隙，重建侧略小于健侧。这一比较与术后 4 年的影像类似，似乎没有变得更窄。a. 显示中柱臼顶部，臼顶线不甚光滑，但轮廓均匀。b. 显示股骨头轮廓，光滑而完整。比较 a、b 所示的臼顶与股骨头的关节间隙，呈现均匀态势。而且，负重对应区域，没有发现应力集中性的骨密度增高的特征。这至少说明臼顶线的"欠光滑"，没有"损伤"到股骨头的正常解剖轮廓。c. 显示股骨头负重力线——骨小梁与股骨矩的正常分布。将此与股骨头光滑的解剖轮廓相结合，可以判断：目前股骨头没有缺血性坏死的表现

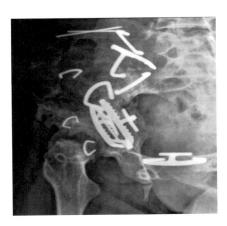

图 11-225　髋臼髂骨斜位片
显示股骨头完整的解剖轮廓

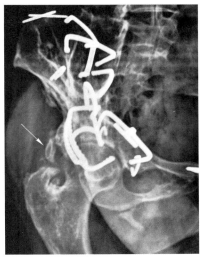

图 11-226　髋臼闭孔斜位片
显示均匀的髋关节间隙。箭头显示轻度"异位骨化"，为同侧取出髓内钉所带出的残骨所致

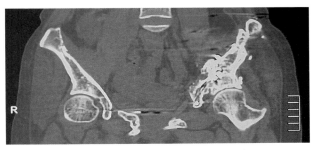

图 11-227　双髋关节 2D-CT 取最大冠状面的扫描
比较双髋关节的匹配对应弧度，基本对称。重建侧比较光滑，弧线均匀于同心髋关节状态。关节间隙变窄。与术后 4 年随访的图 11-219 相比较，没有发现进一步变窄

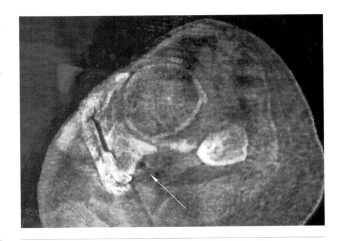

图 11-228　左侧髋关节最大对应面的 2D-CT 横断面扫描
箭头显示应用自体髂骨重建的缺损部分，比较图 11-201，可见重建部分的髋臼后柱壁获得圆满成功：髋臼与股骨头处于正常的同心髋位置

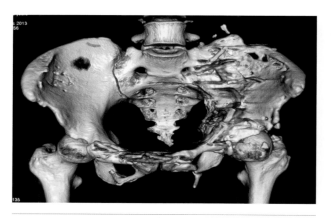

图 11-229 骨盆3D-CT成像前视图
比较双侧的股骨头，均显光滑

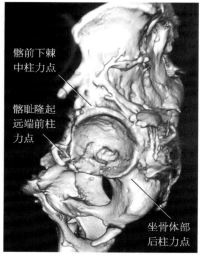

图 11-232 采用3D-CT分离成像技术，展示的患侧髋臼正面成像图

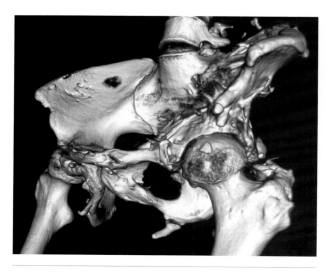

图 11-230 将上图右旋，相对平片的闭孔斜位片
观察髋臼中柱（臼顶）的形态，其唇缘呈均匀的弧线。股骨头负重区域，显示股骨头球体完整而光滑

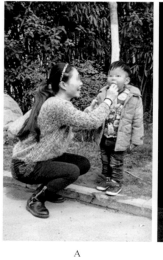

A   B

图 11-233 患者生活照
A.患者下蹲和3岁的儿子在公园的情景。B.患者站立和刚满百天的女儿在家的照片

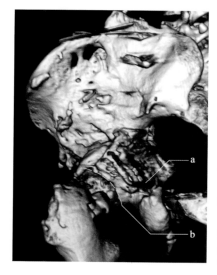

图 11-231 患侧斜位后视图
a.显示ATMFS器械的固定位置。b.弧形虚线为重建的髋臼后壁。观察后唇缘线与股骨头，处于类解剖性对应状态

4）日常生活功能照片：笔者很想看到她目前与孩子幸福生活的照片。当患者获悉后，欣然同意，于2014-01-05网传照片（图11-233）。9年前的少女，如今的妈妈表示：再三感谢郑州解放军153医院使她重获了新生和拥有了幸福的家庭。

2.本例启示

（1）陈旧性C3δ型髋臼骨折合并入路附近皮肤感染的病例，存在"解剖形态重建术"的探索性和实施空间。为挽救年轻患者，避免"早期的关节置换"提供了宝贵经验。

（2）髋臼月状关节面与股骨头的解剖性对应与有效固定，是避免创伤性关节炎与股骨头坏死最重要的关键因素。

（3）早期髋关节的活动，客观上起到"头臼对应"应力的分散作用，可能对主司关节的相关组织功能起到了促进作用，如关节囊的滑液分泌、软骨营养与预防粘连等。但这只是推测，缺乏动物的实验数据。

（4）纠正髋臼骨折为主的多米诺骨牌效应，是达到髋臼月状关节面解剖复位的基本条件。换言之，重建解剖性的骨盆环在先，重建髋臼解剖轮廓在后。

（5）凿除骨痂，松解、辨别骨块解剖关系，不但手术时间长，而且伴有明显的出血与渗血。本例术时长达12个小时。显然，其难度随着时间的推移而递增。

（6）利用浮动体位，髋臼前、后的联合入路，松解时可达到前后贯通，有利于松解后的复位与固定。

（7）是否会发生创伤性髋关节炎与股骨头缺血性坏死还需要更长时间的随访。

（8）类似本例陈旧性C3δ型髋臼骨折，兼有合并伤的病例，其治疗对策、随访9年的功能与资料未见文献报道。是否提示了：相关组织的再生，存在着探索的空间？

（9）生育问题。患者左侧骶髂关节部，已呈骨性融合；耻骨联合，为ATMFS元件固定。如果正常顺产，其韧带的松弛与产道则形成众知的矛盾。笔者询问患者，男女婴皆为剖宫产。但比较对称的骨盆与髋臼重建，也为胎儿的发育提供良好的空间。

（10）生物材料相容性。本例所应用的固定器械ATMFS，为医用生物材料——镍钛记忆合金。虽然美国FDA组织认证镍钛记忆合金为医用生物材料，但有的学者对镍离子析出的相容性提出质疑。复习大量文献以及根据笔者团队的研究，公认镍钛记忆合金的生物相容性几乎与纯钛相同。纵观其医疗应用领域，广泛涉及心血管支架，呼吸和消化管道支架，口腔元件的植入，胸骨、肋骨的固定，矫形、骨科骨折的固定等。

（11）正是基于生物相容性的思考，鉴于患者年轻，是否取出ATMFS存在争论。一般认为，骨盆髋臼骨折的内固定物，由于深在、损伤大、出血多、瘢痕多等因素，不主张取出。

二、陈旧性髋臼C3δ型骨折、股骨转子骨牵引针钉道感染及双小腿烧伤

（一）C3δ型概念

C代表髋臼三柱（壁）变位骨折，即髋臼前、中、后柱（壁）的混合性骨折。3代表髋臼损伤变数，即压缩性（包括粉碎）骨折。δ代表单（双）侧骶髂复合体分离（骨折）；耻骨联合分离或耻骨上、下支变位骨折，导致骨盆前、后环破坏，呈浮动状态，其变位方向多与垂直、横行、斜行、旋转等相交错。

（二）受伤机制与临床特点

髋臼C3δ型骨折的形成机制甚是复杂，不像单纯髋臼后壁骨折那么简单。但是，多与能量的瞬间角度变换相关。它不但造成了髋臼的前、中（臼顶）、后柱壁的粉碎性变位骨折，而且破坏了骨盆环的完整性，形成浮动骨盆、浮动髋。

髋臼C3δ型骨折的临床治疗，早期的救治关键在δ损伤变数的继发性损伤，如骶髂复合体处的大出血性休克以及可能发生的直肠、泌尿系的损伤。

高能量损伤是一种严重的损伤，有时因多种因子参与，如烧伤，则演变成复合伤。虽然比较少见，但这类复合伤有上升趋势，在救治方面，构成了严峻挑战。

（三）讨论

髋臼C3δ型骨折有些类似AO的C3-1/2/3。AO的图解虽然包括了臼顶，但隶属于前、后的界限上则不甚明了。在治疗上，正如Marvin Tile所言：仍然是一个医疗难题，尚不清楚使用哪种治疗方法能得到最佳的治疗结果。

（四）典型病例分析

1. 病例介绍 患者女性，21岁，2006-04-10，因办公楼失火，从四楼跳下，抢救成功。伤后第40天，诊断：左侧陈旧性髋臼C3δ型骨折；左侧股骨大转子外侧骨牵引钉针道感染；双小腿皮肤Ⅱ度烧伤

（面积7%）合并感染。

患者年仅21岁，谢绝日后的髋关节置换，2006-05-20，患者在浙江丽水接受陈旧性髋臼C2δ型骨折切开复位内固定术与烧伤创面处理。

（1）术前影像：见图11-234～11-239。

由于上述骨折的变位关系，髋臼本身与周围形成了6个浮动区域：股骨头部；中柱臼顶基底部；髂翼前部；髂翼后部；坐骨部和耻骨上下支部。显然，重建这些浮动区域的解剖连续性，是达到髋臼解剖复位的先决条件。

（2）临床治疗

1）陈旧性髋臼C3δ型骨折切开复位内固定术：① 不利因素：入路附近骨牵引钉道的皮肤感染。伤后第40天，术中松解骨块时，出血与渗血显著。骨松质较多的部位，因压缩性骨缺损，难以准确寻觅正常解剖关系。② 有利因素：患者年轻，仅21岁，生命活力与抵抗力强。彻底清创与使用广谱、足量、

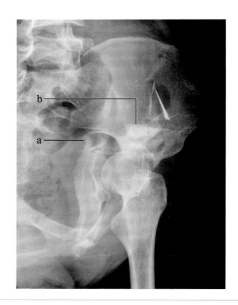

图11-235 左侧髋臼髂骨斜位片
a. 髋臼后柱的骨折位于坐骨大切迹的前下缘。观察骨折断端存在粉碎的骨折块，其骨折远端向骨盆内上显著移位，顶于坐骨大切迹下缘。这类骨折常常涉及臀上动静脉的损伤。即使没有动静脉的损伤，医生在此显露与复位时，须格外谨慎，避免损伤。b. 髋臼前柱、中柱（臼顶）基底部的变位性骨折。观察臼顶线与箭头所示的方向,提示存在压缩骨折

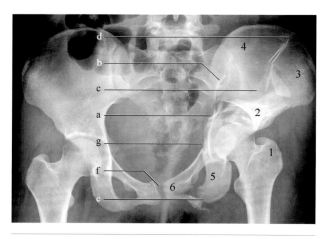

图11-234 伤日骨盆前后位片
a. 髂耻线、髂坐线部呈多处的中断与明显变位，股骨头将其冲击到盆腔内侧，类似中心性脱位。这些特征显示了髋臼前、后柱壁的粉碎骨折。b. 骶髂关节的水平位分离性的损伤，尽管分离不明显，但在高空坠落伤中，多属不稳定。也就是说，不稳定程度与分离的影像表现，不成正比。c. 髋臼中柱（臼顶）的基底部粉碎骨折，其臼顶向内上翻转35°以上。骨块的密度增高，一是提示骨块间的重叠；二是可能提示臼顶基底部骨松质存在压缩骨折。d. 髂骨翼骨折。观察骨折线的分布，髂翼为粉碎骨折，与髋臼的前、中、后柱失去了解剖的连续性。e. 耻骨下支的骨折。f. 耻骨联合轻度的损伤与上下、左右分离。g. 在髂耻隆起部远端前方的骨折，尚未涉及髋臼，但也已影响到髋臼嵌柱的稳定性

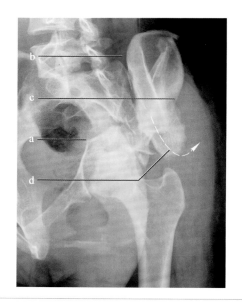

图11-236 左侧髋臼闭孔斜位片
a. 髋臼前柱对应关节部的髂耻隆起部的骨折与变位。沿箭头指示方向，可见密度增高的影像，提示该部存在压缩骨折。b. 骶髂关节部。观察整个髂骨，几乎呈游离状态。c. 髂骨骨折的凹陷处。d. 弧形虚线为髂骨前部，呈外翻状态

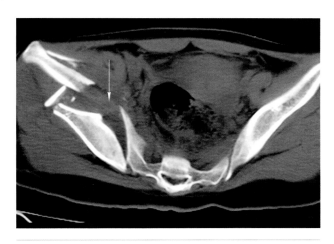

图 11-237　伤后次日骨盆骶髂处 2D-CT 扫描
髂骨前部、中部的粉碎骨折，其前部呈外翻状变位。箭头显示骶髂关节呈分离状态

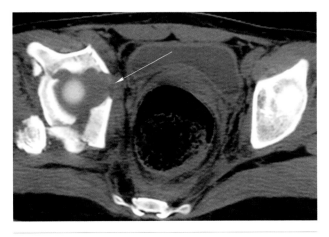

图 11-238　髋臼臼顶部 2D-CT 扫描
股骨头顶端的周围，髋臼前、中（臼顶）、后柱壁呈"卫星状"的粉碎骨折，间接提示了髋臼关节的月状关节面的粉碎与骨缺损

多联的抗生素。重点重建三柱解剖力线，有利于为处理骨缺损创造支架作用。复位内固定术后，如发生创伤性关节炎，为若干年之后，一旦出现严重髋关节炎、股骨头坏死，也为后期的关节置换术提供了良好的骨性解剖形态。

2）择期关节置换术：待治愈股骨大转子外侧针道感染和双小腿皮肤烧伤后，再择期实施人工关节置换术。

理由：一是髋入路附近存在感染灶，一旦感染，导致盆腔与髋关节严重感染；二是松解时，出血与渗血难以有效控制；三是陈旧压缩、粉碎性三柱壁骨折，也是关节置换的手术适应证。

（3）患者意见："我才21岁，我要天生的关节""以后股骨头坏死了，再换关节"。

（4）手术主要过程图解：2006-05-20，即伤后第40天，患者在全麻下，经髋前后联合入路，实施手术治疗（图11-240~11-258）。

采取髋臼前、后入路，更有利于处理骨痂性，甚至骨性畸形愈合的松解。笔者常常在浮动体位中进行前后的联合松解、复位与整复。如此，逐渐达到髋臼三柱固定力线的对应，才有可能准确再现骨缺损真实的空间，便于处理骨缺损和实现月状面与股骨头对应的稳定性。

（5）术后影像资料：见图11-259。

观察股骨头与髋臼的解剖对应关系，尚不十分准确，但基本实现了本次手术的复位内固定目的。这种不十分准确的头臼对应关系，是否会继发创伤

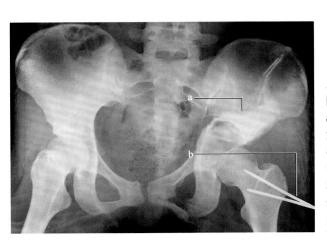

图 11-239　股骨髁上和股骨大转子外侧骨牵引术后第15天
a. 中柱基底（臼顶）翻转的骨折块，并没有因骨牵引而向所在的解剖位置归位，仍然处于受伤时的骨折移位状态，提示了此处存在嵌入性的压缩骨折。b. 经股骨髁上和股骨转子外侧骨牵引术，股骨头显现出过牵状态。这对复位固定和预防带来了有利条件，如术中松解、复位固定和减少对股骨头的压应力，可能会减少股骨头的坏死率，但也带来了不利因素，如存在股骨头的"模具"作用将有所减弱

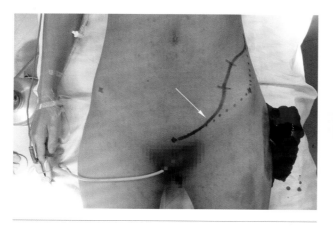

图 11-240 患者仰卧位

箭头显示改良髂腹股沟入路。左臀部带有渗血的纱布，为去掉骨牵引针后的出血情况

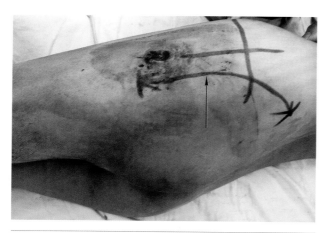

图 11-241 患者右侧卧位

箭头显示髋外后侧入路。同时照片显示股骨大转子外侧的针道感染灶

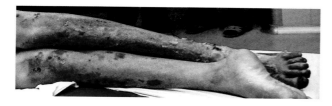

图 11-242 患者烧伤下肢

双小腿的皮肤烧伤，左侧严重，存在深Ⅱ度烧伤，足趾更为明显

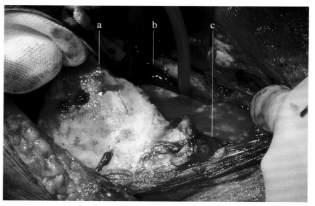

图 11-243 松解后的骶髂关节部与髂后翼部的骨折

a. 前部髂翼之后部骨折边缘。b. 骶髂关节的分离，术中不稳定。c. 邻近骶髂处位于髂骨的骨折边缘

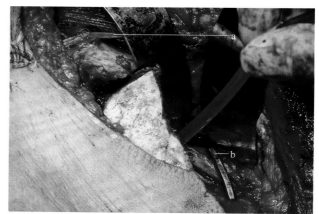

图 11-244 固定骶髂关节

a. 股外侧皮神经。b. 应用弓齿钉固定骶髂关节后的情景

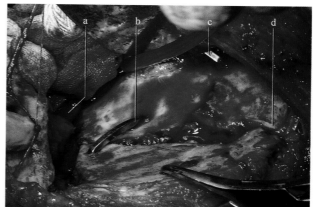

图 11-245 固定髂翼

a. 接近髂耻隆起部与中柱基底（臼顶）部位的粉碎骨折。b. 于弓状线的上方，应用弓齿钉将髂翼骨折固定的情景。c. 固定骶髂关节的弓齿钉。d. 髂翼峭部的骨折已经整复对位

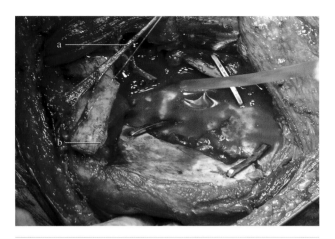

图 11-246　髂耻隆起部与臼顶部位的粉碎骨折

a. 股外侧皮神经。b. 髂耻隆起部与臼顶部位的粉碎骨折。图中可见骨折块存在明显的变位。欲纠正这些变位，除局部周围的松解外，尚需配合后路的松解，与助手旋转和牵引患者的患肢，会有利于陈旧性的骨折复位

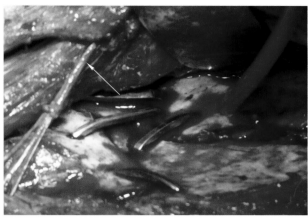

图 11-249　应用弓齿钉固定关节对应部位的髂耻隆起部、髂耻隆起部近端（近臼顶）、弓状线的骨折

此处的固定须谨慎，避免弓齿钉的加压臂支进入关节腔。箭头显示股外侧皮神经

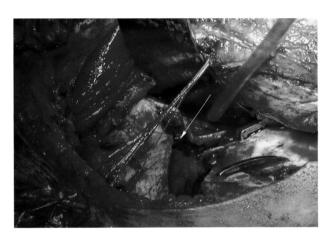

图 11-247　髂耻隆起部的粉碎骨折

箭头显示其下的骨松质呈压缩骨缺损

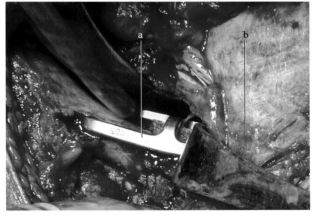

图 11-250　耻骨上支与髂耻隆起部远端的固定

a. 显示应用弓状线固定器的情景。b. 显示股动脉鞘部位。可见鞘前的腹股沟韧带，给予保留。笔者不主张显露股动脉、股静脉和股神经

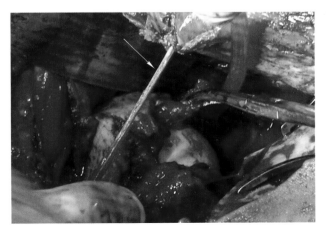

图 11-248　进一步显露股骨头与此处的粉碎骨折

箭头显示股外侧皮神经

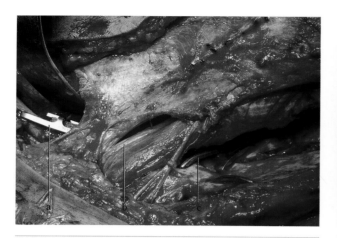

图 11-251　完成了真骨盆环，即弓状线和髂翼的骨折复位与固定

a. 耻骨上支与髂耻隆起部远端部的固定。b. 股神经。在股神经的左侧为股动静脉鞘；右侧为髂腰肌。c. 显示髂耻隆起部、弓状线部与髂翼的固定状态

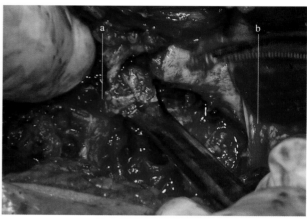

图 11-254　清理坐骨大切迹附近的粉碎骨折的碎骨块

a. 正在清理坐骨大切迹前下缘处的碎骨。b. 臀上动静脉和神经束

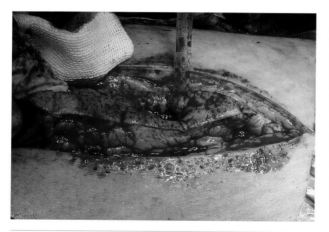

图 11-252　髋后外侧入路切除针道感染的病灶

病灶切除后，应用过氧化氢（双氧水）、庆大霉素冲洗液冲洗局部，再引流、缝合与贴膜封闭，最后消毒铺单

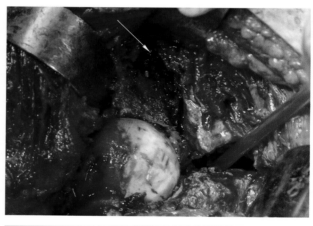

图 11-255　显露股骨头

箭头显示在髋臼中柱（臼顶）基底与后壁的压缩性骨折

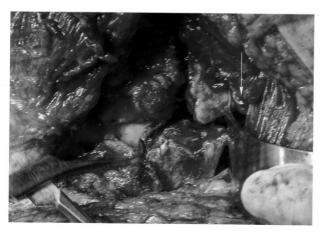

图 11-253　经髋关节外后侧入路，暴露髋臼后柱（壁）骨折的粉碎情况

箭头显示坐骨大切迹处。观察坐骨大切迹，其骨折部位位于前下缘，为"Y"形软骨的髂骨与坐骨的汇合处。值得思考的是，这种现象为什么在成人的后柱骨折中多见？

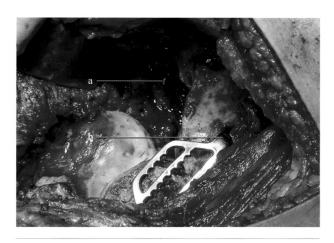

图 11-256 固定髋臼后柱力线
a.应用人工骨填塞压缩骨缺损的空间。b.应用ATMFS壁网状固定器，将后柱力线不固定完毕，即坐骨大、小切迹之间的脊部

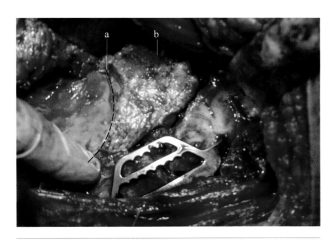

图 11-257 将髋臼中柱（臼顶）后壁与部分后柱壁的骨皮质壳回归原处
a.弧形虚线为髋臼壁的唇缘线，股骨头位于虚线左侧。b.中柱（臼顶）后壁的骨皮质壳，已复位原处，等待固定

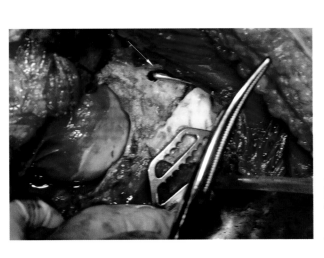

图 11-258 固定中柱（臼顶）后壁的骨皮质壳
箭头显示应用弓齿钉，将其骨皮质壳进行了初步固定；然后应用ATMFS的后柱壁网状固定器与臼壁导向锁针，进行多维锁定

性关节炎？股骨头原有的微细结构的冲击伤，是否会因本次手术的创伤，进一步继发股骨头的无菌性缺血性坏死？有待随访与观察。

2.本例思考

（1）电话随访半年，患者自诉能生活自理，如散步，屈髋达到90°~100°。2007年始失去联系，不知股骨头坏死与否？是否发生创伤性髋关节炎？

（2）陈旧性髋臼C3δ型骨折与股转子骨牵引针钉道感染及双小腿烧伤的病例，为如何在清创的情况下实施手术提供了经验。

（3）骨盆-髋臼为一整体概念，也是达到髋臼解剖复位的基础；髋臼-股骨头，为一功能概念，月状关节面复位与否，关系到是否达到"头臼对应"

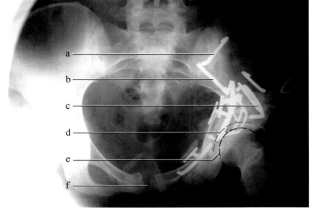

图 11-259 术后次日拍摄的骨盆前后位片
a.固定骶髂关节的上枚正向弓齿钉，防止髂骨耳状面向上变位。b.固定骶髂关节的上枚反向弓齿钉，防止髂骨耳状面向下变位。c.中柱（臼顶）基底，即臼顶上方的密度增高团影，为填塞缺损空间的植骨处。d.弧形虚线为髋臼臼顶缘的延续。e.弧形虚线为股骨头之解剖轮廓线。f.显示耻骨联合

的解剖状态。

（4）压缩骨折，只有在三柱力线解剖复位的状态下，才能准确判断缺损的真实空间。

三、髋臼 C2 δ 型骨折、肠破裂术后及压疮

（一）C2 δ 型概念

C代表髋臼三柱（壁）骨折。2代表髋臼损伤变数，即粉碎骨折。δ代表骨盆前、后环出现浮动状态，即：单（双）侧骶髂复合体关节分离（骨折），耻骨联合体分离或耻骨上、下支骨折。

（二）受伤机制与临床特点

髋臼C2 δ型骨折，暴力不仅作用于髋臼前、后柱壁，更重要的是，作用在伤侧的骨盆前、后环，导致一系列合并损伤。δ损伤变数，往往并发腹膜后的巨大血肿、结肠和直肠破裂、泌尿生殖器的撕裂等合并性损伤。由于救治矛盾的转换和随着时间的推移，新鲜的髋臼骨折多演变为陈旧性骨折，常合并压疮等并发症。

陈旧性的髋臼C2 δ型骨折，从骨折复位固定而言，处理的难度在δ变数，即浮动的髂骨、浮动的耻骨-坐骨部分。伤后的浮动位置，受姿势和肌群失衡的影响，受伤距手术时间越长，其挛缩、瘢痕、骨痂等导致畸形，形成复位困难，尤其是骶髂复合体的上、下分离（骨折）。

（三）典型病例分析

1. 病例介绍　患者男性，29岁，2003-07-13发生车祸。诊断：创伤性失血性休克；肠破裂。当日行抗休克同时行肠破裂修补术。术后第33天，诊断：右髋臼陈旧性C2 δ型骨折；右臀骶部压疮；肠破裂修补术后。

（1）伤时影像资料：见图11-260~11-263。

（2）对策

1）尽快切开复位固定：患者救治后第33天，陈旧性髋臼C2 δ型骨折若实施切开复位，首先考虑位于同侧的压疮区域，如何创造无菌入路条件。

2）择期手术治疗：为了避免交叉感染，待压疮愈合后，择期手术治疗。但压疮的愈合比较慢，若接近或超过2个月，必然造成术中在松解、复位与固定方面更多的困难。

3）后期人工关节置换术：部分学者认为，髋臼

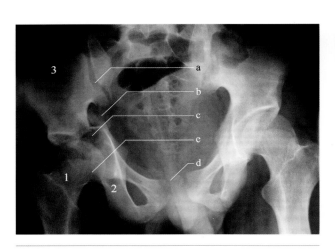

图 11-260　伤后当天骨盆前后位片
a. 示右侧骶髂关节水平位分离。b. 示髂耻线、髂坐线在同一水平位置的中断与变形；前柱壁的骨折起于髂耻隆起部的近端，骨折线远端向骨盆内侧偏上移位；后柱壁的骨折起于坐骨大切迹的前下缘，远端与髋臼前柱壁向内上同方向移位。c. 示臼顶线近内侧的中断与分离变位，骨折部位在髂前下棘近内缘以内的髂耻隆起部的近端。d. 示耻骨联合明显分离。e. 示髋臼后壁唇缘线完整，中断与变位的骨折位置只限定在"Y"形软骨之中柱后壁与后柱壁之结合部

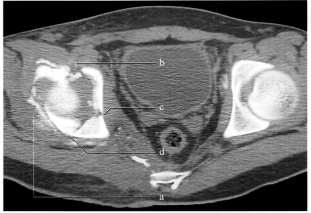

图 11-261　伤后27天髋臼 2D-CT 横断面扫描
扫描水平于右侧髋关节接近中柱（臼顶）。a. 骨皮质外侧的浅淡的骨松质，骨质粉碎。b. 髋臼前柱，位于在髂耻隆起部的近端，呈粉碎状态。c. 近方区部位的骨折。d. 后柱壁的骨折

骨折即便达到解剖复位，术后仍有部分病例发生创伤性关节炎，而影响生活质量，最终导致关节置换。所以，有的主张选择关节置换术替代髋臼骨折的切开复位内固定术。

4）患者与家属意见：在知情上述的若干问题

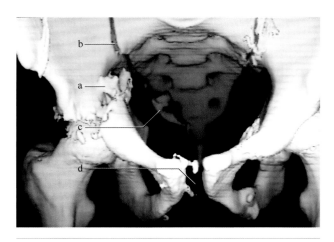

图11-262　伤后27天髋臼3D-CT成像前视图

a. 髋臼前柱壁于前壁切迹，斜向髂耻隆起部近端的变位骨折，其远端向内侧移位。观察骨折边缘，已经模糊，骨痂业已形成。b. 骶髂关节轻度分离。c. 右侧骶骨出现边缘性骨折，这在平片中难以发现，因其影像多与盆腔内容物相重叠。d. 耻骨联合分离

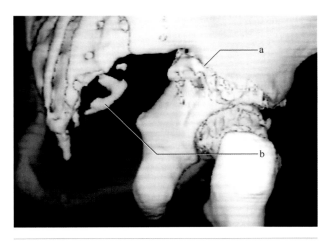

图11-263　髋臼后柱壁的斜视图

a. 在坐骨大切迹的下方出现骨折，其骨折线横行向外至中柱后壁（臼顶后壁）的稍下方，骨折位置相当于"Y"形软骨的髂骨与坐骨部的结合部。经过27天的制动，因骨折处骨松质较多，已形成骨痂。笔者的体会是，松解此处的骨痂，需格外保护臀上动脉。一旦发生离断性损伤，近端动脉的断端缩回骨盆腔内，导致经后外侧入路无法控制的出血。出现这种情况，需变换体位，经腹膜外结扎髂内动脉。b. 右侧骶骨出现边缘性骨折

后，选择了尽快切开复位固定。

（3）手术入路与压疮位置图：2003-08-16，即伤后、肠破裂修补术后第33天，在全麻下，取浮动体位，前后联合入路，行压疮清创、隔离术；手术治疗陈旧性髋臼C2δ型骨折（图11-264、11-265）。

（4）术后资料：本例术后第57天，该患者自诉已经能生活自理与散步。压疮经植皮而愈合，网传了复查的X线片（图11-266）。

2. 本例启示

（1）对于某些陈旧性髋臼骨折合并压疮者，只要创造条件，存在手术治疗的空间。

（2）若条件具备，在伤员受伤入院的第一时段内，可一次性完成肠破裂修补术和髋臼C2δ型骨折的手术治疗，当然，这种可能性的程度与医院条件和多科医生联手的经验密切相关。

（3）该病例随访失去联系。

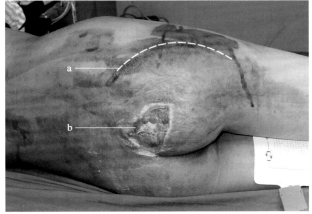

图11-264　患者左侧卧位后视图

a. 弧形虚线为髋臼后外侧手术入路。b. 同侧臀部近骶骨位置的压疮，面积约占体表面积0.25%，创面较新鲜

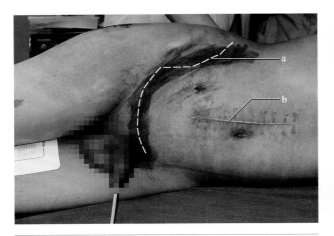

图 11-265　左侧卧位的前视图
a. 虚线为改良的髋臼前侧入路，不但兼顾了骶髂关节、弓状线和耻骨联合部位的显露，而且也利于经腹膜外行髂内动脉的结扎和避免了髂嵴处的缝合张力。b. 腹部肠破裂术后瘢痕

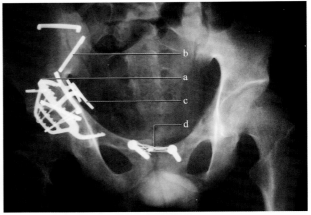

图 11-266　术后第 57 天骨盆前后位片
观察双侧髋关节，达到解剖性的对称状态。观察右侧髋关节的头臼对应，达到解剖状态。a. 髋臼 "Y" 形软骨后叉融合部与后柱壁的固定，髋坐线恢复于正常状态。b. 骶髂关节处的固定，对比双侧骶髂关节，呈对称状态。c. 弓状线处的固定，髂耻线恢复于正常状态。d. 应用螺钉与钢丝固定耻骨联合的情况

◇ 参 ◇ 考 ◇ 文 ◇ 献 ◇

[1] Baumgaertner MR. Fractures of the posterior wall of the acetabulum[J]. J Am Acad Orthop Surg, 1999, 7：54−65.

[2] Daum WJ. Traumatic posterior acetabular defects reconstructed with iliac crest autograft. A report of two cases[J]. Clin Orthop Relat Res, 1993, 291：188−192.

[3] Dowling JA, Omer GE, Moncrief JA. Treatment of fractures in burn patients[J]. J Trauma, 1968, 8：465.

[4] Garbuz D, Morsi E, Mohamed N. Classification and reconstruction in revision acetabular arthroplasty with bone stock deficiency[J]. Clin Orthop Relat Res, 1996, 324：98−107.

[5] Haidukewych GJ. Acetabular fractures: the role of arthroplasty[J]. Orthopedics, 2010, 33：645.

[6] Johnson EE, Matta JM, Mast JW, et al. Delayed reconstruction of acetabular fracture 21−120 days following injury[J]. Clin Orhop Relat Res, 1994, (305)：20−30.

[7] Letournel E, Judet R. Fractures of the acetabulum[M]. 2nd ed. New York：Springer-Verlag, 1993.

[8] Matta JM, Anderson LM, Epstein HC, et al. Fractures of the acetabulum: a retrospective analysis[J]. Clin Orthop Relat Res, 1986, 203：230−240.

[9] Matta, JM. Operative indications and choice of surgical approach for fractures of the acetabulum[J]. Tech Orthop, 1986, 1：13−22.

[10] Niikura T, Lee SY, Oe K, et al. Incidence of venous thromboembolism in pelvic and acetabular fractures in the Japanese population[J]. J Orthop Sci, 2012, 17：233−238.

[11] Nousiainen MT, Sen MK, Mintz DN, et al. The use osteochondral allograft in the treatment of a severe femoral head fracture[J]. Journal of orthopaedic trauma, 2010, 24：120−124.

[12] Oransky M, Martinelli N, Sanzarello I, et al. Fractures of the femoral head: a long-term follow-up study[J]. Musculoskeletal Surgery, 2012, 96：95−99.

[13] Oransky M, Tortora M. Nonunions and malunions after pelvic fractures: why they occur and what can be done?[J]. Injury, 2007, 38：489−496.

[14] Ranawat A, Zelken J, Helfet D, et al. Total hip arthroplasty for posttraumatic arthritis after acetabular fracture[J]. J Arthroplasty, 2009, 24：759−767.

[15] Tile M, Helfet DL, Kellam JF. Fractures of the pelvis and acetabulum[M]. 3rd ed. Baltimore：Lippincott Williams & Wilkins, 2003.

[16] Volpin G, Shtarker H, Trajkovska N, et al. Damage control orthopaedics in polytraumatized patients[J]. J Bone Joint Surg(Br), 2011, 93：185−186.

[17] Yue JJ, Sontich JK, Miron SD, et al. Blood flow changes to the femoral head after acetabular fracture or dislocation in the acute injury and perioperative period[J]. J Orthop Trauma, 2001, 15：170−176.

[18] Wu XB, Yang MH, Zhu SW, et al. Surgical resection of severe heterotopic ossification after open reduction and internal fixation of acetabular fractures: a case series of 18 patients[J]. Injury, 2014, 27. pii：S0020−1383(14)00257−5.

[19] Zhang Y, Xie Y, Xu S, et al. Massive heterotopic ossification associated with late deficits in posterior wall of acetabulum after failed acetabular fracture operation[J]. BMC Musculoskelet Disord, 2013, 14：368.

[20] Wang PF, Xu SG, Zhang CC, et al. Posterior partial trochanteric osteotomy for the treatment of the roof involved acetabular fractures[J]. Zhongguo Gu Shang, 2013, 26(11)：956−959.

[21] Zha GC, Sun JY, Chen L, et al. Late reconstruction of posterior acetabular wall fractures using iliac crest[J]. J Trauma, 2012, 72：1386−1392.

[22] 戴越戎. 髋臼骨折的诊治难点与对策［J］. 中华创伤杂志，2002, 18：71−72.

[23] 牛云飞，王家林，张春才.结肠、膀胱造瘘、褥疮和入路附近皮肤挫伤感染期间复杂性髋臼骨折的处理［J］.中国骨伤，2007，20（7）：458-460.

[24] 孙玉强，鲍琨，金东旭，等.陈旧性髋臼骨折的治疗［J］.中华创伤骨科杂志，2005，7：1117-1120.

[25] 王钢，陈滨，秦煜，等.髋臼骨折手术失败原因分析［J］.中华骨科杂志，2010（7）：650-665.

[26] 肖增明，詹新立，李世德，等.采用联合入路治疗复杂型陈旧性髋臼骨折［J］.中华创伤骨科杂志，2005，7：1121-1123.

[27] 张春才，牛云飞，禹宝庆，等.复杂性髋臼骨折合并同侧股骨颈骨折及多处骨折的治疗与对策［J］.中国骨伤，2007，20（7）：437-439.

[28] 周东生.骨盆创伤学［M］.第2版.济南：山东科学技术出版社，2009.

[29] 朱仕文，王满宜，吴新宝，等.髋臼骨折手术并发症的预防［J］.中华外科杂志，2003，41（5）：342-345.

[30] 杨永良，周东生，李连欣，等.腹主动脉球囊阻断术在陈旧性髋臼骨折治疗中的应用［J］.中华创伤骨科杂志，2012，14（5）：376-380.

[31] 王满宜，吴新宝，朱仕文.陈旧性髋臼骨折的手术治疗［J］.中华外科杂志，2003，41（2）：130-133.

第十二章
髋臼骨折内固定术后失效与再次重建

髋臼骨折需复位、固定的适应证已取得了令人鼓舞的成绩。然而，这种显著疗效的获取是有条件的。概括而言，就是达到髋臼的月状关节面能复原到同心圆的伤前水平和同心髋关节的生理功能状态。否则，髋臼骨折内固定术后的各种并发症，也程度不同地影响（毁损）髋关节的基本功能。

本章重点讨论髋臼骨折术后并发症是否再次手术——重建解剖关系的问题。这是个游走于"头臼对应"重建和关节置换之间的非常棘手的课题。

我们有限的知识和能力，很难阐明上述所及的清晰界限。为了具体深入起见，同样采取个案分析的办法，与读者共同分享。

第一节 少年髋臼术后失效与相关重建问题

一、少年髋臼Bmp2型骨折内固定术后——如何演变为毁形的Bmp3Ⅰ型的特征

（一）Bmp2型概念（内固定术前）

B代表髋臼任何二柱（壁）骨折。m代表髋臼中柱后壁骨折。p代表髋臼后柱（壁）骨折。2代表髋臼损伤变数，即粉碎性骨折。

（二）继发性Bmp3Ⅰ型损伤概念（内固定术后）

B代表髋臼任何二柱（壁）继发性损伤。p代表髋臼后柱（壁）继发性损伤。3代表髋臼骨缺损性继发性损伤。Ⅰ代表股骨头继发性损伤。

（三）损伤机制与临床特点

髋臼Bmp2型骨折，多在不完全屈髋90°内收位，创伤能量经股骨头冲击髋臼"Y"形软骨后支处形成。如果内收角度比较大，多见"Y"形软骨后支之上部位的中柱（臼顶）后壁骨折；同时，涉及"Y"形软骨后支之下部位的髋臼后柱（壁）骨折。这种骨折特点，往往引起"Y"形软骨处骨骺的滑移变位性"骨折"。

髋臼Bmp2型骨折，在成人骨折中的诊断并不困难。但在少年的影像学资料中，若有股骨头脱位，而没有"Y"形软骨之髂坐骨骺的变位的情况下，仅见"Y"形软骨后支髋臼唇缘的、不明显的骨折碎片，就要特别注意少年的年龄和髂坐骨骺切迹角的发育特点。如果骨折碎片不涉及解剖性"头臼对应"的稳定性，采取外展位的髋人字石膏裤固定，则是相当明智的治疗选择。

（四）讨论

复习文献，关于少年的髋臼骨折罕见具体的描述，尤其在解剖特点、骨折与"头臼对应"关系的相关性方面。

关于"Y"形软骨前支，即髂骨-耻骨骨骺线；后支，即髂骨-坐骨骨骺线，在少年10~14岁时，其前支唇缘相间形成夹角，称髋臼前壁切迹。后支唇缘相间形成夹角，称髂坐骨骺切迹角。此时的髂坐骨骺切迹角为110°~120°。此角度在成人消失，形成髋臼后壁唇缘线。注意这一少年解剖特点，

在诊断上十分重要：如，避免在股骨头脱位的情况下，误诊为"后壁骨折"。实际上，随着3D-CT成像技术的广泛开展，对比双侧髋臼，鉴别此点并不困难。

（五）典型病例分析

1. 病例介绍 某少年10岁，2010-05-15车祸，诊断右髋臼后壁骨折。外院治疗过程：伤后第9天，即2010-05-24，经髋K-L入路，手术复位钢板内固定术。2011-04-18，因少年右髋疼痛与跛行，在原路取出钢板。2011-08-09，即伤后第1年2个月28天（钢板取出术后第129天），少年来我院门诊，我院诊断：继发性Bmp3 Ⅰ型损伤（内固定术后）；右髂股-髂坐韧带外伤性缺损。

本病例分析重点：少年髋臼骨骺发育特点与髂坐骨骺切迹角及其临床意义。骨折特点与手术适应证。关于继发性损伤与临床对策。

（1）伤后影像资料分析：见图12-1~12-6。

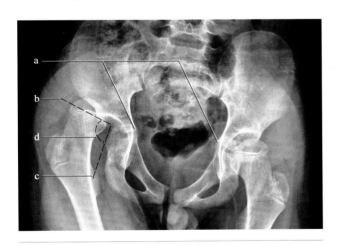

图12-1 伤后当日骨盆前后位摄片
双侧髂翼、髂耻线、髂坐线、臼顶线、骶髂复合体、耻骨上下支、骶骨和耻骨联合处于正常解剖形态。比较双髋关节，其显著的变化是右侧股骨头呈完全性的后外上脱位。观察右髋所谓的唇缘线，并非是从臼顶外侧缘至坐骨体外缘的连线，中间有明显的"缺如"。这是否与股骨头的后上脱位有关？是否存在髋臼中（臼顶）后柱（壁）与髋臼后柱（壁）（髋臼后上与后侧壁）的骨折？还是和少年12岁的发育阶段相关？
a. 左右两处分别显示髂骨与坐骨和耻骨相接的骨骺部分，此骨骺处于重叠的状态。b. 显示从"缺如"凹底部引向髋臼外缘的虚线。c. 显示系从"缺如"凹底部引向坐骨体外缘的虚线。d. b、c的夹角，测得119°。此角我们命名为髂坐骨骺切迹角。比较对侧此角，测得115°。两髂坐骨骺切迹角的落差仅差4°，可能与摄片位置相关，但基本显示了对称状态

复习髋臼发育的解剖生理，处于12~14岁的少年，存在髂坐骨骺切迹角，其角度在90°~105°。在骨骺闭合后，髂坐骨骺切迹角消失，演变呈均弧形的臼壁唇缘。在成人标准的闭孔斜位片，可见清晰的后壁唇缘线。

综合上述分析，图12-1获取的基本印象是右侧股骨头后上脱位，是否存在"Y"形软骨后支骨骺

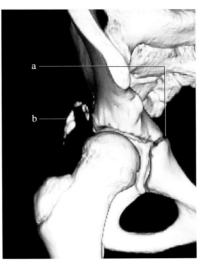

图12-2 右侧股骨头复位后的第2天，行右侧髋关节3D-CT成像的前视斜位图
相当于闭孔斜位片的位置：右侧"头臼对应"关系，系处于解剖形态。a. 显示"Y"形软骨前支：髂骨与耻骨之间的骨骺线，没有发现骨骺损伤变位。b. 显示粉碎的骨折块，此碎骨块是源自髋臼中（臼顶）后壁（m），还是来源于髋臼后壁（p）？此图则难以判断

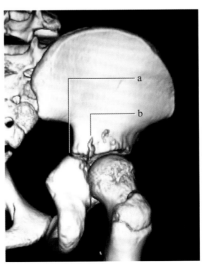

图12-3 右侧髋关节后视3D-CT成像
可见"头臼对应"关系处于正常状态。a. 显示"Y"形软骨后支：髂骨与坐骨的骨骺线，没有滑脱变位。b. 显示粉碎的骨折块，比较小而碎，有可能来自"Y"形软骨后支唇缘附近

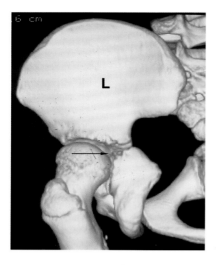

图12-4　左侧、健侧髋关节的3D-CT成像图

箭头显示髂坐骨骺切迹角

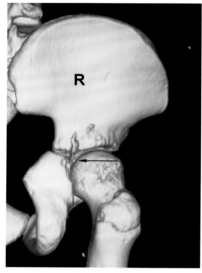

图12-5　右侧、患侧髋关节的3D-CT成像图

箭头显示髂坐骨骺切迹角。唯一的区别是：存在小的、变位的骨折碎片，似乎来自髋臼后壁

附近的mp部位的骨折？尚待进一步的检查。

将图12-4、12-5中的两侧髂坐骨骺切迹角加以比较，发现基本在对称状态。读片中应特别注意这一少年特征，避免误将髂坐骨骺切迹角视为骨折，尤其是压缩性骨折。这一概念，与成人正好相反。

（2）治疗措施的讨论

1）牵引与制动：根据术前X线片、3D-CT成像的综合分析，右侧股骨头的脱位已经得到纠正，恢复到了解剖性的"头臼对应"状态。右侧髂耻线、髂坐线、臼顶线完整，也就是说髋臼的前、中、后柱的部分，没有骨折。右侧髂耻骨骺线上下的髂耻隆起部也没有发现骨折。右侧髂坐骨骺线之上的臼顶后壁没有发现骨折。仅发现少许骨折碎片的分离痕迹的所在位置，是介于"Y"形软骨后支的骨骺——髂坐骨骺切迹角附近。观察骨折部位与碎片的体积，没有构成"头臼对应"方面的不稳定因素。鉴于此，该病例适合于右下肢轻量骨牵引或稍微外展、外旋位的短裤穗氏石膏固定。依据少年特征，制动6周时间，关节囊的损伤则进入瘢痕稳定期，可弃之并进行髋关节的功能训练，极有可能获得良好的治疗效果。

2）切开复位内固定：此例的上述分析，我们认为，本例切开复位内固定的适应证实在不强。即

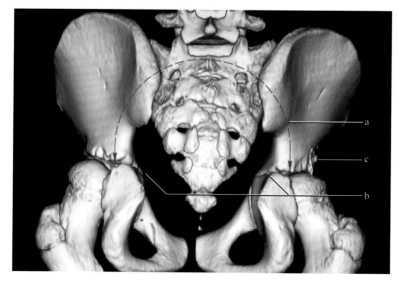

图12-6　整个骨盆的后视3D-CT成像

a.箭头再次显示左、右髂坐骨骺切迹角。b.分别显示双侧髂骨-坐骨骺线。c.显示游离的骨折碎片，似乎碎片来自中柱臼顶后侧壁

便切开复位内固定，也必须特别注意器械的规格与尺寸，它是否具备固定力点；是否能稳定于解剖位。显然，目前设计用于成人的钢板，不太适合本例。即便手术，也应是髂股–髂坐韧带的修补与重建。

（3）切开复位钢板内固定术后资料：遗憾的是，2010–05–24，即伤后第8天，当地医院经髋K–L入路，复位与钢板内固定术，见图12–7。

如果上述分析是正确的，日后的活动，其钢板部分覆盖股骨头和裸露于关节腔的部分螺钉，会对股骨头形成磨损性伤害。

术后第2天，在不同层面上对右侧髋关节进行了2D-CT扫描，见图12-8~12-11。

（4）术后8个月零10天（250天）钢板取出术：

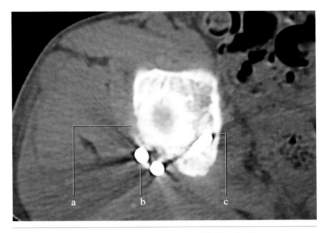

图12-8　接近臼顶部位的髋臼2D-CT横断面扫描
a. 显示股骨头顶部所在位置。b. 显示钢板所在位置，几乎与股骨头顶部相"接吻"。c. 显示螺钉所在位置，几乎与股骨头缘相"接吻"

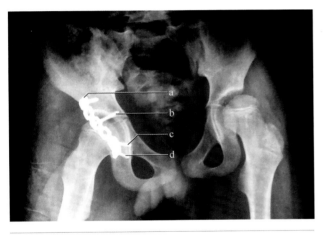

图12-7　切开复位钢板内固定术后第2天，骨盆前后位摄片
观察右侧"头臼对应"关系，位于解剖位置。a. 显示钢板置放的位置，系沿所谓的"髋臼后缘"所进行的固定。从位置上，可以判断术者企图应用钢板来压住碎骨片。但分析少年的髂坐骨骺切迹角的位置，其钢板的置放并不合理，并不能对碎骨形成有效的固定。b. 显示螺钉位置，根据碎骨的体积、髂坐骨骺切迹角和钢板与螺钉的角度，其螺钉必定部分裸露于关节腔。c. 显示钢板下方的一枚螺钉，由于钢板偏外，其螺钉进入位置又高于坐骨体，有可能部分螺杆裸露于关节腔。d. 显示下端的一枚螺钉，其拧入位置在坐骨体上缘

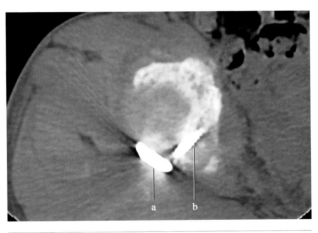

图12-9　另一层面的横断面扫描
a. 显示钢板位置不在髋臼后柱上，而与头部相贴。b. 显示螺钉位置，与股骨头"相吻"

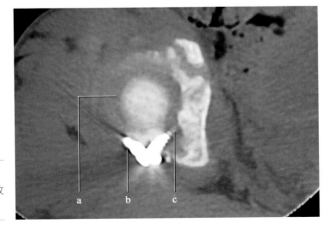

图12-10　股骨头的上部的横断面扫描
a. 显示股骨头上部。b. 显示钢板。c. 显示钢板上段的第2枚螺钉

2011-04-18，即术后250天，因右髋关节疼痛，术者经原入路，取出钢板。

（5）钢板取出3个月余资料

1）相关资料：2011-08-09，即取出钢板术后第129天、伤后1年2个月28天。长海医院初次门诊X线片资料见图12-12~12-14，CT扫描见图12-15~12-18。少年主诉：右髋疼痛，步态呈鸭摆状态，能勉强坚持"走"30米的距离后不能继续行走。查体：右髋内收屈曲畸形状态，屈髋100°，伸髋不完全，外展障碍，见图12-19~12-20。

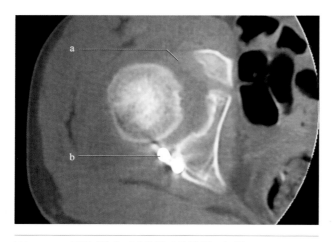

图12-11　展现"头臼对应"关系的横断面扫描
a. 显示股骨头与髋臼的关节间隙增宽，处于不稳定的半脱位状态。b. 显示钢板的位置，钢板与股骨头接近

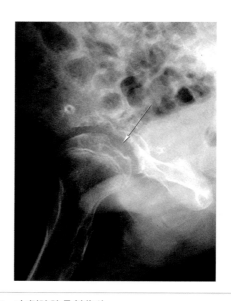

图12-13　右侧髋髂骨斜位片
观察髋关节间隙，比较均匀，提示此骨盆前后位片所见的脱位是可复性的。箭头显示股骨头部在此位置存在内旋位骨缺损状态

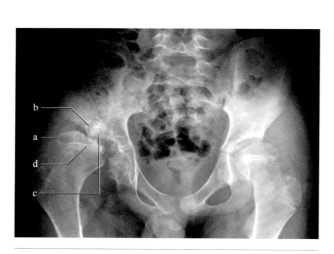

图12-12　伤后1年2个月28天，取出钢板术后第129天，骨盆前后位（类似相当于髂骨斜位）摄片
a. 显示右股骨头后外上脱位。b. 显示髋臼中（臼顶）柱壁与股骨头骨骺线相"接吻"状态，提示应力负荷所在区域，其股骨头骨骺线上内侧1/2部分，受损与骨缺损，几乎到达骨骺线，为继发性的缺损畸形。c. 显示靠近臼顶后壁线的变形，出现继发性、相对的骨缺损，可能与脱位和应力撞击相关。d. 显示股骨头骨骺线。观察所示的骨骺线，间隙变窄，提示此位时的骨骺的损伤

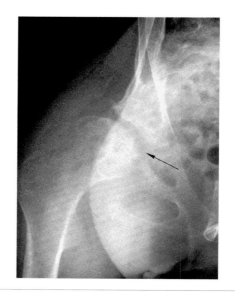

图12-14　右侧髋闭孔斜位片
箭头显示股骨头内侧不完整的轮廓和不稳定的半脱位状态

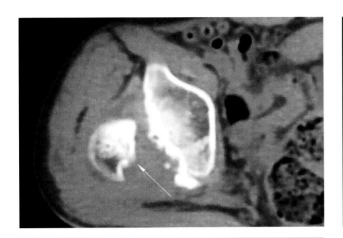

图12-15　右髋2D-CT一层面的横断面扫描
箭头显示此层面的股骨头缺损达1/2体积与股骨头脱位的情况。箭头显示中柱（臼顶）后壁的骨缺损

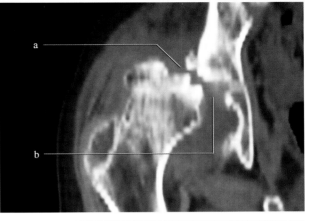

图12-18　右髋关节的一冠状面扫描
a.一显示股骨头脱位状态，二显示髋臼外缘与股骨头应力对应之骨缺损状态。b.显示髋臼臼顶后侧壁失去臼顶轮廓线，提示应力的冲击，继发了髋臼中（臼顶）柱后壁的骨缺损

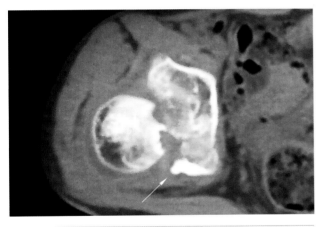

图12-16　取股骨头最大面积的层面横断面扫描，显示股骨头脱位与内侧骨缺损

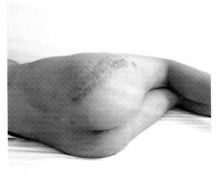

图12-19　两次右侧臀部的K-L入路瘢痕（植入与取出钢板）

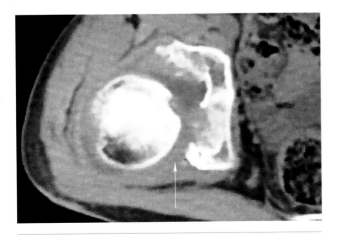

图12-17　股骨头与髋臼的对应关系之最大面积的横断面扫描
见股骨头可复性归位状态，箭头显示关节间隙呈不均匀状态，提示股骨头仍在半脱位。观察髋臼，已失去同心圆的解剖轮廓；腔内也似有杂乱的残余骨渣，提示了继发性损伤的存在

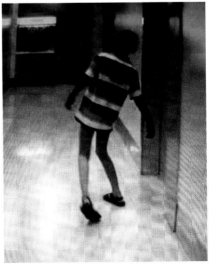

图12-20　少年步态呈鸭摆状

2）3D-CT成像资料：见图12-21~12-30。

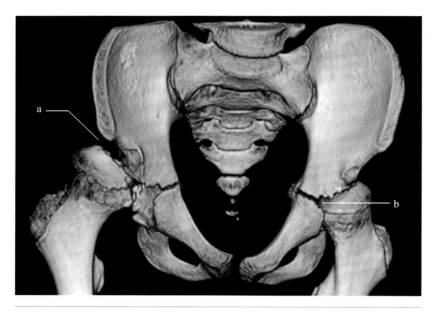

图 12-21　骨盆 3D-CT 前视图
a. 显示右髋（头臼对应）的脱位与骨缺损的畸形状态。b. 显示健侧（年龄10~14岁）的髋臼前柱之髂耻骨骺切迹角，成人后髂骨耻骨骨骺融合，却仍然存在不同程度上的切迹，我们命名为：髋臼前壁切迹

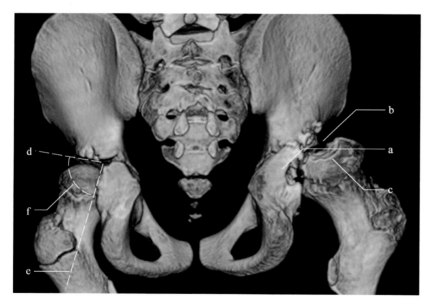

图 12-22　骨盆 3D-CT 后视图
显示右髋关节脱位与"头臼双向"骨缺损畸形：a. 显示髋后柱后壁(p)骨缺损图像。b. 显示髋臼中柱后壁(m)唇缘压缩性骨缺损性抬高。c. 显示股骨头的顶部与臼顶外侧缘，形成骨缺损性的畸形改变的"假关节"。左侧显示d、e两线所形成的f夹角，系此龄段的髂坐骨骺切迹角，临床意义如前述

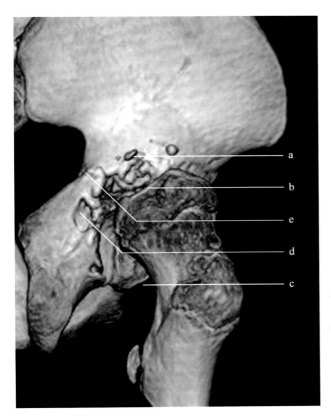

图 12-23　重点显示髋臼中柱（臼顶）后壁骨缺损的畸形状态

a. 显示髋臼中柱（臼顶）后壁之骨缺损与畸形，此处的畸形部位在 e 所示的髂坐骨骺线之上。b. 后外侧观察股骨头骨缺损的边缘，同时可见臼顶后侧与之形成畸形的接触应力点，即所谓的"假关节"。c. 显示空虚的正常髋臼窝下部。d. 显示髋臼后壁的骨缺损与畸形骨赘

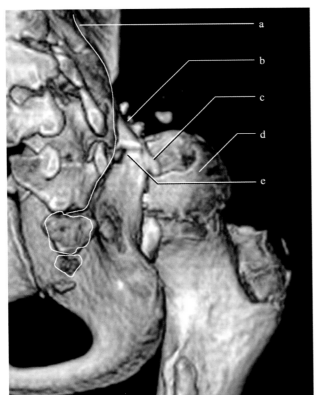

图 12-24　重点显示髋臼中柱（臼顶）后壁与股骨头畸形的接触关系

a. 显示骶骨边缘。b. 显示臼顶后侧与股骨头形成非解剖性的应力接触。c. 显示髋臼后壁畸形骨赘。d. 股骨头骨缺损边缘，观察股骨头负重区域的骨缺损，呈现"火山口"样改变。e. 显示髂坐骨骺线

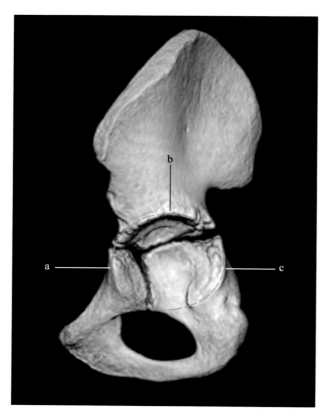

图 12-25 左侧正常的髋臼，可见髋臼 "Y" 形软骨

a. 髋臼前柱壁之月状关节面。观察同心圆弧虚线与 "Y" 形骨骺线相隔区域。b. 髋臼中柱（臼顶）之月状关节面。观察同心圆弧虚线与 "Y" 形骨骺线相隔区域。c. 髋臼后柱壁之月状关节面，观察同心圆弧虚线与 "Y" 形骨骺线相隔区域

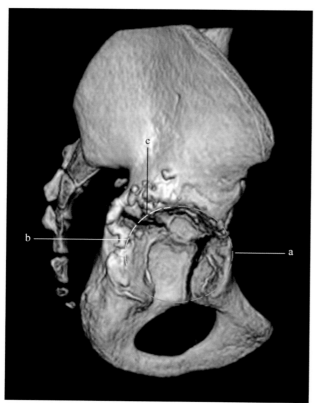

图 12-26 右侧患髋 "Y" 形软骨

a. 髋臼轮廓虚线是上图同心圆的复制。b. 显示髋臼后壁唇缘的畸形状态与正常同心圆唇缘的畸形关系。c. 显示髋臼中（臼顶）后壁畸形骨缺损状态与正常唇缘的同心圆关系。观察 b、c 所示的继发性骨缺损，应是股骨头脱位的关键因素

图12-27~12-30显示在不同位置观察股骨头 "火山口"样骨缺损程度。

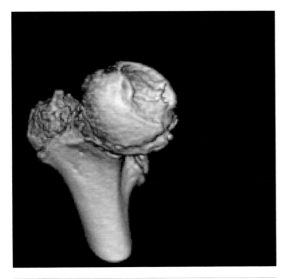

图12-27 股骨头缺损区域的前俯视图

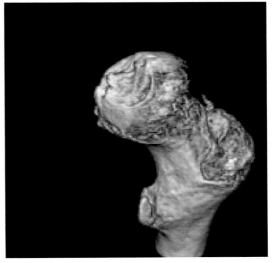

图12-28 股骨头缺损区域的后俯视图

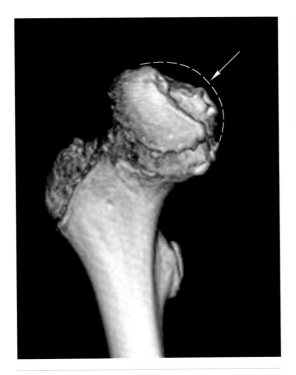

图12-29 股骨头前面的正视图
观察股骨头骨缺损与股骨头轮廓的关系，箭头显示在此位置上所缺损的解剖轮廓

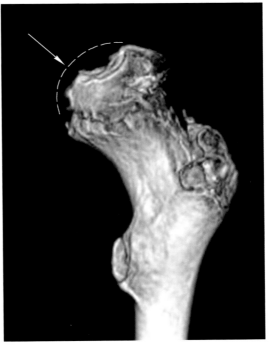

图12-30 股骨头后面的正视图
观察股骨头骨缺损与股骨头轮廓的关系，箭头显示在此位置上所缺损的解剖轮廓，间接提示骨缺损位置，特征系磨损性

2.临床对策的讨论

1）关节置换术：少年10岁受伤，目前12岁。骨骺一般在18~21岁闭合。即便髋关节置换效果优良，但对此患者，在年龄段上仍然太小。骨骺的发育与假体之间，存在非固定比例的关系。日后进入青年、壮年、老年，必然要面临的多次翻修问题。无论在心理和生理上，还是在家庭与社会上，将难以承受，更是对创伤领域医护人员的严峻挑战。

2）重建"头臼对应"的解剖关系：重建解剖性的"头臼对应"关系，即恢复股骨头与髋臼骨缺损的部分，其植骨的成活率？股骨头的成活率？髋关节功能的稳定性？尽管我们有了另一少年的成功经验，但毕竟是个案，缺乏统计学上的概率性规律。

笔者认为，该病例髋关节脱位系可复性；股骨头的损伤尚未涉及骨骺线；利用髂骨骨骺物质，重建"头臼对应"之解剖形态，据另一少年的重建经验，具有重建的可行性。但属于探索性手术，变数太多，难以预测成功与否。

3）支具与对症治疗：佩戴支具，减少畸形头臼之间的应力冲击，目的是避免损伤到骨骺线，辅助止痛药物等。待成年后采取关节置换。

4）少年父母意见：经济困难，等待成年之后。

3.本例问题与反省

（1）提高对少年解剖特点上的认知能力，具体分析Bmp2型骨折的特点，避免误判，严格掌握手术适应证。

（2）熟悉髋臼解剖与固定器械的匹配关系，避免螺钉误入髋关节腔。

（3）应有立即纠正错误的勇气。本例钢板内固定术后第2天，影像学检查已经发现问题，若立即处理CT图像所展示的问题，就不会导致继发性的——"头臼双向"性的、Bmp3 Ⅰ型的——磨损性的骨缺损和脱位。

（4）本例门诊就诊后失访。

二、少年髋臼Bmp2 Ⅰ型骨折钢板固定术后——如何演变为"头臼双向"畸形骨缺损？

（一）Bmp2 Ⅰ型概念

B代表髋臼任何二柱（壁）骨折。m代表髋臼中（臼顶）柱（壁）骨折。p代表髋臼后柱（壁）骨折。2代表髋臼损伤变数，即粉碎性骨折。Ⅰ损伤变数，代表股骨头骨折。

掌握了B、m、p、2、Ⅰ字母与数字所代表的损伤变数，便一目了然Bmp2 Ⅰ型：是髋臼的中、后柱（壁）粉碎性骨折合并股骨头骨折。

"头臼双向"畸形骨缺损的概念，相对于陈旧的Bmp3 Ⅰ型概念，其中m、p损伤的变数由2到3，即由粉碎性骨折到压缩性骨缺损。注意，这里压缩的概念，不是原发性压缩性骨缺损，而是继发性的"头臼双向"骨缺损。

（二）损伤机制与临床特点

髋臼Bmp2 Ⅰ型骨折，多在髋关节先屈曲外展、后内收的暴力能量传递中发生。可见髋臼后柱骨折，骨折位置在"Y"形软骨后叉的骨骺融合处附近。冲击力涉及髋臼中柱（壁）的后侧壁和髋臼后柱（壁），在儿童与少年骨骺发育段，多表现为骨骺处的"滑脱"性骨折。影像资料常见髋臼后柱壁骨折的远端向骨盆内侧移位，若变位偏大，则常导致同侧坐骨支发生的骨折，表现为坐骨部分的旋转与浮动。

在能量与姿势的瞬间转换中，股骨头内侧部于髋关节屈曲内收位时，冲击"Y"形软骨后叉的骨骺融合之髋臼缘，该髋臼缘类似"刀样"，将股骨头的内侧"剪切"，形成股骨头骨折。这种骨折线多为矢状位。因股骨头的瞬间归位与空间的限制，股骨头内侧的骨折并不一定表现为变位状态。

高能量暴力经股骨头传递到髋臼导致了髋臼骨折；与此同时尽管股骨头解剖轮廓完整，但在股骨头内在的本身，业已形成微观方面的损伤。所以，后期股骨头的缺血性坏死时有发生。若合并股骨头的骨折，在临床治疗上，就要兼顾"头臼对应"方面的思考，完善治疗方案。

（三）讨论

髋臼Bmp2 Ⅰ型骨折，其中的髋臼Bmp 2型骨折，其实就是常见的传统定义上的髋臼后上柱（壁）骨折。但也有的学者认为是少见的骨折。无论是常见或少见，这类骨折由于粉碎且定位于髋臼边缘，手术修复非常困难，此观点在该类骨折的治疗上已达成共识。复位与固定质量，不但关系到髋关节功能的优劣，而且还因骨折处特殊的解剖定位，关系到内固定术的成败。

髋臼中（臼顶）柱壁之后侧壁，AO将之视为髋臼后壁。我们的研究认为，在人类直立时，此区域属于臼顶部分，且大部分负重面积位于"Y"形软骨后叉之上。就负重面积而言，划入后壁欠学术上的支持。我们的研究认为："Y"形软骨的前叉下部，即髋臼的耻骨部分；前后叉之间部，即髋臼的髂骨部分；后叉下部，即髋臼的坐骨部分。这三部分所构成的髋臼月状关节面的面积之比：1：4.1：2.8。这一数据揭示了髋臼中柱（臼顶）的重要性。

关于股骨头骨折，Marvin Tile虽然将之考虑为损伤变数的因素，但并没有将之与髋关节的功能系统相结合。文献报道"髋臼骨折合并股骨头骨折"比较少见。显然，将单纯的髋臼骨折与髋臼骨折合并股骨头骨折进行统计，则属于"质"的不对称，非逻辑性骨折的比较，难以反映其本质性问题。我们认为，将髋臼Bmp2 Ⅰ型骨折进行统计分析，才能在临床上给予更实际的指导。

（四）典型病例分析

1. 病例介绍　某少年男性，10岁，2005-10-20因"摔伤"就诊，当地医院诊断右髋臼后柱壁骨折。治疗过程：伤后第5天（2005-10-25），行钢板内固定术+穗氏石膏外固定术。术后8个月余（2006-07-08）取出内固定。内固定取出后半年余，因髋部疼痛、跛行明显，2007-03-08诊断为右侧髋关节脱位，再次接收手法复位+穗氏石膏外固定。

伤后第503天，就诊于长海医院。诊断：右髋关节陈旧性、继发性的Bmp3 Ⅰ型骨缺损；右髂-股、坐-股韧带缺损。2007-03-14，即伤后第509天，实施"头臼对应"双向解剖形态重建术。术后获得了

中期随访，疗效令人意外的满意。

（1）影像学资料

1）伤后资料：见图12-31~12-33。

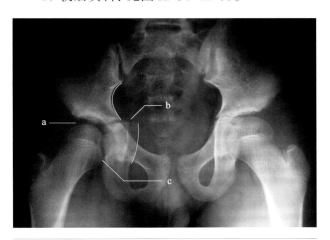

图12-31　髋臼Bmp2 Ⅰ型骨折

少年男性，10岁，2005-10-20，体育课上训练实心球时，跌倒受伤，主诉疼痛。骨盆前后位X线片：a. 显示在臼顶线下有一骨密度增高的"骨蛋"。"骨蛋"源于何处？分析臼顶线完整，可排除来自髋臼中柱前壁骨折的可能性，因此处相当坚实，罕见骨折；细辨"头臼对应"的髋关节间隙，发现股骨头处于半脱位状态；髋臼的后唇缘线尽管因图像质量因素显示不清，但参考健侧提示："骨蛋"可能来自髋臼中柱（臼顶）后壁或髋臼后壁的骨折块，也就是"Y"形软骨后叉骨骺的部位。观察髂坐骨骺切迹角明显变大，也间接提示骨骺部附近，存在骨折。b. 显示髂坐线的中断与变位，而移位处恰位于髂骨与坐骨的骨骺处。图中所标识的变位的髂坐线弧线，与健侧髋臼髂坐线相比较，相当显著地提示了右侧髋臼之髂骨与坐骨的骨骺滑脱程度。这种骨骺滑脱与变位，正处于"Y"型软骨之髂骨与坐骨之骨骺处，相当于坐骨大切迹下缘。由于暴力的方向而致坐骨部分向内侧移位，显示出骨骺线的滑脱"骨折"。也间接佐证了髋臼的形成，是由三柱构成。c. 显示两层意义：一是股骨头的内侧，出现比较明显的骨折裂隙，提示股骨头内侧的骨折与变位。二是其髋臼后壁唇缘线随同坐骨部向内侧移位

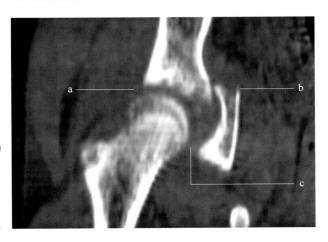

图12-32　髋关节一层面的冠状面的2D-CT扫描

图像显示：a. 示臼顶线出现齿状改变，其线上密度不均匀，结合上图，可以推测其扫描的部位在髋臼后部，系髋臼中柱（臼顶）后壁或骨骺线下的骨折块，所形成的"骨蛋"所致。b. 示髋臼方区和坐骨部分向骨盆的内侧移位。c. 在此图像的位置中，由于股骨头内旋与半脱位，没有显示股骨头的内侧骨折。但在关节腔内，可辨出碎骨块的影像

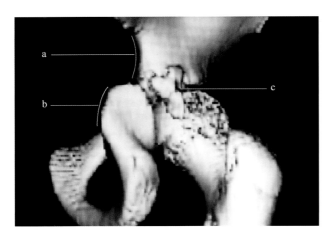

图 12-33　髋关节 3D-CT 的后视图像
a. 示坐骨大切迹处的弧形位置。b. 示坐骨小切迹处的弧形位置。比较 a、b 弧形的位置，可见骨骺处脱位的程度，变位在正常解剖形态的 1/2 以上。c. 示髋臼中柱（臼顶）后壁，也是所谓"髋臼后上壁"，呈粉碎性的骨折。显然，此处涉及中柱后壁和后柱后壁的粉碎骨折，即"Y"形软骨的后叉骨骺处，是治疗难点

2) 2005-10-25，钢板内固定与穗氏石膏外固定术后资料见图 12-34~12-35。

值得注意的是，将图 12-33 的 c 所示的粉碎骨折部位与图 12-34 中的钢板位置相结合，不难发现，在固定方面，没有对该处粉碎骨块起到任何作用。这种状态，可能对髋关节稳定与否，构成威胁。

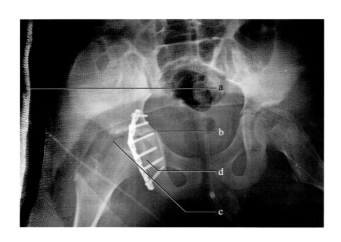

图 12-34　手术复位钢板内固定术后 + 穗氏石膏外固定
骨盆前后位 X 线片示：a. 示穗氏石膏的外固定的部分影像。b. 示复位与钢板固定后的髂坐线，呈现解剖复位。从髋臼后柱骨骺的滑脱骨折而言，其钢板的置放位置和效果，无疑是成功的。c. 示臼顶部的关节间隙，仔细观察，存有散在的密度增高之"小岛"影像。提示两种可能：一是关节腔内碎骨？二是石膏影像？d. 指向股骨头的内侧影像，没有显著提示股骨头的骨折。是否已将股骨头骨折进行了固定

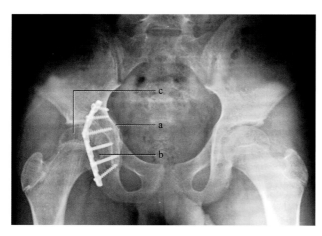

图 12-35　术后 8 个月余（其中经历穗氏石膏外固定 6 周）之骨盆前后位 X 线片
a. 显示骨骺滑脱骨折已呈解剖位愈合。b. 提示股骨头的内侧骨折线，依稀可辨。提示首次的手术治疗，可能未涉及股骨头内侧的骨折。c. 显示不出髋臼之外上的唇缘线，提示：不是骨折变位，就是骨缺损

3）钢板取出术后资料：见图12-36~12-42。

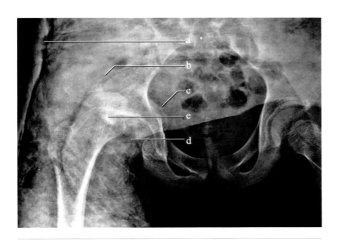

图12-36　2006-07-08取出钢板，此后半年余，因髋部疼痛、跛行明显。2007-03-08于当地医院就诊。诊断右侧髋关节脱位，行手法复位＋穗氏石膏外固定后骨盆前后位图像
a. 显示穗氏石膏外固定状态下的部分影像。b. 显示在股骨头上方的骨密度增高的椭圆形图像，提示吸收后的残余骨块之变位影像。同时显示股骨头的后上脱位。c. 显示髂坐线处骨愈合。d. 显示关节腔内髋臼后唇缘线的不整齐伴有缺损。e. 显示出少见的图像：髋臼的外侧缘，嵌入在股骨头与股骨颈之干骺线上，并于相嵌点处，出现应力性反应性的骨密度增高之影像。与此同时，显示股骨头的内侧、干骺线之上，出现股骨头内侧的巨大骨缺损。显然，如此的解剖形态的畸形，不是突然之间产生的

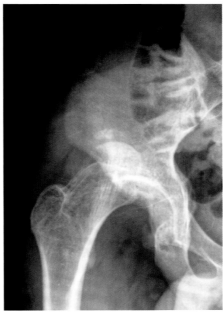

图12-38　右髋髂骨斜位摄片，图像显示与前图相似

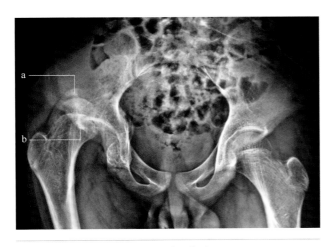

图12-37　2007-03-09，骨盆前后位片
a. 清晰地显示出股骨头上方的高密度的椭圆形图像，为吸收后的残余骨块之变位影像。这吸收残余之骨块，主要来自髋臼中柱(臼顶)后侧，同时显示股骨头的后上脱位。b. 所示的应力性、反应性的骨密度增高之影像，系髋臼外侧缘与股骨头骨骺线相作用的结果。追溯病史，患儿述钢板取出术后，感之不适；家长回忆，有跛行现象。在很大程度上，循证了这种脱位是逐渐发生的

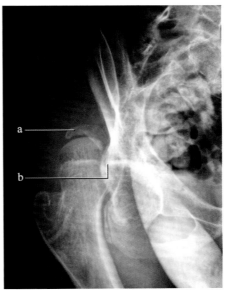

图12-39　右髋闭孔斜位摄片
a. 显示在股骨头的上方有一椭圆形的、周边圆滑的吸收残余的骨块，体积较大，提示髋臼中柱后壁骨折块在钢板术后，钢板对其处于非固定状态，随股骨头的活动而致此部骨块，形成不稳定，最终形成骨不连，随股骨头脱位而被推移。b. 明显提示髋臼外侧缘处，与股骨头骨骺线之上，形成代偿性的嵌入性的假关节。观察后唇缘线，可见后叉骺线上、下部位的骨缺损

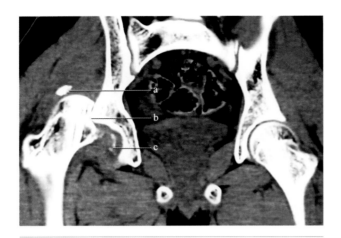

图12-40 髋关节2D-CT之冠状面的一层次的扫描
a. 示变位与吸收之残余骨折块。同时可见股骨头呈后上脱位。
b. 清晰地显示：髋臼的外侧缘与股骨头骺线之内上处的骨缺损处，并形成之间的假关节形态，两者间的对应关系呈圆钝而光滑，中间形成缝隙。以此变化可以推测，至少在拆除穗氏石膏后不久，因为逐渐负重的关系，股骨头内侧骨不连端受应力而下移；髋臼中柱（臼顶）后壁骨块因无固定环境和骨不连而上移，这一下一上的变位，为股骨头后上脱位和假关节的形成，逐渐创造了条件。c. 显示髋关节腔内存在残余的吸收骨块影像，也为股骨头脱位的另一因素。当然，这种脱位，还与髂–股和坐–股韧带的损伤程度、缺损与否相关

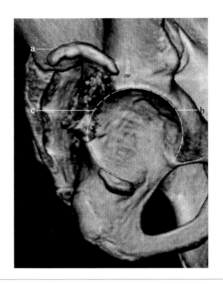

图12-42 髋关节3D-CT之正视图
应用前图之股骨头解剖轮廓线的直径，标识本图像的髋臼唇缘。a. 示业已向后上变位的陈旧骨折块。b. 所示黄色虚线系正常之髋臼唇缘。c. 所示的白色虚线系缺损部的髋臼唇缘，位置系髋臼中柱（臼顶）后壁与后柱后壁的唇缘位置，可见骨缺损与压缩部分的程度

4）复习钢板术后图像（图12-43），分析脱位原因。

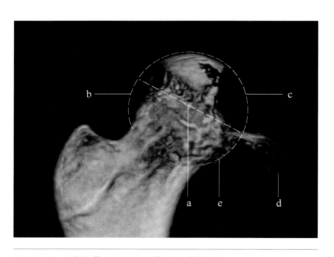

图12-41 髋关节3D-CT 股骨头之前视图
a. 示股骨头、颈之骨骺线的所在位置。b. 示股骨头外侧之正常解剖轮廓线，观察轮廓线与股骨头外侧之间存在一定程度的骨缺损。c. 示股骨头内侧之正常解剖轮廓线，观察轮廓线与股骨头内上侧之间存在巨大的骨缺损，约占正常股骨头的1/3。d. 示被髋臼外侧缘，逐渐压下变位的股骨头内侧的骨不连部分。e. 所示的绿色弧线，系股骨头之正常解剖轮廓线，可见在股骨头的1/2部与臼顶负重区域和股骨头的内下部，尚存正常轮廓。观察骨骺线之上的股骨头之解剖轮廓，其缺损的部分接近1/2

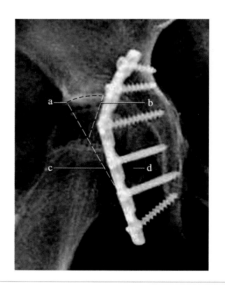

图12-43 图12-35的髋关节局部放大图像
分析这张图像，有助于理解上述所出现的问题。a. 所示的虚线显示臼顶线的部分区域。在虚线的下方，难觅关节间隙的清晰轮廓，而出现锯齿状改变，至少提示髋臼中柱（臼顶）后壁的粉碎骨块没有达到解剖复位。b. 所示的虚线系沿折弯钢板的上沿所引出的虚线。c. 所示的虚线系大体标志的髋后之唇缘线的正常所在位置。d. 显示股骨头内侧骨折合并骨不连

观察abc所形成的三角区域，与钢板无任何接触。也就是说，此处的粉碎骨折块，没有获得恰当的处理。如此，该区域的不稳定为日后股骨头脱位创造了条件。

（2）诊治与对策

1）关于诊断：股骨头骺内上侧股骨头巨大缺损；股骨头外上侧轻度缺损；陈旧性股骨头后上脱位；头-臼畸形"假关节"；髋臼中、后柱后壁骨不连与骨缺损；髂-股与坐-股韧带缺损。

2）关于时间：Letournel 将髋臼骨折的治疗分为三阶段。分别是伤后21天内；21~120天；大于120天。他认为：120天后，正确的复位成为最困难的事，与早期手术预后相比，延期术后坐骨神经损伤，（股骨头）缺血性坏死以及骨关节炎等相关并发症均有较高的发生率。

据我们所知，尚未查到在少年髋臼骨折后，相关上述诊断形成"假关节"的文献记载。

本例系10岁少年，于2005-10-20受伤，经历手术切开复位与固定，取出钢板的手术，到2007-03-08发现上述诊断。此时已经术后第503天，少年进入12岁。

3）关于对策：少年就诊多院，历经各种建议：髋关节置换；定制型关节置换；20岁以后关节置换；髋关节融合术。

12岁少年，如按成人型号行髋关节置换术，一则年龄过小，二则发育与型号匹配问题，三则日后多次翻修与社会问题。个性化定制型人工关节置换，虽然在骨与假体之间临时解决匹配问题，但与整体的发育形成矛盾，仍然面临日后翻修与社会问题。待骨骺封闭后再行关节置换，虽然可取，但于少年的心理健康、肢体残疾、家庭与社会，都将面临困境。少年行髋关节融合术，也存在着发育平衡问题。

我院提出重建"头臼对应"解剖形态与软组织结构，是试图利用少年发育的潜力，可能有成功的希望。虽然在字面上令人鼓舞，但面临伤后500多天的时间；头臼双向的缺损程度；如何解决骨量和关节软骨来源？重建后的"头臼对应"是否与正常发育相同步？股骨头能否成活？等等。这些，尚未检索到文献记载，缺乏借鉴之经验。

（3）少年父母意见：少年父母在充分了解上述的讨论后，坚决要求"头臼对应"解剖形态与软组织结构重建术。在法律上，完全理解所选择的方案，系探索性、预后难以评估性的手术。

（4）重建术图解：2007-03-14，即伤后第509天，实施手术。主要过程：

1）结扎同侧髂内动脉术（图12-44~12-45）：结扎髂内动脉的基本理由：一是少年经置放和取出钢板的两次K-L入路；二是股骨头脱位于后上方；三是瘢痕于坐骨大切迹附近；四是重建髋臼中柱后壁和髋臼后柱壁时，其显露也接近坐骨大切迹附近。为了避免在瘢痕中损伤臀上动脉导致大出血，

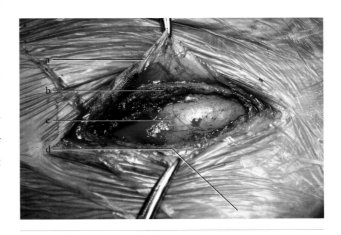

图12-44　经腹膜外结扎髂内动脉的入路之层次与位置
a.示已切开并向内上侧牵拉腹外斜肌腱膜。b.示已切开并显露腹内斜肌和腹横肌。c.显露腹膜，可见其下的盲结肠部分。d.示髂前上棘

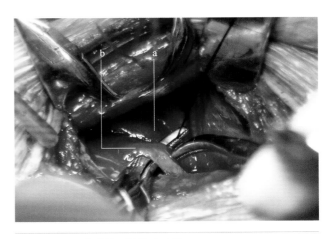

图12-45　经腹膜外显露髂内动脉
a.示输尿管。b.示髂内动脉

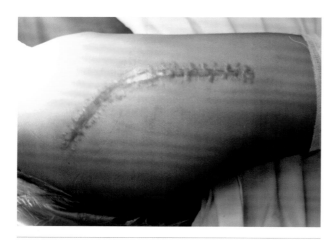

图12-46 侧卧位，臀部手术瘢痕显示原手术入路为原K-L入路

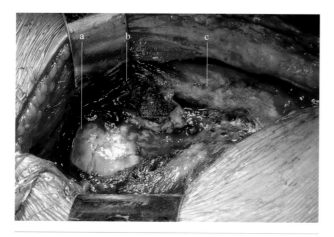

图12-47 原入路显露的情景

a 示脱位的股骨头。b.示被拉钩牵开的臀中肌。c.示股骨后侧大、小转子部。术中探查业已不见髋臼后侧之关节囊，也就是说，失去了部分髂股-坐股韧带稳定髋关节的作用

故施此对策。

2）原手术入路显露髋臼与股骨头：见图12-46~12-47。

3）股骨大转子后半截骨（图12-48~12-49）：整个转子的截骨，常有骨不连的发生，实施转子后半截骨，不但在截骨块复位时增加了一倍的截骨面积，而且能满足显露髋臼中（臼顶）后柱壁的需要。

4）股骨头骨缺损程度：见图12-50~12-53。

5）髂骨骨骺——重建股骨头解剖形态：见图12-54~12-61。

这种解剖轮廓的重建，其技术不难，但股骨头

是否能够成活？是否具有其生理功能？质疑重重：①股骨头的血运能完全靠缺损面的人工孔洞支持吗？②髂骨骨骺能在髋关节的应力环境下，能演变成股骨头软骨关节面吗？③重建股骨头形之松质骨裸露部分，将会与髋臼月状关节面之间，产生怎样演变？

6）取髂骨——重建髋臼中、后柱壁解剖形态：见图12-62~12-69。

7）同种肌腱——重建髂股与坐股韧带：见图12-70~12-72。

8）关闭伤口的相关问题：见图12-73~12-75。

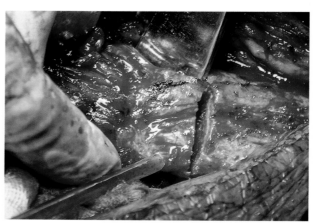

图12-48 股骨大转子后半截骨

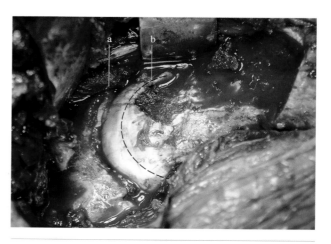

图12-49 将截骨部分与附着处的臀中肌向上翻转，显露髋臼中柱（臼顶）后壁和髋臼后壁

a. 示髋臼中柱后壁和部分髋臼后柱壁的骨缺损之残端缘部。b. 所示虚线，系正常髋臼唇缘的所在位置。比较a、b的缘部，即表现出骨缺损的程度与体积

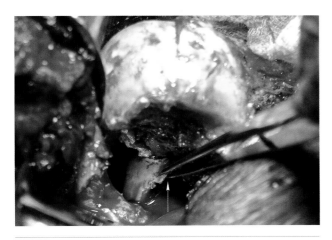

图 12-50 髋关节屈曲内旋，脱位股骨头，潜行于松解关节腔下部

箭头示将股骨头内侧骨不连之残余股骨头部分正在取出时的情景

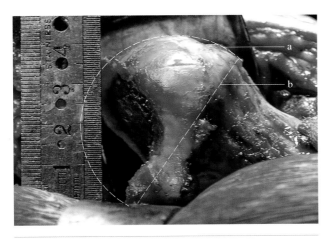

图 12-51 股骨头的后视观

a. 示股骨头解剖轮廓之虚线。b. 示股骨头颈间之骨骺线。比较虚线间所显示的股骨头缺损部分的程度和体积，约占股骨头总量的1/3以上

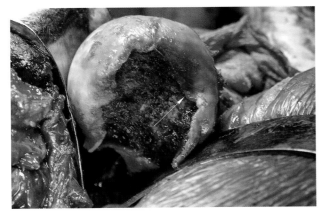

图 12-52 股骨头的内侧观

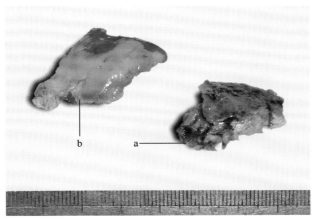

图 12-53 取出的残余骨块

a. 取出的畸形变与部分吸收的髋臼中、后柱的后壁之骨块。

b. 股骨头内侧骨不连之残余股骨头，业已部分吸收与变形，但尚存软骨面

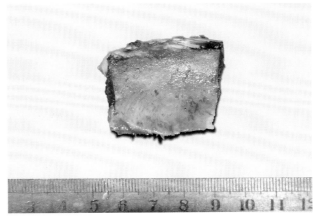

图 12-54 以自体髂骨结节为中心，取长约3.5 cm×3.5 cm的髂骨块，试图应用其部分骨骺，取代股骨头缺损部位的软骨面

箭头示关节软骨向心翻转并受髋臼外缘所承压的痕迹。为了植骨与重建缺损部的成功，于缺损部的骨面，彻底清除瘢痕，并于骨部钻孔，需钻孔后的隧道，以涌血为限

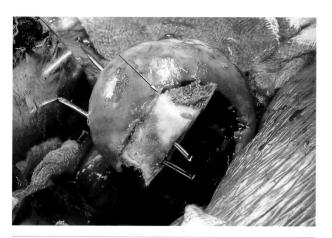

图 12-55　将髂骨块临时应用克氏针固定重建股骨头骨缺损部位

箭头示：骨骺面尽量与重建股骨头的轮廓线相一致

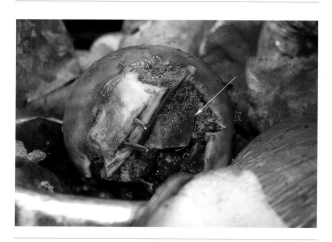

图 12-56　将髂骨碎块与部分吸收的残余骨块，填塞于缺损区域，填充的强度参考该处的骨强度

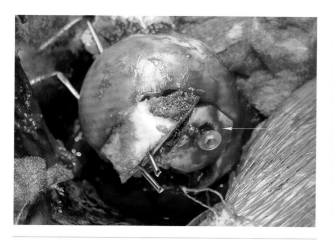

图 12-57　继续重建股骨头缺损区域

箭头显示股骨头内侧骨不连之游离的、带有关节面的骨块，应用可吸收钉，将之固定于解剖形股骨头轮廓

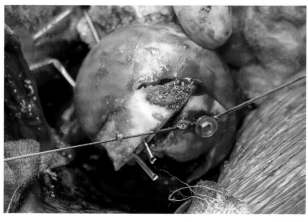

图 12-58　应用可吸收线，绕栓于可吸收钉颈部，再将可吸收钉拧入，其尾帽略低于股骨头的软骨面水平

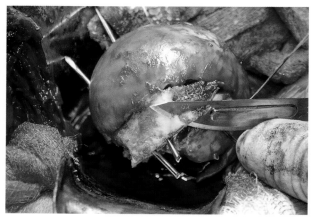

图 12-59　沿股骨头形状的轮廓，应用利刃修整已经植入与固定的髂骨块

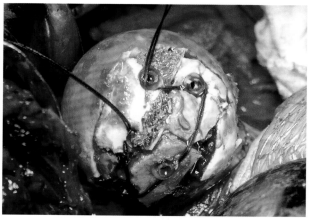

图 12-60　应用修整、固定、捆绑等方法，重建股骨头缺损部，已逐渐形成较完整的股骨头解剖轮廓

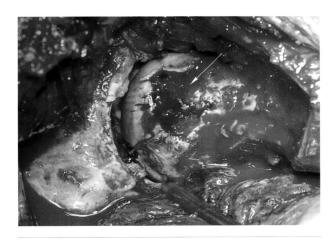

图12-61　将重建的股骨头复位

箭头显示股骨头的外侧部小部分骨缺损区域，我们应用医用骨蜡，薄薄地将之封闭

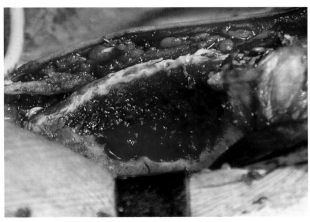

图12-64　利用自体髂骨结节部制作的、无关节软骨的"解剖型臼弧面"

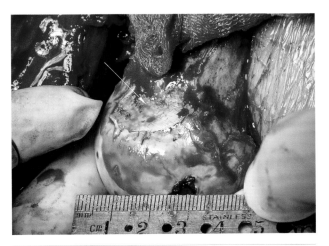

图12-62　箭头显示应用医用骨蜡，薄薄地将之封闭股骨头的外侧部小部分骨缺损区域，同时测量股骨头的直径

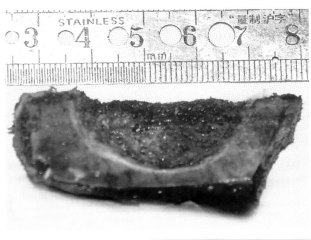

图12-65　将"解剖型臼弧面"凿取下

图中刻度显示弧面直径34 mm。然后，利用部分髂骨骨骺碾碎成细颗粒，涂压于"解剖型臼弧面"，企图能在生理应力刺激下，演变成类关节软骨成分，能起到"月状关节面"作用

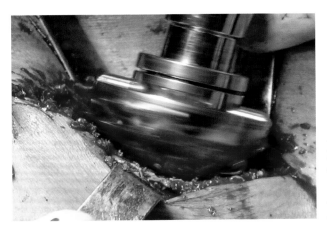

图12-63　测量股骨头的直径后，再加上1 mm，作为制作与股骨头相匹配的髋臼中、后柱壁解剖弧的直径，选择对应臼锉。图中显示在髂骨结节，即髋臼中柱柱状顶部，应用髋臼锉，制作解剖形态的"髋臼中、后柱壁"骨块

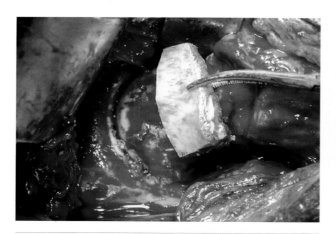

图 12-66　反复评估髋臼的缺损程度，比较髂骨制作的"解剖臼"，进行修整，再与缺损区域相匹配

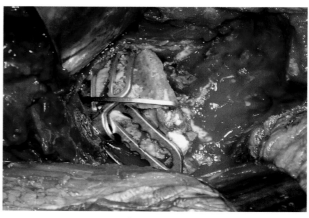

图 12-69　应用ATMFS，将"解剖型臼弧面"骨块，进行三维记忆锁定，之后取出克氏针

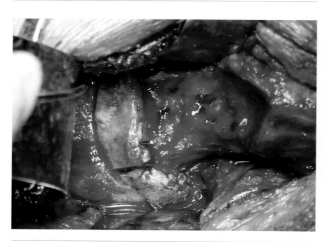

图 12-67　将基本匹配的"解剖臼"，应用克氏针临时固定于骨缺损区域

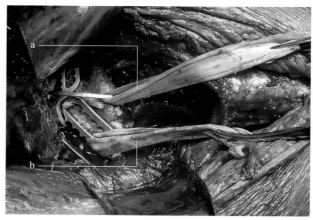

图 12-70　应用同种异体肌腱，穿过ATMFS结构的网状结构间隙，将其牵向固定止点
a. 示髂骨-股骨韧带的重建和预计要穿过股骨转子骨性隧道的方向。b. 示坐骨-股骨韧带的重建和预计要穿过股骨转子骨性隧道的方向

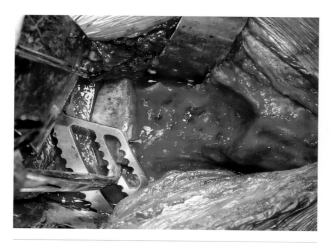

图 12-68　应用ATMFS，将"解剖型臼弧面"骨块，实施固定

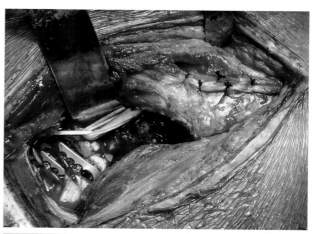

图 12-71　将同种异体肌腱分别穿过股骨转子骨性隧道后，翻转缝合后的情景

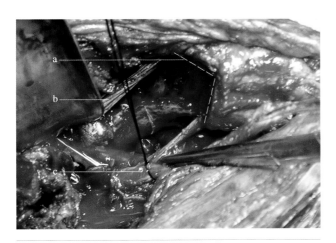

图 12-72　完成了同种异体肌腱重建髂骨-股骨和坐骨-股骨韧带，将髋关节的位置置于中立位时的情景

图中可见其重建韧带的张力状态：a.显示的虚线为股骨大转子后半截骨的痕迹。b.显示髂骨-股骨韧带重建的位置与张力。c.显示坐骨-股骨韧带重建的位置与张力

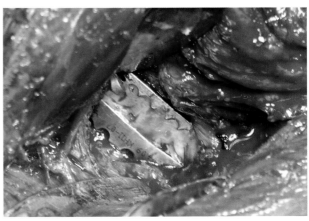

图 12-74　应用医用骨蜡，薄薄的封闭ATMFS之网状结构的空隙，目的是进一步减少异位骨化的发生率

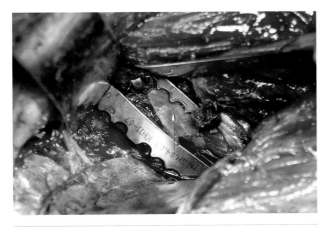

图 12-73　将碎骨塞入ATMFS的网状结构内，如箭头所示，其皮质面向外侧，以减少异位骨化的因素

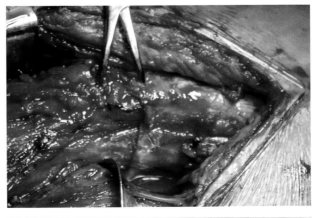

图 12-75　将股骨后半转子截骨处，给予ATMFS复位固定；再将梨状肌和残余的上、下孖肌，闭孔内肌进行归位骨缝合性固定；最后置放引流管，逐层关闭伤口

2. 术后功能训练

（1）训练时间：术后功能训练中强调早期训练。问题是早在何时？在实践骨伤十六字方针中，观察到术后第7~12天系创伤反应消退期。因此，我们将早期的训练时间界定在术后1周。

本例少年病例的特殊情况：① 重建的股骨头骨骺内上部的球面，虽然有部分髂骨的骨骺成分，但并非是关节软骨。② 重建的髋臼中（臼顶）后壁与髋臼柱壁，其所谓"月状关节面"系松质骨面处于非生理性结构。③ 如果制动，极易在头臼之间产生应力性对应，可能为"关节融合术"创造条件。

鉴于上述思考，本病例于术后第2天略取外展位，应用CPM被动性伸屈髋关节。目的在于分散"头-臼"对应的应力性集中。术后1周开始，床上功能训练。

（2）训练方法

1）床上训练：遵循主动、渐进、增强的原则，配合太极拳式的慢动作方式。目的在于避免快速冲击所产生的杠杆作用。如：主动收缩股四头肌、屈髋屈膝、抬高患肢、扭动臀部、拉环起坐等。

2）下床训练：下床训练的先决条件：屈髋屈膝均超过90°；双股肌张力基本对称。因为只有做到这二点，才能满足下床负重功能训练之基本的肌力平衡和生活自理的需要。下床训练要求在双拐的帮助下，逐渐负重。逐渐负重的方法是将自身1/5，1/4，1/3，1/2，…，3/5的重量，落实到患侧髋关节，直至自如到1/1，方可弃拐散步。选取几分之几的体重，如何量定？

办法：患者挂拐，患肢足踏家用健康秤，凭足用力的感觉，观察健康秤的指针所示的重量，占了自身体重的几分之几。然后，在一段时间内，靠这种足感重量，借助双拐负重行走（图12-76、12-77）。

3. 术后第5天影像资料　见图12-78~12-83。

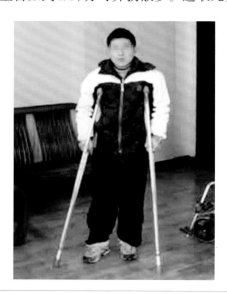

图12-76　少年下床负重功能训练的情景
2007-11-30，即下床负重功能训练第3个月，已经自如应用拐杖，负重自体重量的1/2。门诊复查，要求加大负重重量。考虑到头臼对应之间，都在不同程度与面积上，存在非关节软骨面组织，又无文献借鉴之经验，我们劝其不要急于完全负重

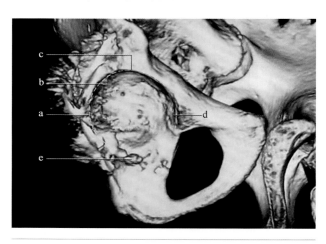

图12-78　重建术后第5天，采用3D-CT进行髋臼与股骨头分离式影像学检查
利用髋同心半径之圆，检验重建的、髋臼的解剖轮廓，其正视图显示：a. 所示黄色虚线，系重建的臼后壁唇缘。b. 所示白色虚线，系重建的臼中柱（臼顶）后壁唇缘。c. 所示绿色虚线，系髋臼中柱前壁之"唇缘"，即髂前下棘对应部分。d. 所示青绿色虚线，系髋臼前柱壁之唇缘。e. 显示游离与残存的股骨头之骨吸收块，位于髋臼切迹偏后下方、关节腔之外侧

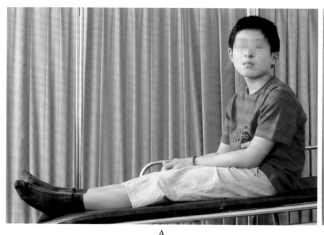

A

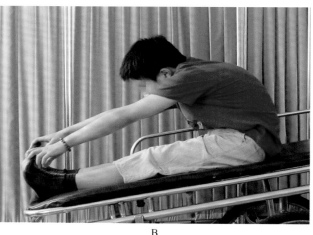

B

图12-77　术后第4.5个月，门诊复查髋关节功能训练情况
A. 少年轻松达到伸膝坐势时的情景。B. 少年在坐势基础上，进一步屈髋的情景

　　整体观察髋臼的唇缘，均属于同一半径的同心圆，提示利用自体髂骨重建髋臼中（臼顶）柱后壁和重建髋臼后柱壁，获得了解剖轮廓方面的成功。比较髋臼耻骨月状关节面与中柱后壁及髋臼后壁之月状关节面，发现中柱后壁部分，显示粗糙，提示了植骨重建的非月状关节面的部分。

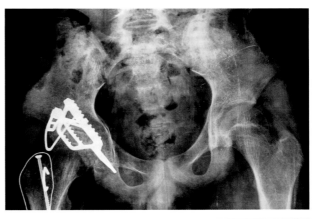

图 12-81　重建术后第83天，骨盆前后位片，比较两侧的髋关节，基本处于解剖性的对称关系
图像同时显示 ATMFS 与钢丝、螺钉、弓齿钉固定的情景

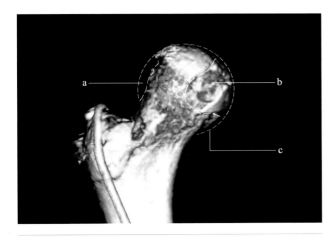

图 12-79　股骨头 3D-CT 的后视图像
a. 示在股骨头解剖轮廓内的区域，系原有的股骨头的外侧骨缺损，因为体积偏小，并且不在主要的负重区域，已应用医用骨蜡封闭。b. 示在股骨头解剖轮廓内的区域，是重点解剖形态重建的骨缺损区域，可清晰辨别出其解剖轮廓与整个股骨头的形状相匹配。c. 示正常的股骨头解剖轮廓。比较股骨头"同心圆"与重建的股骨头解剖轮廓，基本达到要求

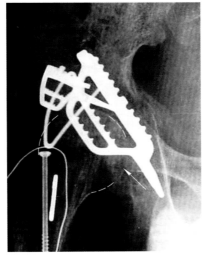

图 12-82　重建术后第83天髋臼髂骨斜位片，显示髋臼与股骨头呈正常范围内的头臼对应关系
观察股骨头的解剖轮廓，可辨股骨头内侧骨缺损重建后的形状。箭头显示股骨头的解剖轮廓边缘

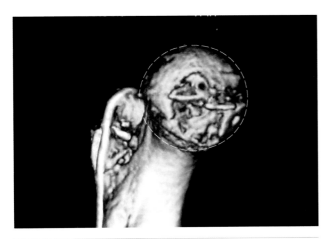

图 12-80　股骨头正视图像
基本可全貌观察到股骨头内侧骨缺损获得植骨重建的情况，其重建股骨头的解剖形态，与股骨头的解剖轮廓线，达到基本吻合

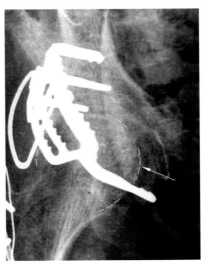

图 12-83　重建术后第83天髋臼闭孔斜位片，显示髋臼与股骨头呈正常范围内的头臼对应关系
箭头显示该位置时的股骨头轮廓形态

4. 早期门诊随访资料 见图 12-84~12-87

1）术后 13 个月 18 天的影像资料

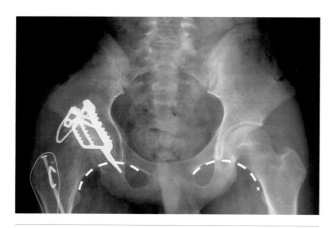

图 12-84 术后 13 个月 18 天骨盆前后位片
观察两侧髋关节的头臼对应关系，基本处于解剖性的对称状态。观察同圆弧形虚线所标识的沈通氏线，双侧处于正常对称状态，可以排除半脱位与股骨头的坏死塌陷所导致的畸形改变

右侧臼顶部模糊、关节间隙显示不清，是否提示股骨头出现轻度缺血性坏死？还是位置关系？还是与 ATMFS 的重叠？

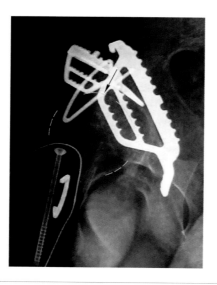

图 12-85 术后 13 个月 18 天髋臼髂骨斜位片，显示股骨头正面清晰头顶部与股骨头两侧轮廓线
令人惊奇地发现，从箭头所标识的股骨头轮廓虚线观察股骨头，发现箭头标示的股骨头顶部，没有出现股骨头缺血性坏死的影像特征

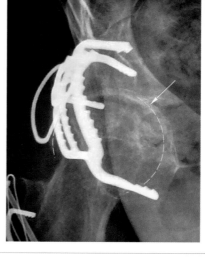

图 12-86 术后 13 个月 18 天髋臼闭孔斜位片，重点显示与观察股骨头内侧重建部分的形态
沿着箭头所示的股骨头顶部之解剖轮廓，向下内侧寻觅其内侧的股骨头轮廓，失去了可分辨的连续性。这是否提示修补骨缺损出现了失败？观察该区的骨密度，似乎并不支持这一结论。总体判断，在闭孔斜位片中，也没有出现股骨头缺血性坏死的影像特征

2）术后 17 个月髋臼关节功能情况：术后 17 个月零 4 天，少年步行来门诊复查。少年告诉医生：术后第 10 个月，已经放弃双拐，散步与生活自理。术后第 11 个月，已经能步行上学了。

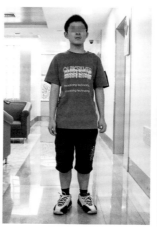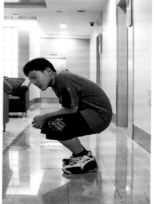

A   B

图 12-87 术后 17 个月 4 天复查照片
A. 少年站立，双髋呈对称状态。B. 下蹲时接近正常状态

3）结扎髂内动脉与阴茎勃起：文献一直存在结扎髂内动脉，是否会影响阴茎勃起能力的讨论。本例实施了单侧的髂内动脉的结扎，但阴茎勃起正常。

在我们的病例观察中，阴茎勃起能力与否与伤情程度密切相关：如髋臼骨折并δ损伤变数者，则有部分病例引起阴茎勃起障碍。

5. 中期随访资料　见图12-88~12-94

1）2011-04-19即术后4年1个月5天的影像资料。

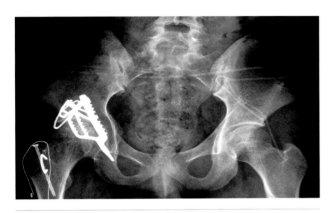

图12-88　术后4年1个月5天，骨盆前后位片
两侧髋关节的头臼对应关系，处于对称的解剖位置。右侧股骨头之头部与植骨解剖形态重建区域，出现若干类似小囊性变——这是否意味着股骨头缺血性坏死的前期？但其骨密度比较高，轮廓存在，关节间隙对称，尚难定论

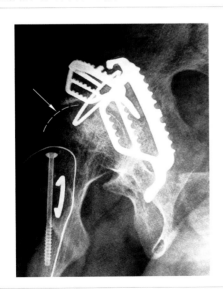

图12-89　术后4年1个月5天髂骨斜位片
箭头所示虚线可见股骨头解剖轮廓线不但完整，而且在植骨重建区，表现为正常股骨头的轮廓与骨密度。观察股骨头与髋臼的关节间隙，呈均匀状态。没有发现股骨头缺血性坏死塌陷的征象

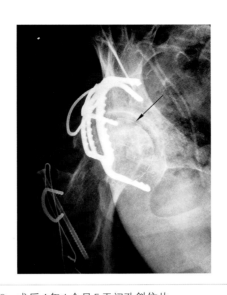

图12-90　术后4年1个月5天闭孔斜位片
应用上图的同心圆，箭头所标示的股骨头解剖轮廓虚线，同样发现股骨头内侧植骨成活，并呈现正常股骨头的解剖轮廓。观察股骨头的骨密度，一没有股骨头缺血性坏死的特点；二无法显示出股骨头曾经在巨大骨缺损区域，实施植骨重建的显著痕迹

3D-CT髋臼"月状关节面"区域扫描：髋臼骨缺损解剖性的植骨重建，"月状关节面"系非软骨成分，而是松质面，当时碾入髂骨骨骺之"粉状"颗粒，期望能起到"种子"作用。3D-CT虽然无法显示出正常软骨与重建区域的"软骨"成分，但可检测到：月状关节面区域的骨质——骨愈合与否？光滑与否？同心髋与否？

2）术后4年1个月5天——髋关节功能（视频截图）：见图12-95。

少年主诉：学习生活正常，没有不适感。

6. 二次中期随访资料　少年在2013-07-05门诊复查，即重建术后6年3个月21天。

少年告诉我们：除医生告诫应避免剧烈的体育项目（如足球、篮球）外，所有活动均与同学们一样参加，没有不舒服的感觉。

查体：双髋关节屈伸、内收外展、内外旋转，均与健侧对称。肌力与感觉，双侧对称。

本次重建后6年余的影像分析的重点：双髋关节是否对称；同心髋是否稳定；关节间隙是否均等；髂骨"解剖臼"纠正髋臼缺损，是否骨愈合在同心圆位置；"解剖臼"的"月状关节面"是否光滑。

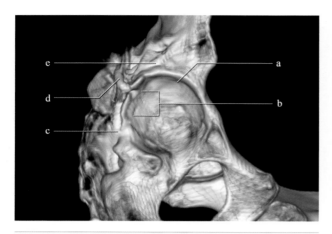

图 12-91　髋臼 3D-CT 成像

"月状关节面"之仰视偏后扫描，其位置类似于闭孔斜位片：a. 示髋臼中柱壁前壁区域之正常"月状关节面"位置，显示骨质光滑而细腻。b. 示重建区域的"月状关节面"之骨质，略欠光滑与细腻。比较 a、b 区域，发现：一则彰显了重建的解剖型的轮廓质量，二则显示了优良的骨愈合形态。c. 示重建骨块与髋臼中、后柱后壁骨愈合处。d. 示 ATMFS 固定影像痕迹。e. 显示重建骨块与髋臼中柱前、后壁的骨愈合的形态。在 c、e 之间，为重建与固定区域

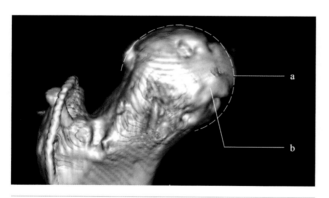

图 12-92　同时间股骨头 3D-CT 前视扫描

a. 股骨头轮廓线。b. 显示股骨头内侧骨缺损重建区域，植骨重建成活，并与股骨头的轮廓线相吻合。观察其光滑与细腻程度，相对满意

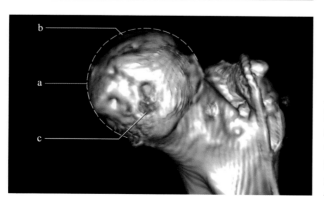

图 12-93　股骨头 3D-CT 后视扫描

a. 示图 12-92 同心圆之股骨头轮廓线。b. 示股骨头顶部与股骨头的轮廓线略有差距。观察轮廓线下，还有股骨头型骨密度影像，推测与重建部分与正常头形之间的落差相关。c. 示可吸收螺钉固定部位

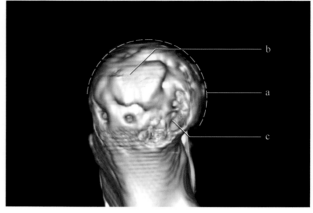

图 12-94　股骨头内 3D-CT 侧正视扫描图

a. 同心圆之股骨头正常轮廓线。b. 显示利用髂骨骨骺，重建股骨头内侧关节面之区域，其光滑与细腻程度，类似正常股骨头形。c. 显示没有骨骺的松、皮质骨植骨部分。此处意外发现：骨骺成分与非骨骺成分，其头形重塑与成活影像，具有相当大的差别

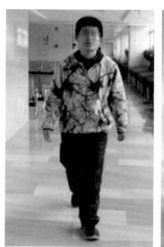
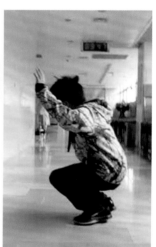

A　　　　　　　　　　B

图 12-95　患者术后 4 年 1 个月 5 天照片

A. 少年步伐稳健，进入长海医院门诊室的情景。B. 少年下蹲时的情景

股骨头骨缺损，利用髂骨重建头型是否成活；股骨头解剖轮廓是否存在；股骨头是否出现缺血性坏死与塌陷。总之，创伤性髋关节炎是否发生。

（1）影像资料

1）骨盆前后位片、髋臼髂骨斜位片、髋臼闭孔斜位片：见图 12-96~12-98。

2）髋关节 2D-CT 横断面、冠状面、矢状面扫描：见图 12-99~12-101。

3）骨盆、髋臼、股骨头 3D-CT 成像：见图 12-102~12-107。显示重建的股骨头植骨区域骨成活，6 年多的随访，仍能保持股骨头的基本解剖轮廓，令人鼓舞。

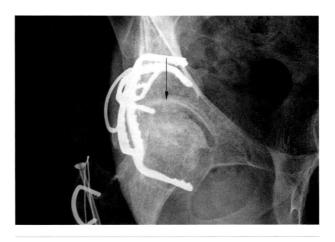

图 12-98　重建术后 6 年 3 个月 21 天闭孔斜位片
箭头显示该处的关节间隙出现模糊状态，酷似创伤性关节炎的改变，但均匀的关节间隙，不支持这一改变。这不能排除植骨因素，因为该部位正是重建的"髋臼中、后柱后壁"区域；也是股骨头重建的部分区域。值得注意的是，植骨部股骨头的密度增高，是否提示存在骨坏死和血运不足

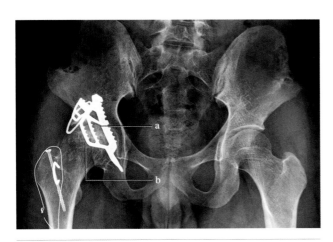

图 12-96　重建术后 6 年 3 个月 21 天骨盆前后位片
观察双髋关节，基本处于生理解剖性的对称位。a. 示股骨头的负重区域，可见股骨头的解剖轮廓，没有出现坏死性塌陷。b. 示股骨头与股骨距之间负重的骨小梁分布区域，将之与健侧相比：头部密度较高且凌乱；头下至小转子水平，则清晰可辨。这一现象至少提示本次股骨头缺损性重建，不但获得植骨成功，并在负重的生物力线方面，获得再生性的生理性重建

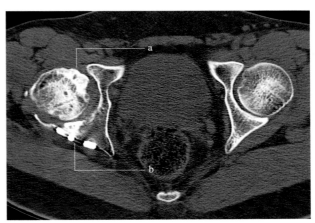

图 12-99　重建术后 6 年 3 个月 21 天双髋关节头臼对应，取最大面积的横断面扫描
a. 显示"类囊肿样"改变，推测这是可吸收螺钉的位置。b. 显示 ATMFS 固定物。整体观看头臼关系，基本处于同心髋的位置，但重建的股骨头缺乏正常的解剖轮廓。值得欣慰的是，观察到了比较清晰的骨小梁结构，说明股骨头处于成活阶段

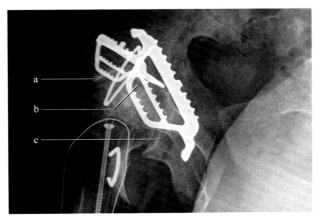

图 12-97　重建术后 6 年 3 个月 21 天髂骨斜位片
a. 示髋臼中柱前壁最坚实的部分，即与髂前下棘对应的臼顶区域。关节间隙显示清晰，没有出现应力性的、对应性的变窄与密度增高的影像。b. 示股骨头的解剖轮廓。c. 示后柱坐骨所对应的月状关节面，可看到清晰的关节间隙。将 a、b、c 所示图像，整体分析获得结论：关节位于同心髋的稳定状态；关节间隙均等；目前中期（6 年余）的影像基本排除股骨头坏死与创伤性关节炎的可能性

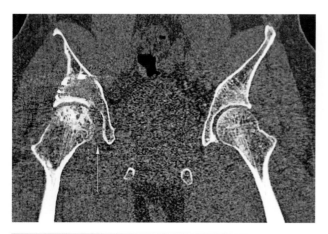

图 12-100　双髋关节头臼对应，取最大面积的冠状面扫描

比较双髋，基本位于同心髋的对称状态；同时双髋的关节间隙，基本匀称。箭头显示头臼内侧的关节面增宽，但与臼顶对应的关系相比较，不支持半脱位，这可能与右侧未扫描到该处的坐骨体相关

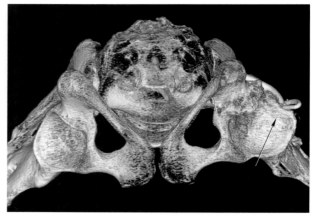

图 12-103　仰视骨盆的成像

比较双侧髋臼的中心圆形态，基本对称，骨性形态相同。箭头提示：利用髂骨制作"髋臼中、后柱壁"，获得骨性骨愈合

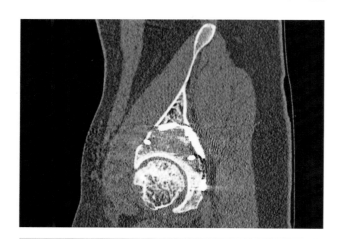

图 12-101　右髋关节的，取头臼对应最大面积的矢状面扫描

显示处于同心髋关节位置，关节间隙均匀与清晰

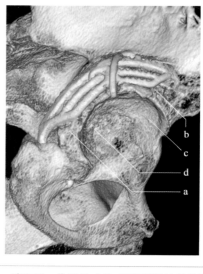

图 12-104　髋臼另一位置的成像，展现满意的骨性同心圆

a. 显示后柱壁自体髂骨解剖重建的骨愈合部位。b. 显示中柱后壁自体髂骨解剖重建的骨愈合部位。a、b之间的段为自体髂骨解剖重建的区域，同时可见ATMFS固定物的影像。c. 示正常的月状关节面。d. 示利用髂骨解剖重建的"月状关节面"。比较c、d两者，似乎没有明显的区别

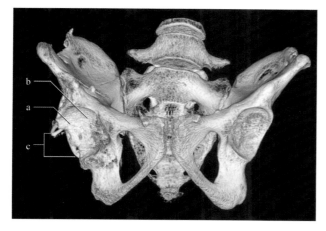

图 12-102　骨盆基本接近对称性的前视成像

a. 示重建解剖臼的骨愈合程度，新构成的"月状关节面"，表现为光滑，均匀，未见台阶样改变。b. 示正常的月状关节面。比较a、b所显示的区域，似乎没有显著差别。c. 分别显示ATMFS器械的固定位置。观察髋臼后唇缘，发生少许缘边的骨吸收迹象。将之与健侧的髋臼相比，其中心圆的骨性结构，类似解剖臼的解剖形态

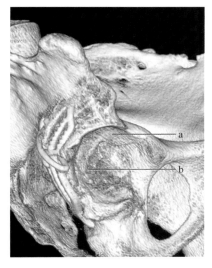

图 12-105　该图的右旋位，重点展现利用髂骨解剖重建的"月状关节面"

a. 示正常月状关节面。b. 示重建的"月状关节面"。再次比较a、b所示区域，两者基本接近一致

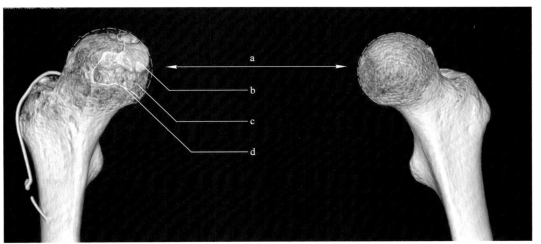

图 12-106　采取同步的头与臼分离技术，目的再现同心对称髋时的双侧股骨头所处位置的关系是否为对称状态

观察双侧股骨大、小转子的位置，右侧略有旋后，健侧略有旋前。但基本处于对称状态。a. 双向箭头显示双侧股骨头的解剖轮廓，其虚线为健侧股骨头解剖轮廓线的复制。观察比较，伤侧负重区域缺损少许，但整体轮廓与健侧基本一致。b. 显示髂骨骺骨于股骨头负重面的植骨状态，比较光滑细腻。c. 显示髂骨松质为主的植骨区域。d. 所示的曲线为股骨头该部的整体植骨区域

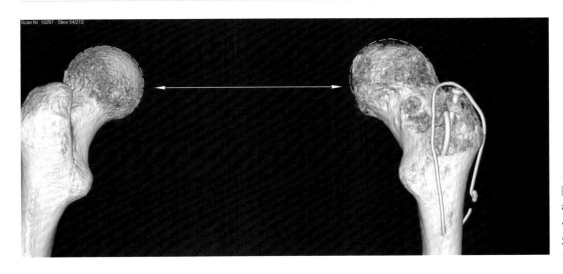

图 12-107　采取同样技术，再现双侧股骨头的后视成像图，观察方法同上图

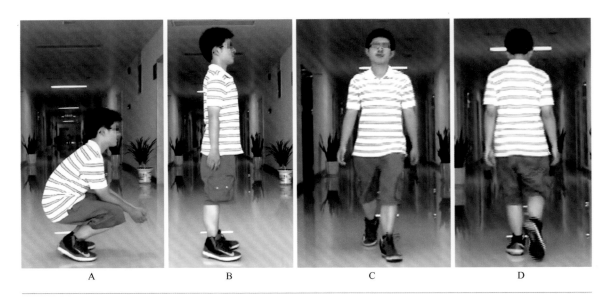

图 12-108　少年髋关节功能
A.少年下蹲视频截图。B.少年站立视频截图。C.少年前进步态前面观视频截图。D.少年前进步态后面观视频截图

（2）少年髋关节功能资料：本次"头臼对应"双向重建术后6年3个月21天，少年来长海医院门诊复查，双髋关节功能正常，呈对称状态（图12-108）。

7. 本例启迪与思考

（1）有关诊断：少年Bmp2Ⅰ型骨折，历经多次治疗后的第509天，变为陈旧性、继发性Bmp3Ⅰ型骨缺损与完全性髋关节后上脱位的经历，提示应对"Y"形软骨后叉上部（中柱臼顶后壁）；后叉下部（后柱壁）。对于此区域的骨折，应加强认知能力。此处，一则负重而薄弱，二则解剖形态复杂。在该少年10岁左右的年龄段，应分析髂坐骨骺切迹角的特征。

（2）有关固定：本病例首次切开复位内固定，导致失败的因素：钢板的固定仅仅位于后柱位置，而未涉及中（臼顶）柱后壁和后壁。髋臼骨性同心圆的不完整与不稳定是导致脱位的主要因素，其次是髂-股与坐-股韧带没有得到修复。后期脱位形成假关节。

本例二次"头臼对应"性植骨解剖重建，注意到了上述问题。应用ATMFS，能实现对髋臼"植骨块"的三维记忆锁定，在有效固定的稳定性上，起了重要的作用。至于股骨头内侧巨大骨缺损的重建，尚属尝试，但有效稳定"植骨块"是其原则。

（3）有关骨愈合：我们认为，无论应用任何固定器械，只要达到解剖复位和有效固定，就是成功的关键要素。值得注意的是，本例股骨头没有发生缺血性坏死，除了有效固定之外，就是在股骨头残端与植骨的结合部处，对修整的残端多处钻孔，涌血方止。另外，术后早期的活动，对于分散"头臼对应"的应力，也是不可忽视的因素。

（4）有关功能：本例重建术后6年余的随访证明，该少年不但在影像学上获得了满意的图像，而且在功能上达到了健侧髋关节的水平，该表现令人振奋。然而，现象上的知其然已经看到，但是，本质上的知其所以然，就我们所知的领域，依然难以解释：

1）重建的髋臼面是100%的髂骨骨松质，尽管术中将有限的骨骺碾成细颗粒涂压于骨松质面，术后6年多，其组织学的变化是什么？是类软骨？还是接近关节软骨？若是，其成软骨导向的机制是什么？

2）股骨头骨骺内上方的巨大骨缺损，在获得解剖轮廓的重建后，其股骨头表面的"软骨"实为2/3的"髂骨骨骺"和1/3的"髂骨骨松质"。这样重建的股骨头，在存活6年多的时间里，发生了怎样的组织学变化？

3）重建的"头臼对应"，系不完全的关节软骨的同心髋关系。一般认为，这是创伤性关节炎发生的基本条件，甚至是骨性融合的基础。但本例经过6年多的随访，却发现双侧髋关节间隙不但呈对称状态，而且没有发现创伤性关节炎的影像学特征。为什么？单靠早期应力分散来解释，恐难立足。

4）本例重建术中发现正常位置的关节囊，业已毁损几乎1/2，成为破碎与瘢痕性残存组织。为了髋关节的稳定，利用同种异体肌腱，重建了髂股与坐股韧带。我们知道，关节囊除稳定关节的作用外，还有分泌滑液滋润关节的功能。显然，本例有一半关节囊遭到毁损，必然影响到滑液的分泌。我们想知道：6年多的随访发现良好的功能，其关节囊的分泌功能是怎样的？难到遭损部分关节囊有所复苏？

（5）有关适应证：相关文献认为，髋臼骨折合并股骨头骨折，是切开复位内固定的禁忌证。然而，在本例，利用少年骨骺发育的特点，结合自体髂骨，制作解剖臼并修复股骨头巨大缺损。术后获得了中期6年多的随访，取得成功，为少年阶段的类似病例提供了探索性的新鲜经验。当然，这离不开少年父母的支持与理解，否则，在相关法律上易发生诉讼。

（6）有关偶然与必然：本例随访6年多，证明了显著疗效，但仅限个案。若从哲学层面思考，这种偶然现象或特殊矛盾必然存在于普遍矛盾之中。换言之，即在少年阶段，可能存在尚未认知的，即N个有关组织再生的本质问题。

第二节 成人二柱壁术后失效与相关重建问题

一、髋臼Bap1γ型骨折术后——演变为股骨头"V"形骨缺损？

（一）Bap1γ型概念

B代表髋臼任何二柱（壁）骨折。a代表髋臼前柱（壁）骨折。p代表髋臼后柱（壁）骨折。1代表髋臼损伤变数，即骨折变位。γ代表耻骨联合分离；单（双）侧耻骨上、下变位骨折。

（二）受伤机制与临床特点

髋臼Bap1γ型骨折，系屈髋屈膝略外展位，多因角度的不同，主要作用在股骨头与髋臼后柱壁为主。此时可能髂耻线、髂坐线、耻骨支的连续性遭到破坏，使整个髋臼后柱壁、方区、坐骨部经股骨头的冲击，向后、向内、向上出现旋转变位。如果股骨头后上脱位显著，多合并浮动的骨折块的严重旋转变位，尤其坐骨部分。这种骨盆前环耻骨联合部的损伤变数，我们以γ来代表，即：不但发现髂耻隆起部近端（远端）骨折，而且耻骨下支易同时骨折，使坐骨部分多形成浮动性旋转。这类γ特征，需警惕可能会合并膀胱、直肠的破裂、臀上动静脉和坐骨神经的损伤。

（三）讨论

新鲜的髋臼Bap1γ型骨折，即解剖定位于髋臼前、后壁的变位骨折，因为没有粉碎与压缩，似乎为简单骨折。但涉及γ的损伤变数，就变得复杂。因为髂耻隆起部近端（远端）骨折和耻骨下支骨折，所形成坐骨部分的浮动与旋转，为复位内固定增加了困难。这种情况，若应用单一入路，有时并非都能达到髋臼"同心圆"性的解剖复位。换言之，有时弓状线（真骨盆环）的复位，并不完全代表髋臼后柱壁的自然复位，反之亦然。

（四）典型病例分析

1.病例介绍 某女士40岁，2006-04-11发生车祸，诊断：左髋臼复杂性骨折合并坐骨神经损伤。伤后第9天取"左髋K-L入路"，切开复位钢板内固定术。钢板术后2个月余，患者主诉髋部疼痛，屈髋伴有"咕嘟"的响声，声音由弱到强，疼痛日趋加重。

多家医院建议髋关节置换术，患者谢绝。就诊长海医院，要求再次重建。入院诊断：髋臼Bap1γ型骨折术后；左股骨头"V"形磨损形骨缺损；左髋可复性髋关节脱位；左坐骨神经损伤。

患者于2006-07-05，即伤后第84天、钢板内固定术后第75天在全麻下取髋前后联合入路，实施解剖型"头臼对应"与髂股、髂坐韧带重建性手术。

（1）基本资料

1）术前影像资料：见图12-109。

2）术后影像资料：见图12-110~12-116。

值得注意的是，综合术前与术后的影像学的复习与分析，提示了仅靠X线片所满意的复位与钢板固定，不能代表准确的髋臼关节月状面与股骨头之间的解剖对应关系，往往需要2D-CT或3D-CT在不同扫描层面上加以分析，才能得出正确的结论。

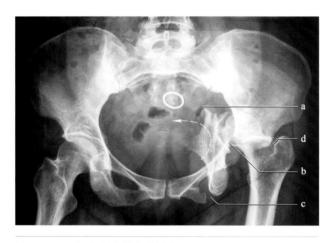

图 12-109　受伤当日骨盆前后位
a. 显示坐骨大切迹处的骨折。观察髂坐线中断与显著变位——髋臼后柱壁、方区、坐骨部明显向内后上移位。b. 显示髂耻线中断，骨折位置在髂耻隆起部（臼弓段），涉及髋臼前壁切迹并斜向近端的弓状线。c. 显示耻骨下支骨折。由于前柱之髂耻隆起部、耻骨下支部的骨折与变位，导致坐骨部、坐骨体、方区和整个后柱壁完全处于浮动状态。观察弧形虚线箭头显示的这一浮动区域，坐骨结节部向内前旋转了90°以上。d. 显示臼顶线，在髋臼的外下缘，几乎位于转子窝水平，显见这是股骨头后上旋后性脱位

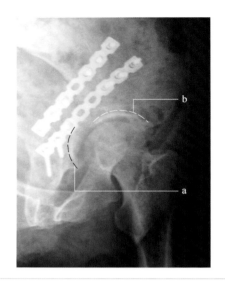

图 12-111　术后67天左髋髂骨斜位片
a. 所示的弧形虚线显示坐骨部之髋臼月状关节面对应股骨头的部分，发现此处关节面和股骨头的间隙比较宽大。b. 所显示的弧形虚线系臼顶线位置，比较与a所示的弧形虚线，则发现中断与变位，没有在一同心圆的范围内。这一图像提示了坐骨部的内旋状态，仍然没有完全纠正。再观察臼顶线与股骨头的对应，也产生了轻度的弧度夹角线，也就是说，其关节间隙出现了内窄外宽的现象，它提示头臼对应存在轻度的脱位状态

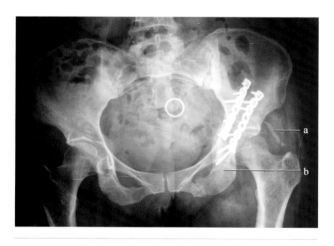

图 12-110　术后67天骨盆前后位片
两侧髂耻线、髂坐线基本对称。髋臼后柱壁的旋转得到大部分的纠正。a. 显示股骨头内侧之关节间隙稍微增宽，这可能提示"头臼对应"尚欠解剖性复位，也可能提示关节腔内存在碎骨块。b. 显示在臼顶的外缘与大转子顶部之间发生轻度的、尚未成熟的异位骨化痕迹

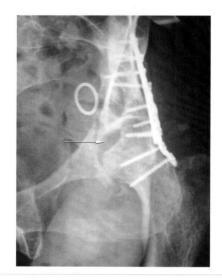

图 12-112　术后67天闭孔斜位片
箭头显示股骨头的内上方出现骨缺损区域。这种"缺损"是否是先天性的股骨头之圆韧带附着处的畸形改变？观察缺损部的边缘，有应力性的密度性增高的特征，推测非先天性改变。那么，"缺损"是如何产生的

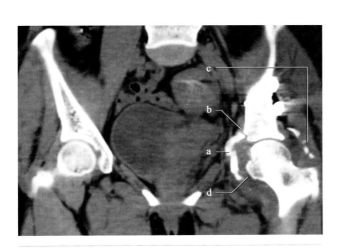

图 12-113　术后67天双侧髋臼二维CT冠状一层面的扫描

a. 显示在髋臼方区附近的骨折的分离断端。b. 显示临近坐骨大切迹的骨折复位，处于非准确的解剖复位状态。c. 显示髋关节外侧的异位骨化图像。d. 显示髋臼内侧与股骨头的对应，呈非解剖对应，处于髋关节相对不稳定状态

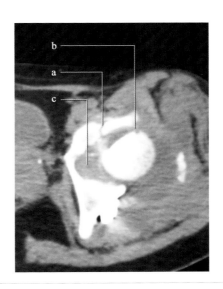

图 12-115　髋关节一层面的2D-CT横断面扫描

a. 显示髋臼前柱壁髂耻隆起部存在骨折。b. 显示股骨头在该层面呈现"刀切样"的缺损边缘。c. 显示髋臼与股骨头呈现非解剖对应状态，表现为半脱位。图像显示，髋臼骨折术后，未恢复"同心圆水平"。股骨头为何出现缺损

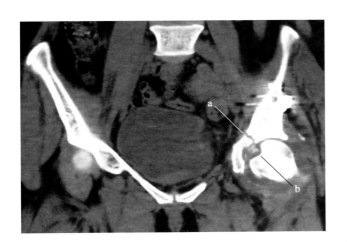

图 12-114　术后67天髋关节临近髂耻隆起部的冠状层面2D-CT扫描

a. 显示对应关节部的弓状线，即髂耻线于髂耻隆起部处的骨折断面，对位对线正确，但在断端间存在明显间隙。观察该段，没有显示固定物的存在，说明术者试图通过髋臼后柱的复位与固定达到髋臼前柱随之复位的效果。b. 显示股骨头内上部的骨缺损，同时显见缺损区域存在残余骨碎渣的影像改变

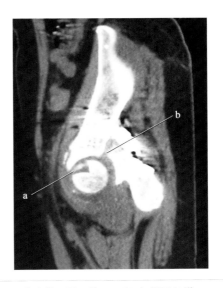

图 12-116　髋关节一层面的2D-CT矢状面扫描

a. 显示两大特点，一是股骨头呈现"V"形骨缺损形状，其位置对应髋臼前柱壁之部分的髂耻隆起部。b. 示髋臼后柱复位固定后，呈现骨折断端没有达到解剖复位，其髋臼臼缘的解剖轮廓出现分离与台阶样改变，导致头臼之间产生非解剖对应关系。虽然后柱处松质骨较多，经历69天时间，应该出现骨愈合，但在断端间仍见间隙，出现骨不连征象

3）术后髋脱位图片资料：见图12-117~12-118

（2）推测股骨头"V"骨缺损的原因

1）根据上述图像分析，股骨头损伤的部位位于股骨头的前方，与耻骨隆起部相一致。观察髋臼外后侧的延长切口，推测术者应用空心加压螺钉，企图固定髋臼前柱，不慎进入关节腔。在股骨头内

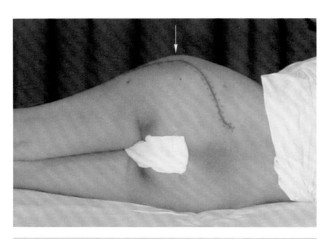

图12-117　患者取右侧卧位姿势
箭头：一则显示左侧臀部向外侧宽大，观察其足跟，短于健侧；二则显示手术入路瘢痕。患者主诉髋部疼痛，屈髋伴有"咕嘟"的响声，声音由弱到强，疼痛日趋加重

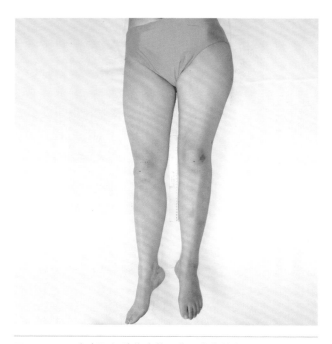

图12-118　患者取仰卧位姿势： 进一步体检发现，左髋关节呈现后脱位的特有体征：左髋丰满，左髋内收，左侧下肢短于健侧3.5 cm

旋位置上，其空心螺钉经头顶部穿凿而过。术中透视发现进入关节腔，再行退出。

2）加压空心螺钉的直径5~6 mm，其股骨头部的"槽沟"的损伤也应在直径的范围，但目前的股骨头前内侧骨缺损，却远远大于空心螺丝直径，又是如何形成的？难道与此无关？

3）设与螺钉有关，但如果在头-臼为解剖对应和髋关节软装置完整的情况下，本例也不会出现"可复性"髋关节脱位。问题是，目前一则头臼不对应，二则髋后软组织损伤。

4）根据主诉，在髋关节屈曲时，伴有"咕嘟"的响声。此时的股骨头之"槽沟"正好与髋臼后壁唇缘相吻合。这种吻合在股骨头不稳定的环境中，其后壁唇缘很容易嵌入空心钉所致的股骨头的"槽沟"内。

5）顺着时间的推移，这种吻合与嵌入性的磨损逐日加重，导致"V"形骨缺损形成，最终演变为"唇头卡槽式"的髋关节脱位。

（3）治疗与对策

1）手法复位石膏固定：鉴于属于"可复性"髋关节脱位，可手法复位，髋人字石膏固定2个月左右，依靠髋周瘢痕稳定的作用，治疗"可复性"髋关节脱位。采取这种保守治疗，必须具备两个基本条件：一是髋臼相对完整，尤其负重区的部分；二是股骨头完整。显然，本例不具备起码的条件。如若尝试，则面临长期的髋人字石膏固定所致的关节僵硬，也可能治疗失败。

2）关节置换术：本例系关节置换的适应证，因为髋臼骨折钢板内固定术后合并头臼不对应、"可复性"脱位；股骨头骨缺损等因素所致的髋关节功能障碍，以及在预后不佳的情况下，从生活质量而言应首选关节置换术。

3）解剖性"头臼对应"再次重建术：鉴于三柱所对应的月状关节面大部分完整，尤其是中柱（臼顶）尚完整和钢板术后不到3个月的情况下，实施再次重建具有可行性。一旦成功，对患者将终身受益。但股骨头是否出现缺血性坏死，难以断定。

（4）患者意见：自愿要求再次"头臼对应"重建术，做好了日后关节置换的心理准备。

（5）再次解剖性"头臼对应"与髂股与坐股韧带

重建术图解：患者于2006-07-05，即伤后第84天、钢板内固定术后第75天，在全麻下取左髋关节联合入路。

1）结扎髂内动脉与显露股骨头"V"形骨缺损：见图12-119~12-120。

2）显露与取出钢板及术中所见：见图12-121~12-124。

3）再次髋臼复位与固定：利用髋臼前后联合入路，分别松解髋臼前后柱壁的骨痂与瘢痕，是实现解剖复位的先决条件，见图12-125~12-126。

4）股骨头"V"形骨缺损-自体植骨重建头形：见图12-127~12-130。

5）重建髂股-坐股韧带：见图12-131~12-132。

6）松解坐骨神经与关闭伤口：见图12-133~12-134。

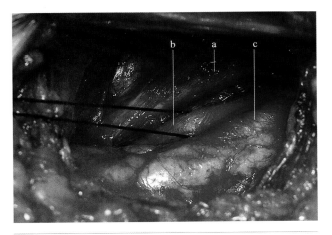

图12-119　经腹膜外结扎髂内动脉
a.显示输尿管。b.显示髂内动脉，已经被医用10号丝线所牵拉的状态。c.显示髂外动脉。结扎髂内动脉减少出血的临床意义：患者伤后第84天；钢板内固定术后第75天。此时的松解，其出血和渗血是显著的，在伤侧结扎髂内动脉，会明显减少出血。坐骨神经损伤，须探察与松解始发位置，与臀上动静脉相邻，有利于避免误伤臀上动脉所导致的大出血

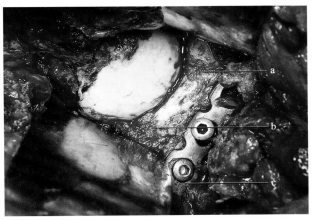

图12-121　髋外后入路，显露股骨头、髋臼后壁、钢板
观察股骨头与髋臼的对应关系中，发现股骨头纳入不完全，提示髋臼窝内有"内容物"。a.显示唇缘部业已临床骨愈合处。b.显示髋臼后壁唇缘，已不见唇缘及韧带性质的瘢痕组织。此点提示了髋关节的稳定装置已在首次术中被切除。这种切除有否必要？c.显示位于后柱偏外的钢板

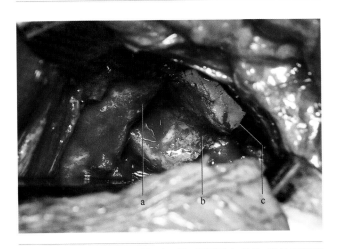

图12-120　牵开股动脉鞘与髂腰肌，显露髋臼前柱、壁骨折断端
a.显示髂耻隆起部的远端骨折端。b.显示股骨头整齐的"V"形槽沟，深达1.8 cm；"V"宽度1.6 cm。"V"形槽沟轴线，与前2/3的弓状线相一致。提示了与拉力螺钉固定髋臼的前柱的定位点线十分相似。c.显示一侧的股骨头软骨面

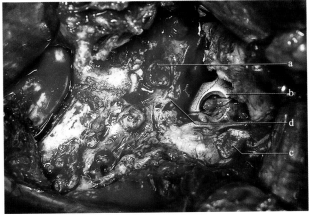

图12-122　取出后柱偏外的钢板
视野所见：a.显示取出钢板的痕迹。b.显示另一块钢板待取中。c.显示带有关节软骨面的、体积略大于1.0 cm³的骨块。发现这一骨折块，难以解释来自何处。d.所示的位置，系此处呈"阶梯状"。这一现象说明，在复位中只有唇缘的复位，没有坐骨大切迹的复位，难以纠正其坐骨部的内前旋状态

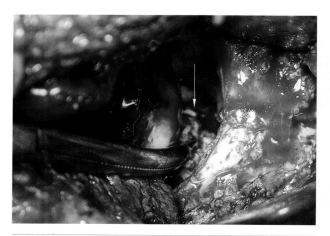

图12-123 牵引下肢，显露关节腔。箭头显示处，可窥视腔内碎骨与瘢痕的残物，正在用止血钳夹住的情景

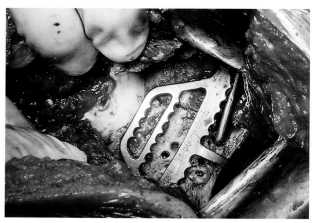

图12-126 应用ATMFS完成髋臼后柱壁的固定

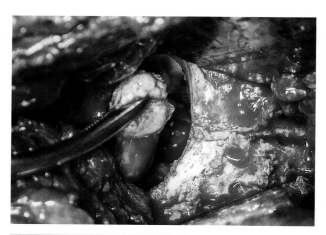

图12-124 取出带有关节软骨组织且已畸形的碎骨块

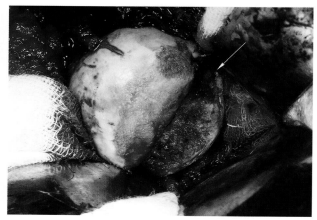

图12-127 屈髋屈膝内旋，显露股骨头
箭头显示股骨的内前方出现"V"形沟槽样骨缺损

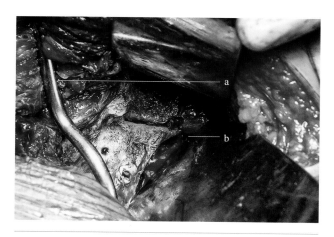

图12-125 松解髋臼后柱壁与方区后，将骨折断端复位的情景
a. 显示应用骨钩拉住方区，纠正坐骨部旋转。b. 显示坐骨大切迹处，已经将骨折断端达到解剖复位

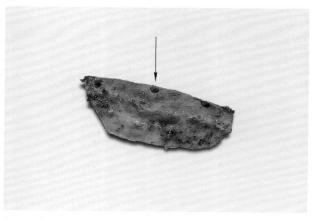

图12-128 在髂骨结节处，凿取得髂骨块
箭头显示在嵴部钻孔

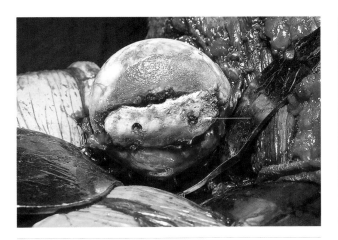

图 12-129 将修整后的髂骨块嵌入"V"形骨槽中的情景。沿箭头显示的骨孔方向，应用 2 mm 直径的钻头，向股骨头颈钻孔

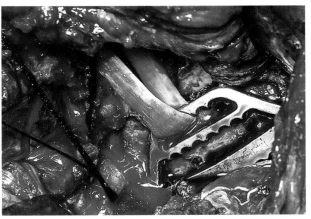

图 12-132 先后将同种异体韧带，按髂股-坐股韧带的方位，在股骨转子钻孔，然后骨缝合性固定

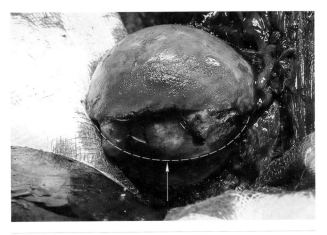

图 12-130 应用 10 号医用丝线捆扎的情景。箭头所标识的虚线，即植骨的髂骨嵴部下缘，其弧度与股骨头的同心圆相一致

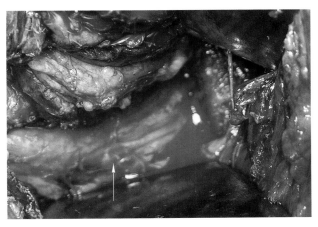

图 12-133 在坐骨大切迹处松解粘连的坐骨神经
箭头显示已经完成松解，可见松解开的瘢痕与束膜，未发现神经的断裂痕迹

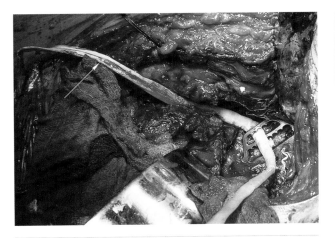

图 12-131 箭头显示同种异体韧带，已穿过 ATMFS 后柱壁网状固定器的情景

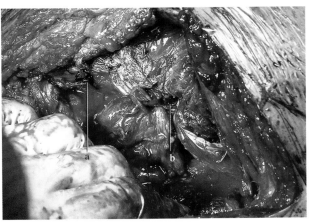

图 12-134 将髋关节外旋肌肉群，完成骨性归位缝合
a. 显示丝线，已经完成股方肌、上下孖肌等的骨缝合。b. 显示业已将梨状肌缝合归位

　　（6）再次重建术后的翻身与伤口情况：见图12-135~12-136。

　　（7）本次重建术后影像资料与功能

　　1）术后14天的骨盆前后位、髋臼髂骨斜位、闭孔斜位片：见图12-137~12-139。

　　2）术后2年8个月13天随访资料：2009-03-18，即本次术后2年8个月13天，门诊复查。主诉：髋关节无疼痛，恢复原工作，不影响旅游生活。查体：屈髋65°，髋后外展稍受限，踝关节背伸恢复，足踇趾翘起肌力已达3级，见图12-140~12-148。

　　3）重建术后7年余电话随访：2013年7月下旬电话随访获悉：比术后2年的复查好多了，脚足趾都能翘起了。间接获知，坐骨神经损伤业已恢复，而且髋关节功能良好。

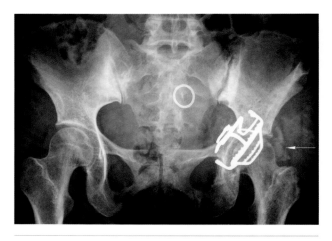

图12-137　二次术后第14天的骨盆前后位片
双侧髋关节：髂耻线、髂坐线、臼顶线、关节间隙等，均呈现解剖性的对称位置。箭头显示左髋关节外侧的异位骨化痕迹

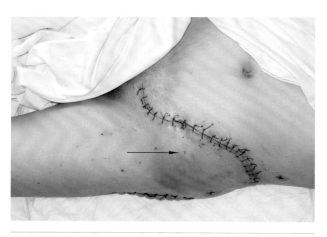

图12-135　本次手术后第4天，患者仰卧位，见改良髂腹股沟入路之缝合的伤口。箭头显示髂前上棘的所在位置

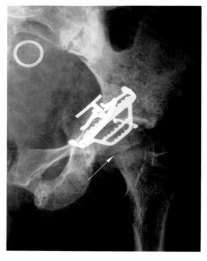

图12-138　左髋臼髂骨斜位片
显示股骨头内前侧的髂骨植骨块的影像缝隙线

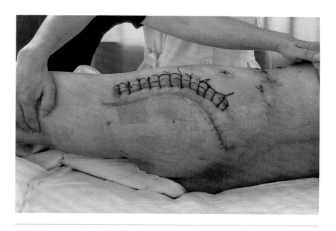

图12-136　右侧翻身时，可见本次髋关节外后侧入路的缝合伤口。比较前次手术入路，位置靠前且短小

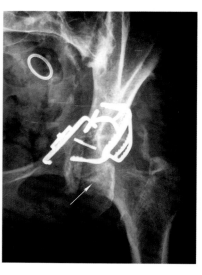

图12-139　左髋臼闭孔斜位片
股骨头内前侧的股骨头骨缺损，已被此次植骨所修补，恢复了股骨头的解剖形态

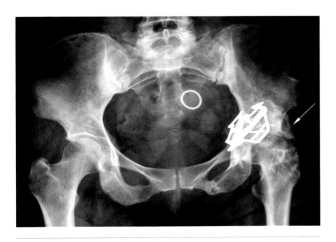

图 12-140　骨盆前后位摄片
两侧髂耻线、髂坐线、臼顶线呈现解剖对称状态。箭头示髋臼外侧的轻度的异位骨化，业已成熟，此与髋外展受限相关

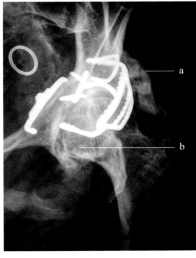

图 12-142　髋臼闭孔斜位片
a. 显示位于髋臼中柱后壁偏外的异位骨化，边缘清晰、圆钝，其形态与体积尚未显著影响到髋关节的功能。b. 再次显示 "V" 形槽沟植骨区域，同样发现骨性愈合的影像学特征

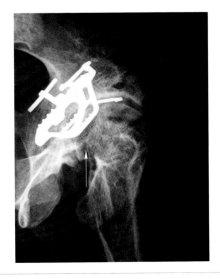

图 12-141　髋臼髂骨斜位片
观察股骨头、臼顶部解剖轮廓与均匀的关节间隙，清晰可见，没有创伤性关节炎的特征。这种头臼解剖形态对应的出现，推测与重新调整与重建髋臼月状关节面，有直接的关系。箭头显示股骨头内前方的 "V" 形槽沟植骨区域，为骨性愈合状态。在髂骨斜位片，异位骨化的影子与髋臼相重叠，说明异位骨化位于髋臼中柱后壁偏外

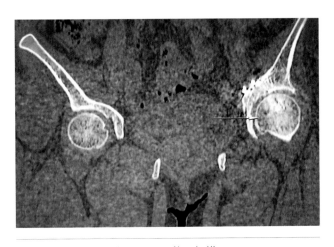

图 12-143　双髋关节 2D-CT 冠状面扫描
观察左侧股骨头与髋臼呈现解剖性对应关系。箭头显示在股骨头的内前方，依稀可辨的植骨痕迹，但已呈骨性愈合

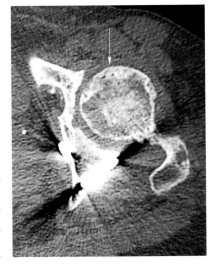

图 12-144　左侧髋关节一层面的横断面扫描
观察左侧股骨头，虽然存在小的囊性变，但头臼对应的解剖轮廓关系与骨质密度，均类似正常状态，尚不能判断股骨头缺血性坏死

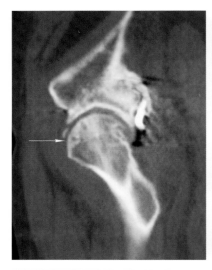

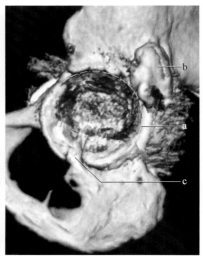

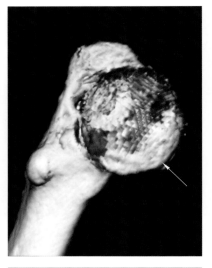

图 12-145 左侧髋关节一层面的矢状面扫描
同样显示在同心髋的水平。箭头所显示的类囊性变，是否预示股骨头坏死的前期症状？目前尚难定义

图 12-146 左髋臼轮廓全貌 3D-CT 成像
a. 所标示的虚线同心圆与髋臼唇缘相符，说明髋臼后柱坐骨部向内前的旋转，得到了彻底的纠正。b. 显示位于髋后上的异位骨化团块，其异位骨化的前下缘与唇缘密切相邻。c. 显示髋臼切迹的位置

图 12-147 股骨头植骨部的成像位置，箭头显示"V"形沟槽植骨区域，已经不见骨性缺损，头部显现类解剖轮廓，但软骨微型的变化与否，此片无法判断

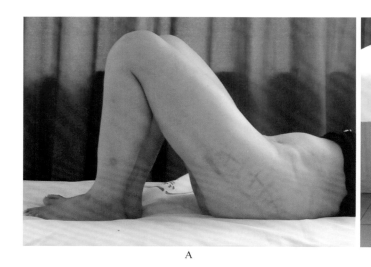

A

B

图 12-148 患者照片
A. 患者仰卧位，左侧屈髋 60° 以上，左臀部可见二次术后的瘢痕。B. 显示因左侧屈髋达不到 90° 以上，采取健侧膝后的穿袜子的特殊姿势

2. 本例启迪与思考

（1）浮动坐骨、方区、后柱整体的向内前的旋转变位，其固定时须确认：髋臼臼壁与坐骨大切迹处是否达到解剖复位，否则难以纠正旋转性变位。

（2）利用切口，从后侧应用拉力螺钉固定前柱，须导航准确。否则，容易产生股骨头部的损伤。本例股骨头"V"形骨缺损，也许是十分罕见的

个案。

（3）应重视髂股-坐股韧带的修复与重建，增强髋关节的稳定性。

（4）股骨头内前方的"V"形槽沟植骨区域显示骨性骨愈合状态，可能带有偶然性，但本例的成功，提示了血供方面的若干未知问题。

（5）本例合并坐骨神经损伤，钢板术后84天，实施坐骨神经探查与松解，取得踝关节背伸功能恢复的疗效，提示了此术的实用价值。

（6）为类似本例的中青年患者，提供了再次解剖性"头臼重建术"的探讨性，为避免关节置换，提供了新鲜经验。

二、髋臼Bap1型骨折术后——同心圆骨缺损与巨大异位骨化症

（一）Bap1γ型概念

B代表髋臼任何二柱（壁）骨折。a代表髋臼前柱（壁）骨折。p代表髋臼后柱（壁）骨折。1代表髋臼损伤变数，即骨折变位。γ代表耻骨联合分离；单（双）侧耻骨上、下变位骨折。

（二）受伤机制与临床特点

髋臼Bap1γ型骨折，系屈髋屈膝略外展位，暴力主要作用于髋臼月状面的坐骨体部分而形成。因此，坐骨部分被向骨盆内侧变位，也导致耻骨下支部骨折，从而使得整个坐骨部分形成浮动状态——向内、向上和明显内旋。有时，髂耻线变位并不明显。

值得注意的是，这类骨折往往合并更严重的合并伤，如内脏伤等。

（三）讨论

髋臼Bap1γ型骨折，AO完全分类常归于B1的横行和B2的T型骨折。这种以形态分类分型和诸多修整变数，相当复杂。如何一眼就能辨别出髋臼柱（壁）骨折的位置与损伤程度？ Bap1γ型相比而言，相对比较清晰。

髋臼Bap1γ型骨折不但指明了骨折具体部位，而且髋臼骨折损伤程度系损伤变数1，即变位骨折，而非粉碎与压缩。γ的出现，是形成坐骨部分向内、向上和明显内旋。一般而言，只有将坐骨大、小切

迹之间的连续线或将弓状线的连续性得到恢复，其髋臼的月状关节面的解剖复位也就迎刃而解。反之，若达不到上述要求，坐骨部分向内、向上和明显内旋的变位得不到纠正，也就意味着：没有恢复"髋臼同心圆"。

髋臼骨折术后合并异位骨化的概率，文献记载在50%左右，尤其在延长髂股入路更为多见，次之系髋外后侧入路。异位骨化的程度与否，也间接或直接影响了髋关节的功能。

髋关节周围异位骨化，临床上常用的Brooker分型，其根据异位骨化的大小及位置分为4级：① Ⅰ级：髋周围软组织内形成孤立性骨岛；② Ⅱ级：股骨或骨盆侧形成骨化，两者间隙大于1 cm；③ Ⅲ级：股骨或骨盆侧形成骨化，两者间隙小于1 cm；④ Ⅳ级：形成骨桥，骨性强直。

（四）典型病例分析

1. 病例介绍　某先生40岁，2006-03-25发生车祸。外院当日急诊诊断肠破裂和右侧髋臼骨折，急诊实施肠破裂修补术。2006-04-06，经髋外后入路，行髋臼钢板内固定术。后期合并异位骨化症导致髋关节疼痛与功能障碍。

当地医生建议实施全髋置换术，患者婉言谢绝。2007-01-10入住上海长海医院，寻求不换关节的挽救性手术。入院诊断：髋臼Bap1γ型骨折术后合并巨大异位骨化症；肠破裂术后。查体：屈髋20°、后伸0°、内收30°，外展失用并处于内收畸形15°位。

（1）影像资料：见图12-149~12-159。

（2）体检：术后8个月6天。体检：屈髋20°、后伸0°、内收30°、外展失用，处于内收畸形15°的位置。

（3）治疗与对策

1）异位骨化骨切除术：单从异位骨化的形态学而言，单纯切除异位骨化骨试图解决髋关节外展等功能，可以达到治疗目的。问题在于后柱壁骨不连、骨缺损、畸形变位所导致的非"同心髋臼"，则使关节不稳定的关键因素。它不仅因为"髋臼后柱壁"的内移所形成"同心圆性骨缺损"，而且容易发生股骨头的后上脱位。

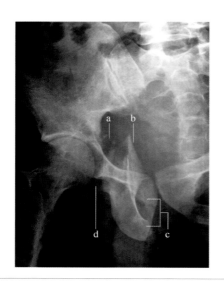

图 12-149 伤后第9天，右侧半骨盆前后位摄片，其位置相当于髂骨位

a. 显示髂耻线呈轻度裂隙性中断，骨折部位在髋臼前柱壁之髂耻隆起部近端，其弓状线（臼弓段）远端貌似没有移位，但有轻度旋转。b. 显示髂坐线明显的中断与变位，骨折部位在髋臼后柱壁之坐骨大切迹的前下缘，其骨折远端，即坐骨部分显著向骨盆内侧移位。观察远端骨折断端尖部，指向骶髂关节的下部，向内侧移位约3 cm以上。c. 显示耻骨下支骨折。d. 显示股骨头与坐骨对应的月状关节面之关节间隙，明显增宽，其坐骨部分的变位，脱离了与股骨头的正常关系

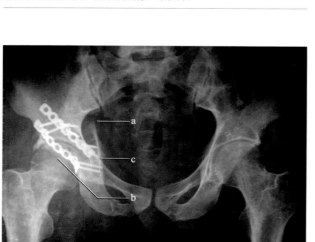

图 12-150 经K-L入路，切开复位钢板内固定术第6天，骨盆前后位摄片显示髋臼后柱壁对位不良

a. 显示髂坐线仍然呈中断与向盆腔内的移位，虽然钢板固定后较比术前好转，但没有达到手术复位固定的目的。b. 显示向内侧变位之髋臼后壁唇缘线。观察双侧髋臼后壁唇缘线，发现伤侧唇缘线向内显著变位，此系坐骨部整体向骨盆内移所致。髂坐线中断变位的间距，间接反映了唇缘线变位的间距，大约在2 cm以上。再观察患侧呈外旋状态下的股骨小转子，则与健侧不同，提示：由于髋臼的后柱壁向内后旋移位，股骨头也发生了外旋性的功能代偿性变位。c. 显示了钢板内固定状态，可见钢板的长短与位置，不在正确的固定位置

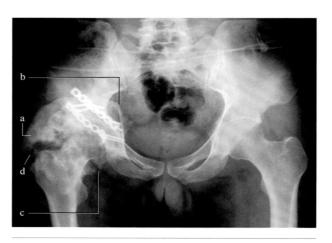

图 12-151 内固定术后8个月6天时的骨盆前后位摄片，显示出现巨大异位骨化

a. 显示巨大移位骨化骨块形成，边缘清晰，提示骨化进入成熟期。b. 显示异位骨化骨块的后内侧上缘，与髋臼后柱的变位畸形连接。c. 显示股骨头内侧下方与股骨距之间，出现异位骨化的"断层性间隙"，它的产生可能与关节的活动相关。d. 显示向外侧增殖过度的异位骨化骨块，笼罩了股骨大转子外上缘，其下缘与股骨大转子之间，形成了"假关节"。根据Brooker分型，在Ⅲ级以上

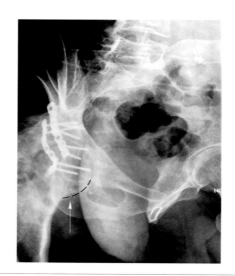

图 12-152 同期的髋臼闭孔位摄片

箭头所标识的弧形虚线，系股骨头的轮廓线，沿轮廓线可观察到整个完整的股骨头，可窥之关节间隙

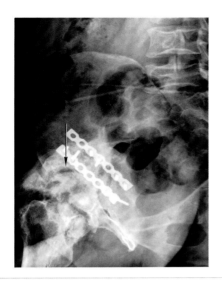

图 12-153　髋臼髂骨位摄片
箭头显示在臼顶与股骨头对应处出现关节间隙，提示：第一，异位骨化骨块并非是个整体骨块；第二，大小杂乱是存在一定块距的异位骨化集团块

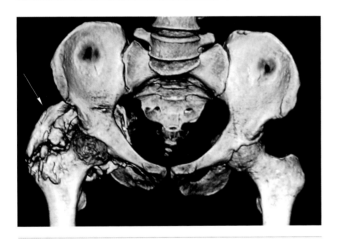

图 12-154　术后8.5个月骨盆3D-CT前视图
箭头显示右髋外侧巨大异位骨化团块，将股骨头外侧、股骨颈上方、股骨大转子上方部位完全覆盖。但在髋关节前方，股骨头与髋臼仍存较好的关节对应关系

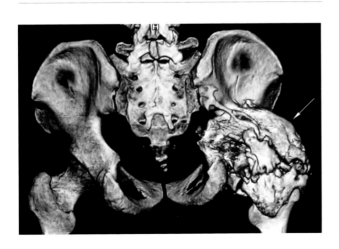

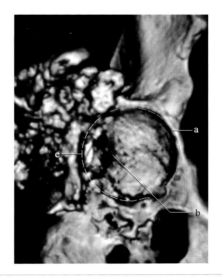

图 12-156　单独显露右侧髋臼窝最大表面积的正面视成像图
a. 所示的弧形虚线系髋臼的正常边缘。b. 显示髋臼后柱壁骨不连之向内后变位的特征。c. 所示的弧形虚线为a弧线的同心圆线的同半径连续线，即表明髋臼后壁之唇缘所应该在的正常位置。以此作为标志，观察"唇缘线"左侧，发现其髋臼后壁呈现出：没有复位的程度和骨不连之特征。可以推测，这种髋臼与股骨头之间缺乏解剖性的对应关系也是继发创伤性关节炎的主要原因

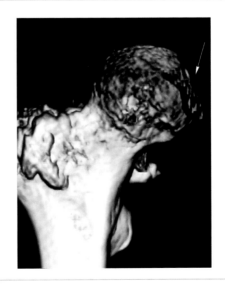

图 12-157　单独显露右侧股骨头之前视图像
发现头的基本轮廓完整，其密度显示骨质疏松脱钙，提示与废用有关。值得注意的是，箭头显示的股骨头之内侧，圆韧带附着窝下方的位置，头形为轻度改变。比较髋臼后壁的损伤程度，很可能与之相关联

图 12-155　骨盆立体的后视位图像
异位骨化骨团块的上缘在骶髂关节处，内缘在坐骨部外侧，外缘超过转子部，下缘至小转子部。比较双侧坐骨大切迹，可见异位骨化骨与髋臼后柱、壁的畸形愈合，相连成团

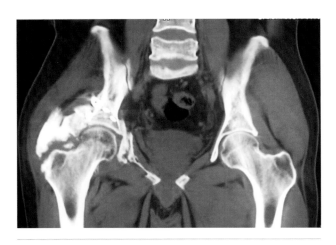

图 12-158 双髋关节在头臼对应的最大接触面积时的冠状面扫描

比较双侧的髋关节间隙，发现右侧大于健侧。这种变化，可能系术后骨牵引和异位骨化的假关节的形成有关，后期的拄拐行动，造成了关节间隙大于健侧。右侧整个图像，异位骨化与股骨颈、骨块转子部，连同臼顶部，共同形成了"假关节"，比较双侧的股骨头，右侧的骨小梁显示所分布的力线为骨质疏松脱钙，但头型尚完整

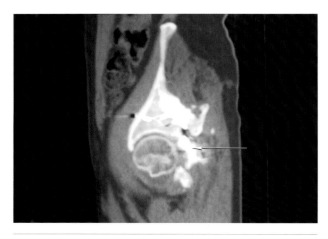

图 12-159 右侧髋关节在头臼对应的最大接触面积时的矢状位扫描

髋臼中柱（臼顶）部与股骨头的负重负荷区，大部处于比较完好的状态。箭头显示髋臼后柱壁呈畸形状态，出现杂乱、骨不连和异位骨化团块，其股骨头的磨损可能与之密切相关

2）人工髋关节置换术：髋关节置换术是治疗陈旧性髋臼畸形的有效方法之一。若要获得高质量的髋关节置换术，在本例而言，需创造一个重要的关键的环境：纠正髋臼后柱壁的畸形、骨不连、内移性骨缺损等问题，恢复髋臼同心圆，并与健侧相对称。

患者40岁，谢绝关节置换。毫无疑问，这是对创伤领域提出了严峻的挑战。

3）再次重建"解剖性髋臼同心圆"：患者已经术后9个月，重新恢复髋臼部分后柱壁的正常解剖关系，因为骨性愈合，难度极大。也就是说，有必要"人工骨折"吗？但再次重建髋臼部分后柱壁解剖形态有其可行性，因为上述的图像显示，大部分的髋臼月状关节面是正常的，尤其臼顶部分的月状关节面尚处于完好状态。股骨头的解剖轮廓是比较完整的。问题是纠正原有髋臼后柱壁的畸形变位，其骨量是取自髂骨？还是利用巨大的异位骨化块？如果再次重建髋臼部分后柱壁解剖形态成功，日后还要面临可能的异位骨化的再次复发；创伤性关节炎（重建的髋臼后壁尽管不在负重区，但没有关节软骨）或股骨头坏死等问题。一旦发生，再次重建髋臼部分后柱壁解剖形态的最后优点——为关节置换的假体臼杯，创造了一个正常位置的骨性环境。

（4）再次重建髋臼"同心圆"：2007-01-10，即钢板内固定术后9个月4天。患者选择再次重建，对不利因素完全理解与接受。

1）切除异位骨化与取出钢板及异位骨：见图12-160~12-163。

2）利用异位骨化骨块，制作解剖形态之髋臼后柱壁部分：见图12-164~12-165。

3）重建髋臼部分后柱壁：见图12-166~12-173。

（5）本次重建髋臼部分后柱壁术后资料：见图12-174~12-180。

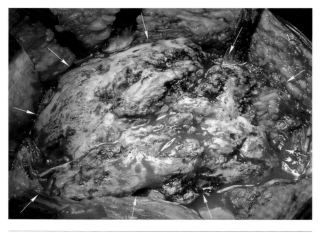

图 12-160 经外后侧入路显露出巨大的异位骨化骨之团块

箭头示异位骨化骨的边界

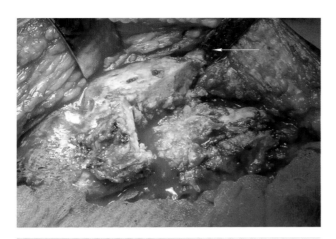

图 12-161　应用骨刀,逐步切除异位骨化骨
箭头显示该处的异位骨化骨之密度,中间没有可见的瘢痕性组织,这一特点,为重建正常的髋臼位置,提供了充足的骨量

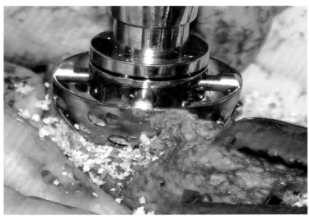

图 12-164　在测量股骨头直径后,加大 1 mm,选择对应的髋臼锉。利用异位骨化骨块,制作部分髋臼后柱壁

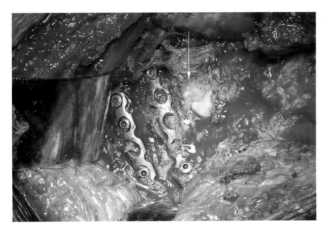

图 12-162　切除异位骨化骨团块后,显露钢板的固定位置
箭头显示股骨头的位置

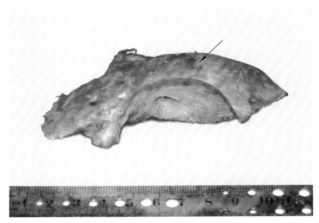

图 12-165　将髋臼部分后柱壁制作完毕
箭头显示新的"髋臼部分后柱壁之唇缘"部

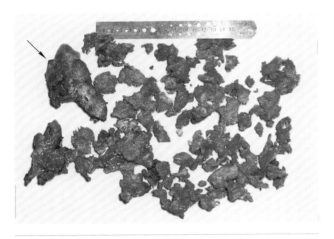

图 12-163　切除的异位骨化骨,总量517 g
黑色箭头所示的大骨块,准备用于重建因内移而导致的正常骨缺损

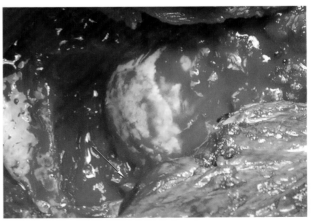

图 12-166　清理髋臼后壁位置的骨不连残骨块与瘢痕组织,裸露髋臼后柱骨松质面
箭头显示坐骨体部位

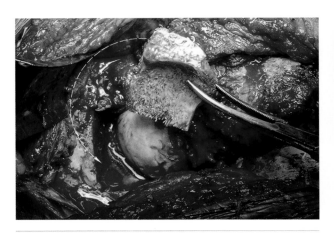

图 12-167　将对应的、经再次修整的"髋臼部分后柱壁"植入畸形的骨缺损部位

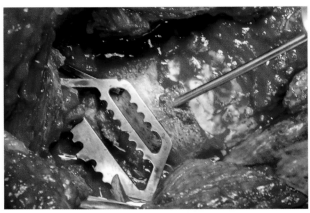

图 12-170　植入 ATMFS 的后柱壁网状固定器，压住与遮挡新的"髋臼后壁"，达到与股骨头相适应的状态。然后应用克氏针在唇缘部钻直径 2 mm 的骨孔，指向大小坐骨切迹连线的嵴处方向

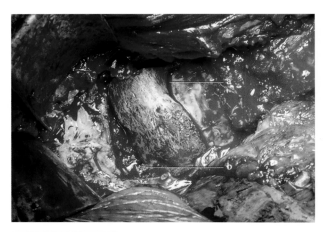

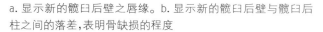

图 12-168　将新的髋臼部分后柱壁植入畸形髋臼后柱缺损部位，可见其新的臼缘与股骨头相匹配

a. 显示新的髋臼后壁之唇缘。b. 显示新的髋臼后壁与髋臼后柱之间的落差，表明骨缺损的程度

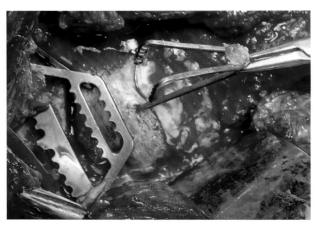

图 12-171　将 ATMFS 臼壁导向锁定针，插入骨孔，然后分别将其固定钩插入髋臼后柱表面皮质的骨孔中，复温锁定

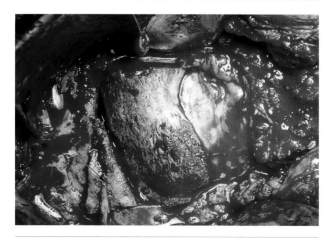

图 12-169　同样利用异位骨化骨，填充该部的骨缺损之落差

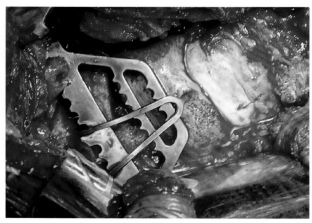

图 12-172　系完成"髋臼后柱壁重建"，可见 ATMFS 三维记忆锁定性固定状态

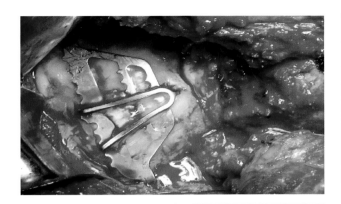

图12-173　在重建的部分髋臼后柱壁之裸露面上，涂一层薄薄的骨蜡，其目的在于预防或减少再次异位骨化的发生

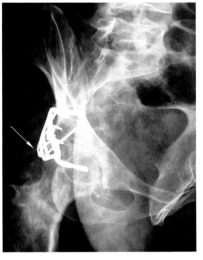

图12-175　髋臼闭孔位摄片

箭头显示髋臼后壁缘的位置，比较与股骨头的关系，呈稳定状态

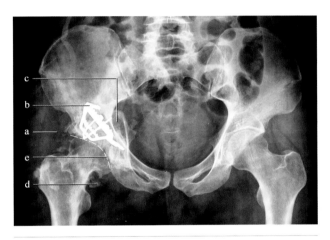

图12-174　二次重建术后次日，骨盆前后位片：比较两侧髋关节，呈现对称性

a. 显示股骨转子、股骨颈与股骨头外侧的异位骨化骨团块清除的情况，仍见残余的小骨渣的图像。整体观察，与切除前相比基本达到目的，消除了髋关节之外展与后伸的障碍因素。b. 显示ATMFS的固定位置。c. 显示原有的畸形愈合后柱的内侧边缘。其所显示的移位间距，其髋臼后柱壁在移位性骨缺损，已被异位骨化骨块所制作的"髋臼后柱壁"的所纠正。d. 显示股骨颈下方所残留的异位骨化渣块。e. 显示重建的髋臼后壁唇缘线，比较对侧，基本呈现对称位置。此点表明原有的畸形位置已经得到纠正

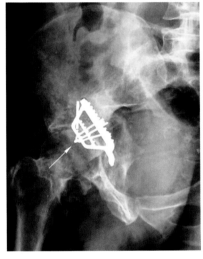

图12-176　髋臼髂骨位摄片

箭头显示重建的髋臼后壁唇缘

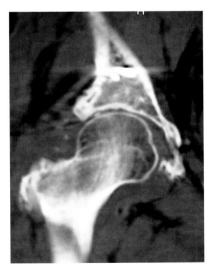

图12-177　术后次日冠状面2D-CT的头臼对应图像

显示股骨头位于髋臼"同心圆"的位置，同时可见异位骨化骨切除后的情况

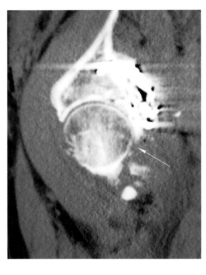

图 12-178　重建髋臼部分后柱壁之头臼对应之最大接触面积的矢状面图像
箭头显示重建的部分后柱壁与股骨头接触的解剖弧度

（6）随访资料：患者于2007-01-10实施异位骨化团块切除术。利用异位骨化骨块，重建部分髋臼后柱壁与ATMFS固定术。2009-06-02，即术后2年4个月22天，邀请患者门诊复查。主诉：生活与工作方式恢复正常，特别劳累时，偶有酸胀感觉。查体：髋关节屈曲、后伸、内收正常，其外展达到20°，略受限。

1）影像资料：见图12-181~12-183。

2）右侧髋关节功能状态图片：见图12-184。

3）电话随访：2011-01-10，即本次术后第4年。主诉：很满意，路太远，不来复诊了，谢谢医生。

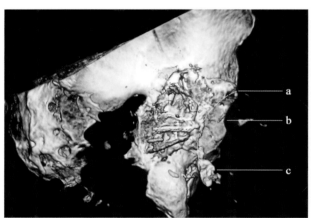

图 12-179　髋臼3D-CT后视图
a. 所显示的弧形虚线系髋臼中柱后壁与髋臼后柱壁的唇缘位置。观察唇缘的左侧为ATMFS的固定图像。b. 显示髋臼前柱前壁切迹的位置。c. 显示残留的异位骨化渣骨图像

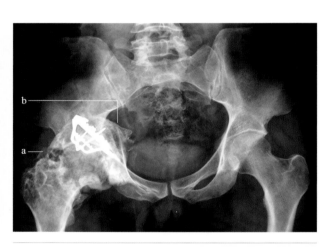

图 12-181　术后2年4个月22天之骨盆前后位片
总体上，两侧髋关节呈对称状态，但右侧髋关节在异位骨化切除的基础上与术前程度相比较，发现残留的异位骨化已成熟。a. 显示在髋臼外侧与股骨大转子的间距，异位骨化部分复发，但欠相连的团块状。根据患者功能方面的主诉，说明此复发的异位骨化程度还没有达到限制髋关节活动的水平。b. 显示原后柱壁向盆腔内的变位距离

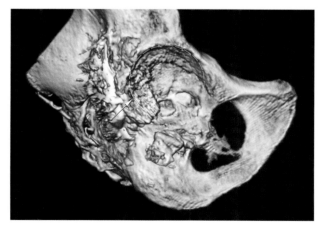

图 12-180　髋臼窝3D-CT正视图
箭头所显示的黄色弧形虚线系髋臼后柱壁重建段区域。观察所对应的同心圆之绿色弧形虚线，同在一个圆心。这一图像的标志特征，用来检验术后是否恢复到解剖位置，具有十分重要的临床意义。髋臼月状面之前壁与后壁相比较，细辨可见重建的臼后壁之"月状关节面"是没有关节软骨解剖形态

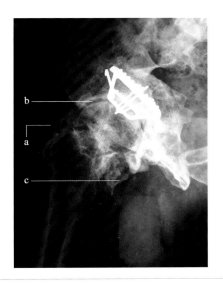

图 12-182　术后 2 年 4 个月 22 天之髋臼髂骨斜位片
a. 显示股骨大转子上方与髋臼外缘之间、呈"连接"状态的异位骨化。b. 显示臼顶线与股骨头之间的关节间隙呈正常范围。c. 显示股骨小转子部的异位骨化，似乎与髋臼下缘之间，达到"锁定"程度

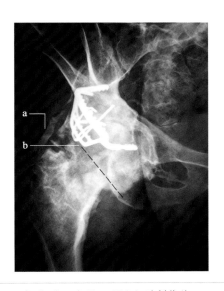

图 12-183　术后 2 年 4 个月 22 天之闭孔斜位片
a. 显示髋关节外侧"非连接"状态的异位骨化。b. 显示 ATMFS 之网状固定器的下缘与虚线部分，提示了重建的髋臼后壁唇缘的位置

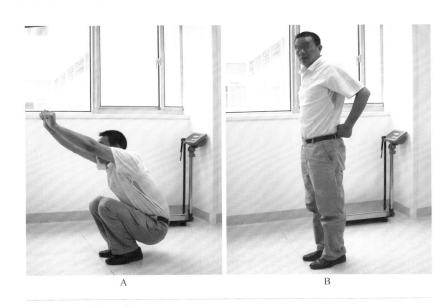

图 12-184　患者照片
A. 患者完全下蹲时无障碍，达到正常功能。B. 患者站立时的正常功能

2013-12-30，即本次术后 6 年 11 个月余，患者说：工作生活正常，婉谢赴上海复查。

2. 本例启迪与思考

（1）髋臼骨折术后并发严重异位骨化症是关节置换的适应证。但是，如果股骨头的解剖轮廓完整，患者又比较年轻，是否存在二次解剖性"头臼对应"重建的可行性？本例为此观点提供了初步探索性的尝试。

（2）植骨来源。一般选用自体髂骨，我们在重建方面有了一些经验。但利用自体"异位骨化骨块"制作"解剖型髋臼后壁"，重建"同心圆"髋臼，尚属首次。

（3）月状关节面。显然，为恢复同心圆，植入的异位骨化性的"解剖型髋臼后壁"充当了部分"月状关节面"，并无关节软骨成分。理论上，这是为创伤性关节炎创造了条件。然而，本例随访6年，患者工作与生活无障碍，无明显不适的感觉，值得研究。当然，若获得10年以上的长期随访并能取得影像资料，会更能说明问题。

（4）髋关节置换与髋"同心圆"的建立。本例根据年龄及病情，有人工全髋关节置换强烈指征。若在原畸形位置上，进行置换，势必形成双髋关节的非对称状态而影响关节置换术的质量。因为髋臼后柱壁的畸形内移，没有得到纠正。如此，本例若发生创伤性髋关节炎，此时的骨性同心髋臼，也将为置换创造了有利条件。

（5）异位骨化。文献统计，异位骨化的发生率在延长髂股入路多于K-L入路。在切除异位骨化骨块的基础上，我们术中的预防措施是：尽量彻底切除，但实践上很难做到，因为它具分散性，体积各异，并分散在肌肉与瘢痕中。在视野满足的前提下，减少分离、剥离和止血。彻底冲洗，置放引流，消除残留死腔之积血。利用薄薄的骨蜡涂于固定物与相关剥离的骨面。术后异位骨化的预防：术后次日，鼓励患者自主、渐进式的慢动作伸曲髋关节，有利于残余的积血或渗液，在关节活动中顺引流管引出。我们没有采取放射疗法和应用吲哚美辛（消炎痛）。令人惊奇的是，我们的临床实践并未发现像国外报道如此之高的、异位骨化的发生率。

三、老年髋臼Bap2γ型骨折内固定术——复位与螺钉位置

（一）Bap2γ型概念

B代表髋臼三柱壁中任何二柱（壁）的骨折。a代表髋臼前柱（壁）骨折。p代表髋臼后柱（壁）骨折。2代表髋臼损伤变数，即粉碎性骨折。γ代表耻骨联合分离或单（双）侧耻骨上、下支变位骨折。

（二）受伤机制与临床特点

髋臼Bap2γ型骨折，多系暴力，受伤姿势与屈髋的角度不同，主要作用在股骨头与髋臼后柱壁。影像资料可见整个髋臼后柱壁、方区、坐骨部向后、向内、向上旋转变位。如果股骨头后上脱位显著，多合并浮动的骨折块，少数病例可能会合并直肠的破裂、臀上动静脉和坐骨神经的损伤。

髋臼Bap2γ型骨折，值得警惕的是γ损伤变数，少数病例出现泌尿生殖系的损伤。骨折复位而言，若忽视γ损伤变数，则弓状线达不到解剖复位，有时影响到髋臼前柱（壁）解剖复位的质量。

新鲜髋臼Bap2γ型骨折多采用髋臼前、后联合入路，但也有学者主张利用比较容易复位的特点，取单一入路，同时解决髋臼前、后柱壁的骨折并取得成功。但要相当警惕，旋转变位的坐骨部分和避免拉力螺钉误入髋关节。

（三）典型病例分析

1. 病例介绍　某先生60岁，2005-10-22坠落伤。诊断：左侧复杂髋臼骨折。伤后第8天，切开复位钢板内固定术。老人术后第58天，当地复查发现，螺钉误入关节。患者谢绝关节置换，赴长海医院，要求再次手术。入院诊断：左髋臼Bap2γ型骨折内固定术后；螺钉误入关节腔；左坐骨神经损伤。

2005-12-28，实施钢板螺钉取出术和重建髋臼解剖形态。

（1）影像资料

1）受伤影像资料：见图12-185。

2）首次复位与钢板术后资料：见图12-186~12-188。

（2）治疗对策

1）关节置换术：年龄60岁，钢板术后第58天。切开复位钢板固定术失效：一则没有达到"头臼对应"解剖复位；二则螺钉进入关节腔，其预后的疗效必定不良。所以，关节置换术是恢复髋关节功能的最佳选择。但由于患者一直卧床，股骨头的解剖轮廓还没有遭到毁灭性破坏，患者谢绝选择关节置换术，要求恢复到"爹妈"所赋予的状态。显然，这是个良好的愿望，也是对医生的挑战。

2）取出钢板螺钉——重建髋臼解剖形态：年龄60岁，钢板术后第58天。重建术的松解、出血、复位、固定的难度要比关节置换术更加复杂而艰难。

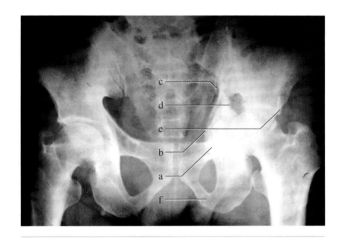

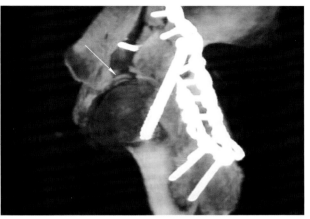

图12-185　伤后骨盆前后位片

a. 显示髂耻线畸形，臼弓段显著向骨盆内侧移位。尽管骨折位置在耻骨上支部位，但与髂耻隆起部的远端相重叠，表明髋臼的前柱壁存在骨折。b. 显示在坐骨小切迹外上方骨折。c. 显示髂坐线变形中断，在整个髋臼段的骨折远端，即髋臼后柱壁、方区、坐骨部，出现整体显著内移、向上并前旋的变位。观察骨折远端尖处，已经变位到坐骨大切迹的前下缘。这种图像的出现，有可能损伤臀上动静脉和直肠。d. 示髂耻线的显著中断与变位，髋臼前柱壁的骨折部位在髂耻隆起部的近端，其远端混同髋臼后柱壁，同向骨盆内侧移位。e. 显示与股骨头对应的臼顶线，完整无中断。f. 显示耻骨下支骨折线。观察闭孔变小，这与向内前旋转的方区、髋臼后柱壁和坐骨部相关

图12-187　髋关节矢状面2D-CT扫描

箭头显示髋臼后柱的骨折没有达到复位，间隙比较宽，为髋臼骨不连创造了条件

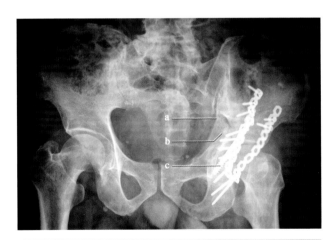

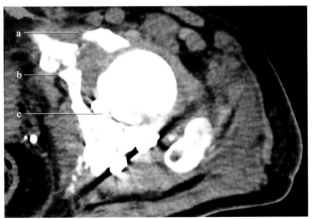

图12-186　骨折切开复位与钢板内固定术后的第51天骨盆前后位片

a. 显示髂坐线中断的远端，其骨折端位于骶髂关节下端水平。该线不是与坐骨大切迹相连续，显示髋臼后柱的变位没有得到纠正，这也就意味着髋臼的后柱壁向内前旋转；同时增加了股骨头后脱位的因素。换句话说，股骨头实际处于半脱位状态。b. 显示髂耻线相对复位，但也没有达到解剖性复位，仍处在变位状态。c. 显示的空心拉力螺钉位于关节腔内

图12-188　髋关节横断面2D-CT扫描

a. 显示髂耻隆起部，即髋臼前柱壁部粉碎骨折，其月状关节面与股骨头产生非正常对应关系。b. 显示方区前部与髂耻隆起部与耻骨上支结合部的骨折断端并成角。c. 显示一枚螺钉钉体位于关节腔内的情景。从螺钉的走向分析，术者想通过螺钉的作用，将弓状线的骨折块拉住与固定，可是效果不理想，说明这种技术方法要具有相当的精确性和充分了解该部位的解剖特点

要求恢复到"爹妈"所赋予的状态，显然是一种愿望，而非现实。重建术若成功，也只能是类似解剖复位。在预后方面，其生理功能如何，面临创伤性关节炎和股骨头是否发生坏死的问题。2005-12-28，患者在全麻下实施重建手术。

（3）取出钢板螺钉——重建髋臼解剖形态

1）髋臼前、后联合入路：见图12-189~12-190。

2）入路与重建髋臼前柱壁：见图12-191~12-196。

3）入路与重建髋臼后柱壁：见图12-197~12-202。

（4）重建术后资料

1）术后髋臼同心圆3D-CT成像检验：见图12-203。

观察髋臼窝内影像表现"凌乱的非光滑区"，难觅光滑的月状关节面下面的骨质，间接提示了如下问题：骨折粉碎程度问题；内固定术后第58天，陈旧性与松解问题；重建失去了新鲜骨折复位的准确性；3D-CT成像的质量相关问题。尽管如此，此次的翻修为髋臼月状面创造了一个相类似的解剖

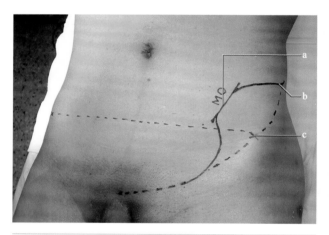

图12-189　重建手术采取的改良髂腹股沟入路

a.显示的线段系经此入路进入腹膜后，结扎髂内动脉。b.显示结扎髂内动脉后，在此线段的两端延长，然后皮下实施髂腹股沟入路。c.显示髂前上棘的位置

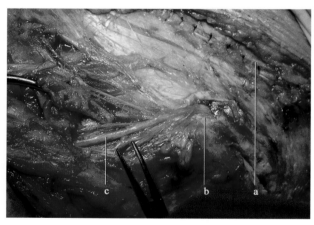

图12-191　髂前入路示意图

a.显示腹膜外结扎髂内动脉后，腹外斜肌腱膜缝合处。b.显示髂前上棘所在位置。c.显示游离的股外侧皮神经的长度，一般在5 cm左右，便于显露髂耻隆起部的近端

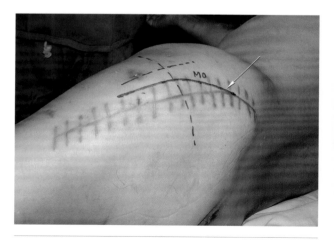

图12-190　箭头显示髋臼外后侧入路之标识线，同时可见原手术入路的瘢痕

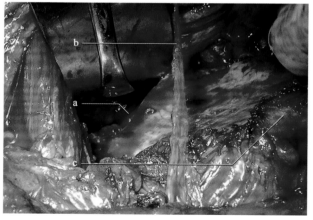

图12-192　显露髂骨内翼、弓状线骶髂起始部和髂耻隆起部近端部分

图中可见髂骨翼向外侧翻转：a.显示位于髂耻隆起近端的骨折断端，由于髂骨内翼的外翻，还看不到骨折处的弓状线，即真骨盆环。b.显示股外侧皮神经。c.显示髂前上棘所在位置

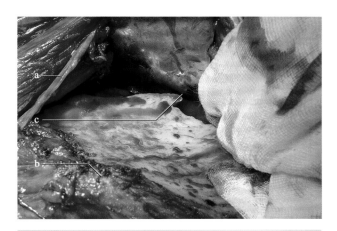

图12-193 续上图

a. 显示股外侧皮神经。b. 显示髂前上棘所在位置。c. 显示位于弓状线骶髂起始部与髂耻隆起部近端的间段与髂骨处的骨折

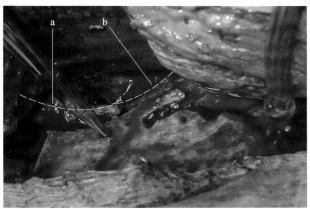

图12-195 将骨折周围松解（包括后柱壁骨折的联合松解）后，将髂翼与弓状线处的骨折块整复的情况

图中的弧形虚线代表弓状线的正常位置：a. 所标示的弧形虚线系尚未完全复位的弓状线部，它的内下侧即方区部分。观察弓状线与髂翼的骨折断端，往往在复位中要克服髂翼的外翻和方区部位的旋转。b. 所标示的弧形虚线系已经整复的弓状线，即骶髂起始部

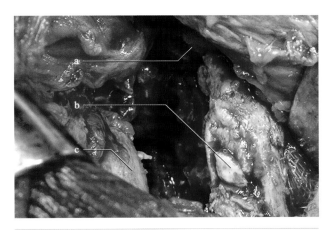

图12-194 显露髂耻隆起部的骨折状态

a. 显示真骨盆环，即弓状线处的骨折断端。b. 显示髂耻隆起部骨折之近侧断端，在松质骨内，可见粉碎与嵌入的带有关节软骨的骨折块。这种现象表明此处存在局部粉碎与部分压缩性骨折。观察骨折断端与股骨头的距离，显示了髂耻隆起部骨折的近端随着髂骨的外翻而表现出的断端断面。利用这个空隙，取出髋臼窝内的碎骨块。c. 显示股骨头所在位置

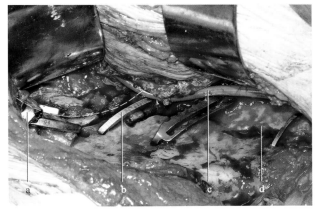

图12-196 完成前路的骨折整复与ATMFS固定

图中弧形虚线标示弓状线的正常解剖位置：a. 显示应用弓状线固定器固定髂耻隆起部骨折的情景。b. 显示弓状线骶髂起始部的固定情况。c. 显示置放引流管的位置。d. 显示髂骨翼后侧骨折整复固定的情况

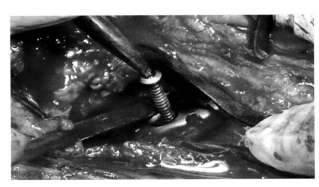

图12-197 经髋外后入路显露的钢板螺钉,正在取出之中

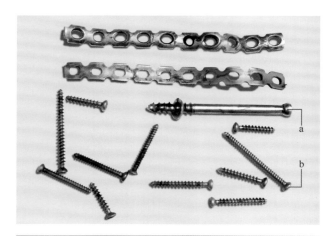

图12-198　已经取出的钢板螺钉

a. 示术者当初致力于从后路固定髋臼前柱的拉力螺钉，但不慎进入关节。如果术中透视与导航，则可避免。b. 显示的非拉力螺钉。如果在新鲜骨折达不到复位状态，使用全纹螺钉固定，其骨折的变位是得不到纠正的。这在术前片与术后片中的分析，得到了证实

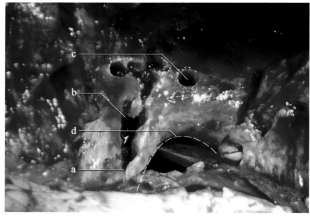

图12-201　松解后复位髋臼后柱骨折

a. 显示将能够寻觅的解剖关系，进行准确复位。b. 显示斜形骨折断端的骨缺损，这是在钢板术后再次"重建"中常见的现象，其因素多系断端局部的粉碎骨折与陈旧性骨吸收相结合的结果。c. 显示复位后在垂直于骨折断端位置钻孔，准备植入弓齿钉。d. 所标示的弧形虚线，系坐骨大切迹至坐骨小切迹的解剖位置，这是后柱骨折达到解剖复位的重要标志之一

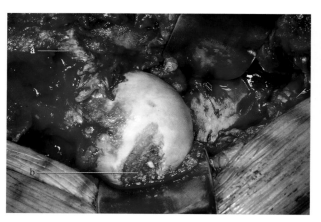

图12-199　股骨大转子后半截骨术后，屈髋屈膝、内收内旋，使股骨头脱位

a. 显示股骨头大转子后半截骨处。b. 显示股骨头的前内侧，受螺钉磨损的状态

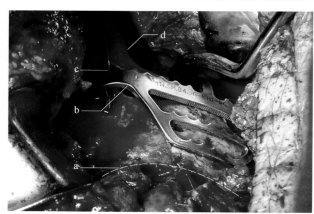

图12-202　完成弓齿钉与髋臼后柱壁网状固定器的固定

图中的骨钩尚未撤除：a. 所标示的弧形虚线系髋臼后壁唇缘的位置。b. 显示髋臼后柱壁网状固定器固定髋臼后柱骨折的情况。c. 显示初步固定髋臼后柱骨折的弓齿钉。d. 显示坐骨大切迹的位置

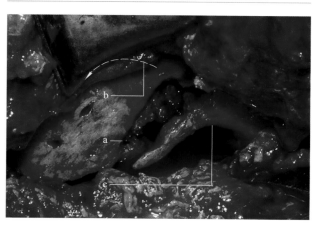

图12-200　取出钢板后显露髋臼后柱位于坐骨大切迹前下缘处的骨折

a. 显示髋臼后柱的骨折断端呈斜形。b. 所示的弧形虚线，此系后柱与坐骨部向内前上方侧翻转。观察骨折断端的间距，标示了翻转的程度，也意味着髋臼月状关节面没有达到解剖复位。c. 显示坐骨大切迹的位置，骨折位于坐骨大切迹的前下缘

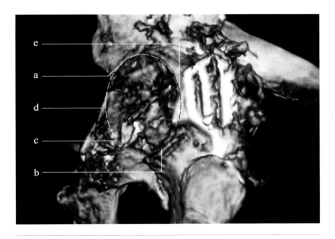

图12-203　重建术后第21天，3D-CT斜位的成像扫描，观察髋臼窝及唇缘

a. 所标示的弧形虚线段，系髋臼中柱基底部，即髋臼顶所对应的月状关节面之负重区域的中心部位。b. 所标示的弧形虚线段，系髋臼后柱坐骨部位对应的月状关节面之应力中心部位。c. 所标示的弧形虚线段，系髋臼前柱，即耻骨支所对应的月状关节面之应力中心部位。d. 所标示的弧形虚线，系髋臼前壁唇缘的标识线，也是本次重建的部位。e. 所标示的弧形虚线，系髋臼后壁唇缘的标识线，也是本次重建的部位

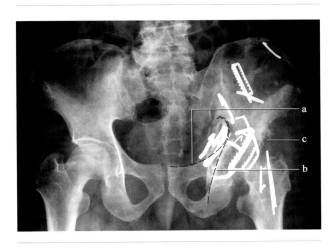

图12-204　重建术后2个月骨盆前后位片

比较双侧闭孔、沈通氏线、小转子的水平位置，基本处于对称位置。但患侧髋关节显示凌乱，关节间隙不清。a. 显示髂耻线，达到回归的位置。观察此线内侧，可见尚未松解的碎骨没有复位。b. 显示髂坐线，已经达到复位。c. 显示臼顶线不清晰，可见股骨头解剖轮廓。观察小转子较对侧外旋，是否与残余骨痂和固定物遮挡有关？还是过早表现出股骨头的缺血性坏死

环境，但对于60岁的老人而言，若日后选择关节置换，起码提供了一个良好的解剖性的骨性髋臼。

2）术后2个月，从海岛邮寄来当地复查的骨盆前后位、髋臼髂骨斜位、闭孔斜位片（图12-204~12-

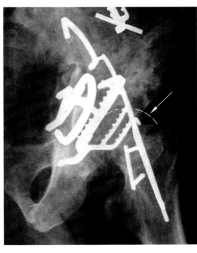

图12-205　重建术后2个月髋臼髂骨斜位片

箭头所示的股骨头轮廓线尚完整存在，尚未发现股骨头缺血性坏死的迹象

206）。

3）重建术后5个月髋关节功能资料（图12-207）：2006-05-01，即重建术后5个月。笔者出差海岛，随访老人。见患者生活自理，不用拄拐散步。查体：屈髋75°，伸髋、内收、外展正常。因条件限制，未获影像资料。

患者述说，术后4个月时，已经能生活自理，下雨阴天时，患髋感到酸沉感。术者邀请患者到上海复查，患者婉谢。

4）电话追访情况：2013-12-30，老先生68岁。系重建术后8年，告知自我感觉良好，婉拒上海复查，难获重要的术后8年资料。

2. 本例体会与思考

（1）髋臼Bap2γ型骨折：在其骨折远端的髂耻隆起部、方区、髋臼后柱壁、坐骨部整体向内前上方旋转的纠正是主要矛盾。复位纠正的检验方法：一是恢复坐骨大切迹至坐骨小切迹、髋臼后壁唇缘的解剖关系。二是恢复弓状线的连续性。

（2）髋臼Bap2γ型骨折的早期手术复位固定，有些病例在K-L入路，在完成后柱壁的复位之后，即可将髋臼前柱壁随之复位；利用该切口，应用拉力螺钉准确固定髋臼前柱。但在骨折远端显著旋转的情况下，该方法有相当大的冒险性与局限性。

（3）本例重建术后缺乏中长期影像学的资料，难以客观评价"头臼对应"的疗效。但患者的恢复感觉良好，至少在老年人中间，提供了一些探索性的经验。

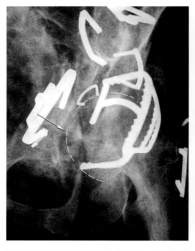

图12-206　重建术后2个月髋臼闭孔斜位片

箭头所示的股骨头轮廓线，表明头形完整，但密度偏淡，推测与长期卧床、不负重的废用性因素相关。观察股骨头与髋臼之间的关系，处于类解剖性的对应位置

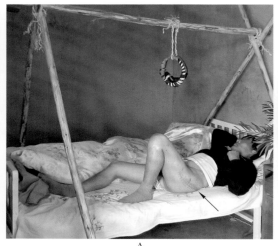

A

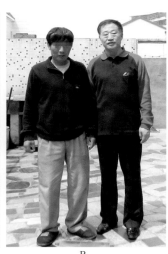

B

图12-207　患者生活照

A. 重建术后5个月，见患者在家中，自制简易的功能训练支架与吊环。患者仰卧位屈髋屈膝的情况。箭头显示二次手术入路瘢痕。B. 术者与患者（左一）在庭院合影

第三节　成人三柱壁骨折术后失效与相关重建问题

髋臼C2δ型骨折术前-术后的比较与思考

（一）C2δ型概念

C代表髋臼前、中、后三柱（壁）混合骨折。2代表髋臼损伤变数，即粉碎性骨折。δ代表单（双）侧骶髂复合体分离（骨折）；耻骨联合分离（耻骨上、下支变位骨折），导致骨盆前、后环破坏，呈浮动状态，其变位方向多与垂直、横行、斜形、旋转等相交错。

（二）损伤机制与临床特点

髋臼C2δ型骨折的形成机制，其暴力多导致多米诺骨牌效应——分别作用在髋臼的前、中、后柱壁，髂翼，骶髂复合体，耻骨上、下支和耻骨联合部。换言之，髋臼与骨盆不仅失去了解剖的连续性，而且在整体概念上，形成浮动与不稳定状态。这种情况多见于车祸与坠落伤。

髋臼C2δ型骨折是一种严重的创伤，δ损伤变

数导致的合并伤和继发性损伤，往往比较严重，如来源于骶髂复合体处的动静脉丛的出血与休克，直肠破裂，泌尿生殖系的破裂、断裂、挫伤等，可能危及生命。

一部分伤员若具备了早期手术条件，在复位固定时往往出血较多，影响术野；术中常见的粉碎骨折变位情况：① 后柱壁浮动：源于坐骨大切迹下方粉碎，弓状线粉碎，耻骨上、下支骨折。受外力与肌群作用，后柱壁向骨盆内侧变位并向前上前（后）内旋。② 中柱壁浮动，源于髂骨结节至臼顶变位骨折，髂翼前、后骨折，其骨折常常与弓状线粉碎、髂耻隆起部粉碎骨折相混合。受臀大、小肌作用导致中柱壁（臼顶）外翻。③ 前柱壁浮动，源于骶髂复合体的分离（骨折）、真骨盆环（弓状线）粉碎、髂耻隆起部粉碎，也常常与方区变位骨折（粉碎），耻骨上、下支骨折（耻骨联合分离）相混合。如何将浮动粉碎的骨折恢复到解剖形态？笔者体会：首先恢复后柱力线，次之中（臼顶）力线，最后前柱力线。值得注意的是，在实际的复位中，有时需要混合交替进行。

一部分伤员，由于δ损伤变数，常因主次矛盾的处理，延误了骨折复位固定的最佳手术时间，成为陈旧性髋臼C2δ型骨折。一部分伤员，虽然在最佳时间窗获得了切开复位内固定，但因各种原因，复位程度不满意，导致"头臼对应"远离解剖状态，则失去了手术的意义。这种情况可能与术前评估不足、计划不慎或术中遇到难以克服的困难相关联。但也与团队的经验直接相关。

显然，本类骨折初次术后的后期治疗选择多倾向于关节置换术。根据术后时间的长短，也有少数作者因患者的年龄，主张再次切开复位固定——重建，恢复髋关节功能。

（三）讨论

AO类型的髋臼骨折中，缺乏对臼顶的划分；缺乏对髋臼骨折多米诺骨牌效应损伤变数的归类；缺乏对骨折程度的描述，如变位（粉碎或压缩）？缺乏骨折解剖定位，同时修整因子较多，比较繁琐。髋臼C2δ型骨折则相对比较客观地反映了上述的不足。

（四）典型病例分析

1. 病例介绍　某女士48岁，2011-07-03发生车祸，诊断：骨盆、髋臼骨折。2011-07-12经髋后入路切开复位钢板内固定手术。术后与术前摄片比较，骨折变位情况无显著改善。2011-08-08，即伤后35天、术后26天，来长海医院就诊，取髋前后联合入路重建"头臼对应"的解剖关系。

（1）影像资料

1）伤后影像资料：见图12-208~12-210。

2）第一次手术术后影像资料：见图12-211~12-215。

观察双侧髋关节对应关系，患侧处于非解剖性"头臼对应"关系。观察钢板的植入位置与骨折变位情况，提示并非所有的病例，只要经简单的前（后）入路，就能同时解决所有的骨折与复位。

（2）治疗与对策：综合上述影像资料的分析，右侧髋关节处于术后非解剖性的"头臼对应"状态，必然导致髋关节的失用。

1）二次复位固定同时关节置换（单纯关节置换）：首次手术接近1个月，瘢痕与骨痂尚不稳固，尚可松解，有再次复位固定的余地。髋臼月状关节

面，在三柱的对应区域，均发生骨折。也就是说，基本达到解剖复位，也可能日后发生创伤性关节炎。所以，复位内固定与关节置换同时进行具有一定的理由。单纯实施关节置换，建议二期择期进行；若早期单纯关节置换，需要克服畸形髋，创造同心髋，稳定杯帽，提高置换质量的多项技术与器械，否则疗效令人担忧。

2）取出钢板并重建"头臼对应"关系：第一次切开复位钢板内固定术后，刚刚达3周以上，骨痂少许，松解难度比骨性愈合后的陈旧性骨折要相对容易。因此，二次手术重建解剖性"头臼对应"关系，具有可行性。但也可能出现并发症。

（3）患者意见：知晓重建术的风险，如出血、感染、股骨头坏死与创伤性关节炎等。对于后期可能

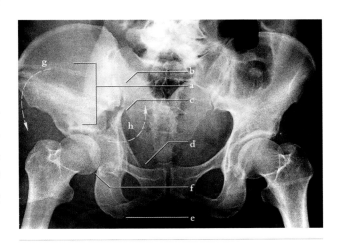

图12-208　伤后当日骨盆前后位摄片

a. 分别显示髋臼中柱（臼顶）的骨折和臼顶线的中断与畸形。观察臼顶部，因骨折块的旋转与重叠，密度不均，臼顶线变形。b. 显示骶髂复合体部之骶髂关节轻度水平位分离，观察骶髂关节下方外侧，弓状线的髂弓段起始部密度不均，提示存在骨折。c. 显示髂耻线的髂骨段，也就是坐骨大切迹之内侧上部，骨折向骨盆内侧变位，其弓状线真骨盆环骨折的远端呈"刀刺"指向骶髂关节下方的内侧。如此改变应警惕是否损伤了骶前动静脉丛或直肠。d. 显示髂耻线另一处中断与变位，骨折部位在髂耻隆起部的远端、耻骨支部分嵌入隆起部的松质骨内，其髂耻隆起部的内下缘，系向内侧变位的方区部分，出现髂耻线的两次中断与变位，使右半髂翼与方区失去连续性。e. 显示耻骨下支骨折。f. 显示髋臼月状关节面耻骨部对应部分与股骨头的脱位关系。g. 显示右半骨盆因骶髂复合体部、弓状线部、髋臼后柱壁部的损伤，受臀大、小肌群的牵拉而向外下翻转。h. 显示髋臼后柱壁与坐骨部因髂耻线，髂坐线，耻骨上、下支骨折而向内后上方旋转

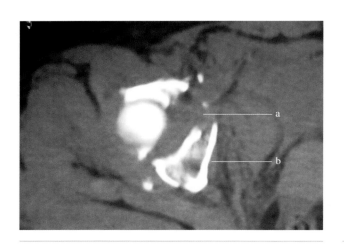

图 12-209 伤后髋臼接近髋臼臼顶部位的2D-CT横断面扫描
a. 显示髋臼前柱壁髂耻隆起部的近端、髋臼中柱（臼顶）、髋臼后柱壁骨折变位程度。b. 显示髋臼后柱壁的骨折，松质骨部分密度不均，提示存在轻度压缩骨折

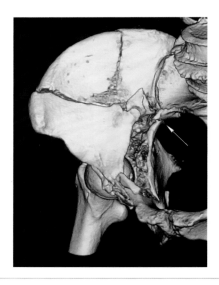

图 12-212 初次术后右半骨盆，相当于髂骨斜位片的3D-CT成像
可以明显观察到股骨头与臼顶对应的面积与是否吻合的情况，这将直接涉及日后是否发生创伤性关节炎，也就是负重区域的重要数据。箭头显示骶髂复合体处的分离与骨折程度

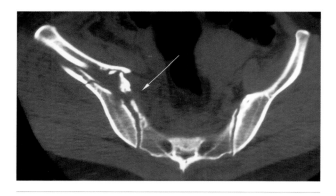

图 12-210 右侧骶髂复合体部的损伤程度
箭头显示骶髂关节轻度分离，弓状线起始部与髂翼后部的骨折变位。值得注意的是，影像学上的显示往往与临床发现不完全一致

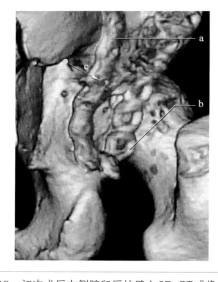

图 12-213 初次术后右侧髋臼后柱壁之3D-CT成像
a. 示髋臼后柱壁之内侧钢板置放的位置。b. 示髋臼后柱壁之外侧钢板置放的位置。所指处似乎钢板下与股骨头"相吻合"。c. 箭头尾部所显示的黄点位置应在箭头所示的蓝点位置。在箭头体部的右上方是坐骨大切迹位置

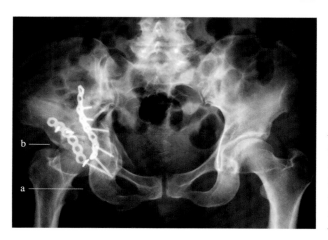

图 12-211 髋臼骨折切开复位钢板内固定术后23天骨盆前后位片
将之与术前片相比较，髋臼C2δ型骨折的变位程度没有显著改善，或没有变化。a. 提示右侧股骨小转子呈显著外旋影像。b. 显示髋臼外缘与股骨大转子之间的间距显著缩短，几乎在同一水平，提示了股骨头随着粉碎骨折部位而向内、向后、向上脱位

会需要关节置换有充分认识，要求重建术。

（4）重建术主要过程图：2011-08-08，在全麻下先后行右侧髂内动脉结扎，髋臼前改良入路，松解髋臼前柱壁、弓状线、臼顶部内侧；髋臼K-L改良入路，股骨转子后半截骨，松解髋臼中柱后壁、后柱后壁。在联合入路前后贯通的情况下，完成骨折复位与固定。

1）改良髋臼前入路：见图12-216~12-223。

2）改良K-L髋臼后入路：见图12-224~12-231。

（5）重建术后早期功能训练：2011-08-12，即重建术后第4天。鼓励患者主动扭动臀部、伸屈髋关节、拉环引体半坐和向健侧翻身。下列组图系患者活动与准备换药、拔管前的情景（图12-232~12-234）。

（6）重建术后资料：2011-08-16，本次术后8天的骨盆前后位、髋臼髂骨斜位、闭孔斜位片见图12-235~12-237。

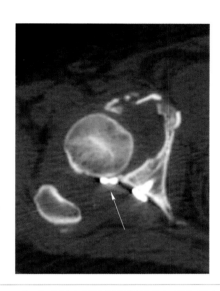

图12-214 初次术后右侧髋关节股骨头与髋臼最大接触面积的2D-CT横断面扫描
可见前柱壁粉碎状态，股骨头与髋臼后柱壁月状关节面的脱位程度。箭头显示植入后柱壁的外侧钢板与股骨头"接吻"的情况

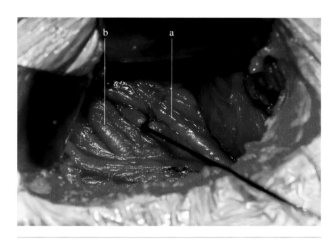

图12-216 经腹膜外显露髂内动脉并结扎
a.显示输尿管。b.显示髂外动脉，黑色丝线结扎的髂内动脉

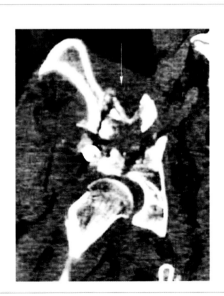

图12-215 初次术后右侧髋关节的一层面的2D-CT冠状面扫描
可见髋臼中（臼顶）基底部呈爆裂性粉碎骨折；同时见股骨头呈半脱位状态。箭头显示负重力线，提示将来负重可能出现的问题，如臼壁吸收缺损和股骨头完全脱位等并发症

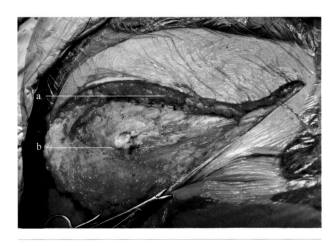

图12-217 延长切口
a.显示关闭经腹膜外结扎髂内动脉的入口，即腹外斜肌腱膜的缝合处。b.显示髂前上棘所在处。这种小的改良为避免皮肤与髂前上棘的缝合张力提供了条件

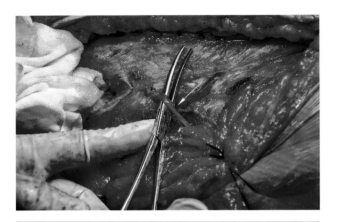

图 12-218 游离股外侧皮神经

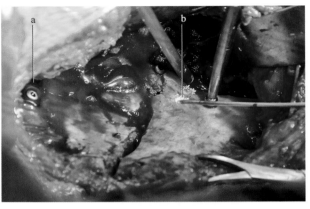

图 12-221 将松解的骨折块进行复位与固定

a. 显示加压锁定钢板固定髂翼棘部。b. 示临时应用克氏针固定已经复位的弓状线起始部

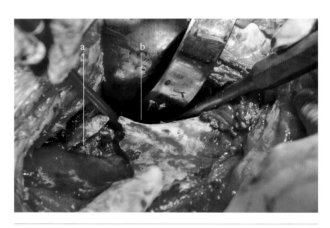

图 12-219 显露骶髂复合体处与弓状线部位

a. 显示弓状线起始部，骶髂关节髂侧的粉碎性骨折。b. 显示弓状线部，即与方区上缘骨折处

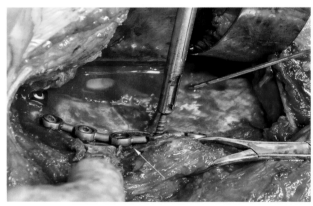

图 12-222 箭头显示应用可塑性钢板固定右侧髂骨前部与髂骨结节之臼顶处的骨折

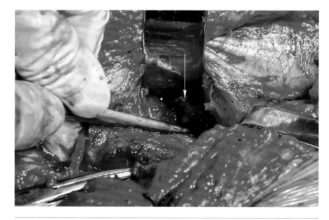

图 12-220 显露髂耻隆起远端与耻骨上支部，并进行松解

箭头左侧系股动脉鞘，右侧系髂腰肌。此处的显露应特别注意"死冠"的解剖特点

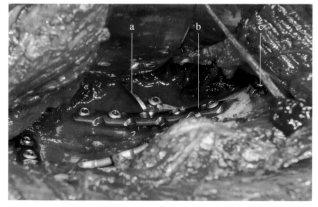

图 12-223 相继完成骶髂复合体部与弓状线处的固定

a. 显示横跨骶髂关节的弓齿钉固定。b. 显示应用加压锁定钢板固定弓状线（真骨盆环）与髂骨结节至髋臼臼顶处的骨折。c. 显示应用梅花爪形垫片拉力螺钉，固定髂耻隆起部近端与方区的骨折。观察三块钢板的布局，是三角形，三角形中间是髂窝部

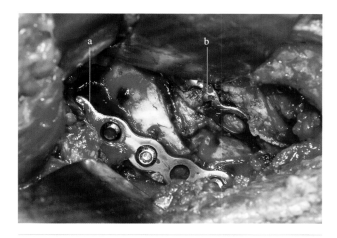

图 12-224　经 K-L 入路显露髋臼后柱壁

a. 显示置于髋臼后柱处的钢板。b. 显示置于髋臼后壁唇缘处的钢板。毫无疑问，显露髋臼中（臼顶）后柱壁比较困难

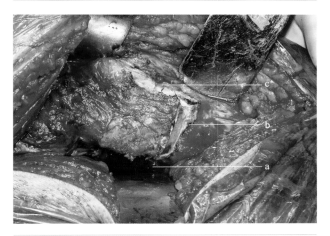

图 12-225　股骨转子后半截骨，目的在于比较容易显露髋臼中（臼顶）后柱壁

a. 显示与转子窝处。b. 显示横行截骨线。c. 显示位于转子 1/2 处的纵向截骨线。截骨后，连同大部臀中肌向上翻转。这种小的改良既能比较容易显露髋臼中（臼顶）后柱壁，又能在复位后增加骨面接触与固定点，为骨愈合和避免骨不连创造了条件

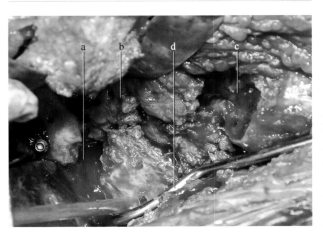

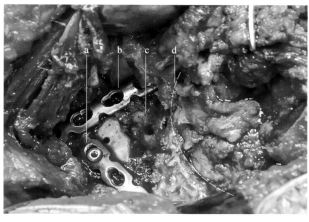

图 12-227　已经完成髋臼中、后柱的复位与固定

a. 完成髋臼后柱的复位固定，检验是否达到解剖复位的标志是：恢复坐骨大切迹与坐骨小切迹之间的解剖形态。b. 显示的加压锁定钢板是置于髂前下棘外后侧至坐骨大切迹上方的位置。c. 显示臼顶后壁与髋臼后壁处的粉碎骨折与骨缺损区域。d. 显示的弧形虚线是髋臼唇缘的正常位置

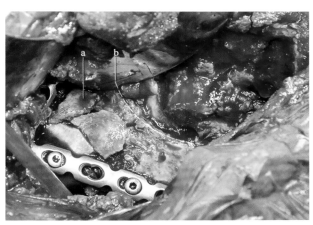

图 12-228　应用同种异体骨颗粒块，填充骨缺损

a. 所示是再将自体的粉碎的骨块敷在其上的情景，显然，如何稳定这些碎骨？如何重建关节囊的解剖位置？已成为新的问题。b. 显示正常髋臼唇缘线的位置

图 12-226　股骨转子后半截骨后，部分显露髋臼中（臼顶）柱后壁和后柱壁

a. 显示髋臼后柱壁骨折分离情况。b. 部分显示臼顶后壁骨折情况。c. 显示股骨后半截骨之骨面。d. 显示应用比较大的骨钩，潜入到坐骨体前缘，即闭孔后上侧部位进行复位性提拉，纠正已经向后内上旋转的髋臼后柱壁与坐骨部分

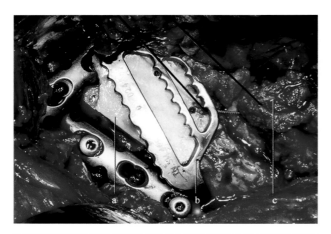

图 12-229 应用 ATMFS 网状记忆固定器完成固定
a. 显示同种异体髂骨的内翼（薄皮质）敷在碎骨之上。
b. 显示 ATMFS 固定位置。c. 显示关节囊已经处于和 ATMFS 之网凹处的缝合状态

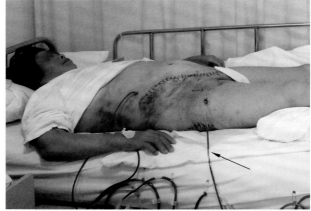

图 12-232 患者术后第 4 天仰卧情景
箭头显示三条引流管中的一条。引流管的置放位置：骶髂复合体处、方区区域，闭孔区域和坐骨大切迹区域

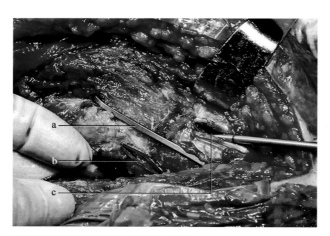

图 12-230 完成股骨转子后半截骨的复位与固定
a. 示转子后半截骨导向记忆固定器。b. 示应用 Newdeal uni-clip 骑缝钉。c. 示 Twinfix 铆钉的拧入位置

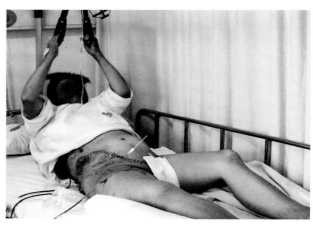

图 12-233 患者拉环引体向上的情景
箭头显示髋前入路之切口缝合处

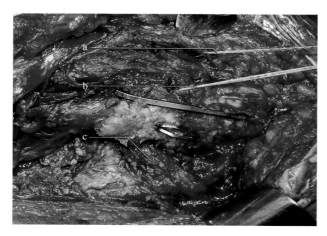

图 12-231 应用 Twinfix 铆钉的两股线绳，分别穿过钻好的骨性隧道，缝合梨状肌、上下孖肌与股方肌，然后交叉穿出骨孔道，收紧、打结
a. 示缝合梨状肌等的引出线绳。b. 示缝合股方肌的引出线绳。
c. 示股外旋肌群附着点的归位状态

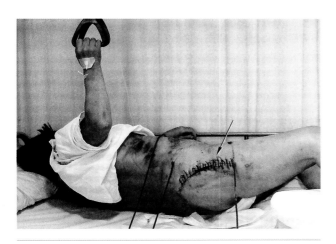

图12-234　患者主动向健侧翻身
箭头显示髋外后入路之切口缝合处

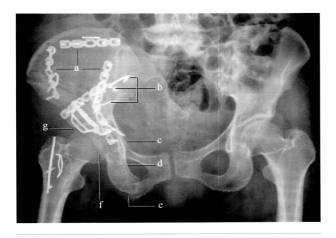

图12-235　重建术后第8天，骨盆前后位片
整体观察双侧髋关节处于基本对称状态。a.分别顺时针显示
髋臼中柱（髂骨前翼）、髋臼后柱（髂骨后翼）、髋臼前柱（真骨盆
环——弓状线上缘）所置放的钢板，组成三角形结构。这种三
角形结构对陈旧性的骨折复位，起到相当的稳定作用。b.分别
显示应用弓齿钉、拉力螺钉固定骶髂复合体部的骨折。观察骶
髂起始部与坐骨大切迹，完全恢复到解剖状态。c.显示髂耻线，
基本类似于解剖形状，其箭头所指的骨折线系髂耻隆起部处的
骨折。d.显示髂坐线，恢复到解剖位置，所标志着坐骨部，部分
方区与弓状线的内移与旋转，得到了纠正。e.显示耻骨下支的
陈旧性骨折变位程度，因此处是粉碎骨折，对纠正坐骨部分的
旋转影响不大，所以没有进行松解。f.显示髋臼后侧之唇缘线。
g.一则显示臼顶线的完整，二则显示髋关节间隙处于正常对应
状态

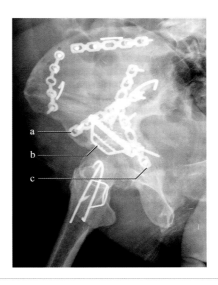

图12-236　右髋臼髂骨斜位片
观察髋关节间隙呈清晰而均匀，间接反映了"头臼对应"的关
系，达到了解剖复位。a.显示髋臼后入路置于髋臼中（臼顶）柱
的加压锁定型钢板。b.显示置于髋臼后入路的ATMFS的网状
固定器。c.显示置于坐骨大切迹、坐骨小切迹至坐骨体部位的
加压锁定钢板

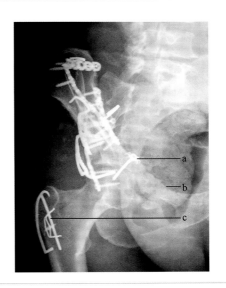

图12-237　右髋臼闭孔斜位片
a.显示应用梅花爪形垫片拉力螺钉，固定髂耻隆起部近端与
方区的骨折。b.显示髂耻隆起部远端，即耻骨近端骨折处因
骨折碎片没有涉及髋臼，也不影响整体的"头臼对应"关系，
所以没有在该处进行固定。c.显示股骨转子后半截骨术后的
固定

　　观察坐骨大切迹至下行的内侧缘呈解剖形态，难觅陈旧性的骨折线。这一标志非常重要，它提示原来内移与旋转的变位完全回到了解剖形态，也就间接地实现了正常的"头臼对应"关系，为髋关节的功能恢复在解剖关系上奠定了基础，生理的恢复上也创造了条件。

　　（7）门诊复查资料：2014-03-04，即本次术后2年半余4天患者门诊复查。病人主诉：生活自理，能骑自行车和下地劳动。阴天下雨稍有患髋不适。

　　1）骨盆前后位、髋臼髂骨斜位、闭孔斜位片：见图12-238~12-240。

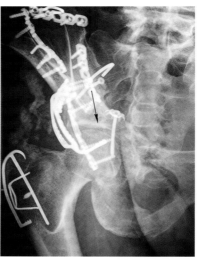

图12-240　重建术后2.5年髋臼闭孔斜位片

箭头不但显示关节间隙均匀，而且在头臼对应的负重应力区域，没有出现应力集中密度增高特征

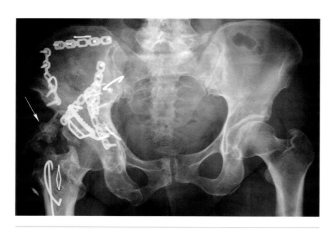

图12-238　重建术后2.5年，骨盆前后位片
两侧髋关节对呈同心髋关节对称状态。箭头显示出现成熟的异位骨化症Ⅱ度：位于髋外和粗隆之上，形状不规则，尚未与粗隆和关节部形成连接，似呈漂浮状态

2）功能照片：见图12-241。

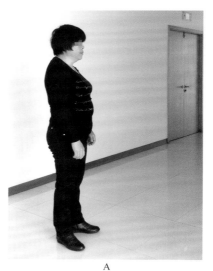

A

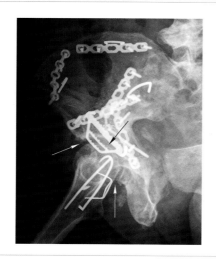

图12-239　重建术后2.5年髋臼髂骨斜位片
箭头显示髋关节间隙均匀，股骨头轮廓清晰，位于同心圆水平。异位骨化显示在髋后侧

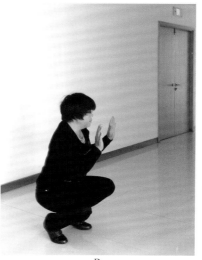

B

图12-241　患髋功能照片
A. 患者站立侧视图；
B. 患者下蹲侧视图

2. 本例体会与思考

（1）有关月经与出血、渗血：月经期间与月经的前、后边缘时间应避免此类重大手术，除非是抢救性的手术。

本例患者职业系农民，询问月经情况，回答是处于非月经期，术前查凝血时间、凝血酶原、血小板等均在正常范围。考虑到患者年龄48岁，可能处于更年期，导致月经不规律。术前再三询问，病人回答总是正常、没有月经来潮。可是，重建术后的第2天，患者出现月经，且经量约70 ml。

术前预计术中、术后的出血与渗血大约在3 500 ml。但实际情况：术中、术后输入胶体、红细胞、血浆、自体回收血共12 000 ml，达到了术者所经历的陈旧性重建术的最高数值（此前最高数值在4 200 ml）。

分析出血、渗血原因：① 不排除月经期之边缘时间的因素和闭经阶段的不规律。② 骶髂复合体处的出血与渗血显著，这与松解内移旋转的前、后柱与方区相关，因为其尖部在骶髂关节部位，松解复位时间，对该处的静脉损伤所致。③ 必须将陈旧性骨折断面，在清理瘢痕组织后，再次形成新鲜骨折断面，其骨松质的渗血堪比"海绵状血管瘤"。

手术时间长达10小时，前后联合入路，术后盆腔内的渗血与积血，这些都为预防术后感染方面形成了不利的因素。本例术后引流管临时关闭16小时，然后再次开放与观察。术后第4天拔出引流管。术后第10天2D-CT观察骶髂复合体附近，显示软组织肿胀，积液形成。考虑患者体温比较平稳，尚不支持B超定位穿刺引流。

上述经历值得警惕：此年龄段的妇女，若实施费时费力的大手术，月经的变化与出血、渗血具有明显的相关性。

（2）有关固定器械的选择：一般而言，对于新鲜与陈旧的髋臼骨折的重建，应用ATMFS可以有效地固定已复位的骨折区域，但本例却感到极为困难。分析原因：一是髋臼C2δ型骨折涉及骨盆前、后环，髂翼，坐骨部的畸形式的翻转变位。二是历经首次术后26天，位于畸形状态的瘢痕、骨痂和相关肌群的挛缩，在有限松解的条件下，在复位的、连续性的骨块之间，形成了多方向的更大的应力。三是ATMFS规格比较短，不能跨越大片的骨折区域，成为上述条件下的局限性。为达到有效固定，我们采取了优化组合方式，达到手术解剖重建的目的。

笔者感受：值得注意的是，患者系农村劳动妇女，工作强度较大，肌肉发达。由于肌群的变位与挛缩在克服应力方面，也是造成复位与固定困难的因素之一。

（3）有关固定材料的电势梯度：生物材料的成分决定了在人体内的电势梯度。本次重建采用的板材系钛合金与镍钛记忆合金。研究表明，这两种金属的电势梯度几乎一致。只要各司其职，稳定在位，就不会影响固定质量，也不会产生类似关节置换后所出现的生物学、机械力学上的混合变化。

（4）认知髋臼C2δ型骨折的特点：基于该病例首次手术失败，我们认为需要加强对髋臼C2δ型骨折的认知能力。C是代表髋臼的前、中（臼顶）、后柱壁都有骨折；2系髋臼的前、中（臼顶）、后柱壁骨折是粉碎性的；δ代表涉及髋臼是否能达到解剖复位的骨盆前、后环，均破坏与不稳定。如此定位的损伤变数分析，至少在入路上不可能通过一个入路，就能解决髋臼C2δ型骨折的复位与固定。通过单独一个入路同时将髋臼的前、后柱复位固定，其适应证是有限的。

（5）重建术后2.5年，复查X线片显示患髋关节位于同心髋水平，也就是达到了真正的解剖复位，患者也恢复了良好的功能。这再次印证了月状关节面的解剖复位是髋臼骨折治疗的关键要素。当然，本例尚须长期的随访观察。

◇ 参 ◇ 考 ◇ 文 ◇ 献 ◇

［1］Daum WJ. Traumatic posterior acetabular defects reconstructed with iliac crest autograft. A report of two cases[J]. Clin Orthop Relat Res, 1993, 291：188-192.

［2］Zha GC, Sun JY, Chen L, et al. Late reconstruction of posterior acetabular wall fractures using iliac crest[J]. J Trauma, 2012, 72：1386-1392.

［3］王钢,陈滨,秦煜,等.髋臼骨折手术失败原因分析［J］.中华骨科杂志,2010（7）：650.

［4］Zhang YT, Tang Y, Zhao X, et al. The use of a structural free iliac crest autograft for the treatment of acetabular fractures[J]. Archives of orthopaedic and trauma surgery, 2013, 133：773-780.

［5］许硕贵,张春才.自体髂骨解剖性重建髋臼后壁缺损的生物力学与临床研究［J］.中华创伤杂志,2009,25：9-14.

第十三章
髋臼骨折内固定术后问题与髋关节置换

髋臼骨折内固定术后的某些相关并发症，在不具备"头臼对应"重建条件的病例中，为获取比较理想的髋关节功能，全髋置换术是唯一有效对应措施。

在如下所分析的个案中，分别提示许多临床问题：如简单的髋臼骨折如何演变为全髋置换；髋臼骨折与盆环变数非整体性处理及螺钉误入关节腔；对髋臼压缩、感染、畸形骨缺、股骨头应力质量等方面的问题如何处理。

第一节　A类一柱壁骨折术后与质量

A类髋臼Ap1型骨折

笔者与团队尚未遇到类似问题，在学术交流中获取相关照片，供分享。

（一）Ap1型概念

A代表髋臼一柱（壁）变位骨折，即髋臼前、中、后柱（壁）的任何二柱（壁）骨折。p代表髋臼后柱（壁）骨折，1代表髋臼移位。

（二）受伤机制与临床特点

髋臼Ap1型骨折，其冲击力多作用于90°以上的髋关节屈曲内收位，导致后柱（壁）的骨折变位，临床有时可见合并股骨头的后上脱位。

（三）讨论

髋臼Ap1型骨折比较常见。传统观念，常视为简单骨折。

（四）典型病例分析

1. **病例介绍**　患者男性，41岁，1998年左右受伤，伤因不详。

（1）术前影像：见图13-1。

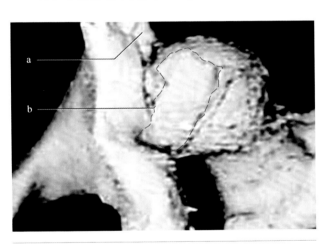

图13-1　系髋臼Ap1型骨折，在这一唯一获得的局部3D-CT髋臼后柱壁的成像资料

a.显示髋臼后柱部可能存在骨折。b.显示髋臼后壁游离性的、完整的骨折块

（2）髋臼骨折三次手术与术后资料

1）首次切开复位内固定术：见图13-2。

2）二次切开复位内固定术：见图13-3。

3）第三次实施全髋置换术：见图13-4。

2. **本例相关启示**　简单的、移位的、完整骨折块的髋臼后壁骨折，治疗上似乎并不困难。本例的经历至少启示了如下思考：

（1）应熟知髋臼的解剖特征，才能依此确定满

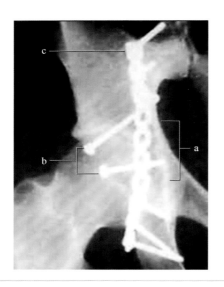

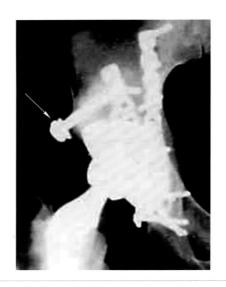

图 13-2　系髋臼 Ap1 型骨折首次经髋后入路，复位螺钉钢板内固定术后局部片

a. 显示髂耻线、髂坐线相当完整，提示髋臼后柱可能不存在骨折。b. 显示两枚螺钉经骨折块即骨性唇缘部（位于后唇缘线）处拧入螺钉。因为图片不清晰，难辨是全螺纹还是拉力螺钉。我们知道，髋臼后唇缘的厚度多在 1~3 mm，螺钉帽的直径 4~5 mm，螺钉体的直径 3~3.5 mm。唇缘与螺钉相比，相互之间固定的匹配是不和谐的；另外，仅靠这两枚螺钉其游离性的、完整的骨折块在髋关节正常应力下是否稳定也是个问题。c. 显示位于髋后部的钢板走向位置，提示可能是因为髋臼后柱存在骨折而设定。如何从伤后局部图像观察这个钢板对骨折块的稳定则毫无关系

图 13-4　髋臼 Ap1 型骨折经历二次内固定后，最终实施全髋置换术

局部图片：箭头显示在臼外后侧，拧入带有垫圈的拉力螺钉。推测可能由于原来的骨块不稳，在负重状态下，股骨头继发性对髋臼后部与骨顶后侧壁形成损伤性的冲击，导致骨性缺损。为了杯帽的安置，创造骨性的髋臼同心圆而进行的植骨

意的固定力点，合理应用相关内固定技术。

（2）应掌握髋关节与股骨头的生物动力学的特点，有效稳定髋臼同心圆，才能在分荷负重中不至于导致复位质量的丢失。

（3）需高度重视所谓的、传统的简单髋臼骨折，在不恰当的处理下，会演变为复杂的、棘手的临床问题。

第二节　B 类二柱壁骨折术后与质量

一、髋臼 Bap3 δ 型骨折术后继发性"头臼双向毁形"

（一）Bap3 δ 型概念

B 代表髋臼二柱（壁）变位骨折，即髋臼前、中、后柱（壁）的任何二柱（壁）骨折。a 代表髋臼前柱（壁）骨折。p 代表髋臼后柱（壁）骨折。3 代表髋臼骨折损伤变数程度，即压缩性骨折。δ 代表单（双）侧骶髂复合体分离（骨折）；耻骨联合分离（耻骨上、下支变位骨折），导致骨盆前、后环破坏，并呈浮动状态，其变位方向多是垂直、横行、斜形、旋

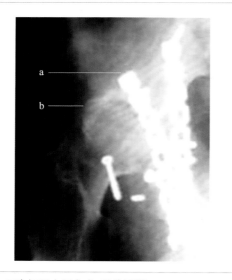

图 13-3　二次切开内固定术，具体不详

局部片示：a. 增加了偏向外侧的钢板，如何判断这一钢板的作用？从受伤后的图像分析作用不大，没有起到理想的挡板与固定作用。b. 显示髋关节外侧部的髋关节间隙，出现显著变窄，应力性密度增高；股骨头偏向外移，出现创伤性的髋关节炎。股骨颈下方的螺钉与垫片作用不详

转等相交错。

（二）受伤机制与临床特点

髋臼Bap3δ型骨折冲击力与受力的主要区域是股骨头与髋臼中（臼顶）柱壁，导致了伤侧半骨盆的浮动，即破坏了骨盆骶髂复合体与耻骨联合部。略微偏内的力量导致髋臼前、后柱壁骨折。

髋臼Bap3δ型骨折是最严重的高能量多米诺骨牌效应的一种结果。髋臼Bap3δ型骨折中δ变数是损伤中最为严重的，常常导致巨大腹膜后血肿、出血性休克、肝脾破裂、肠破裂、泌尿生殖系统等的损伤，多危及生命，临床救治更趋复杂化。

髋臼Bap3δ型骨折单从骨折复位而言，髋臼骨折的解剖复位离不开骨盆环的解剖复位。笔者体会：先从骨盆环，次从髋臼柱线，再从髋臼月状关节面与骨缺损处进行。

（三）讨论

髋臼Bap3δ型骨折并非少见。δ损伤变数所合并的损伤涉及多科联手的救治。如果将一简单的髋臼后柱（壁）（Ap1型）移位性骨折与髋臼Bap3δ型骨折相比，则明显缺乏太多的"同质"内容与逻辑性。此前的髋臼骨折的类型缺乏损伤变数与定位。

（四）典型病例分析

1. 病例介绍　某先生29岁，2004-10-15发生车祸。诊断：骨盆骨折；左髋臼骨折；膀胱破裂；肛门撕裂。当日实施膀胱破裂修补术、会阴肛门撕裂伤清创引流术和乙状结肠造瘘术。2004-10-26，即入院第10天，于当地医院行左髋臼骨折切开复位钢板螺钉内固定术。

2005-04-20，即钢板内固定术后半年，因左髋疼痛、左足背伸障碍，赴沪长海医院就诊。诊断：左髋臼Bap3δ型骨折钢板内固定术后；左股骨头"继发性"骨缺损；陈旧性骨盆骨折畸形愈合；左侧坐骨神经损伤；膀胱修补术后；结肠造瘘还纳术后。

2005-04-26，患者接受左髋人工关节置换术。

（1）伤后影像资料：见图13-5。

（2）髋臼切开复位钢板内固定术后资料：伤日救治措施包括：膀胱破裂修补术；会阴肛门撕裂伤清创引流术；乙状结肠造瘘术。

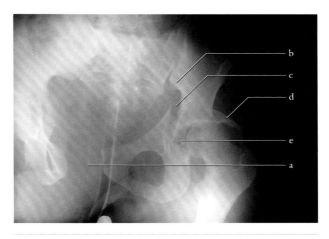

图13-5　左侧髋臼Bap3δ型骨折，骨盆片前后位摄片欠完整

a. 显示耻骨联合明显分离。这种分离或耻骨部浮动的影像，常常合并膀胱破裂与尿道断裂。b. 显示骶髂关节上下分离，这种骶髂关节上下变位或骶髂部的骨折变位，也常常合并骶前动静脉丛的破裂与出血及会阴、直肠的损伤。c. 一方面显示髂耻线中断，骨折位置在髋臼前柱髂隆起部近端——髂弓段与臼弓段之间；另一方面，髂坐线中断显示骨折位于坐骨体上方与坐骨小切迹连线之间并变位。d. 显示髋臼后壁的骨折块与股骨头一同向后上移位。e. 显示髋臼后柱松质骨处压缩性骨折，其内侧头臼对应处出现"假关节间隙"。显然，左半骨盆的髂骨部分、耻骨坐骨部分均处于浮动状态

2004-10-26，即入院第10天，经髋K-L入路行髋臼骨折切开复位钢板螺钉内固定术及其复查的影像资料，见图13-6～13-10。

（3）治疗措施——人工关节置换术图：患者述左髋关节痛疼、功能障碍。鉴于"头臼对应"双向毁损，从生活质量与功能而言，首选髋关节置换术。2005-04-26，张先生接受置换术。

（4）关节置换术与术后复查资料：见图13-11～13-17。

1）术后第40天复查：2005-06-07，即置换术后第40天。患者门诊复查，主诉：关节痛疼消失，生活已经自理。

2）置换术后3年11.5个月资料见图13-18～13-19：2009-04-07，患者复查，主诉：走路多了，感到腰骶部酸胀不适；性生活时，感到耻骨联合处没有充实的感觉。关节置换处在下雨阴天时，略有酸重的感觉。日常活动不受影响。

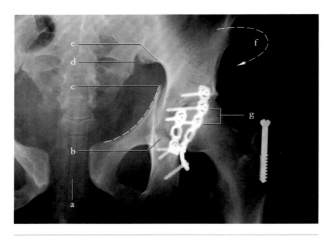

图 13-6　左侧髋臼Bap3 δ 型骨折切开复位钢板内固定术后半个月，左半骨盆前后位片
a. 显示耻骨联合仍然处于分离状态。推测没有手术的原因，是因为膀胱造瘘与结肠造瘘术后不便于采取髋臼前入路。b. 一显示泪点变形，提示耻—坐骨存在一定的旋转程度；二显示股骨头与内侧髋臼耻骨支点的月状关节面之间的关节间隙明显增宽，提示头臼对应方面存在半脱位或与骨折块的偏位相关。c. 所标识到虚线与e所标识的虚线是髂耻线。比较中断与上下的移位距离，不仅发现了髂耻线的变位，而且也发现髂坐线也没有复位。由于腹部肌群的作用，使耻骨、坐骨部向上变位。d. 显示骶髂关节分离与术前相同，仍为上下接近2 cm的变位。e. 显示的意义同c。f. 箭头显示因骶髂关节分离和髋臼前、后柱壁的骨折变位；臀肌的作用导致浮动的髂骨向外下旋转变位。g. 提示了如下的可能性：① 钢板的走向正与髋臼后壁唇缘相符，而在解剖形态上，后壁唇缘的厚度一般在2 mm左右，而螺钉的直径在4 mm左右，此处拧入螺钉与髋臼缘的解剖特征不相符。② 显示的两枚螺钉是否进入关节腔？③ 值得注意的是：在"头臼对应"的内侧仍然存在"假关节间隙"，提示压缩性骨折未得到妥善处理

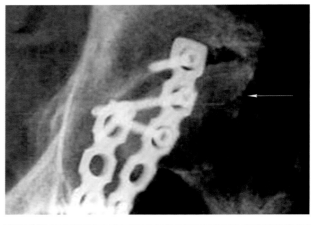

图 13-8　系上图"头臼对应"之局部放大图像
观察残存的股骨头形，为均匀分布的骨质密度。箭头显示残存股骨头的边缘线锐性可见；所指向的螺钉的轴线与锐性线相比较发现具有运动形式的一致性。这些改变提示此枚螺钉进入关节

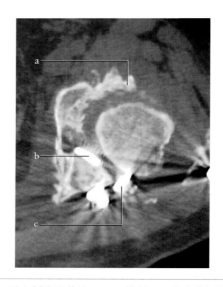

图 13-9　系左侧髋关节的2D-CT横断面一层次的扫描
a. 显示髋臼前柱壁骨折变化情况，多余的骨赘充当"前壁"，在头臼对应处，出现锯齿状。b. 显示螺钉进入关节腔，钉体大部分裸露在关节腔内。c. 显示另一枚螺钉位于髋臼后壁外缘，并与股骨头"亲吻"

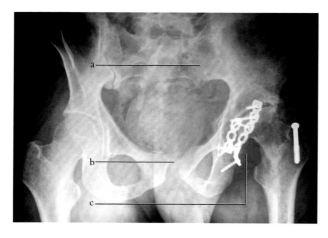

图 13-7　系钢板术后5个月16天，骨盆前后位片
显示骨盆畸形——右侧相当于闭孔位，左侧相当于髂骨位。这样的畸形系未获处理的 δ 损伤变数所致。a. 显示难觅骶髂关节，多系耳状面重叠所致。b. 显示耻骨联合的有所"改善"，但与斜位角度相关。c. 显示申通氏线变形，股骨头上移，股骨头与臼顶对应处下陷，头形缺损，类似股骨头缺血性坏死表现

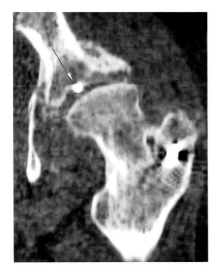

图 13-10　系髋关节的2D-CT矢状面一层次的扫描

箭头显示螺钉钉体的1/2以上突入关节腔内

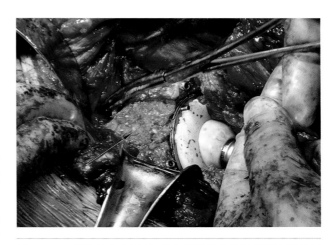

图 13-13　假体关节安置后，箭头显示将自体骨泥填充骨缺损缝隙处的图像

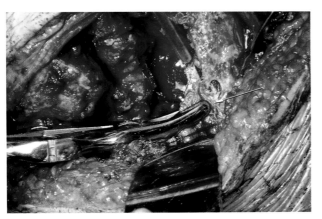

图 13-11　取出钢板后图像

箭头显示应用咬骨钳正在咬除髋臼后壁骨不连的陈旧骨折块。这从另一个侧面反映了钢板固定后壁粉碎骨折的局限性

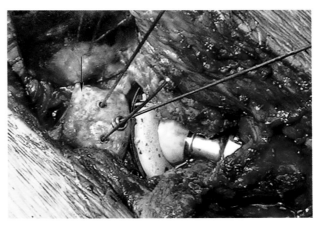

图 13-14　在骨泥之上应用加压螺钉固定髂骨块的图像

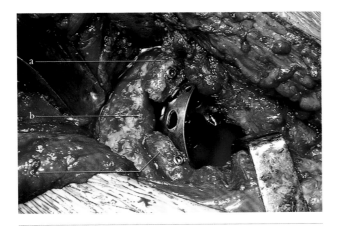

图 13-12　应用略小号模钻，取髂骨制作骨块，填充修补髋臼后柱壁缺损处

a、b、c分别显示后壁缺损部应用加以螺钉固定的髂骨块。所显示的试模臼杯应小于标准试模，便于在植入假体臼杯时，获取更多接触与嵌入性的骨性面

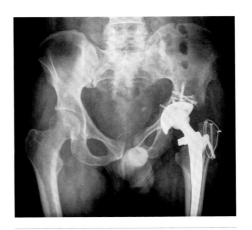

图 13-15　骨盆前后位片

骨盆畸形，即侧髂骨、双侧闭孔不对称；左半骨盆上移；耻骨联合分离；左侧关节置换术后

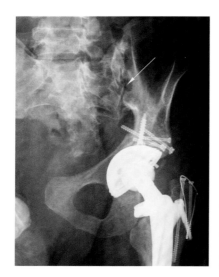

图 13-16　闭孔位片
箭头显示骶髂关节呈现上下变位

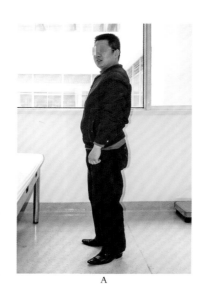

A

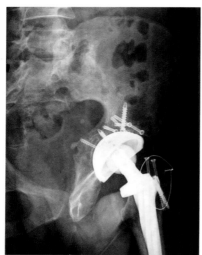

图 13-17　髂骨位片
可见多枚螺钉固定填充的骨块与稳定"真臼"位置的作用

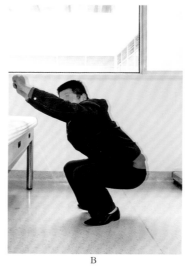

B

图 13-19　患者照片
A. 患者站立时的髋关节状态，达到生理性要求。
B. 患者下蹲时的髋关节功能，达到良好的状态

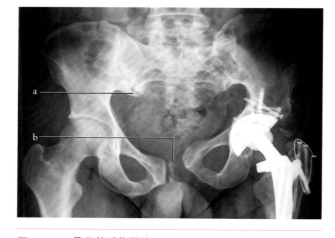

图 13-18　骨盆前后位摄片
两髋关节总体呈对称状态，假体与骨的界面结合良好，没有松动的影像痕迹。但左侧肢体短约1.5 cm。a. 显示右侧骶髂关节呈应力变量性改变，其密度增高，提示负荷性的不平衡。b. 显示耻骨联合仍然左右明显分离并上下变位

2. 本例问题与思考

（1）能否多科联手，争取救治的第一时间，在完成骶髂关节、耻骨联合、髋臼前、后柱壁的复位与固定之后，再行膀胱修补和结肠造瘘？当然，这与医院的救治条件和救治团队联手经验息息相关。

（2）本例是比较典型的把骨盆骨折和髋臼骨折当成两回事。所以，在复位固定髋臼骨折时，不可能达到解剖复位。因为骶髂关节上移，耻骨联合分离和髋臼前、后柱壁骨折，导致髋臼骨折区域成为浮动状态。可想而知，在离开盆环稳定的状态下处理浮动的髋臼骨折，则必然失败。髋臼骨折ABC损伤变数定位系统将本例归于髋臼Bap3δ型骨折，不但彰显了骨盆-髋臼的整体性，而且具体描述了

损伤之间的关系、损伤程度和位置。

（3）螺钉误入关节腔多有报道。避免的措施：熟悉解剖和损伤后的变数；熟悉固定器械的长处与局限性。然后才是借助于透视和导航设备的帮助。

（4）本例因救治的措施与时间关系，在髋关节置换时已经失去将骶髂关节和耻骨联合复位的机会。在这种骨盆畸形的状态下，不具备恢复双侧髋关节对称性的解剖条件。因此，尽量纠正髋臼骨缺损、重建比较合理的骨性真臼，则是有效稳定杯帽的基本条件。

（5）本例患者陈旧性的耻骨联合的分离与变位影响了性生活质量。提示了治疗该部问题的必要性。

二、双侧髋臼 R-Bmp1 Ⅰ型、L-Bmp3型骨折术后——脱位与头臼双向毁形？

（一）Bmp1 Ⅰ型与 Bmp3 型概念

1. Bmp1 Ⅰ型　B代表髋臼任何二柱（壁）骨折。m代表髋中（臼顶）柱（壁）骨折。p代表髋臼后柱（壁）骨折。1代表髋臼损伤变数，即骨折变位。Ⅰ代表股骨头骨折。

2. Bmp3 型　B代表髋臼任何二柱（壁）骨折。m代表髋中（臼顶）柱（壁）骨折。p代表髋臼后柱（壁）骨折。3代表压缩性骨折、骨缺损。

（二）受伤机制与临床特点

双侧（R= Bmp1 Ⅰ型；L= Bmp3 型）髋臼骨折多见于高处坠落与车祸的暴力性损伤。这类损伤多为严重的髋臼骨折，同时多合并骶髂关节部、耻骨联合部的脱位与骨折，脊椎骨折脊髓伤，内脏伤等。是否会发生这些合并伤，则取决于能量的大小与姿势变化。

在临床诊断上，详细了解受伤史、损伤能量大小仔细体检，并进行针对性辅助检查等，这是获得正确评估和制定有效治疗的基本条件。实践告诉我们，有些合并伤表现为迟发性，如迟发性肝脾破裂等。因此，随着时间的推移，救治主次矛盾的变化，采取循环式的"边检查、边诊断、边治疗"，则有利于发现新问题。

（三）讨论

就双侧（R= Bmp1 Ⅰ型；L= Bmp3 型）髋臼骨折而言，因为髋臼的前、后柱完整无损，没有骨折，这在过去的类型中归于简单骨折。

我们认为这不是简单骨折。髋臼"Y"形软骨形成的髋臼月状关节面，其前后骨骺融合线之间的面积正是臼顶负重区域，所占比值是4.1，明显大于前柱对应的1和后柱对应的2.8。R= Bmp1 Ⅰ型的复杂性在于"Y"形软骨前骨骺融合处的上下骨折，涉及髋臼中柱（臼顶）后壁的变位骨折与股骨头骨折。L= Bmp3 型骨折系同样部位，但骨折特征不是变位，而是压缩性骨缺损。对于髋臼压缩性骨缺损的治疗，尤其是涉及髋臼中柱臼顶（m）后壁的压缩性骨折，其复位、填补骨缺损和固定较之单纯的柱之骨折的治疗更为棘手。

复习文献，我们所说的髋臼中柱臼顶后壁正是传统描述的"髋臼后上壁"。切开复位内固定术后时常并发髋关节后上脱位而行关节置换。

对关节置换术而言，欲达到良好的置换质量，必须创造一个解剖性的、骨性的、对称性的髋臼。若内固定术后失败，会出现毁形性、骨缺损性的"髋臼"，对此若缺乏恰当的处理，可以推测髋关节置换的质量必然令人担忧。

（四）典型病例

1. 病例介绍　某先生，29岁，2006-01-01从高处坠落，当地医院救治。诊断：双侧髋臼骨折。伤后择日手术复位内固定术。术后因排尿困难，长期留置导尿，引发泌尿系感染，伴经常高热，采取抗炎治疗。

2006-12-15，入住上海长海医院。诊断：陈旧性C7-C8椎体脱位合并脊髓不全损伤；泌尿系感染；右侧髋臼Bmp1 Ⅰ型骨折术后脱位"头臼畸形"；左侧髋臼Bmp3 型骨折术后脱位"头臼畸形"。体检：精神萎靡，体温38.7℃，消瘦，卧床，失去自控坐起能力。双侧屈髋45°，呈内收10°~15°畸形状态。双膝关节僵硬，屈曲挛缩于5°~10°位。双侧下肢肌张力高，双侧膝腱反射亢进，双踝、趾关节背伸障碍。将近一年的夹管留置导尿，尿道口充满脓性分泌物。

患者两次入住长海住院。一次完成了全身炎

症与泌尿系统感染的控制，灌流膀胱，拔出导尿管，采用朱氏排尿反射训练法，经历了排尿困难、排尿失控，最后恢复正常排尿。二次完成了陈旧性C7-C8椎体脱位合并脊髓不全损伤的手术治疗，术后双下肢症状日渐改善。叮嘱患者门诊复查、科学训练、争取为双髋置换，创造软组织的动力条件。

笔者3年前电话追询，偶然接通，患者说：已经关节置换，因为工作忙，不来复查了。

遗憾！患者5年多，一直未来门诊复查。

（1）受伤影像资料：患者2006-01-01于高处坠落。2006-01-19，骨盆前后位平片。间隔区间达半月之多，方得获片，因难获详细救治资料，故推测患者伤情比较复杂（图13-20）。

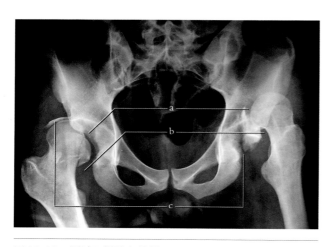

图13-20　同时双侧髋臼骨折

右侧髋臼R= Bmp1 Ⅰ型骨折；左侧髋臼Bmp3型骨折。

比较双侧骶髂部、髂翼、耻骨联合部，均呈对称解剖形态。比较双侧髂耻线、髂坐线的解剖连续性，呈完整无损。比较双侧臼顶线，右侧清晰；左侧与脱位的股骨头重叠，不清楚。比较双侧股骨头的位置，均呈脱位状态。但根据仅有唯一的此片可以排除骨盆骨折和髋臼的前、后柱线的骨折。

右侧髋臼R= Bmp1 Ⅰ型骨折：a. 显示在"Y"形软骨后叉骨骺融合线附近，其髋臼后缘线失去解剖形态。此处也就是髋臼中柱后壁和髋臼后壁的骨骺融合部位。观察将箭头以下的唇缘，呈缺损状态，但疑似有压缩的影像学特征。b. 显示股骨头内侧骨折，并已下移，脱离股骨头的轮廓。c. 显示骨折块，观察髋臼损伤的后缘线，此骨块来自髋臼中柱后壁和髋臼后柱后壁。同时可见股骨头明显后上脱位。

左侧髋臼R= Bmp3型骨折：a. 显示臼顶线较比右侧变形，同时可见粉碎的骨折块影像，出现于变形的臼顶线之上。同时股骨头明显的后上脱位。b. 显示髋臼中柱后壁与髋臼后柱后壁翻转位的骨折块。c. 显示中柱后部和后柱压缩性骨折

（2）髋臼骨折R= Bmp1 Ⅰ型，L= Bmp3型术后30天（图13-21）。

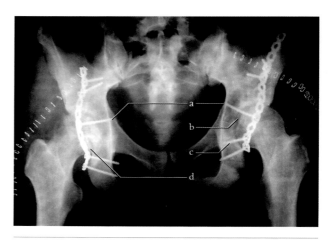

图13-21　系右侧髋臼R= Bmp1 Ⅰ型骨折和左侧髋臼Bmp3型骨折切开复位内固定术后30天

骨盆前后位片整体印象：达到了双髋关节的同心髋状态；双侧臼顶线对称；双侧脱位得到回归正常位置。a. 显示左右侧的固定螺丝钉位于髋臼后缘线的部位进入，螺丝体贯穿后柱内。这里提出两个问题：第一，钢板孔径与螺钉直径之间的自由度能使其与臼壁贴附并寻觅到良好的固定力点吗？若能贴附，螺钉长度能否贯穿到后柱呢？第二，中柱后壁与后壁唇缘的厚度一般在 2 mm左右，但螺钉的直径在3.5 mm，如何固定壁之唇缘？推测左右侧的钢板置放不是与臼壁贴附，而是与臼壁之间呈斜立状态，达到利用钢板的边稳住骨折块的目的。值得注意的是，在该部的螺钉钢板处理应特别谨慎，避免误入关节腔。再观察两枚螺钉以上的臼壁部位，正是髋臼中柱（臼顶）后壁（m）位置。此处的解剖特点更为复杂，因为此处骨折固定难度大。该图像未能显示存在固定痕迹，间接提示了该区域的骨折未得到有效的固定，其髋同心圆的稳定性令人担忧。b. 显示股骨头与柱之压缩部位，出现比右侧较清晰的"关节间隙"，是否提示压缩性的骨缺损，是否为有效固定？c. 显示的左侧螺钉，位于坐骨体与对应的月状关节面附近，有误入关节腔的可能。d. 显示右侧的股骨头内侧骨折线，展现正常的股骨头解剖轮廓线。术中是否应用了可吸收螺丝？这与股骨头内侧的骨折块是否稳定关联

（3）髋臼骨折R= Bmp1 Ⅰ型，L= Bmp3型术后11个月。

1）骨盆前后位、双侧髂骨斜位、双侧闭孔斜位片：见图13-22~13-26。

2）骨盆、髋臼、股骨头3D-CT成像资料

3）患者伤后11个月余，胸腰MRI的侧位扫描：见图13-27~13-31。

4）C7、C8椎体脱位合并脊髓不全损伤术后正侧位片：见图13-32~13-33。

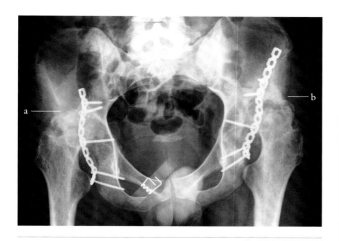

图13-22 右侧髋臼R= Bmp1 I 型骨折和左侧髋臼 Bmp3 型骨折切开复位内固定术后11个月的骨盆前后位片

显示首次术后的双侧髋关节同心关系完全消失，表现为双髋关节脱位，部分髋臼与完全的股骨头轮廓遭到毁形。单从脱位而言，十分类似受伤时的骨盆前后位片。a. 显示右侧髋臼与股骨头的解剖轮廓消失，呈毁形性改变。b. 显示左侧表现为毁形性畸变，股骨头顶部变扁平，轮廓线缺损

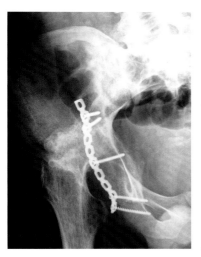

图13-23 右侧髂骨斜位片

显示后上脱位的股骨头髋臼臼顶相重叠，已经分辨不出髋臼与股骨头的解剖轮廓，表现为髋臼-股骨头呈双向毁形

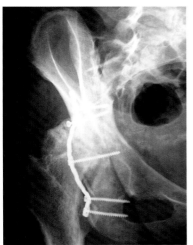

图13-24 右侧闭孔斜位片

下属股骨头头型不完整，外侧2/3臼顶线消失与模糊

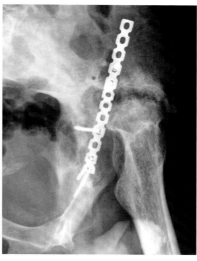

图13-25 左侧髂骨斜位片

显示髋关节后上脱位，股骨头部变形缺损，臼顶变形缺损。在该对应处似"假关节"形成

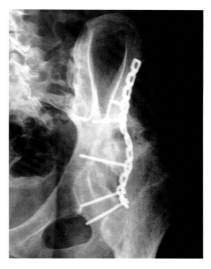

图13-26 左侧闭孔斜位片

分别显示髋关节后上脱位和髋臼-股骨头呈毁损性改变

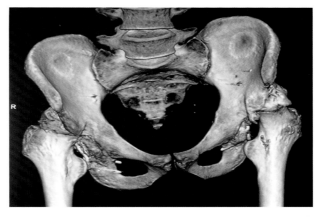

图13-27 术后11个月余，骨盆3D-CT前视成像图

显示双侧髋关节后上脱位，左侧明显于右侧；显示双侧股骨头变形

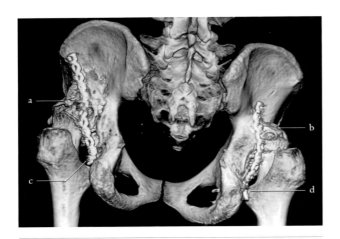

图13-28 系骨盆3D-CT后视成像图

a. 显示左侧髋臼中柱后壁(臼顶后壁——传统称为髋臼后上壁)骨折区域的畸形改变；更明确显示该区域骨折的固定，没有获取钢板的任何帮助。b. 显示了右侧所存在的同样问题。c. 显示左侧钢板的置放固定位置。重点观察箭头所指的螺钉进入位置，系在坐骨体对应的髋臼月状关节面与坐骨上缘之间(附近)的前1/2部。因为该间距约在8~14 mm以及钢板的局限性，如此植入螺钉，有可能损伤其对应的关节面。d. 显示了右侧出现的同样问题

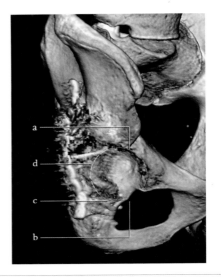

图13-29 右侧髋臼3D-CT直面观成像图

a. 所示的虚线圆为髋臼同心圆正常解剖位置。b. 显示髋臼切迹。c. 显示钢板固定的一枚螺钉，涉及关节腔，钉体位于坐骨体所对应的关节面。d. 显示在钢板中部的一枚螺钉，进入关节腔，钉体位于髋臼臼顶部。整体观察钢板的位置与同心圆的关系，提示了"Y"形软骨后叉骨骺融合部的骨折，即髋臼中柱(臼顶)后壁和后柱壁的骨折，并非是简单骨折；钢板由于局限性在该处无法发挥作用，这仍是个需要探讨的课题

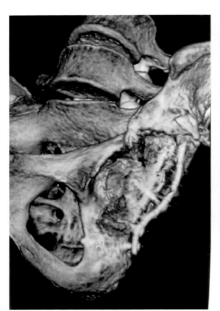

图13-30 左侧髋臼成像图

建议读者应用自己的智慧，加以解读

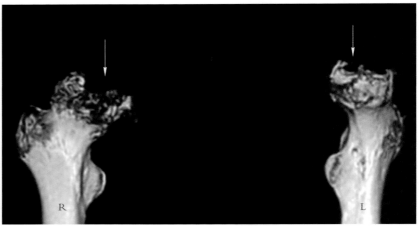

图13-31 采用3D-CT分离成像技术，将双侧位于原位的股骨头分别成像的前视图

右侧(R)股骨头变形与毁损。箭头下属股骨头顶部的骨缺损程度。左侧(L)箭头不但显示股骨头顶部的骨缺损，而且出现2个奇怪的磨损形切迹，可能与螺钉相关

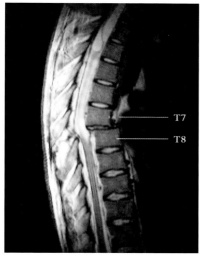

图13-32　胸腰椎体MRI扫描的侧位图
箭头分别显示C7与C8之间的椎体变位，涉及脊髓信号改变。至此，双下肢肌紧张与反射亢进等的出现获得了合理的解释

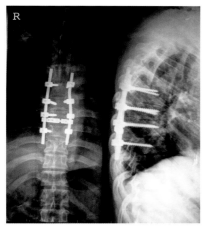

图13-33　在T7-T8脱位合并脊髓不全损伤，切开复位、减压、内固定术后的正侧位片
脱位获得了纠正，脊髓获得减压

2. 本例的若干思考

（1）本例系高处坠落伤，双侧髋臼R= Bmp1 Ⅰ型和L= Bmp3型骨折似乎并不严重。但体检时的双下肢神经症状应考虑到脊椎是否受伤。所以，受伤史、体检和针对性辅助检查、综合性的评估是获取正确诊断的基本原则。

（2）导尿管的留置具有双刃性。本例夹管留置时间长达11个月之多，泌尿系的感染则是必然的。所幸是夹管留置，若非夹管留置，很易形成挛缩性"石样膀胱"，患者的预后则难想象。

（3）加强对髋臼中柱臼顶后壁骨折的认知程度和处理能力。因为它的解剖特点和目前器械的局限性，是极易导致复位内固定的失败——脱位与双向的头臼毁形。

第三节　C类三柱（壁）骨折术后与质量

一、髋臼C2δ型骨折——继发性"头臼双向"毁形与非真臼关节置换

（一）髋臼C2δ型骨折概念

C代表髋臼三柱（壁）变位骨折，即髋臼前、中、后柱（壁）的混合性骨折。2代表髋臼骨折损伤变程度，即粉碎性骨折。δ代表单（双）侧骶髂复合体分离（骨折）；耻骨联合分离（耻骨上、下支变位骨折），导致骨盆前、后环破坏，呈浮动状态，其变位方向多与垂直、横行、斜形、旋转等相交错。

（二）受伤机制与临床特点

在成年人的髋臼C2δ型骨折，多系高能量损伤。能量的冲击力与受力的主要区域是股骨头与髋臼中（臼顶）柱壁和前、后柱（壁），导致了伤侧半骨盆的浮动，即破坏了骨盆骶髂复合体与耻骨联合部。

髋臼C2δ型骨折后环的破坏有时集中在骶髂关节，有时偏于骶骨骨折或偏于髂骨侧骨折。同样，骨盆前环的破坏，有时集中在耻骨联合的分离，有时表现在耻骨上、下支的双骨折。无论哪种都是显示伤侧的骨盆与髋臼，均处于浮动状态。骶髂起始部的髂耻线近端骨折，在多种髂耻隆起部的近端，常合并前柱弓状线的变位骨折；与之对应的后柱，骨折部位多在坐骨大切迹的下部。这类骨折的远端部分，常常向骨盆内上侧变位。由于这些特点，应警惕是否存在消化与泌尿生殖系统的损伤。

（三）讨论

髋臼C2δ型骨折所表现的临床意义，难以在此前的髋臼骨折分类型中达到比较完整的表达。

临床而言，若没有合并重要的脏器伤，在黄金时间获得手术治疗和复位固定，并非十分困难。

（四）典型病例

1. 病例介绍　某先生36岁，2001-04-07发生车祸，当地医院诊断左髋复杂性髋臼骨折（图13-34），于2001-04-15切开复位内固定术；2002-12-13，患者入院，取出螺钉一枚（图13-35~13-38）。第三次入院是2003-02-17，实施关节置换（图13-

39）。复习这三次手术经历,是为了避免再次陷入类似的"误区",具有重要的借鉴与"指导"意义。

整体印象:髋臼中柱(壁)和坐骨部处于浮动状态。提示:术中须纠正这两处浮动区,否则难以达到解剖复位。

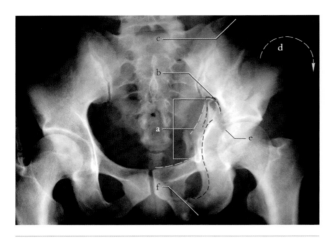

图13-34 髋臼C2δ型骨折,伤日骨盆前后位片
a. 显示髂耻线为多处中断与变位,尤其在臼弓段:近端位于髂耻隆起部近端,远端位于髂耻隆起部远端。髋臼前柱的力线(弓状线)呈粉碎状,髂耻隆起部所对应的部分向内侧漂浮。b. 显示的髂坐线呈中断与变位,尤其在髂骨段与髋臼段:粉碎骨折部位在髋臼后柱力线的近端,即坐骨大切迹的下端。c. 显示骶髂关节的髂骨侧骨折,轻度上移变位。d. 箭头显示大部髂骨连同髋臼中柱的粉碎骨折,向外下侧翻转。e. 显示髂耻线、髂坐线与髂耻隆起部近端的粉碎骨折,并将臼顶(臼顶线)中断与分离;同时可见整个坐骨部向盆腔内上侧移位,其髂坐线远端骨折的断端,变位到骶髂关节的下方。f. 显示耻骨下支骨折与变位

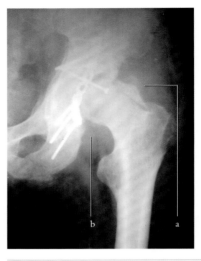

图13-36 2001-12-13二次入院,即术后8个月余,取出唇缘部的一枚螺丝。该术后月余复查拍片
可见位于髋臼后缘线上部的一枚螺钉已经取出。思考,取出的目的和意义是什么? 笔者未知。a. 显示在股骨头外上方有一骨块。这骨块来自何方,仅凭此片难以断定。但至少提示了粉碎骨折块的固定没有达到有效的稳定性。b. 显示股骨头出现髋后上脱位。提示:髋臼后柱壁出现不稳定。这种不稳定,假设两种理由,一是髋臼后唇缘线粉碎。但观察术前片,其后唇缘线,大部分完整,难以解释这种"不稳定"的理由。二是髂股-坐股韧带的破坏。但术前片看到的是髂耻线的粉碎与坐骨部的变位是向盆内移位,股骨头非后上脱位,难用韧带的破损来解释

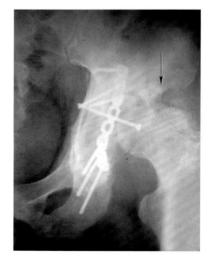

图13-37 取出一枚螺钉后3个月复查片
箭头显示失去解剖轮廓的臼顶外侧与脱位畸形的股骨头之间形成"假关节"对应关系

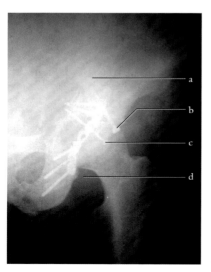

图13-35 术后5天床边摄片,质量欠佳
a. 显示骶髂关节起始部的弧线与髂耻线、髂坐线呈现非解剖性连接,其骨折远端仍然向内侧变位,约1.5 cm。这种变位是属于弓状线? 还是方区? 因图像模糊,难以判别。b. 显示位于后壁唇缘线的一枚螺钉。c. 显示位于下方的另一枚螺钉。我们前述提及过在后壁唇缘线植入螺钉的弊端:唇缘的厚度不及螺钉直径;容易误入关节;钢板、螺钉与壁的不匹配性,这些因素与骨折特征相结合,往往与手术目的背道而驰。d. 提示髋臼与股骨头对应情况。虽然摄片质量不良,但属于基本解剖状态

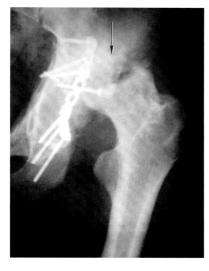

图13-38　取出一枚螺钉后12个月复查片

箭头显示畸形的髋臼外侧已将股骨头磨损过半

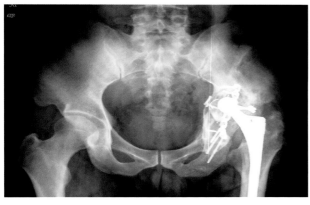

图13-39　左髋关节（2003-02-17）置换术后4年2个月余，因左髋关节功能显著障碍与疼痛，上海就诊，骨盆前后位片

比较双侧髋关节，出现太多的不对称：不但不在真臼位置，而且出现显著的畸形状态

最值得警惕的是：观察钢板的置放位置，对比术前、术后摄片，固定没有涉及髋臼中柱的骨折。

2. 本例相关思考

（1）入路：髋臼前柱（髂耻线所示的弓状线）多次断裂变位，提示取髋臼前入路。髋臼后柱骨折+坐骨部的旋转，提示取髋臼后入路。髋臼臼顶部分骨折，因为与髂翼浮动偏上外下变位，一般情况下取髋臼前、后入路，均可兼顾其的复位与固定。本例仅仅取后入路，试图兼顾上述所有变位骨折，恐难达到同心圆水平。术后片中间接提示前柱（后柱）向内的偏位，导致同心圆的不完整。换言之，本例可能后柱壁的内移导致后柱壁的"骨缺损"，形成不稳定因素，为股骨头后上脱位创造了条件。但髋臼后唇缘

线尚可看到，推测：后柱壁可能存在粉碎性骨折，粉碎骨折块之间的缝隙大于10 mm。不然，无法解释内移与后唇缘之间的非正常的关系。

（2）螺钉：螺钉的直径大于后唇缘的厚度；钢板的局限性与置放位置解剖形态的兼容性很小。这些特点把握不准确后一旦失误，螺钉容易误入关节腔。为什么只取出了一枚螺钉？推测与之相关。

（3）固定：研究术前、术后摄片；思考钢板的置放位置；对比畸形的髋臼与股骨头，获得结论：髋臼中柱的骨折部分没有得到固定，这是失败的重要原因。

（4）假关节：股骨头外后上方脱位；髋臼中柱（臼顶）部骨折不稳所致的外移畸形构成假关节，因髂前下棘的臼顶外侧非常坚实，当作用于对受损的股骨头，在有限的伸曲活动中发生了"锥样"磨损效应。

（5）关节置换：髋关节置换是治疗髋臼骨折内固定失败的十分有效的治疗方法。但这种关节置换与股骨颈骨折相比的关节置换有着本质的区别。就本例而言：① 瘢痕与挛缩：此前的手术创伤所形成的瘢痕，肢体上移所致的关节周围组织的挛缩。② 对称性骨性真臼与畸形髋臼骨缺损：如何在解剖位置上建立一个对称的、骨性的髋臼，一直是提高关节置换质量的关键要素。显然，本例的畸形的髋臼存在显著的骨缺损。分析关节置换片，术者忽略了这一要素，没有建立骨性真臼，失去了取得关节置换质量的重要内容。

（6）关节翻修：患者就诊要求改善功能，笔者建议应用3D打印技术，制作人工髋臼框架，架内填充自体髂骨颗粒。作为种子，以此创建对称性的真臼条件。但患者因经济原因放弃。

（7）认知能力：创伤医师不但要提高对髋臼骨折的认知能力，而且要同时具备对关节置换的认知能力。这是创伤领域中严峻的挑战。

二、髋臼C2 α型骨折术后感染与关节置换——假体周围感染与旷置的思考

（一）C2 α型概念

C代表髋臼三柱壁，即前、中、后柱壁混合性骨

折。2代表骨折损伤变数程度,即粉碎性骨折。α系同侧(对侧)骶髂复合体分离(骨折),水平方向移位;有(无)耻骨上(下)支变位骨折。

(二)典型病例分析

1. 病例介绍　某先生46岁,2006-07-15发生车祸。当地诊断:创伤性失血性休克;右髋臼复杂性骨折;右股骨下段粉碎骨折;左胫骨近端粉碎骨折(图13-40~13-45)。

伤后第2天,手术治疗右股骨下段粉碎骨折和左胫骨近端粉碎骨折。

2006-08-06,即伤后23天,右髋臼骨折切开复位内固定(图13-46)。

2006-12-15,即术后4个月,深部感染。取出内固定物,清创,抗感染,月余而愈。

2009-10-19,就诊上海,诊断:右髋关节畸形脱位;右髋人工关节置换术。

2011-05-05,诊断:右髋关节置换术后假体周围感染。取出假体,清创术,植入混入万古霉素骨水泥临时占位头柄,抗感染3个月失败。

2011-08-29,实施清创+旷置术,伤口愈合。

(1)受伤影像资料

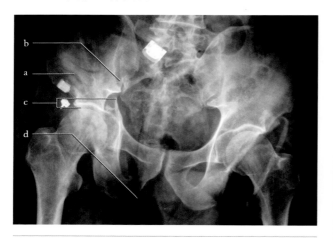

图13-40　髋臼C2 α型骨折,骨盆前后位片
a.显示髋臼中柱(臼顶)骨折。b.显示骶髂关节呈水平位开书样分离。c.显示髂耻线和髂坐线的髂弓段与髂骨段的骨折,弓状线起始部的同水平位变位性骨折:髋臼前柱骨折部位在髂耻隆起部的,即弓状线后1/3段的;髋臼后柱骨折部位在坐骨大切迹前下方。观察髂耻隆起部骨折的远端,向内上侧变位,其远端的骨折尖峰端指向骶髂关节的下端。d.显示耻骨下支骨折。e.显示臼顶线轻度变形,提示臼顶部,尤其是臼顶后柱壁的骨折。但在此片没有显示显著的骨折变位,需要CT扫描

整体印象:右侧髂骨因骶髂关节分离,髂耻线和髂坐线在同一水平的中断变位而浮动。坐骨部因耻骨上支尚未骨折,尽管变位,但尚未形成旋转与浮动。

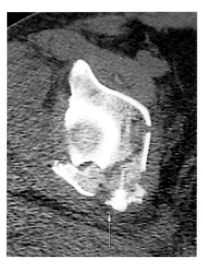

图13-41　伤后第10天,行伤侧髋关节CT扫描
该图为髋臼中柱(臼顶)后壁与髋臼后柱壁交界的位置,箭头显示粉碎骨折

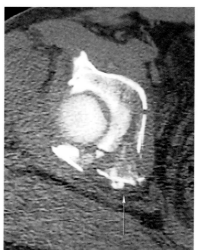

图13-42　头臼对应之上1/3部分
箭头显示髋臼中柱(臼顶)后壁粉碎骨折

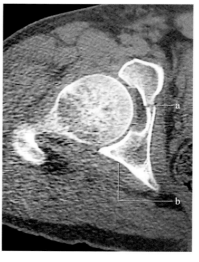

图13-43　髋关节头臼对应之髋臼后柱壁
a.显示方区处骨折。b.显示髋臼后柱壁的层面,完整无损

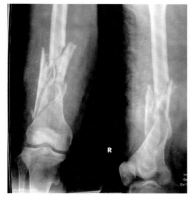

图13-44 右侧股骨中下段粉碎骨折

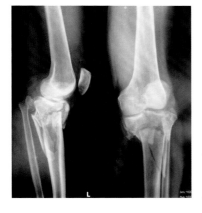

图13-45 左胫骨近端与胫骨平台骨折

（2）切开复位钢板术后影像资料：2006-08-06，即伤后23天，经髋K-L入路切开复位钢板内固定术。

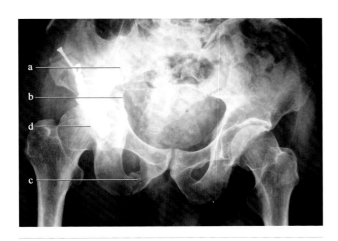

图13-46 术后1周，骨盆前后位片

a. 显示右骶髂关节分离，未获固定。b. 显示髂耻线、髂坐线中断与变位处的骨折基本同术前，没有得到纠正。c. 显示耻骨下支骨折。d. 显示髋臼"后唇缘线"位置为钢板所替代。观察坐骨与耻骨部的内上移位的距离，约在2 cm，也就是说，真正的后壁唇缘线也向内上移位2 cm，所以钢板所处的位置与下端螺钉的进入方向，是否正确值得思考

（3）切开复位钢板内固定术后感染，取出钢板术后的影像资料见图13-47~13-49。

2006-12-15，即右髋臼骨折内固定术后第4个月，因术后髋关节感染取出内固定物，清创抗感染治疗。

2009-10-19，即钢板清创术后1年10个月余，门诊复查挂双拐。主诉：清创术后一个月伤口愈合，未再发炎。

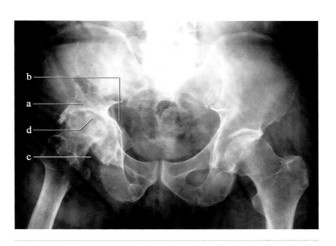

图13-47 取出钢板清创术后1年10个月余，骨盆前后位片

a. 显示髋臼中柱（臼顶）区域经历骨折、复位固定、感染与清创术后的改变；臼顶失去解剖形态出现畸形；骨密度增高尚均匀，意味着感染获得了控制。b. 显示畸形愈合的髂耻线、髂坐线。c. 显示扩大与畸形的髋臼。观察坐骨部分，右侧闭孔几乎关闭，出现向内前旋转性畸形愈合。d. 显示股骨头向后脱位，其股骨头失去解剖轮廓。观察臼顶，出现部分骨性缺损和畸形的臼顶线；头臼之间出现畸形变位、关节间隙为创伤性、感染后的病理影像特点

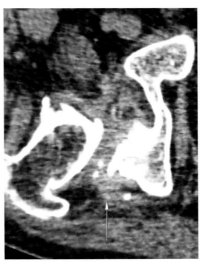

图13-48 2D-CT髋臼后柱壁横断面扫描

箭头显示因感染与股骨头的非生理性对应，所形成的残缺状态

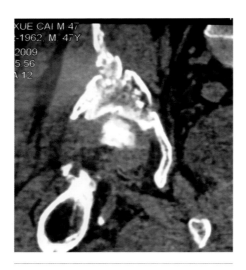

图13-49 部分的畸形股骨头与大部分的畸形髋臼之冠状面扫描

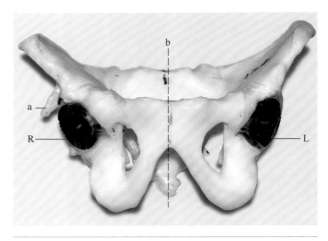

图13-50 仿真骨盆前视图

R是右侧髋臼，显示髋臼假体试模模型。L是左侧健侧髋臼，显示模型。R与L的模型，以健侧L为准，将双侧模型固定在真臼的对称位置。a.右侧髋臼臼顶后侧畸形骨赘。b.正中线

（4）治疗与对策

1）关节置换术：患者男性壮年，关节置换能显著提高生活质量。髋关节感染治愈后1年10个月，全身与局部未见炎症特征，也为关节置换创造了条件。

关节置换的具体技术问题：术中如何了解真臼位置？如何填补骨缺损？填补的材料性质及来源？杯帽如何稳定于重建的"真臼"位置？围手术期如何预防感染等问题。

2）髋关节融合术：患者曾患髋关节感染；头臼双方均已畸形与脱位；相对简单的髋关节融合术具有讨论价值。从生活质量而言不及关节置换术。

3）对症处理：维持现状，双拐协助步行。但对一壮年男性者而言，则难接受。

（5）患者选择关节置换术

1）术前了解骨缺损程度与真臼位置：2009-10-23采取患者骨盆数据，利用头臼分离技术，制作骨盆、髋臼仿真模型，了解真臼的位置与骨缺损程度，为关节置换术并创建对称性髋臼奠定基础（图13-50~13-52）。

2）关节置换术主要术中图解（图13-53~13-57）：2009-10-29在全麻下经原K-L入路股骨转子后半截骨，显露畸形髋臼，清理与植骨，完成真臼重建与髋关节置换。

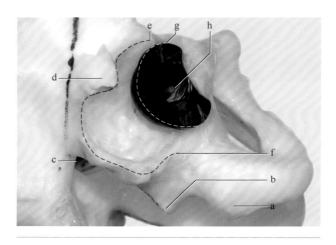

图13-51 右侧真臼模型位置与畸形髋臼之间的骨缺损关系的仿真图

a.显示坐骨结节位置。b.显示坐骨棘。c.显示坐骨大切迹。d.显示畸形骨赘。e.显示的不规则虚线系畸形的髋臼边缘，箭头所指处系髋臼前壁切迹。f.所指处系坐骨体上缘的畸形边缘。g.显示的弧形虚线系真臼模型的真正髋臼边缘位置。h.显示真臼模型所在的真正位置。观察e、f所示的不规则虚线与g所示的真臼边缘虚线，则显著表明了骨缺损的严重程度。此为术中如何修补骨缺损提供了形态上的指路标

（6）关节置换术后

1）关节置换术后第3天

2）关节置换术后1年5个月复查：主诉双拐行走，右髋窦道1年，间断溢出脓性分泌物。诊断：关节置换术后假体周围感染（图13-58~13-60）。

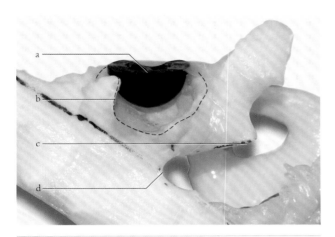

图 13-52　从另一角度观察真臼模型与骨缺损的关系

a. 显示真臼模型的解剖位置。b. 显示的不规则虚线系畸形髋臼的边缘。c. 显示坐骨棘。d. 显示坐骨大切迹。观察真臼模型底部与畸形髋臼缘之不规则虚线，则可窥视骨缺损程度

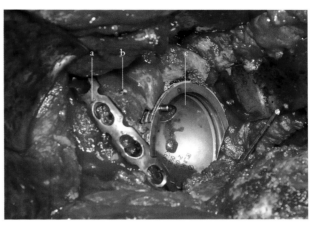

图 13-55　完成真臼重建

a. 显示髋臼后柱壁的骨缺损的植骨重建与钢板固定。在填充髋臼窝时，因自体骨量不足，采用了同种异体骨。b. 显示应用坚实的自体骨块，重建髋臼中柱（臼顶）后壁。c. 显示已经植入髋臼假体杯帽，处于解剖性真臼对称位置

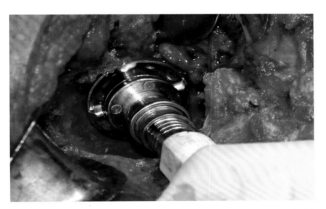

图 13-53　应用髋臼锉彻底清除畸形髋臼内的瘢痕组织与不规则残骨

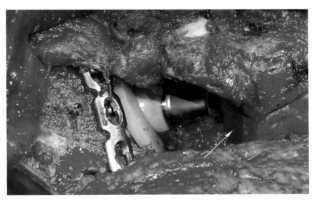

图 13-56　已完成髋关节置换术

箭头显示股骨转子后半截骨，此为显露臼顶后壁的重建，起了显露方面的重要作用

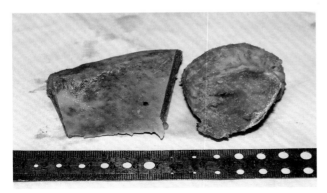

图 13-54　取出的自体髂骨与截下的畸形股骨头，准备用于骨缺损区域，重建真臼

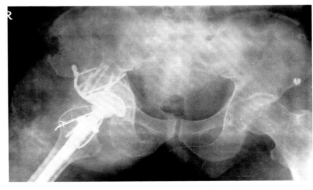

图 13-57　关节置换术后第3天，骨盆前后位摄片

两侧真臼位置对称，达到了关节置换的目的。术后引流4天，少于 40 ml 时拔管

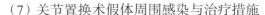

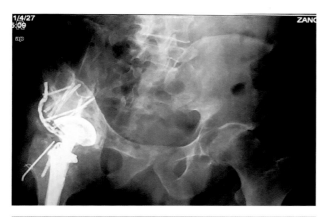

图 13-58 关节置换术后1年5个月，骨盆前后位片
整个右髋骨质密度增高，尤其在假体周围的骨松质部，呈现感染特征。假体的位置基本没有变化

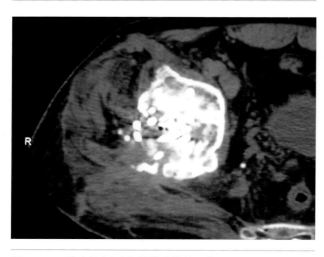

图 13-59 髋中柱（臼顶）处松质横断面截图
图显示杂乱：内置的钉体、死骨块、感染的骨松质

（7）关节置换术假体周围感染与治疗措施

1）首次清创术与万古霉素骨水泥隔离器（图 13-61~13-64）：2011-05-05，即关节置换术后1年5个月5天，取出假体，清创，植入混入万古霉素的骨水泥临时占位性头柄，准备日后再次关节置换，为维持肢体的相对长度奠定基础。清创术后连续全身抗感染5周与局部灌流2个月余，仍然吸出脓性分泌物。结论：首次清创失败。

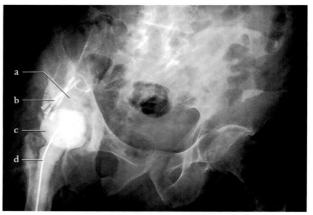

图 13-61 系首次清创术后2个月20天，骨盆前后位片
a. 显示髋臼中柱（臼顶）上缘部，骨密度增高，提示松质骨的感染仍没有得到控制。b. 显示尚有4枚螺钉没有取出，系清创时见其周围没有明显的感染，为保留臼顶后壁的稳定性，给予保留。c. 显示万古霉素骨水泥隔离器，离临占位。d. 显示灌流置管投影

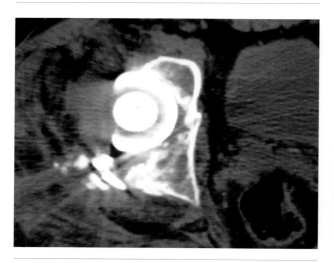

图 13-60 假体与重建真臼之间的横断面扫描
可见假体与真臼的吻合性尚好，其松质骨的感染征象并非特别显著

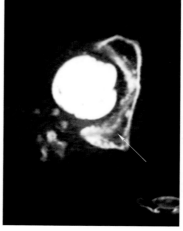

图 13-62 万古霉素骨水泥占位隔离器头部与髋臼对应的横断面CT扫描
箭头显示髋臼后柱壁松质骨感染征象

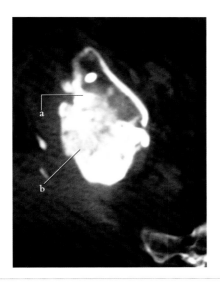

图 13-63　髋臼中柱（臼顶）上方骨松质
a. 显示固定臼顶后壁骨块的螺钉。b. 显示整个臼顶上方的骨松质之感染的影像学特征：骨质密度不均，凌乱、模糊、密度增高

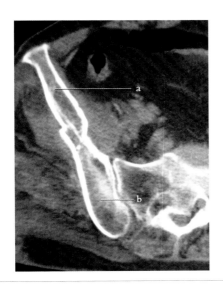

图 13-64　右侧髂骨
a. 显示髂前上棘部位，其骨松质尚未感染征象。b. 显示骶髂关节髂骨处，尚未出现骨感染征象

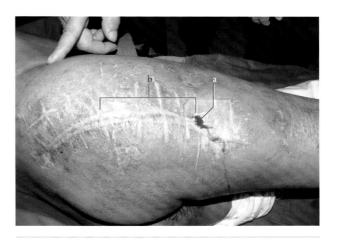

图 13-65　二次清创前右髋局部情况
a. 显示窦道口，VSD 吸引仍有脓性分泌物。b. 显示窦道长度，与临时占位器相通

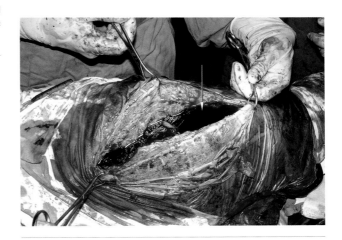

图 13-66　取出临时占位器相通与 4 枚螺钉及清除炎性肉芽组织，感染骨松质、部分皮质骨后，应用碘伏浸泡伤口长达 5 min

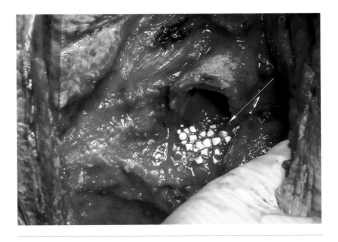

图 13-67　将万古霉素混入 Wright 人工骨，制成颗粒状，植入清创后的股骨近端髓腔

　　2）二次清创与旷置术：2011-08-29，即首次清创术后 3.5 个月余，行二次清创术（图 13-65～13-68）。

　　3）旷置术后相关资料（图 13-69～13-70）：抗生素应用情况：注射用盐酸万古霉素每 12 小时 1 g，静脉滴注；利福平每日 600 mg，口服；左氧氟沙星每日 500 mg，口服，持续 4 周。

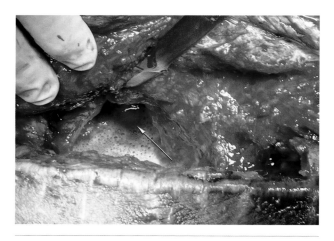

图13-68 臼顶上方刮除感染的松质骨：前至髂前下棘之上，后至髂窝前，上至髂结节下方，保留大部皮质，形成空洞，其范围与术前CT影像相符
箭头显示植入含万古霉素的人工骨颗粒

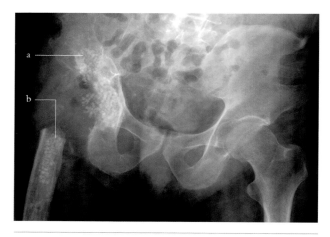

图13-69 系清创旷置术后第6天，骨盆前后位摄片
a. 显示可吸收并释放万古霉素的人工骨颗粒，位于髋臼中柱（臼顶）方向的空洞内。b. 显示可吸收并释放万古霉素的人工骨颗粒置于股骨骨髓腔内

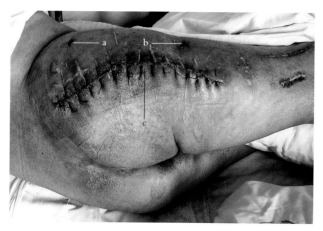

4）随访：截至2013-12-25电话随访，旷置术后2年余，感染未再复发。是否再次行关节置换尚未考虑。

2. 本例反思与讨论

（1）反思新鲜C2α型骨折的手术治疗：本例为右髋C2α型骨折：一是切开复位钢板内固定术，术前与术后的影像显示基本相同，没有得到改善，失去了手术本身的价值。此点应检讨术者的基本技能，有待提高。二是术后4个月因髋关节感染而取出内固定物。此点应检讨的因素太多，但无菌观念与预防感染仍是个主要问题。

（2）反思重建真臼、关节置换术与假体周围感染：创建真臼是在感染控制的基础上进行的。在植入物方面，无论是自体骨还是同种异体骨，都是死骨；尽管钢板螺钉与关节假体都是生物材料，但都是外源性异物。在术时与显露方面，伤口的大小、时间的长度，与感染具有一定的相关性。

本例术后合并关节置换术假体周围感染。首次清创没有把4枚螺钉取出，试图维持臼顶后柱壁，尽管没有发现炎性肉芽组织，但并不意味着没有感染存在。术后历经3个月，VSD仍能吸出脓性分泌物可能与之相关。二次髋清创旷置术在应用髋臼锉清除感染的骨组织后，应用颈前路小弯头刮匙，探及髋臼臼顶上方，将稀松感染的骨松质彻底清除。这一现象提示了笔者在第一次清创未能彻底。

以本例重建骨性真臼和置换目的而言，材料涉及自体骨、人工骨、钢板螺丝钉、不锈钢针、人工假体。虽然这些材料都是生物材料，但在大量的自体骨和人工骨未获得血运转变活骨之前，均与钢板螺丝钉、不锈钢针和人工假体无异。换言之，材料越多的集中，带来的问题也就越多，如何预防与控制感染，则上升为重要的课题。

图13-70 系术后15天，患者主动向左侧翻身，显露臀部伤口愈合情况：局部无红肿现象，缝线处干燥无分泌物
a. 引流开口经肌肉置管于股骨近端方向；引流管于术后第4天拔除。b. 显示另一引流口经肌肉置管于臼顶上方；引流管于术后第4天拔除。c. 显示应用薇乔抗菌缝线缝合

（3）展望：应用3D打印技术兼容相关材料，高度个性化，制成髋臼，克服畸形骨缺损和固定问题，已经成为可能。它将是治疗髋臼骨折内固定失败病例简单而有效的途径。

三、髋臼C2δ型骨折术后失效——"假关节"与股骨头内结构质量

（一）C2δ型概念

C代表髋臼三柱（壁）变位骨折，即髋臼前、中、后柱（壁）的混合性骨折。2代表髋臼骨折损伤变数程度，即粉碎性骨折。δ代表单（双）侧骶髂复合体分离（骨折）；耻骨联合分离（耻骨上、下支变位）骨折，导致骨盆前、后环破坏，呈浮动状态，其变位方向多与垂直、横行、斜形、旋转等相交错。

（二）受伤机制与临床特点

髋臼C2δ型髋臼骨折系暴力性冲击，瞬间方向变数较多。临床救治往往因δ损伤变数程度而定。若δ损伤变数不严重（指合并伤），应首选髋臼前、后联合入路。若δ损伤变数严重（大出血或消化与泌尿系的损伤），且处理恰当并恢复有效循环，建议多科联手，同时解决上述问题。

值得注意的是，影像学上的δ损伤变数，若表现比较轻，则它其实并不代表临床体检的实际情况。

（三）典型病例分析

1. 病例介绍　患者女性，39岁，2005-12-24发生车祸，诊断：左侧骶髂关节分离；左侧复杂性髋臼骨折，于2006-01-02，即伤后第8天取前入路行复杂性髋臼骨折复位钢板内固定术。

2007-03-20因髋部疼痛、关节功能障碍赴上海长海就诊，慕名要求二次重建术，以避免关节置换。诊断：髋臼C2δ型骨折钢板内固定术后合并头臼畸形。

（1）影像资料

1）伤后影像资料：见图13-71~13-73。

如上读片，左半骨盆、髂骨、坐骨和髂耻隆起均处于浮动性的不稳定状态。

2）钢板内固定术后资料：见图13-74~13-77。

3）钢板术后髋臼仿真模型：见图13-78~13-83。

标示此线的临床意义在于：如果实施髋臼翻

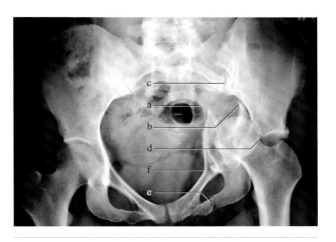

图13-71　髋臼C2δ型骨折，伤日骨盆前后位片
a. 显示髂耻线中断与显著变位，骨折位于髂耻隆起部近端的髂弓段与臼弓段之间，其远端向盆腔内显著移位，接近骶骨孔水平位；股骨头呈现类似中心性脱位，离开臼顶对应部。b. 显示髂坐线的髂骨段和髋臼段的粉碎、变位的骨折块。c. 显示骶髂关节的开书样轻度分离。d. 显示臼顶线中断，骨折部位在弓状线的臼弓段。e. 显示耻骨下支的骨折。f. 显示位于髂耻隆起部与耻骨上支的结合部（臼弓段与耻弓段之间）呈"青枝"样骨折。但这种变化已经使弓状线变形，间接影响到骨折的准确复位

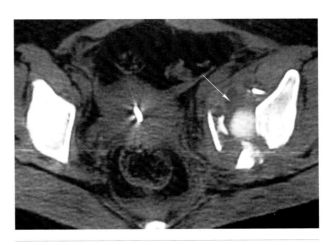

图13-72　伤后3天，髋关节2D-CT位于接近股骨头顶部的横断面扫描
箭头显示股骨头顶端的周围呈粉碎骨折状态。这种图像提示：一是涉及部分臼顶；二是股骨头脱位后其周围粉碎性骨折

修，达到头臼对应性解剖重建，必须熟悉正常的解剖和分析这些畸形与变位，才能实现对称性的髋关节位置的重建。因为真臼窝必须调整到与健侧的对称性位置，否则会失去双髋的平衡状态，导致关节置换质量的丢失。

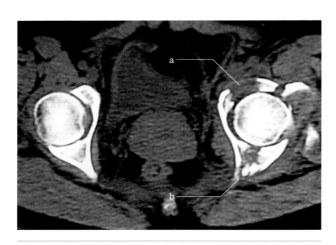

图 13-73 观察股骨头与髋臼对应，表现最大接触面积的横断面扫描

a. 显示髋臼前柱壁的粉碎性骨折。b. 显示髋臼后柱壁的粉碎性骨折，显见股骨头与髋臼失去了稳定性的对应关系

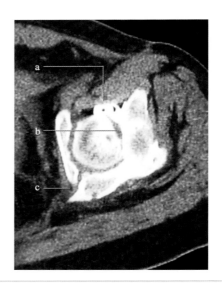

图 13-75 2D-CT髋关节一层面的横断扫描

a. 显示钢板与股骨头"接吻"。b. 显示股骨头靠外侧的骨性缺损图像。术前片并未见到股骨头的缺损，这种骨缺损的原因是什么？从图像分析难解起源。c. 显示髋臼后柱与方区部的骨折

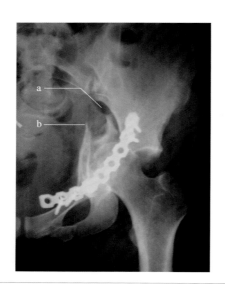

图 13-74 髋臼C2δ型骨折，切开复位钢板内固定术后第18天，左半骨盆前后位摄片

整体图像与术前的变位程度相仿，骨折的移位没有得到纠正；股骨头与髋臼呈非解剖对应的脱位状态。a. 显示髂耻线、髂坐线的粉碎骨折块仍处于术前变位状态。b. 显示髂耻线、髂坐线的中断的远端，仍处于向骨盆腔显著移位状态。观察钢板的位置，系前路植入，并没有纠正弓状线与髋臼后柱的骨折移位

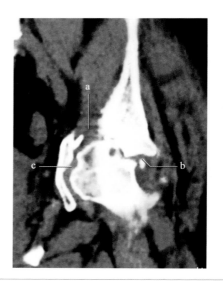

图 13-76 表现股骨头与髋臼最大对应面积的冠状面扫描

a. 显示髋臼前柱位于髂耻隆起部近端骨折，股骨头对应的部分呈分离状态的移位骨折部分，而非关节面。b. 显示髋臼中柱（臼顶）与股骨头外侧呈嵌接对应状态。c. 显示股骨头的内侧有一凹迹，系股骨头圆韧带附着处

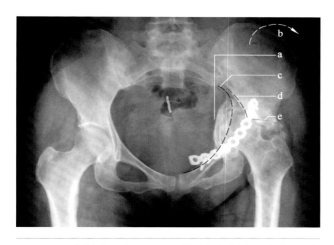

图13-77　左侧髋臼髋臼C2 δ 型骨折，钢板内固定术后3个月23天。主诉：双拐协助走路，关节活动疼痛、受限。拍摄骨盆前后位摄片显示头臼脱位、对应畸形

a. 显示弓状线、髂耻隆起部、方区、坐骨部畸形愈合于术前骨折变位水平。b. 箭头显示髂骨翼向外侧翻转。c. 所标示的弧形虚线系正确的髂耻线位置。d. 所示的弧形虚线系畸形的髂耻线、髂坐线，向外侧翻转。e. 所标示的弧形虚线系继发性、畸形变位的臼顶线。观察臼顶与股骨大转子之间，表现为肢体上移的同时，合并轻度的异位骨化并相接触，趋向支点性的假关节形成

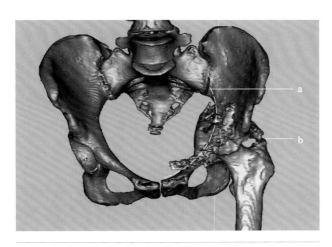

图13-78　钢板术后4个月的骨盆3D-CT前视图

a. 所标示的弧形虚线系正确的髂耻线，根据此线可观察髋臼的内移畸形与髂翼的外移畸形。b. 显示髋臼臼顶外侧的异位骨化与股骨大转子之间已经形成应力支点性的假关节

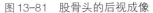

图13-81　股骨头的后视成像

a. 显示大转子顶端的应力性的假关节支点区域。b. 显示股骨头外侧的应力性的假关节支点区域。c. 显示股骨头球面的观察

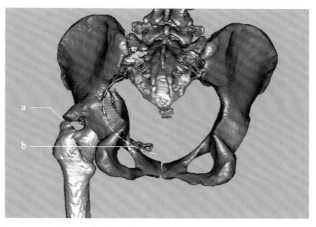

图13-79　骨盆3D-CT后视图

a. 显示应力支点性的假关节。b. 所标示的弧形虚线系正确的髂耻线的骨盆后视图像示意图，可见髋臼后柱壁向骨盆内侧畸形移位程度

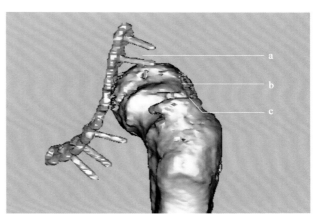

图13-80　钢板与股骨头、股骨转子部的3D-CT外侧观成像图

a. 显示钢板固定的螺钉与股骨头顶部呈零接触。b. 显示股骨头的侧部有一应力性的支点区域，此系髂耻线、髂坐线中断的骨折近端，与之相作用形成的另一假关节。c. 显示位于股骨大转子顶端的、应力性的假关节支点区域

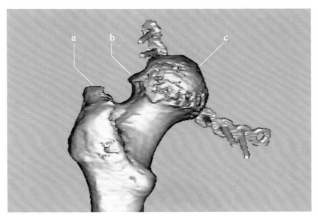

综合上述分析，股骨头基本上是完整的，患者提出：这股骨头是好的，坚决要求翻修，重建解剖性的"头臼对应"关系。我们认为，此二处应力性的支点区域和假关节状态，避免了股骨头的应力性破坏，才使得股骨头幸存于基本完整。但股骨头失去了正常的生理性应力传递，则会发生废用性的骨萎缩，股骨头的内部结构会发生什么样的变化？重建后，这种变化能够承担下移后的正常应力吗？

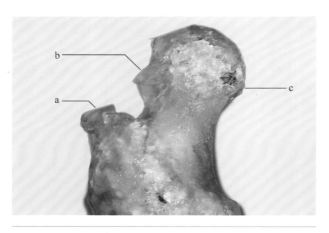

图 13-82 应用树脂材料 3D 打印技术，复原仿真股骨头
a. 显示股骨大转子顶端的应力支点区域，其仿真的质量密度因应力刺激而致密。b. 显示股骨头外侧部的缺损处应力支点区域，其密度同样显示应力所致的改变。c. 显示股骨头的内侧上方区域，因为没有应力性的刺激，其密度稀疏与骨质破坏程度反映于缺损区域

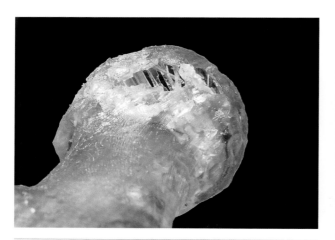

图 13-83 重点观察股骨头非应力刺激区域，透过缺损口可见股骨头的内部仿真所显示的骨质稀疏与骨缺损程度。若将这种股骨头下拉至正常位置，在头臼对应中毫无疑问，股骨头的弹性模量将无法承受在正常位置上的"头臼对应"之应力，必会发生塌陷变形，导致二次重建失败

（2）临床对策

1）首选关节置换：术中纠正畸形，创建骨性真臼，争取达到双髋对称的解剖位置。

2）维持现状＋双拐协助：可避免关节置换术可能发生的并发症。

（3）患者意见：患者接受了全髋人工关节置换术的治疗方案。

（4）关节置换术过程主要图解：2007-04-25，即钢板术后 4 个月 25 天。全麻下取髋外后入路行关节置换（图 13-84~13-97）。

1）显露畸形"髋臼窝"与观察离体股骨头

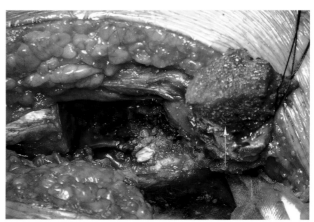

图 13-84 箭头显示股骨转子后半截骨。本例虽然诊断髋臼 C2δ 型骨折，但后期所继发的髋臼中柱（臼顶）柱壁的损伤，形成骨缺损。为显露该处的重建采取股骨转子后半截骨，可以比较容易地达到目的

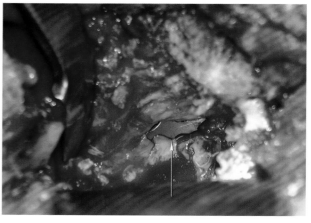

图 13-85 去除股骨头，显露畸形位置的"髋臼窝"箭头显示部分钢板的与"髋臼窝"的接触关系

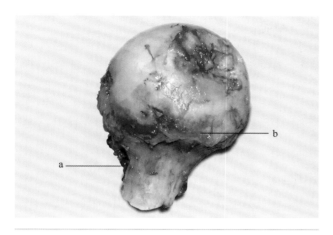

图 13-86　取下的股骨头
a. 显示股骨颈骨距部的骨质比较坚实，可以用来重建因畸形和髋臼内移而导致真正的髋臼后柱壁的缺损部位。b. 显示股骨头内侧上下左右的区域，发现淤血斑片区域；同时见其头部的软骨面显然区别于股骨头的外侧顶部球面，质感松软

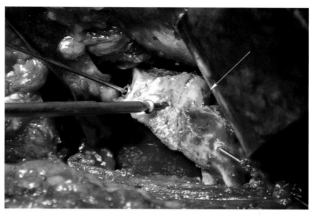

图 13-88　应用股骨头颈的骨质，重建髋臼后柱壁之上部
箭头显示已经将骨质块临时被克氏针固定后，正利用拉力螺丝钉固定骨块的情景

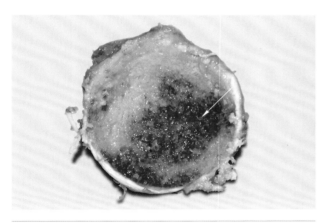

图 13-87　将股骨头呈横断面切开，箭头显示股骨头内松骨颜色的不同改变，其箭头所指处呈松软感

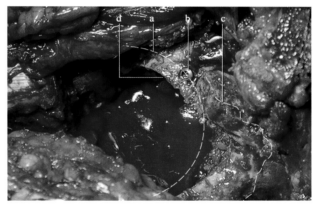

图 13-89　将骨质块固定完毕
a. 所示的弧形虚线系正常髋臼后唇缘线的位置。b. 显示固定骨块的一枚拉力螺钉钉帽。c. 显示髋臼后柱壁下部骨缺损缘与正常髋臼后壁唇缘之间的区域。d. 显示部分重建的后唇缘位置。为什么重建的解剖唇缘处与正常的髋臼后壁唇缘线有距离？笔者的目的在于在假体杯帽外缘之间形成应力变量空间，为假体的稳定性创造条件

2）重建真正髋臼后柱壁的解剖位置。

3）植入髋人工关节假体。

（5）关节置换术后1年4个月随访，见图13-98。

（6）术后6.5年电话随访：病人告知如常人生活与工作，未获网传影像资料。

2. 本例讨论与思考

（1）本例的经历告诉我们，无论何类型的髋臼骨折，术前应充分分析患者因素、骨折特征，并将这一因素与特征和医疗条件及团队的经验相结合，才能作出正确的评估和制定合理的治疗方案。为此，可避免手术价值的错位——杜绝"无效"手术和"继

发性"的损伤。

（2）本例首次术后形成陈旧性的非生理性应力支点。这一特点提示了：尽管股骨头轮廓尚存，但股骨头的内部结构，业已发生质的变化，不宜实施解剖性的"头臼对应"重建。

（3）内固定术后仍然存在髋臼畸形与股骨头毁损，这是关节置换的绝对适应证。如何重建对称性的骨性真臼，本例提供了相关经验。

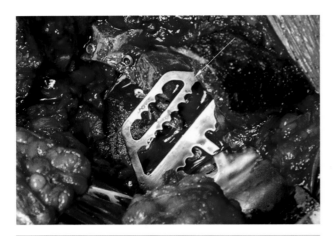

图13-90　应用ATMFS的后柱壁网状记忆固定器
箭头显示业已完成固定框架

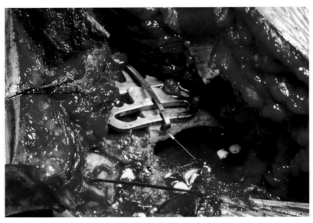

图13-93　应用髋臼后壁导向器锁定器，重建髋臼后柱壁
箭头显示导针锁定骨块的位置；箭头的尾部指示植入的Wright
人工骨和同种异体骨

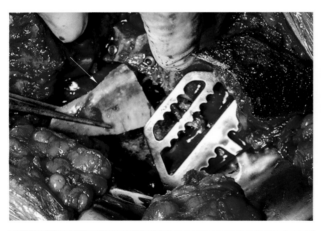

图13-91　正在植入髂骨制成的"解剖型"骨块，重建髋臼缺损
部的后下壁

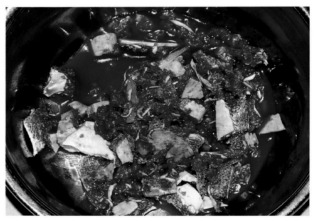

图13-94　将取出的股骨头与部分髂骨制成碎块的情景，目的
在于填充髋臼窝因畸形所致的骨缺损空间，为重建对称性的真
臼位置创造条件

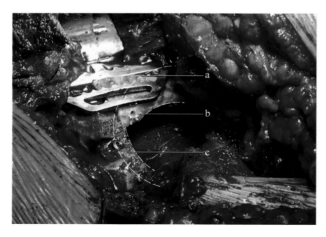

图13-92　初步完成髋臼中、后柱壁的重建
a. 所显示的弧形虚线系正常髋臼后壁唇缘线的位置。b. 所显
示的弧形虚线系初步完成重建后柱壁的部分唇缘线。c. 所显
示的弧形虚线，系已经重建的髋臼后柱壁另一部分唇缘线。观
察正常髋臼后柱壁唇缘线与重建的髋臼后壁上下唇缘线的关系，
并不相吻合。如此目的是为植入假体杯帽，创造稳定的空间

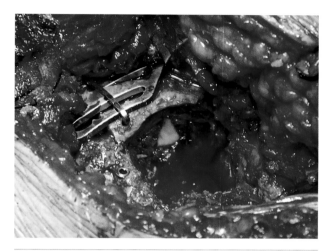

图13-95 完成填补畸形髋臼窝骨缺损空间，形成真正的对称性髋臼解剖位置

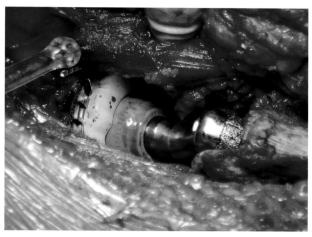

图13-97 正在进行股骨柄部的假体及头部长短的试模
术中屈髋屈膝各90°，同时髋内收20°~25°，未见脱位

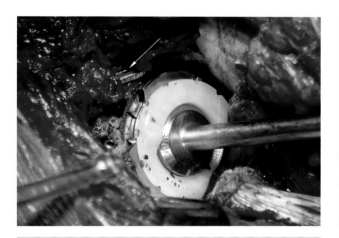

图13-96 正在完成假体杯帽的植入，发现杯帽的稳定性相当牢固
箭头显示ATMFS中的髋臼后柱壁网状固定器之唇缘位置，其网孔可利用于重建髂股-坐股韧带

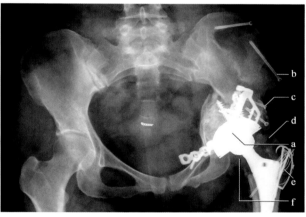

图13-98 关节置换术1年4个月，患者自成都网传资料
主诉：术后3个月生活自理，现不影响日常活动与工作，功能正常。骨盆前后位摄片显示：a.显示（人工骨、髂骨、股骨头骨）已填充畸形缺损空间，创造了对称性的骨性真臼位置，见骨密度相对均匀，已呈骨愈合状态。b.显示植入的同种髂骨块，可见其周边已形成骨愈合，提示解剖形态的同种异体骨，重建髂翼获得成功。此点对于女性的系腰带和骨盆两侧对称的形体美而言，颇受患者欢迎。c.显示重建髋臼后柱壁的拉力螺钉。d.显示轻度的异位骨化。e.显示固定股骨大转子后半截骨的固定器械。f.显示关节置换的术后位置，观察双侧髋关节，呈对称解剖状态

◇ 参 ◇ 考 ◇ 文 ◇ 献 ◇

[1] Baumgaertner MR. Fractures of the posterior wall of the acetabulum[J]. J Am Acad Orthop Surg, 1999, 7：54–65.

[2] Borrelli JJ, Goldfarb C, Catalano L, et al. Assessment of articular fragment displacement in acetabular fractures：a comparison of computerized tomography and plain radiographs[J]. J Orthop Trauma, 2002, 16：449–456.

[3] Brooker AF, Bowerman JW, Robinson RA, et al. Ectopic ossification following total hip replacement. Incidence and a method of classification[J]. J Bone Joint Surg Am 1973, 55, 1629–1632.

[4] Goulet JA, Rouleau JP, Mason DJ, et al. Comminuted fractures of the posterior wall of the acetabulum. A biomechanical evaluation of fixation methods[J]. J Bone Joint Surg Am, 1994; 76：1457–1463.

[5] Harris, H.Traumatic Arthritis of the hip after dislocation and acetabular fractures：Treatment by mold arthroplasty[J]. J. Bone J Surg, 1969, 51A：737–755.

[6] Judet R, Judet J, Letournel E. Fractures of the acetabulum：classification and surgical approaches for open reduction. preliminary report[J]. J Bone Joint Surg Am, 1964, 46：1615–1675.

[7] Letournel E, Judet R, Fractures of the acetabulum[M]. 2nd ed.New York：Springer-Verlag, 1993.

[8] Matta JM, Anderson LM, Epstein HC, et al. Fractures of the acetabulum：a retrospective analysis[J]. Clin Orthop Relat Res, 1986, 203：230–240.

[9] Matta, JM. Operative indications and choice of surgical approach for fractures of the acetabulum[J]. Tech Orthop, 1986, 1：13–22.

[10] Olson SA, Bay BK, Pollak AN, et al. The effect of variable size posterior wall acetabular fractures on contact characteristics of the hip joint[J]. J Orthop Trauma, 1996, 10：395–402.

[11] Olson SA, Matta JM. The computerized tomography subchondral arc：a new method of assessing acetabular articular continuity after fracture (a preliminary report)[J]. J Orthop Trauma, 1993, 7：402–413.

[12] Richter H, Hutson JJ, Zych G. The use of spring plates in the internal fixation of acetabular fractures[J]. J Orthop Trauma, 2004, 18：179–181.

[13] Stein Øvre, Jan Erik Madsen, Olav Røise. Acetabular fracture displacement, roof arc angles and 2 years outcome[J]. Injury, 2008, 39, 922–931.

[14] Tile M, Helfet DL, Kellam JF. Fractures of the pelvis and acetabulum[M]. 3rd ed. Baltimore：Lippincott Williams & Wilkins, 2003.

[15] Wright R, Barrett K, Christie MJ, et al. Acetabular fracture：long term follow-up of open reduction and internal fixation[J]. J Orthop Trauma, 1994, 8：373–403.

[16] Zhang YT, Tang Y, Zhao X, et al. The use of a structural free iliac crest autograft for the treatment of Acetabular fractures[J]. Archives of orthopaedic and trauma surgery, 2013; 133：773–780.

[17] 曹烈虎,党瑞山,王攀峰,等.髋臼月状关节面的解剖学观察及临床意义［J］.解剖学杂志,2010,33（2）:234–237.

[18] 牛云飞,王家林,张春才.结肠、膀胱造瘘、褥疮和入路附近皮肤挫伤感染期间复杂性髋臼骨折的处理［J］.中国骨伤,2007,20（7）:458–460.

[19] 万岷,张春才,许硕贵.三维影像学检查在髋臼骨折诊断和治疗中的应用［J］.中华创伤骨科杂志,2005,7：741–743.

[20] 王满宜.骨盆与髋臼骨折值得注意的问题［J］.中华骨科杂志,2011,31（11）：1181–1182.

[21] 许硕贵,张春才.自体髂骨解剖性重建髋臼后壁缺损的生物力学与临床研究［J］.中华创伤杂志,2009,25：9–14.

[22] 张春才,许硕贵,王家林,等.髋臼骨折记忆合金三维内固定系统的设计与临床应用［J］.中华骨科杂志,2002,22：709–713.

[23] 张春才,牛云飞,禹宝庆,等.复杂性髋臼骨折合并同侧股骨颈骨折及多处骨折的治疗与对策[J].中国骨伤,2007,20（7）:437–439.

[24] 张春才,许硕贵,牛云飞.髋臼骨折合并髋臼关节面压缩缺损的治疗策略［J］.实用医院临床杂志,2006,3（4）:12–14.

第十四章
髋臼骨折的并发症

<hr>

第一节　髋臼骨折的早期并发症

一、死亡

髋臼骨折的 N 个损伤变数和可能合并的颅脑伤、胸部伤、腹部伤和肢体多处骨折等严重损伤，导致了极高死亡率。

对髋臼骨折的 N 个损伤变数而言，多米诺骨牌效应的继发性并发症，如腹膜后难以控制的大出血，也是死亡的主要原因。

髋臼骨折患者本身的疾病，如高血压、心脏病、脑梗死、糖尿病、凝血功能障碍等，又对髋臼骨折的治疗增加了风险，诸如肺栓塞、感染等。关于死亡发生率的报道不一，从 2%~50% 不等。

针对死亡常见原因，采取积极有效的救治措施，提高救治率，仍然是髋臼骨折领域所面临的严峻挑战。

二、血管栓塞

肺栓塞一般认为多与来自腘窝以上的深静脉的栓子相关。低血压、血肿的压力、动静脉丛与内皮损伤，应激性凝血程度，血液黏度，相关因子的差异性等因素，都可能引起肺栓塞，进而导致致命性死亡。文献表明，肺栓塞起病时，有的患者可出现呼吸困难等较为明显的临床症状；有的则无明显的临床症状。关于肺栓的发生率，1%~35% 不等，此差异或与研究方法有关。而且，东西方国家也有差别，西方国家报道多于东方国家。除了饮食习惯外，与凝血相关因子的突变也有相关性。在预防方面，学术上尚未达成统一的意见。如北美与南美就如何抗凝，意见并不统一。因此，所谓"指南"，只能作为参考。因为不结合患者的具体因素，抗凝所致的出血倾向，亦可导致致命性的并发症。

目前，相对具有共识的预防措施包括：监测凝血功能状态（如 D-二聚体等化验指标）；MRI（多普勒超声）检查深静脉有无栓塞；应用下肢弹力长袜；鼓励患者早期进行力所能及的活动等。根据监测，酌情应用抗凝（溶栓）药物，如低分子肝素、华法林、阿司匹林等，必要时可以采用静脉滤网器。对于确诊肺栓塞的病例，应及时采用介入手术治疗。

文献报道，髋臼骨折和骨盆骨折由于其部位的特殊性同样都有着很高的静脉栓塞的危险性。El-Daly 等统计多篇文献结果后显示髋臼骨折患者术后 VTE 发生率为 61%，其中 DVT 为 68%，静息型 PE 为 32%，而血管痉挛、血管内皮损伤和机体高凝状态是 VTE 的根本原因。顾海伦等对 102 例髋臼骨折患者术后 VTE 发生情况进行 logistic 回归分析后认为，年龄、肥胖、手术入路及静脉曲张是术后 VTE 的危险因素，而硬膜外麻醉与踝泵练习为保护因素。机械压力预防与药物预防是目前预防 VTE 的主要手段。机械压力预防包括穿戴弹力袜和脉冲或持续下肢气泵系统等。目前有多种药物可用于预防 VTE，其中以低分子量肝素应用最为广泛且疗效最为确切。静脉栓塞在采用常规预防方法之后发生率显著降低。但因其致死性，仍不能忽略术后对静脉栓塞的预防检查。

三、感染

文献报道，髋臼骨折手术治疗的感染率在0%~10%。严重的感染可导致患者的全身衰竭而死亡。

Giannoudis等对1 824例髋臼骨折术后患者进行Meta分析显示术后感染率为4.4%，通过研究分析认为导致髋臼骨折术后感染的危险因素有：糖尿病、肥胖、吸烟、高龄、长期使用类固醇激素，以及其他免疫功能不全性疾病。周钢等的荟萃分析结果显示髋臼骨折术后感染发生率为3.3%，常发生于合并多发伤的患者和采用扩展入路、联合入路的患者。因此，术前控制基础疾病、严格执行无菌原则、术中尽量少剥离、减少手术时间和术中出血量、术后预防性使用抗生素及加强局部引流等，可降低感染发生率。浅表感染通过加强局部换药和使用抗生素较易于得到控制；而深部感染的处理则较为棘手，需通过加强引流、置管冲洗，甚至需在骨折初步愈合后取出内固定物，再关闭伤口，治疗周期长。

临床实践，我们在预防感染方面，具体体会：

1. **全身状态**　伤前患者的相关内科疾病一定要控制在可接受的水平。如糖尿病患者手术前空腹血糖应控制于8 mmol/L以下；高血压患者手术前血压应控制于140/90~150/95 mmHg；贫血患者应尽快明确病因，并及时给予输血，确保手术前血红蛋白维持100 g/L以上；低蛋白血症患者手术前应请营养科会诊，研究制定手术前、后合理的营养支持方案；心脏病患者手术前应给予个性化的药物治疗，提高心肌代偿能力等。

盆腔与盆周的开放伤或皮肤损伤，对邻近的入路形成了感染的威胁。而在有些病例，虽然皮肤未破，但皮肤脂肪下与筋膜之间存在剥脱伤，形成的血肿积液也构成了感染的因素。关于这方面的预防措施，参考髋臼骨折评估章节。

2. **体位、消毒与铺单与方法**

（1）基础准备：手术前一天嘱患者半流饮食并进行清洁灌肠。术前排空肠道的目的，不但可避免术中因麻醉肌肉松弛所致的大便溢出，而且减轻了肠道负担，利于肠蠕动，便于手术后排气。不仅如此，也非常有利于扩大腹膜后的术野的手术操作。

术前清洁术野皮肤是必须的操作步骤，避免在消毒时，消毒纱布上出现与污垢相混合的"泥黑色"污物。

（2）浮动体位：需采用前、后联合入路的患者，应采取浮动体位，这对于术中变更体位十分方便。但这一体位对消毒与铺单的要求也十分严格，尤其对会阴部的消毒与隔离。显然，在变更体位过程中，手术床上的活动范围大、人员参与多，应严格把握无菌观念与技术方面的规范。参阅入路与体位章节。

（3）入路附近创伤状态：某些患者（参阅"临床常见陈旧性髋臼骨折的棘手问题"章节），如皮肤感染、膀胱、结肠造瘘，转子部皮肤戳伤、挫擦伤。这些危险的感染源均位于入路附近。对于这种情况，我们要采取消毒、清创并行和分步消毒的措施，贴膜封闭相对污染区域从而达到相互隔离的目的。虽然我们的病例没有发生术后感染，但仍需保持十分谨慎，做好每一个环节。因为入路附近的创伤是术后发生感染重要的危险因素之一。

3. **渗血、血肿与相关措施**　髋臼手术是一个解剖层次复杂、显露范围有限、复位与固定技术困难的过程，尤其陈旧性骨折。术中的出血与渗血，与维持低灌注下的有效循环血量，形成了尖锐的矛盾。手术人员正是在这矛盾的、相对的、有限的平衡中，争取时间、艰难手术。

如何减少渗血与血肿的形成？

（1）仔细止血：手术的每一步骤，均要求熟练与准确。电凝止血，具有强大的优势。有经验的医师应用恰到好处。过度电凝烧灼形成的坏死组织，积少成多，也需要机体耗时耗能地清除，可能构成感染的危险因素。

（2）前路相关动脉髂腰动脉与骨盆动脉滋养孔：若存在骶髂复合体与弓状线后1/3的骨折（分离），在显露过程中，需谨慎贴骨–骨膜下走行，尤其在骶骨岬部。避免术中伤及旋髂深动静脉、髂腰动脉，引起出（渗）血。骨盆动脉滋养孔出血显著。应用骨蜡塞堵、填压，即可止血。关闭伤口前，应再次检查,避免术后血压恢复正常后,因压力而再次出血,形成血肿。

（3）"死亡冠"：腹壁下动脉与闭孔动脉之间,在弓状线耻弓段-耻骨梳形成交通支。研究表明,闭孔动脉约70%来自髂内动脉。

交通支在耻骨梳上方几乎与骨膜相融而紧贴骨面,而且变异性比较大。这些特点,易发生致命的出血,故而得名"死亡冠"。轻者形成显著血肿,为感染创造条件。

真骨盆环——弓状线的解剖连续性,是髋臼解剖复位的基础,术中避不开所谓"死亡冠"的交通支。几点处理体会：

1）结扎髂内动脉：经腹膜外结扎髂内动脉是减少出血的有效措施之一。然而并非所有的髋臼骨折都需要结扎髂内动脉。是否结扎髂内动脉需视伤情而定,如合并盆环前后破坏,骶前与膀胱前动静脉丛破裂血肿,这种情况则非常有必要结扎。

2）电凝或缝扎：保护好股动脉鞘走向的完整性,从耻骨结节外侧缘进入,紧贴耻骨肌下缘,必要时切断耻骨肌；再经股动脉外侧（不显露股动脉）与髂腰肌之间隙向内侧合拢,即可显露耻骨梳上部所在的交通支。应用电凝灼至骨质,缝扎后断之。

（4）术中冲洗与术后引流

1）术中冲洗：用含抗生素［庆大霉素（8万~16万U)/500 ml］的生理盐水冲洗创面,一可寻觅出血点；二可减少感染机会；三可清除于肌肉组织里的、细小的骨残渣,有利于预防异位骨化的发生。

2）死腔与引流：任何部位的死腔都是积血形成的条件。关闭伤口的每一步,都要尽量消灭死腔的存在。否则,渗血集聚也是形成感染的一个危险因素。

负压引流球在ICU监护病房优点突出,但在普通病房有其缺点。因为护士与患者在数量上存在巨大差距,一旦负压引流球满,发现不及时便失去引流作用。

尿袋式引流不存在上述问题。只要引流管通畅,其引流部位的压力大于大气压,便可引出。

无论是何种引流装置,若引流速度达到每小时25~30 ml,都须夹管,保持引流部位的压应力,以利止血。根据监护指标,调整夹管的持续时间,尤其在术后的8~16小时。

3）引流量-质与拔管时间：根据骨折类型,前入路置放引流管1~3根,分别在骶髂复合体部,方区部和耻骨联合后部。后入路置放引流管1~2根,分别在大、小坐骨切迹之间和髋外旋肌群的后侧。一般而言,引流量随着术后时间的推移,逐渐减少；颜色也由暗红逐渐变淡。术后的2~3天,引流量24小时20~30 ml,即可拔管。引流管留置超过5天可能产生逆行感染。

（5）弹性腹带外固定：手术结束后即刻采用弹性腹带对骨盆施加适当的外压,有助于增加腹压和增强后路伤口的压应力,利于伤口引流和减少积血。

（6）导尿管：若没有尿路损伤的患者,应在术后24~48小时,拔出导尿管,尽可能地减少感染源。

（7）换药：创伤伤口,由于相对封闭引流技术的发展与应用,换药次数已发生了巨大的变化。尽管如此,术后及时更换敷料,仍然十分重要。如术后16~24小时,气候干燥,加之体温的作用,伤口的渗血与纱布之间形成脱水性血痂,严重阻碍了组织炎性反应中应当渗出的物质。恰当适时更换敷料,亦是预防感染的措施之一。

4. 伤情与手术时段　对于感染可能发生的概率,开放骨折大于闭合骨折；陈旧骨折大于新鲜骨折；畸形"头臼对应"性重建大于陈旧骨折。是否感染与伤情特点和手术时间段的长短有一定的相关性。

5. 抗生素　研究表明,术前与术中预防性应用抗生素可减少感染率。术后应用抗生素时间的长短需要根据髋臼骨折N变数损伤伤情、手术时间等具体情况酌定。但髋臼骨折这类大手术一般需要3~5天。

6. 术后监护　术后监护对预防感染同样重要的一环。维持有效循环的同时,积极将携氧的血红蛋白和血球压积恢复到正常水平。吸氧与监测氧饱和度、注意保暖等。

四、神经、血管、输尿管、精索损伤

除伤情所致的损伤外,髋臼骨折手术治疗,涉及神经、血管等的损伤。这些损伤与入路直接相关。

在神经损伤发生率方面，Giannoudis 等对 1 824 例髋臼骨折术后患者进行荟萃分析显示，坐骨神经总损伤率为 16.2%；股外侧皮神经损伤发生率为 3%。Tile 报道术后坐骨神经损伤发生率为 5.9%，Letournel 等报道为 6.3%，在手术中对神经进行充分的暴露并加以保护可以减少术中金属固定器械等对神经的损伤，这一点对于术前并发症中有神经损伤的患者尤为重要。Sagi 等报道采用改良 Stoppa 入路时闭孔神经损伤发生率在 25% 以上。Elkhadrawe 等使用髂腹股沟入路联合 K–L 入路治疗 55 例患者，其中坐骨神经损伤 5 例（9.1%），股神经损伤 2 例（3.6%），股外侧皮神经损伤 7 例（12.7%）。因此，术前选择正确的手术入路，术中动作轻柔避免过度牵拉神经，注意保护神经，对神经进行预防性松解，采用 K–L 入路时患肢取伸髋屈膝位保护坐骨神经等，可有效预防医源性神经损伤的发生。少数病例，因骶髂复合体的上下垂直变位，有时伤及 L4–L5（L5–S1）神经根的损伤，多需要手术治疗。在复位与固定骶髂复合体的多数病例，警惕骶骨岬部的、L4–L5 神经干走向，注意保护。

尽管严重的坐骨神经损伤预后并不那么悲观，仅少数未恢复者仍需要用手术治疗，但是在未恢复者中预后较差，且以单纯腓总神经损伤型占多数。保守治疗可以应用神经营养药物如乙酰谷酰胺肌内注射，并配合针灸、理疗等。少数严重患者烧灼样疼痛采用一般止痛药物不能缓解，可考虑给予卡马西平。

高能量当时所致的血管损伤，如髂内、外动静脉、股动静脉、臀上动脉的损伤的患者，大出血极为凶险。继发性损伤，如搬运、翻身、检查体位等过程中，类似"刀与矛"样的骨断端（碎块），有可能损伤上述动静脉，引发大出血。对此，需特别谨慎与预备相应救治措施。若术中损伤上述血管，同样危及患者生命。问题在于谨慎，多可预防。

本章节重点介绍入路中的技巧与预防。

1. 髂腹股沟入路

（1）股外侧皮神经：股外侧皮神经虽有变异，多位于髂前上棘下方筋膜下，偏内侧 1.5 cm 处。

（2）术中解剖与游离并不困难：其牵拉伤多系骶髂复合体、弓状线部位的脱位（骨折），因显露原因而受到牵拉，甚至过牵变细。有的患者可恢复良好，有的大腿外侧皮肤感觉丧失。有学者认为，术中的需要，常不能保证其完整性，这也是个无奈的事实。我们体会，适当延长股外侧皮神经的游离长度，多可避免其过度牵拉损伤。

（3）L4–L5 神经干：骶髂复合体分离（骨折），以骶髂关节分离为多。骶骨岬部的固定力点与 L4–L5 神经干相邻。术中紧贴骶骨外侧缘骨质，逐渐接近骶骨岬缘，再确认固定力点，避免损伤该神经。

（4）髂内、外动静脉与输尿管：严重的髋臼合并盆环损伤变数的骨折、陈旧的多柱壁骨折，常需经腹膜外结扎髂内动脉。髂内动脉的起始部位于骶骨角两侧略偏上方。鉴别髂内、外动静脉与输尿管的相互解剖关系十分重要。简单的鉴别方法，输尿管术中可见蠕动，动脉则可触及搏动。髂外动脉走向于腹股沟，而髂内动脉则转向下偏后方。若再有鉴别困难，可逐渐显露髂总动脉，观察和指触髂内、外动脉的分支走向与搏动。确认于结扎前，仍需在无张力下触摸股动脉搏动与否。参阅"陈旧骨折棘手问题"章节。

（5）股动、静脉：股动脉鞘位于髂腹股沟韧带与耻骨梳的上方之间。文献报道，为避免损伤，分别显露、游离、牵离的形式，加以保护。此法的局限性在于因此失去了股动脉鞘的张力性的保护，受到干扰的因素更多；同时延长了手术时间。我们的体会是保留股动脉鞘与股动静脉走向的关系。术中屈髋、有限牵拉动脉鞘与股动静脉的整体结构，仍然可以满足术中复位与固定的需要。参阅"新鲜与陈旧髋臼骨折棘手问题"章节。

（6）股神经：股神经并不在股动脉鞘之中。股神经在腹股沟处，位于股动脉鞘外下方和髂腰肌筋膜表面之间。在靠近股动脉侧切开腹股沟韧带时，需特别谨慎，避免伤及该神经。

（7）精索：在腹外环略下方进入至耻骨结节，向内侧牵引即保护。

2. K–L 入路

（1）臀上动脉与臀上神经：许多髋臼后柱骨折，

位于坐骨大切迹的前下方，即"Y"形软骨后支骨骺融合处或其附近。其向内上移位的骨折远端，似矛尖状态，易于损伤臀上动静脉、臀上神经。术中的显露与复位，操作关系，也有可能使臀上动静脉受到损伤，个别导致大出血而行紧急的髂内动脉结扎术。我们的体会：在坐骨大切迹骨折的近端，向臼顶基底方向适当推剥，减少与臀上动静脉神经束之间的张力，然后逐渐贴靠近坐骨大切迹，鉴别该束。

若业已实施髂内动脉结扎，也需保护臀上动静脉神经束的完整性。反之则更需特别谨慎，万不可在坐骨大切迹处下缘，盲目钳夹止血，一旦损伤的臀上动脉回缩盆内，则失去了盆外止血的机会。只要解剖清楚，若有必要，在坐骨大切迹的外缘上方1.5 cm左右游离臀上神经，再结扎臀上动、静脉则并不困难。

（2）坐骨神经：坐骨神经经坐骨大切迹内侧，由其下方向外走行。髋臼臼顶、坐骨大切迹上方的骨折，坐骨大、小切迹之间的柱壁移位（粉碎或压缩）骨折，在复位与固定的过程中，都需要最基本的显露视野。如此，牵拉是不可避免的。所以，学者多主张术中的髋关节后伸位，避免牵拉张力。我们为避免牵拉性的坐骨神经损伤，采取了在坐骨大切迹下方偏外，拧入1枚螺钉，应用S拉钩，插入螺钉的外侧的办法。一则完全保护坐骨神经，二则利于借助力点的杠杆原理，将后柱复位。参阅髋臼骨折前-后入路与改良章节。

五、复位不良与固定失败

髋臼同心圆-月状关节面复位与有效固定，是达到与股骨头解剖对应的基本要素；也是获取良好髋关节功能的基础。

1. 骨折类型与固定物的局限性　术中，柱线固定良好，不可忽视柱之松质骨的压缩与缺损，因为这些特征与月状关节面息息相关。术后平片髂耻线、髂坐线、臼顶线良好，并不代表达到了解剖复位，往往会在CT中发现髋臼月状关节面并未达到解剖复位。术中，柱壁部的粉碎（压缩）性骨折的固定，往往与固定物的局限性发生矛盾。如髋臼臼顶后壁的骨折，钢板的特性难以适应该部复杂的解剖

位置，导致碎骨的不稳，极易在术后的功能训练过程中脱位而失效。

2. 骨质疏松症　骨质疏松症，多因固定力点失去有效的把持力，在早期功能训练过程中发生骨折变位。

3. 学习曲线　髋臼骨折复位固定的质量，总与学习曲线的长短和能力相关。评估不足、欠缺手术实践经验的医生，可能会在手术中因面临各种困境而勉强结束手术。结果术前、后片的对比，骨折的变位程度并没有出现多大的变化。髋臼骨折与复位固定，是个非常复杂的大手术，对术者与团队的要求很高。不但要相当熟悉解剖，而且更要掌握现有技术与解剖的相关性。稍有不慎，螺钉便误入关节。靠术中透视鉴别螺钉是否进入关节并不可靠，尤其是三柱壁都有固定物的图像。到目前为止，CT扫描是最可靠的鉴别固定物是否误入关节的检查方法，但术中却很难办到。所以，对解剖的熟悉显得更加重要。

六、固定物折断

髋臼骨折合并盆环N损伤变数，若固定物与骨传递力学之间产生应力性的集中，进而产生的微量活动导致金属疲劳，可能发生断裂。这种现象有可能发生在术后的中期。若因此导致复位的显著丢失，失去了同心圆的结构，多需进行关节置换。

第二节　髋臼骨折晚期并发症

髋臼骨折非手术治疗与手术治疗，均有可能发生晚期并发症。

一、股骨头-髋臼骨坏死与骨不连

高能量损伤，股骨头对髋臼的冲击暴力与瞬间的方向转变，形成了髋臼骨折N个损伤变数。后期导致股骨头与髋臼的骨坏死、骨不连、创伤性关节炎等，关键要素是损伤的严重程度和臼同心圆与"头臼对应"同心髋关节的恢复程度之间的矛盾。

1. 髋臼同心圆因素　髋臼移位骨折、粉碎骨

折、压缩骨缺损性骨折程度，所合并的盆环损伤变数等因素，都会直接影响到月状关节面——臼同心圆的恢复程度。否则，一个爆裂性的髋臼骨折，若接受不稳定性固定，早期的负重则易导致髋臼骨不连（固定物断裂）与部分髋臼碎骨的坏死。影像学常见的表现为：

（1）髂耻线、髂坐线、臼顶线、臼顶线的变位没有获得纠正，复位不良。

（2）CT显示髋臼臼顶骨折块间间隙分离大于2~3 mm，出现错落性台阶，在2 mm以上的主要负重区。

（3）臼顶负重区域压缩塌陷畸形。

2. 股骨近端关节因素　若股骨头的解剖与供血的特殊性受到干扰，极易导致股骨头缺血性坏死。股骨头的缺血性骨坏死的常见因素：

（1）股骨头冲击髋臼所对应的应力部分，出现轻度变形；与正常股骨头软骨面异样，如类似瘀血略紫暗的变化。股骨头软骨破损，但头型完整。

（2）股骨头（股骨颈）或股骨头-颈-转子混合性骨折。这类骨折的重建，股骨头坏死的概率明显升高。多数学者主张同时进行髋臼复位内固定和关节置换术。

（3）股骨头脱位程度与时间。

（4）关节囊撕裂破损与修补重建程度。

值得注意的是，如何通过MRI（CT）界定股骨头微型受损的程度；如何在术中判断股骨头不显著损伤的程度与日后是否发生股骨头坏死的相关性。仍需研究。

3. 同心性髋关节因素　髋臼同心圆和股骨近端关节这两个因素处理的如何，是奠定达到双侧对称性同心性髋关节的基本条件。髋臼运丰富，只要解剖复位、固定有效，很难解释髋臼骨不连是如何发生的。如果，复位与固定均不满意，加之过早不恰当的负重，势必进一步导致复位的丢失。

当股骨头软骨与髋臼月状软骨之间，出现非解剖性的、点触性的应力对应关系时，则产生软骨磨损、骨面逐渐裸露、关节间隙变窄、关节挛缩，甚至相容畸形，形成严重的创伤性的关节炎，文献报道发生率4%~48%不等。创伤性关节炎多采取关

节置换术治疗，也有根据情况，采取髋关节融合术。正因如此，有作者主张侧重初期关节置换，却忽视了髋臼骨折复位内固定的优势。我们认为，这是如何掌握适应证的问题，仍有值得商榷之处。

因此，从本质而言，晚期并发症与创伤程度、初始处理，具有客观与主观的连续性。

二、迟发性感染

迟发性感染甚为少见，我们遇到过一例。参阅"临床常见陈旧性髋臼骨折的棘手问题"的章节。

三、假关节

髋臼骨折N损伤变数中，后期出现假关节，多与若干损伤与医疗因素相关。若存在固定不良、螺钉误入关节，后期因负重形成股骨头磨损、畸形，以及股骨头类似中心性脱位等因素，这些情况下在负重期间，有些病例形成髋臼臼顶外侧部与股骨转子相对应，在日久应力的作用下形成假关节。参阅"髋臼骨折内固定术后并发症与再次重建和髋臼骨折内固定术后问题与关节置换术"章节。

四、异位骨化

异位骨化是髋臼骨折切开复位内固定术后的常见并发症，由Reidel于1883年首先描述。1918年Dejerine和Cecillier报道在第一次世界大战中脊髓损伤的士兵里出现异位骨化的情况，称之为关节周围骨关节病。在髋臼骨折后异位骨化的病例中，其特点是髋关节周围软组织内有异位骨，严重者可限制髋关节活动，影响其自理能力与生活质量。

1. 髋臼骨折术后并发异位骨化的发病率　髋臼骨折后远期异位骨化的发病率报道不一。据报道髋臼骨折术后未进行预防的患者中异位骨化发病率为18%~90%，而保守治疗者发病率仅5%，明显低于手术治疗者。Triantaphillopoulos PG等报道了75个髋臼骨折的手术患者，其中19例（25.3%）发生异位骨化。Kaempffe FA等报道的50例髋臼骨折手术后异位骨化发生率为58%，其中的24%为重度（Brooker Ⅲ、Ⅳ级）骨化，5例髋关节自发融合，只剩下正常功能的40%~60%。

2. 临床表现及分级　异位骨化最早可出现在伤后第2周，但多数一般至伤后8~10周才出现症状。患者多主诉髋部疼痛、肿胀、局部压痛。关节活动度下降是最常见，也是最早出现的临床表现。此外，可有局部红、肿、皮温高等体征。病情进一步发展可出现关节功能受损，直至丧失。伤后第1周短暂血钙降低，第2周可出现血清ALP急性升高，第3周同位素扫描可有阳性发现。伤后4~6周局部出现钙化后才会出现X线平片改变。

异位骨化的分类方法很多，最常用的是Brooker分级（图14-1），主要依据X线片上骨盆与股骨异位骨间的距离大小而划分的。0度：正常。Ⅰ度：髋关节周围软组织内有骨岛。Ⅱ度：骨盆或股骨近端有骨刺，与其相对应的骨面之间，间隙不小于1 cm。Ⅲ度：骨盆或股骨近端有骨刺，与其相对应的骨面之间，间隙小于1 cm。Ⅳ度：髋关节出现骨性强直。但它不能精确确定骨盆与髋关节周围异位骨的解剖位置关系，所以当X线片上发现骨盆与股骨之间有明显的骨桥时，仍不能断定为严重的异位骨化及关节功能严重受损或强直，因而不能用来定量分析异化骨形成程度；另外用X线片进行评价时，很难区分中度与严重异位骨化，所以许多学者在临床上把少量异化骨（BrookerⅠ-Ⅱ级）作为轻度骨化，中到大量异化骨（BrookerⅢ-Ⅳ级）作为严重骨化。

1994年Alonso描述了一种髋臼骨折术后的CT分型，1型髋关节前方或后方的孤立骨岛，2型髋关节前方后方都有孤立的骨岛，3型髋关节周围骨桥形成，这种CT分型能够显示骨盆与髋关节周围异位骨的解剖位置关系，所以建议对BrookerⅢ-Ⅳ级并伴有髋关节屈曲<90°的异位骨化患者行CT检查，这样就可以对其进行准确的评估。

3. 异位骨化的形成的相关因素

（1）手术入路及时间：文献报道髂腹股沟入路异位骨化发生率为1%，后方入路高达66%，主要发生在K-L入路和延长的髂股入路。Burd发现经K-L入路者、经联合入路者和经延长的髂股入路者的HO发生率分别为26.3%、45.4%和57%，但是保守治疗者和手术经前方入路者却发生较低的异位骨化率，表明HO与手术入路有关和臀肌的切开剥

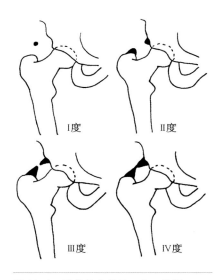

图14-1　异位骨化的Brooker分级

离密切相关。

延长的髂股入路：Giannoudis等综合23篇2394例髋臼骨折中，HO发生率约为25.6%，经髂腹股沟入路者仅为1.5%；经K-L入路者约为11.6%；经延长的髂股入路者约为23.6%。Triantaphillopoulos PG等对75例髋臼骨折的患者进行后入路的手术治疗，其中19例（25.3%）发生了异位骨化，这组病例中，用延长的髂股入路的HO发生率高达40%。

Kocher-Lengenbeck入路：Petsatodis G等通过K-L入路手术治疗50例髋臼骨折，其中14例加用了大转子截骨术，术后随访，5例（10%）患者发生了严重的异位骨化（BrookerⅢ-Ⅳ级）。

据报道髂腹股沟入路的异位骨化发生率较低。Jan Heineck等报道用髂腹股沟入路联合腹直肌横断术治疗21例髋臼骨折（1例联合后入路），术后没有患者异位骨化。朱仕文等报道用单一髂腹股沟入路治疗46例复合髋臼骨折，获得随访的40例患者中只有一例发生异位骨化（BrookerⅠ级）。与延长手术入路及后入路相比，不需要广泛剥离软组织及肌肉，尤其髋外展肌群，因此不会造成更大的软组织损伤及炎症反应，即减小范围损伤可降低异位骨化的发病率。

前后联合入路中前侧多为髂腹股沟入路，后侧入路多为K-L入路。赵铁山等报道通过前后联合入路治疗的23例复杂髋臼骨折，均发生一定程度

的异位骨化，其中Ⅲ级骨化的患者6例（26.1%），没有出现Ⅳ级骨化。肖增明等报道前后联合入路治疗的21例复杂陈旧性髋臼骨折，异位骨化发生率为28.5%（6例）。

张春才等通过改良的前后联合入路治疗98例复杂性髋臼骨折，术后有12例（12.2%）患者出现后入路异位骨化。改良的髋关节后外侧入路，特别是行大转子后半截骨术，扩大了手术视野的显露，且还能够减少对臀部肌肉的剥离和切断，同时利用骨蜡隔离髋臼内固定与周围的软组织，降低了异位骨化的发生率。另外，通过冲洗切口，清除骨折端及肌肉间的髋臼松质骨的碎渣，也起到了减少异位成骨的作用。

此外，受伤到手术的时间也是发生异位骨化的重要因素。Daum WJ对采取手术治疗的38例髋臼骨折患者围手术期的并发症进行回顾性分析，发现重度异位骨化的发生与受伤到手术的时间有正相关性；于振生等报道1周内手术者异位骨化发生率为14.3%，而1周后手术者发生率达到47%。

（2）骨折类型：Roetman B等研究发现C型髋臼骨折患者远期出现异位骨化发生率显著高于A、B两型。于振生等报道的16例复杂骨折中，发生异位骨化者8例，发生率为50%，最严重的3例均为复杂骨折。复杂的骨折产生的局部及全身严重的创伤均可刺激机体受伤局部产生严重的炎性反应。术中广泛的对周围肌肉组织、骨膜进行剥离、反复复位等都将可能是促使异位骨化发生的原因。

（3）合并损伤：异位骨化的发生可能与合并胸部或腹部创伤及闭合性颅脑外伤有关。Lentournel等观察到颅脑外伤患者异位骨化发病率轻度增高。于振生等报道3例合并颅脑损伤的术后均发生异位骨化，分析原因，认为可能与颅脑损伤导致肌体的痉挛状态有关。

（4）其他因素：异位骨化还与性别及创伤、手术病史有关。

4. 治疗

（1）药物治疗：非甾体抗炎药。目前公认的预防髋臼骨折术后异位骨化的最有效的药物，最常用的是吲哚美辛，萘普生和双氯芬酸也具有和吲哚美辛相同的作用，为一线用药。朱仕文等报道相同入路的髋臼骨折患者术后服用吲哚美辛，异位骨化发生率为16.7%，明显低于对照组（35.0%）。其作用机理为抑制COX-2来阻止前列腺素及其相关物质的生物合成，改变创伤后骨形成的炎症环境，从而抑制间充质细胞向成骨细胞分化。用法为术前晚口服或直肠给药25 mg，术后25 mg，每日3次，应用6周。其副作用包括胃肠道刺激、溃疡，血小板凝聚功能降低，抑制创伤愈合，肾毒性，且有对于合并有长骨骨折的髋臼骨折患者，可能导致长骨骨折骨不连。虽然有报道放射疗法和药物预防没有显著性的差异，但药物预防以其方便，低廉而最为普遍适用。

近年来有人研究发现抑制维生素K类药物，如华法林可预防异位骨化的发生，其机制可能为通过抑制维生素K的还原反应，阻断骨钙素形成过程中的羧化反应。Buschbacher等随访了227例脊髓损伤的患者，其中服用华法林的33例患者10年内无一例发生异位骨化，未服用者中34例（15%）在伤后平均12.5周发现异位骨化。此类药物的应用，为对非甾体类药物存在禁忌证的患者提供了一种新的预防异位骨化的方法。

（2）放射疗法：放射治疗一般选择前后位或后前位，主要照射可能发生异位骨桥的部位，包括髂前区与大转子、髂下区与小转子之间的部分。放射疗法的主要作用机理是：离子射线通过改变细胞核DNA来发挥对快速分化细胞的抑制作用。放射线可以阻止多功能间叶细胞分化为成骨细胞，从而抑制异位骨化反应。放疗剂量一般为7~8 Gy单次照射。Anglen JO等报道用低剂量放射疗法治疗21例髋臼骨折，20例获得随访，其中11例发生异位骨化，但也都在Brooker Ⅱ级以下；而相比之下没有预防性用放疗的9例患者全部发生了异位骨化，且都在Brooker Ⅱ级以上。

放疗的时机是很重要的。大多数学者认为应在术前8小时内或者术后4天内开始进行。Childs HA等研究发现，术后3天内行放射治疗都不会增加异位骨化的发生率，而经放射治疗的发生率（5.8%）明显低于对照组（60%）。放射治疗的主要并发症为诱发恶性肿瘤、导致不孕或畸形，其发病率与剂量明显相关，普遍认为治疗剂量的放射是安

（3）联合疗法：放射疗法与消炎痛是通过不同的途径来降低异位骨化发病率及严重程度的，因此可以通过联合应用取得更好的效果。Johnson等对髋臼骨折求后单独运用吲哚美辛和联合运用吲哚美辛和低剂量放疗两组病例进行分析，单独药物治疗组8例中发生Brooker Ⅰ级和Ⅱ级异位骨化各1例，而联合治疗组9例中无1例发生异位骨化。Piatek S等对24例髋臼骨折术后的患者采用联合疗法预防异位骨化，并对文献进行系统回顾，结果24例均未发生异位骨化。

（4）手术治疗：药物及放射疗法对已形成的异位骨化没有治疗意义。理疗以及中医药治疗只能限于骨化形成的早期，手术切除是异位骨化形成后导致严重关节功能障碍的最终治疗手段。手术的成功与否取决于手术时机的选择是否得当。Shehab等提出异位骨化最理想的手术时机为：① 无局部发热、红肿等急性期表现。② AKP正常。③ 骨扫描显示正常或接近正常，系列定量骨扫描指标应从稳定期下降2~3个月后。而McAalife等则认为待局限性骨化性肌炎成熟后再行切除术的观点不一定正确，对严重功能丧失者应早期手术，应避免严重的骨质疏松及病理性骨折的发生。Garlandtz则认为手术的时机应根据病因而定，创伤性异位骨化在6个月时，脊髓损伤性异位骨化在1年时，脑外伤性异位骨化在1.5年后选择手术治疗为最佳时机。Wu XB等手术治疗5例严重的异位骨化患者取得很好效果，作者认为早期手术以及联合应用放疗和药物治疗切开复位内固定术后的异位骨化有很好的效果。对于严重异位骨化，若髋关节前后活动度尚存在，负重区域骨质良好，可以考虑行髋臼解剖形态重建（参阅"髋臼骨折内固定术后并发症与再次重建"章节），避免了关节置换；如后期出现股骨头坏死或者创伤性关节炎，也为二期关节置换提供了良好的条件。对于严重异位骨化，关节已经融合的患者，可以考虑行关节置换。

5. 思考建议　药物治疗，如吲哚美辛等对胃肠刺激的副作用明显，甚至诱发胃出血；可能会抑制骨愈合，所以需谨慎利弊关系。放疗的剂量对机体局部的影响也不容忽视。我们285例术后患者，没有采取药物与放疗预防异位骨化，然而并发不同程度的异位骨化者14例，发生率4.9%。因此而采取手术切除的异位骨化的适应证仅3例，1%。这可能与采取的物理的措施有密切的关系。

总之，髋臼术后的异位骨化仍然是个尚未完全克服的并发症之一。

五、创伤性关节炎

创伤性关节炎是髋臼骨折术后常见的远期并发症，若复位不良，固定不确切，固定物误入关节，"头臼对应"之软骨损伤严重，髋周动力装置不稳等因素，则其发生率高更是毋庸置疑。文献记载，即使达到解剖复位，术后仍然有创伤性关节炎的发生。

1. 创伤性关节炎的发病率　在早期切开复位内固定治疗髋臼骨折尚未普及之前，患者多采用保守治疗，创伤性关节炎的发生率为12%~57%。髋臼骨折可引起髋关节退行性变和股骨头的缺血性坏死，或二者同时发生。对于移位髋臼骨折、粉碎性骨折、累及关面的骨折或复位不良的骨折更易导致髋关节的退行性变和创伤性关节炎。髋臼骨折后股骨头缺血性坏死的发生率达2%~40%。许多学者认为由于髋臼骨折多为高能暴力损伤，一般治疗效果不良。即使进行切开复位内固定，而且达到了准确复位，远期疗效仍不理想，创伤性关炎发生率高达30%。也有学者认为即使出自很有经验的骨科医生之手，切开复位内固定之后仍有高达20%的患者会发生髋关节的创伤性关节炎，其主要原因可能与严重的软组织损伤、关节边缘的嵌插损伤及股骨头缺血性坏死等因素有关。Giannoudis等对1 824例患者进行Meta分析显示术后创伤性关节炎发生率为36.8%，严重创伤性关节炎（Matta分级Ⅲ级以上）发生率为19.1%；而国内周钢等的Meta分析结果显示创伤性关节炎的发生率为15.2%。

2. 临床表现及分型　创伤性关节炎的主要症状为疼痛和关节僵硬，也有的患者症状不明显。其X表现为骨性关节面模糊、中断、消失及硬化。关节间隙多表现变窄，常比对侧狭窄50%以上，此为关节软骨退变坏死所致。有时候关节软骨增生或滑膜嵌入，也可引起关节间隙增宽，关节间隙宽窄不均多提示关节软骨的坏死，又有其下方骨质的增生。此外还可见关节囊肥厚，关节内游离体形成，股骨头颈周围有时出现围领状骨赘。大多数小的、散在的骨赘临床意义不大，有人认为这种在术后早起就出现的围领状骨赘对预后不利。髋臼骨折术后创伤性关节炎，88%在手术后24个月内得到诊断，96%在术后32个月内得到诊断。

目前创伤性髋关节炎最常用的分级方法是Kellgren-Lawrence分级法，其按照X线下关节周围骨赘生长情况及关节间隙变窄程度分为5级：0级为正常；1级为唇状增生；2级为明显骨赘，可伴随出现关节间隙变窄；3级为中度骨赘，关节间隙明显变窄，有些骨质硬化，可伴随骨质磨损；4级为巨大骨赘，关节间隙显著变窄，骨质磨损。

3. 危险因素　创伤性关节炎的危险因素有骨折类型、股骨头软骨或软骨下骨损伤、合并股骨头脱位、骨折复位不良及内固定物进入关节等。髋臼骨折时常致髋关节面严重损害，并影响髋关节稳定性，当损伤涉及关节负重面或关节间隙内有游离骨折块时，最易引起创伤性关节炎的发生。其中，髋臼骨折并发股骨头中心性脱位者创伤性关节炎发生率最高。Letournel报道的一组髋臼骨折手术治疗的病例中，有17%发生了创伤性髋关节炎。资料表明切开复位内固定不能重建髋臼的天然特性。暴力在造成髋臼骨折的同时，也造成了严重股骨头和髋臼软骨及软骨下骨损伤，术前X线片或CT片很难发现，所以在术前评估时应将这一因素考虑进去，特别是在并发股骨头脱位时。国内杨效宁等报道107例髋臼骨折，术中发现24例合并股骨头软骨的剥脱或磨损，其中的17例术后发生创伤性髋关节炎，可见软骨的损伤对创伤性关节炎的形成有一定影响。软骨下骨作为软骨的基础，在遭受巨大暴力损伤后会影响软骨的正常修复机制，而软骨下骨自身修复所形成的凹凸不平的硬化表面也削弱了软骨的适应能力。

复位不良与内固定物进入关节是创伤性关节炎发生常见的可控因素。非解剖复位遗留的骨折，移位>3 mm，台阶移位>1 mm者便可影响髋关节的接触面积和局部的接触压力。Malkani的研究表明台阶状移位1 mm，关节接触压增加20%；移位2 mm，接触压即增加50%。这种髋关节对应关系的改变，头臼吻合机制的紊乱需要关节软骨的代偿，超过此代偿能力就不可避免地发生创伤性关节炎，尤其在臼顶负重区更加明显。Giannoudis等对1 824例患者进行Meta分析显示，术中骨折复位程度与术后创伤性关节炎发生率极度相关：复位后移位≤2 mm，创伤性关节炎发生率为13.2%；复位后移位>2 mm，创伤性关节炎发生率为43.7%。髋臼周围狭小的骨性空间和坚强的固定往往是一对矛盾，稍有不慎，螺钉就会进入关节腔。术中切线位透视并不能确保螺钉未入关节；目前的条件仅术后进行髋部CT检查，方可准确鉴别螺钉是否进入关节腔。因此在手术过程中，术者的操作经验及对髋臼解剖的熟悉程度十分关键。

4. 治疗　目前对于髋臼骨折术后创伤性髋关节炎主要有保守治疗和手术治疗两种方法。保守治疗主要通过非药物治疗和药物治疗。非药物治疗包括对患者进行正确的健康知识宣传与教育，减轻体重和适当的体育锻炼，扶拐减轻关节的负重及局部理疗。症状稍重者采用镇痛剂、传统非甾体类抗炎药、选择性COX-2抑制剂及硫酸氨基葡萄糖等。

而对于严重的创伤性关节炎，治疗只有关节融合和人工关节置换两种选择。由于近年来人工关节的迅猛发展和手术技术的不断改进，使人工关节越来越趋向成熟。而髋关节融合对患者的活动会造成很大影响，因此越来越多的患者和医生选择全髋关节置换手术治疗创伤性关节炎。

然而，相对于常规全髋关节置换术，髋臼骨折内固定术后失败的关节置换手术会使术者面临解剖结构紊乱、软组织血供被破坏、畸形和骨缺损等巨大挑战。因此，完成这一手术需要术者具备较熟练的髋关节翻修能力。大失血、严重感染等并发症风险也相对更高，甚至危及生命。因此，也有人主张对于特别粉碎的髋臼骨折、臼顶或股骨头存在压缩性骨缺损以及伤前已存在骨关节炎征象的病人，在处理髋臼骨折的同时进行一期的全髋置换术，但术后假体松动率与翻修率明显比普通全髋关节置换术发生率高。分析其原因是多方面的，可能与髋臼骨折后切开复位髋臼侧骨质缺血硬化、妨碍骨长入、髋臼杯没有稳妥的力学环境，以及这类患者多数年轻、活动量大等有关。此外，还可能与髋臼骨折的复杂性以及多次手术史、软组织条件限制、瘢痕组织的增生、可能存在的隐匿性感染有关。因此学者们认为，髋臼骨折后一期手术复位十分重要，一期复位髋臼关节面即使发生髋关节骨性关节炎，也为二期关节置换提供了良好的手术条件。髋臼骨折术后继发创伤性关节炎者，全髋关节置换的手术指征包括：

（1）髋关节疼痛和功能障碍，影响日常生活和工作。

（2）合并股骨头脱位或半脱位等髋关节不稳。

（3）老年患者。

（4）非体力劳动者。

（5）拒绝接受髋关节融合术的肥胖患者。

（6）合并同侧的关节或腰部疾患者。

对年轻、肥胖及重体力劳动者要慎重考虑。全身或局部有活动性感染、全身一般情况差及存在心肺等重要脏器严重合并症者应视为手术禁忌。

疗效方面，北京积水潭医院报道了53例髋臼骨折治疗失败而接受全髋关节置换手术的患者，其中60%的患者有初次骨折切开复位内固定术史，5年随访Harris评分由术前平均49.5分提高至90.1分。对于髋臼假体选择骨水泥型还是生物型有争议，但近年来越来越多学者支持在骨量储备充足的前提下应用生物型臼杯，并采用多枚螺钉固定。Ranawat应用非骨水泥型假体对32例髋臼骨折后并发创伤性关节炎患者进行全髋置换术，取得良好的疗效，无菌性松动的生存率达到97%。

对髋臼骨折后创伤性关节炎患者要进行更仔细的临床和X线评估及CT扫描，确定是否存在髋臼骨缺损，是否需要内固定，是否处于非对称髋状态等。术中常遇到的问题包括坐骨神经损伤（二重压迫综合征）、内固定物影响、异位骨化、髋臼骨的缺血性坏死和隐性感染等。同时应该考虑患者年龄、原骨折的嵌插压缩、原来软组织损伤、有无股骨头和股骨颈骨折及髋臼骨质的广泛硬化。全面考虑后制订周密的手术方案。髋臼骨折后创伤性关节炎行人工关节手术技术要求高，周密计划并应用现代非骨水泥（骨水泥）与对称髋重建等技术，可获得良好的疗效。

第三节 小 结

髋臼骨折N损伤变数是一种严重的高能损伤，如何提高救治率，降低死亡率；如何尽量避免并发症，降低残疾率；如何尽可能地使患者恢复到伤前功能水平等，在上述这些问题上创伤界均面临着诸多发展性的因素与挑战。

1. 社会层面　随着我国网格化救治体系的逐渐完善；随着综合性医院与专业中心的建设发展及在软、硬件方面的不断优化；随着各界对生命的敬畏与伤情的理性认知能力的提高等等，将会极大地激发"救死扶伤、服务军民"的巨大潜能。

2. 专业层面　规范培训与鼓励争鸣。激励年轻医师勇于探索、创新与继承发展。团队培训，理论与实践相结合，缩短学习曲线。患者永远是第一要素，只有全面中肯的评估，才能为患者制定出高度个性化的治疗方案，尽量减少并发症，不断将髋臼骨折N损伤变数的诊治水平推向新的阶段。

◇ 参 ◇ 考 ◇ 文 ◇ 献 ◇

[1] Shehab D, Elgazza AH, Collier BD. Heterotopic ossification[J]. Journal of Nuclear Medicine, 2002, 43: 346-353.

[2] Moed BR, Maxey JW.The effect of indomethacin on heterotopic ossification following acetabular fracture surgery[J]. J Orthop Trauma, 1993, 7: 33-38.

[3] Triantaphillopoulos PG, Panagiotopoulos EC, et al.Long-term results in surgically treated acetabular fractures through the posterior approaches [J]. J Trauma. 2007 Feb; 62(2): 378-382.

[4] Kaempffe FA, Bone LB, et al.Open reduction and internal fixation of acetabular fractures: heterotopic ossification and other complications of treatment [J]. J Orthop Trauma. 1991, 5(4): 439-445.

[5] Brooker AF, Bowerman JW, Robinson RA, et al.Ectopic ossification following total hip replacement.Incidence and a method of classification[J].J Bone Joint Surg Am, 1973, 55: 1629-1632.

[6] 毛玉江, 王满宜, 吴新宝.异位骨化［J］.中华创伤骨科杂志, 2004, 6（8）: 913-917.

[7] Alonso JE, Davila R, Bradley E.Extended iliofemoral versus

triradiate approaches in management of associated acetabular fractures [J].Clin Orthop, 1994, (305): 81–87.

[8] Letournel E, Judet R.Fracture of the acetabulum[M].2nd ed.New York: SpringerVerlag, 1993.536–565.

[9] Burd TA, Lowry KJ, Anglen JO. Indomethacin compared with localized irradiation for the prevention of heterotopic ossification following surgical treatment of acetabular fractures [J]. J Bone Joint Surg Am, 2001, 83–A(12): 1783–1788.

[10] Giannoudis.Operative treatment of displaced fractures of the acetabulum: a meta-analysis[J].J Bone Joint Surg Am, 2005, 83(B): 2–9.

[11] Petsatodis G, Antonarakos P. Surgically treated acetabular fractures via a single posterior approach with a follow-up of 2–10 years [J]. Injury, 2007, 38(3): 334–343.

[12] Jan Heineck, Stefan Rammelt. Transsection of the rectus abdominis muscle in the treatment of acetabular fractures Operative technique and outcome in 21 patients [J]. Acta Orthopaedica, 2008, 79(2): 225–229.

[13] 朱仕文, 王满宜, 吴新宝, 等.经单一髂腹股沟入路治疗复合髋臼骨折[J].中华创伤骨科杂志, 2005, 7(11): 1025–1027.

[14] 赵铁山, 睢凤英, 何晓君.前后联合入路治疗复杂髋臼骨折疗效观察[J].右江医学, 2005, 33(2): 144–145.

[15] 肖增明, 詹新立, 李世德, 等.采用联合入路治疗复杂型陈旧性髋臼骨折[J].中华创伤骨科杂志, 2005, 7(12): 1121–1123.

[16] 禹宝庆, 张春才.改良联合入路治疗复杂性髋臼骨折[J].中国骨伤, 2007, 20(7): 465–466.

[17] 张春才, 牛云飞.复杂性髋臼骨折合并同侧股骨颈骨折及多处骨折的治疗与对策[J].中国骨伤, 2007, 20(7): 437–439.

[18] Hadjicostas PT, Thielemann FW. The use of trochanteric slide osteotomy in the treatment of displaced acetabular fractures [J]. Injury, 2008, 39(8): 907–913.

[19] Daum WJ, Scarborough MT, Gordon W Jr, et al. Heterotopic ossification and other perioperative complications of acetabular fractures [J]. J Orthop Trauma, 1992, 6(4): 427–432.

[20] 于振声, 马平.髋臼骨折术后异位骨化问题的探讨[J].实用骨科杂志, 2003, 9(5).

[21] Roetman B, Seybold D, Keil D, et al. Long-term results after acetabular fractures with respect to heterotopic ossifications [J]. Zentralbl Chir. 2006, 131(3): 188–193.

[22] Johnson EE, Kay RM, Dorey FJ. Heterotopic ossification prophylaxis following operative treatment for acetabular fracture[J]. Clin Orthop, 1994, (305): 88–95.

[23] Macfarlane RJ, Ng BH, Gamie Z. Pharmacological treatment of heterotopic ossification following hip and acetabular surgery [J]. Expert Opin Pharmacother. 2008, 9(5): 767–786.

[24] 朱仕文, 王满宜, 吴新宝, 等. 吲哚美辛预防髋臼骨折术后异位骨化的临床研究[J].中华创伤骨科杂志, 2006, 8(7): 613–616.

[25] T. A. Burd, M. S. Hughes. Heterotopic ossification prophylaxis with indomethacin increases the risk of long-bone nonunion, J Bone Joint Surg 2003, 85–B: 700–705.

[26] Buschbacher R, Mckinley W. Warfarin in prevention of heterotopic ossification [J]. American Journal of Physical Rehabilitation, 1992, 71: 86.

[27] Anglen JO, Moore KD. Prevention of heterotopic bone formation after acetabular fracture fixation by single-dose radiation therapy: a preliminary report. J Orthop Trauma, 1996; 10(4): 258–263.

[28] Childs HA 3rd, Cole T, Falkenberg E, et al. A prospective evaluation of the timing of postoperative radiotherapy for preventing heterotopic ossification following traumatic acetabular fractures[J]. Int J Radiat Oncol Biol Phys. 2000, 47(5): 1347–1352.

[29] Johnson EE, Matta JM, Mast JW. et al. Delayed reconstruction of acetabular fractures 21–120 days following injury[J]. Clin Orthop, 1994, 305: 20–30.

[30] Piatek S, Westphal T. Value of a combined ossification prophylaxis with indomethacin and radiotherapy for acetabular fractures [J]. Unfallchirurg, 2006, 109(7): 556–562.

[31] McAuliffe JA, Lauderdale F, Wolfson AH, et al. Early exision of heterotopic ossification about the elbo w followed by radiation therapy [J]. The Journal of Bone and Joint Surgery(Am), 1997, 79: 749–753.

[32] Carlier RY, Safa DML, Parva P. Ankylosing neurogenic myositis ossificans of the hip — An enhanced volumetric CT study [J]. The Journal of Bone and Joint Surgery (Sr), 2005, 87B(3): 301–305.

[33] Wu XB, Yang MH, Wang MY, et al. Surgical resection of heterotopic ossification after open reduction internal fixation of acetabular fractures [J]. Zhonghua Wai Ke Za Zhi, 2008, 46(7): 506–509.

[34] Mears DC, Velyvis JH, Chang CP. Displaced acetabular fractures managed operatively: indicators of outcome[J]. Clin Oflhop Relat Res, 2003(407): 173–186.

[35] Gerard P Slobogean, Kelly A Lefaivre, Savvas Nicolaou, et al. A systematic review of thromboprophylaxis for pelvic and acetabular fractures[J]. J Orthop Trauma. 2009, 23(5): 379–384.

[36] Giannoudis PV, Grotz MR, Papakostidis C, et al. Operative treatmentof displaced fractures of the acetabulum. A meta—analysis[J]. J BoneJoint Surg Br, 2005, 87: 2–9.

[37] Tile M. Fracture of the acetabulum[M]//Rockwood CA, Green DP, Bucholz RW . Fracture in adults. 4th ed. Philadephin: Lippincott, 1996: 1657–1658.

[38] Letournel E, Judet R. Fracture of the acetabulum[M]. 2nd ed. NewYork: Springer, 1993: 536–565.

[39] Sagi HC, Afsari A, Dziadosz D. The anterior intrapelvic (modified rives-stoppa) approach for fixation of acetabular fractures[J]. J OrthopTrauma, 2010, 24: 263–270.

[40] El-khadrawe TA, Hammad AS, Hassaan AE. Indicators of outcome after internal fixation of complex acetabular fractures[J]. Alex J Med, 2012. 48: 99–107.

[41] El-Daly I, Reidy J, Culpan P, et al. Thromboprophylaxis in patients with pelvic and acetabular fractures: A short review and recommendations[J]. Iujury, 2013, 44: 1710–1720.

[42] 顾海伦, 段景柱, 王欢.髋臼骨折术后下肢深静脉血栓形成的多因素分析[J].中国骨与关节损伤杂志, 2007, 22: 462–464.

[43] Letoumel E. Acetabulum fractures: classification and management[J]. Clin Orthop Relat Res, 1980, (151): 81–106.

[44] Mears DC, Velyvis JH, Chang CP. Displaced acetabular fractures managed operatively: indicators of outcome[J]. Clin Orthop Relat Res, 2003(407): 173–186.

[45] Mohanty K, Taha W, Powell JN. Non-union of acetabular fractures[J]. Injury, 2004, 35: 787–790.

第十五章
髋关节功能与康复

髋臼骨折N个损伤变数的治疗目的是尽快、尽可能恢复到伤前的功能水平。

第一节　基本概念

髋臼骨折N个损伤变数的治疗范畴应包括非手术治疗、手术治疗和功能康复治疗。非手术治疗，某些老年患者，因各种内科疾患而失去手术机会的患者，则需长期卧床，其心理护理和预防并发症成为重点。某些不需要手术治疗的病例，只要康复训练得当，也同样能获得功能康复。

手术治疗的优势，已成为正态分布。手术后如何进行功能康复训练治疗，是手术治疗质量的延续，是髋关节功能恢复的重要环节。创伤中医有精辟的十六字方针："筋骨并重，动静结合，内外兼治，医患配合"。骨愈合所需时段的研究与我国民间传说的"伤筋动骨100天"真是令人惊讶的相似。但是，若达到骨样骨板状骨性替代，还需要在自身生理负荷应力下刺激，才能逐渐获得真正的骨性愈合。

第二节　心理因素

社会的存在决定人们的意识。年龄差异，各有所需；生活方式，各有所求。患者的各种渴望与忧虑、恐惧等心理问题，需要医护人员耐心的心理干预，加以疏通，争取医患之间最大的信任与积极的配合，才能获取最佳的康复状态。

1. 互建信任　通过与患者及家属的交流，获取患者的各种信息，如个人、家庭情况和相关的社会属性，依此做出对患者心理状况的初步评估。简单讲，面对现实所应对的态度，是积极的还是消极的。无论如何，医护人员应用换位的思考，建立患者对医护人员的信任。这不但是贯穿整个治疗的基石，也是避免沟通不充分所产生误解的保障。对于存在严重心理障碍的患者，需要密切观察，必要时应请专业的精神卫生医师协助。

在建立相互信任的基础上，争取患者与家属认识整个伤情与治疗的、客观的利弊关系，击碎"医学万能的神化"色彩。

2. 科普知识　科普知识般的语言，容易被患者与家属接受和理解。而非常专业的用词，往往令从没有学过医的人感到"一头雾水"。有时一个形象的比喻，更能生动说明问题。专业、科普、比喻，如何能用老百姓的语言说出，对于激发患者积极地与疾患做斗争的能力，具有十分重要的意义。

3. 药物作用　早期对症的药物治疗的作用毋庸置疑。这里谈的是相当比例的患者，在术后相当一段时间，把药物的疗效与功能康复的恢复联系在一起，并有相当的"迷信"色彩，而敷衍医嘱的康复训练计划。如患者出院，去寻求"仙药"和"偏方"；有的患者过量补钙，形式包括口服（针剂或静脉）。

这类患者常说，电视上的老太太吃了钙片，都能踢球了。

我们应该让患者明白，血钙的量是与生活方式密切相关。特殊的补钙应与活动量相平衡。否则，盲目的过量补钙，对脑、心血管、肝肾等器官是有害的。笔者曾用一个比喻，说服了一位相当顽固的患者：你见过散养的山鸡补过钙吗？因为它自由大地。你可美其肉，却咬不动其骨爪。我们熟知人工饲养的肉鸡，笼中有限，不断补钙，你不但能品味"凤爪"，而且能嚼味其骨。寓意不言自明。

钙在体内的代谢，处于机体的需要而调整平衡。换句话说：卧床不动是脱钙的过程；配合医嘱尽快走向生活，是补钙的过程。

4. 主动与被动　功能训练，如何动静，各有所解，多数患者不是茫然，就是盲从。如，髋臼"Y"形软骨后支骨骺融合部压缩骨折（复位固定＋植骨）合并骶髂关节水平分离不严重（未固定）的患者，我们来设想如下情景：

（1）情景1：嘱其患者术后卧床，不要太活动，预防碎骨散架——病人恐惧了，又因各种原因，3个月以上没有按时复查，结果髋关节挛缩与僵硬，基本的屈髋无法完成。这属于过度的静，没有兼顾到筋骨并重和动静结合的原则。

（2）情景2：嘱其患者早期功能训练，加强活动，可早日下地——不然，手术白做了。结果患者克服重重困难，积极配合，1个月就下地负重了。后来复诊，影像显示：骶髂关节呈上下变位；股骨头出现后上半脱位——这是动过头了。

（3）情景3：嘱其患者术后应用CPM，并配合各种物理疗法。患者很满意，感到在CPM的帮助下，屈髋逐渐舒服。产生对"各种先进设备与药物"的过度信任和依赖性。结果，3个月以上的复查，患者大腿肌肉严重萎缩，缺乏应有的弹性与张力，下地不稳。这种下地不稳所产生的非对称的生理性应力，可能对骨折部产生不良的影响。这种情况，把患者内在的因素泯灭了。

上述情景虽然属于设想，但在临床上，却屡见不鲜。我们认为，内因永远是主要的。一个主动的、渐进的、增强的、动作缓慢的、有阶段计划的功能训练，则是十分可取的。

第三节　复位固定与髋周软组织因素

一般而言（排除髋关节周围的皮肤剥脱伤和髋关节周围相当严重的部分肌肉的挫灭伤），术后创伤反应期在7天左右内。髋臼骨折N个损伤变数术后的康复，在一般规律中，又有其本身的特殊性。我们认为，需满足以下的物质条件，这是康复的基础：

（1）解剖复位：髋臼骨折N个损伤变数，回归于髋臼-骨盆整体（髋关节）的解剖形态。

（2）有效固定：髋臼前、中、后柱力线正确、力点稳定，能分别满足术后4周、8周、12周内的髋关节的、渐进性的、所有训练的应力要求。

学术在争论坚强固定（弹性固定或有限固定）；骨与固定物之间的弹性模量；固定物附贴性与生理应力的扭曲性等。这些都在探索中。但有一个原则，即顺应力线，抓住力点，块间归位，有效固定，应为可取。

（3）动力装置修补完善　髋臼前、后联合（非联合）入路，其所有肌肉的附着处的缝合应是与骨的缝合。肌肉间的缝合满足不了早期的床上髋关节的各种功能训练。

第四节　功 能 训 练

一、训练计划

基于上述条件，恰当的训练计划，是恢复髋关节功能的重要环节。大体的训练计划，一定要与个体化的具体内容相结合，如骨折程度与N个损伤变数的关系，这是训练的原则。依据我们有限的经验，设计如下：

1. 骨折程度

（1）移位骨折：移位性髋臼骨折多见于一（二）柱壁，三柱壁相对少见。新鲜骨折的复位与固定，并不困难。

训练计划A：术后2~3天，鼓励患者开始主动的、渐进的、太极拳式的慢动作：于髋关节伸直位，收缩股四头肌；伸屈髋、膝关节；扭动臀部和拉环坐起。前述活动连续4周，鼓励患者屈髋达到90°以上，为完全坐起来，奠定基础。

术后4~8周，负重训练，挂双拐，逐渐负重自体体重的1/3-1/2-1/1。

术后9~12周，生活自理，争取散步、下蹲动作，协调与对称。

陈旧性骨折随着时间的推移，复位固定难度也随之增大，康复时间也将延长。参考A计划适当调整。

（2）粉碎骨折：一（二或三）柱壁骨折中比较而言，二柱壁粉碎骨折偏多。粉碎性骨折意味着骨块间的稳定性，相对逊色于移位骨折的复位与固定。训练计划参考A，负重训练始于术后3个月。陈旧性骨折参考A，负重训练始于术后3~4个月。

（3）压缩骨折：压缩骨缺损性的髋臼骨折，涵盖所有一（二或三）柱壁骨折，尤其髋臼中柱臼顶后壁与髋臼后柱壁的混合性骨折。我们常采取如下措施处理骨缺损和韧带残损：

1）撬拨复位+自体、异体、人工骨植骨；

2）髂骨"解剖型"髋臼重建；

3）髋臼骨缺损+髂股-坐股韧带重建。

从力学的连续性而言，尽管术中满意，但在骨愈合之前的稳定性，将比粉碎骨折的复位固定要差些。

训练计划B：术后1~2周适量骨牵引（患侧下肢）外展位。制动期间，叮咛患者主动收缩股四头肌，收缩次数每日200~400次；逐渐扭动臀部。一般术后10天左右，取消制动措施。

术后3~8周，鼓励患者开始主动、渐进、增强的太极式动作：伸屈髋、膝关节；扭动臀部和拉环坐起。

术后8~12周，争取患者屈髋达到90°以上，为完全坐起来奠定基础。同时，不要放弃之前的训练方式。

术后4~5个月，负重训练，挂双拐，逐渐完成负重自体体重的1/4-1/3-1/2-1/1的过程。

术后6个月，恢复散步、下蹲等正常生活的协调与对称性动作。

2. 合并盆环损伤 业已复位固定的骶髂复合体（耻骨联合部），参考训练计划A(B)。若因分离（骨折）不显著，未行固定的患者，参考训练计划B。

3. 合并股骨近端损伤 股骨近端关节骨折，尤其是头（颈）的骨折，术后骨牵引多需2周左右，以减少股骨头因肌群的挛缩性所产生的应力问题。但扭动臀部会避免集中性应力性，为生理性的负荷创造条件。参考训练计划B。

4. 合并盆环—股骨近端混合损伤 这类损伤少见，综合参考训练计划A与B。

二、训练计划的实施

患者受各种因素的影像，自觉地实施训练计划并非易事。如一天动个2~3下，等于没做。我们鼓励患者：两眼一睁，练到熄灯。有的少数患者，过于性急，超于计划，如一外勤警察，髋臼粉碎骨折手术治疗，术后一个月就正常上班了，令人担忧复位的丢失。为此，我们叮咛患者：心中坚强如江姐，动作好似林妹妹。老百姓听得有趣、形象，在配合上获取了良好的效果。

要让患者知道：为什么要主动、渐进、增强的太极式的、分阶段的训练计划。因为只有在主动的活动中通过肌肉的收缩，促进血液循环与新陈代谢。为此有助于成骨因子分泌，钙离子沉积于骨骼，才能为骨愈合创造条件；才能有效避免髋关节的挛缩与僵硬；才能重建训练微血管和淋巴的畅通；才能尽快将组织间较大的分子带走与排泄；才能分解髋关节的应力性集中和避免股骨头坏死。当然，这对于唤醒关节囊的分泌功能，避免肺部感染和压疮，促进胃肠道功能，预防深静脉血栓的形成，避免致命的并发症——肺动脉栓塞等，都具有重要的临床意义。

要让患者明白：应用双拐，渐进性负重，是易于掌握与控制负重的重量，这是骨愈合规律所要求的。换言之，临床性的骨愈合，并非板样骨性愈合，松质骨的骨小梁应力的分布还在改造之中。单拐的失衡性易导致对髋关节的扭曲应力。关于负重自体重量的百分比，推荐地秤测量，几经反复，患者便知感觉，做到心中有数。

要让患者清楚：为什么要强调太极拳式的、缓慢的训练方式。举个简单的例子，一个人从1米多高处跳下，髋关节承受的压应力，达到上吨；而从台阶散步而下，只需生理性的应力。所以，主动与被动强度的大小，可能会导致复位的丢失。不明白这一点，患者所谓的坚强与挑战痛苦，也将失去康复的意义。

三、随访与复查

随着我国经济的迅速发展，其意识形态、人口流动、居地变更、联系方式的变换等因素的影响，使得院方对患者长期的随访与复查，陷入了极大的困境之中。

一般而言，患者一旦步入正常的生活，就下意识地拒绝如期到医院复查。这对医生探索规律和指导患者预防相关并发症，均产生不利的影响。所以，尽量争取患者的配合，不要一拖几年，出了问题，才来复查。

◇ 参 ◇ 考 ◇ 文 ◇ 献 ◇

[1] Vissers MM, Bussmann JB, Verhaar JA, et al. Psychological factors affecting the outcome of total hip and knee arthroplasty: a systematic review[J]. Semin Arthritis Rheum, 2012, 41: 576−588.

[2] Mallinson T, Deutsch A, Bateman J, et al. Comparison of discharge functional status after rehabilitation in skilled nursing, home health, and medical rehabilitation settings for patients after hip fracture repair[J]. Arch Phys Med Rehabil, 2014, 95: 209−217.

[3] Proctor R, Wade R, Woodward Y, et al. The impact of psychological factors in recovery following surgery for hip fracture[J]. Disabil Rehabil, 2008; 30: 716−722.

[4] Sherrington C, Tiedemann A, Cameron I. Physical exercise after hip fracture: an evidence overview[J]. Eur J Phys Rehabil Med, 2011, 47: 297−307.

第十六章
髋关节功能评分

第一节　髋关节功能评分

一、Merle D'Aubigne 评分

Merle D'Aubigne 髋关节功能评价，分别从 A：疼痛；B：运动幅度；C：步行三方面评价，三项相加 17 或 18 分为优，13~16 分为良，9~12 分为中，8 分或以下为差。（参考文献：Merle d'Aubigne RM, Postel M. Functional results of hip arthroplasty with acrylic prosthesis.J Bone Joint Surg Am. 1954; 36：451-475.）

Merle D'Aubigne 髋关节功能评价如下：

A：疼痛

0 分：持续剧烈疼痛；

1 分：疼痛影响睡眠；

2 分：活动时痛；

3 分：疼痛可忍受，允许一定活动；

4 分：活动后痛，休息后消退；

5 分：偶有轻度痛；

6 分：无疼痛；

B：运动幅度

0 分：髋关节强直在畸形位；

1 分：髋关节强直在功能位；

2 分：屈 40° 以内，可少许外展；

3 分：屈 40°~60°；

4 分：屈 60°~80°，可系鞋带；

5 分：屈 80°~90°，外展 25°；

6 分：屈 90° 以上，外展 40°；

C：步行

0 分：卧床；

1 分：用拐杖能走几步；

2 分：行走时间、距离明显受限，主要在室内行走；

3 分：用手杖行走不足 1 小时，不用手杖行走困难；

4 分：手杖行走 1 小时以上，不用手杖可短距离行走；

5 分：行走不用手杖，轻度跛行步行正常；

6 分：步行正常。

二、髋关节 Harris 评分

Harris 评分是广泛应用的评价髋关节功能的方法，常用来评价保髋和关节置换的效果。满分 100 分，90 分以上为优良，80~89 分为较好，70~79 分为尚可，<70 分为差（表 16-1）。

表 16-1 术后髋关节 Harris 评分表

关于主诉疼痛（44分）	无痛或可以忽略				44
	时有隐痛,不影响活动				40
	轻度疼痛,日常生活不受影响,过量活动可有中度疼痛可服NSAID类止痛药				30
	中度疼痛,可忍受,但常因此废弃一些活动,日常活动稍受限,但能正常工作,常服NSAID类止痛药				20
	剧痛,活动严重受限				10
	病废,卧床仍剧痛,因疼痛被迫长期卧床				0
功能（47分）	步态（33分）	步态跛行	无	11	轻度 8
			中度	5	重度 0
		行走距离	无限制	11	600 m 8
			200~300 m	5	限于室内 2
			卧床和坐椅	0	
		助行装置	无	11	长距离行走需单手杖 7
			需单拐	3	大多时间需单手杖 5
			需双手杖	2	需双拐或无法行走 0
	日常生活（14分）	上下楼梯	一步一阶不需扶手	4	上下楼需人辅助 1
			一步一阶需扶栏杆	2	无法上下楼 0
		穿鞋袜	轻松	4	不能穿鞋袜 0
			困难	2	
		坐	能舒适的坐任何椅子1小时		5
			能舒适的坐高椅子半小时		3
			在任何椅子上坐都不舒服		0
		乘车	能	1	不能 0
	体征表现		固定屈曲挛缩＜30°		1
			固定内收畸形＜10°		1
			伸直位固定内旋畸形＜10°		1
			两侧肢体长度相差3.2 cm以内		1

436

查体结果	A. 屈曲	0°~45°以内	＿＿ × 1.0 = ＿＿（A）	得分结果＝A、B、C、D之和除以20
		45°~90°以内	＿＿ × 0.6 = ＿＿（A）	
		90°~110°以内	＿＿ × 0.3 = ＿＿（A）	
	B. 外展	0°~15°以内	＿＿ × 0.8 = ＿＿（B）	
		15°~20°以内	＿＿ × 0.3 = ＿＿（B）	
	C. 外旋	0°~15°以内	＿＿ × 0.4 = ＿＿（C）	
	D. 内收	0°~15°以内	＿＿ × 0.2 = ＿＿（D）	
特征表现		Trendelenburg 试验	阳性（ ）	阴性（ ）

（参考文献：Harris WH. Traumatic arthritis of the hip after dislocation and acetabular fractures：treatment by mold arthroplasty. An end-result study using a new method of result evaluation. J Bone Joint Surg Am. 1969，51(4)：737−755. ）

第二节　影像学评分

一、术后 Matta 影像学评估标准

（参考文献：Matta JM. Fractures of the acetabulum：accuracy of reduction and clinical results in patients managed operatively within three weeks after the injury.J Bone Joint Surg Am. 1996；78：1632–1645.）

术后常规拍摄髋关节正位及双斜位片，测量骨折移位程度：

优：移位 0~1 mm。

良：移位 1~2 mm。

中：移位 2~3 mm。

差：移位 >3 mm。

二、相关思考

CT 在髋臼骨折的术前检查方面明显优于 X 线片已成共识。受股骨头的阻挡，即使采用 Judet 的 3 个摄片位，仍然难以判定髋臼内壁，即方区的骨折情况，而方区是否骨折是简单骨折和复杂骨折相鉴别的重要依据。如果排除经济因素限制，术后常规 CT 扫描也具有重要价值，三维 CT 成像不仅可以明确臼顶、前后柱、方形区、股骨头复位情况，而且可以显示髋关节腔内是否遗漏粉碎的骨块或金属内植物，尤其是对明确复杂髋臼骨折的复位情况更有帮助。此外对于后上壁负重区的压缩骨折而言，虽然是传统意义上的简单骨折，但处理时亟须谨慎，撬拨植骨不充分可能会导致关节对应不良，此时在 X 线片上可能后壁线连续没有明显台阶或仅有残存的"海鸥征"，若行三维 CT 扫描可见冠状面上后上壁间隙增宽且不对称，如 >3 mm 可能导致髋关节不稳，股骨头有后半脱位倾向。术后通过 CT 进行横断面及矢状面、冠状面重建，对关节面复位进行三维评估，真正明确股骨头是否与髋臼达到同心圆样匹配。但其中具体评估标准，仍需进一步探讨研究及设定。因此，对于复杂类型的髋臼骨折，术后利用三维 CT 观察复位质量，有助于指导进一步治疗及预后评估。

第三节　相关骨关节炎评分

一、WOMAC 骨关节炎评分量表

此评分是根据患者相关症状及体征来评估其关节炎的严重程度及其治疗疗效。分为疼痛、僵硬、关节功能三大方面来评估髋、膝关节的结构和功能，其功能描述主要针对下肢。在使用时可以使用整个系统或挑选其中的某个部分。分数记录时可以使用 VAS（visual analog scale）尺度。

从内容上看，此评分量表从疼痛、僵硬和关节功能三大方面来评估髋、膝关节的结构和功能，总共有 24 个项目，包含了整个骨关节炎的基本症状和体征。其中疼痛的部分有 5 个项目、僵硬的部分有 2 个项目、关节功能的部分有 17 个项目。Bellamy 等曾通过对膝关节置换术后患者的调查，对 WOMAC 评分量表对膝关节的评估的可靠性、有效性和敏感性做了客观评价。

WOMAC 问卷

填写须知：三个部分的问题将用以下格式提出，参与者必须选择一个数字作出回答。

例如：

1. 如果您选择最左端的 0（如下图所示），即表示无疼痛感。

无痛(0) 1　2　3　4　5　6　7　8　9 最剧烈的疼痛(10)
|—|—|—|—|—|—|—|—|—|—|

2. 如果您选择最右端的 10（如下图所示），即表示极度痛感。

无痛(0) 1　2　3　4　5　6　7　8　9 最剧烈的疼痛(10)
|—|—|—|—|—|—|—|—|—|—|

3. 请注意：

（1）数字越大，即表示感到的疼痛越强烈。

（2）数字越小，即表示感到的疼痛越微弱。

请参与者在这种量度线上标明其在过去 48 h 内感觉到的疼痛程度、僵硬程度，或行动障碍的程度。

4. 参与者按照上述标准，对下列 24 项进行自我评估：

（1）疼痛（左或右髋关节）

1）在平坦的路上行走。

2）上楼梯或下楼梯。

3）晚上，影响睡眠的疼痛。

4）坐着或躺着。

5）挺直身体站立。

（2）僵硬（左或右髋关节）

1）僵硬状况在早晨刚醒来时的严重程度。

2）僵硬状况在坐、卧或休息之后有多严重。

（3）进行日常活动的程度（左或右髋关节）

1）下楼梯。

2）上楼梯。

3）由坐着站起来。

4）站着。

5）向地面弯腰。

6）在平坦的地面上行走。

（4）进行日常活动的难度（左或右髋关节）

1）进出小轿车或上下公交车。

2）出门购物。

3）穿袜子。

4）从床上站起来。

5）脱袜子。

6）躺在床上。

7）走出浴缸。

8）坐着的时候。

9）坐到马桶上或从马桶上站起来。

10）做繁重的家务活。

11）做轻松的家务活。

二、SF-36评分

SF-36即健康调查简表（the MOS 36-item short form health survey，SF-36），是在1988年 Stewartse 研制的医疗结局研究量表（medical outcomes study-short form，MOS SF）的基础上，由美国波士顿健康研究发展而来。1991年浙江大学医学院社会医学教研室翻译了中文版的SF-36。

SF-36量表的内容：

1. 总体来讲，您的健康状况是：① 非常好；② 很好；③ 好；④ 一般；⑤ 差。

2. 跟1年以前比您觉得自己的健康状况是：① 比1年前好多了；② 比1年前好一些；③ 跟1年前差不多；④ 比1年前差一些；⑤ 比1年前差多了（权重或得分依次为1，2，3，4和5）健康和日常活动。

3. 以下这些问题都和日常活动有关。请您想一想，您的健康状况是否限制了这些活动？如果有限制，程度如何？

（1）重体力活动。如跑步举重、参加剧烈运动等：① 限制很大；② 有些限制；③ 毫无限制（权重或得分依次为1，2，3；下同）。注意：如果采用汉化版本，则得分为1、2、3、4，得分转换时做相应的改变。

（2）适度的活动。如移动一张桌子、扫地、打太极拳、做简单体操等：① 限制很大；② 有些限制；③ 毫无限制。

（3）手提日用品。如买菜、购物等：① 限制很大；② 有些限制；③ 毫无限制。

（4）上几层楼梯：① 限制很大；② 有些限制；③ 毫无限制。

（5）上一层楼梯：① 限制很大；② 有些限制；③ 毫无限制。

（6）弯腰、屈膝、下蹲：① 限制很大；② 有些限制；③ 毫无限制。

（7）步行1 500 m以上的路程：① 限制很大；② 有些限制；③ 毫无限制。

（8）步行1 000 m的路程：① 限制很大；② 有些限制；③ 毫无限制。

（9）步行100 m的路程：① 限制很大；② 有些限制；③ 毫无限制。

（10）自己洗澡、穿衣：① 限制很大；② 有些限制；③ 毫无限制。

4. 在过去4个星期里，您的工作和日常活动有无因为身体健康的原因而出现以下这些问题？

（1）减少了工作或其他活动时间：① 是；② 不是（权重或得分依次为1，2；下同）。

（2）本来想要做的事情只能完成一部分：① 是；② 不是。

（3）想要干的工作或活动种类受到限制：① 是；② 不是。

（4）完成工作或其他活动困难增多（比如需要

额外的努力)：① 是；② 不是 。

5. 在过去4个星期里，您的工作和日常活动有无因为情绪的原因(如压抑或忧虑)而出现以下这些问题？

(1) 减少了工作或活动时间：① 是；② 不是(权重或得分依次为1,2；下同)。

(2) 本来想要做的事情只能完成一部分：① 是；② 不是。

(3) 干事情不如平时仔细：① 是；② 不是。

6. 在过去4个星期里，您的健康或情绪不好在多大程度上影响了您与家人、朋友、邻居或集体的正常社会交往？　① 完全没有影响；② 有一点影响；③ 中等影响；④ 影响很大；⑤ 影响非常大(权重或得分依次为5、4、3、2、1)。

7. 在过去4个星期里，您有身体疼痛吗？① 完全没有疼痛；② 有一点疼痛；③ 中等疼痛；④ 严重疼痛；⑤ 很严重疼痛(权重或得分依次为6、5.4、4.2、3.1、2.2、1)。

8. 在过去4个星期里，您的身体疼痛影响了您的工作和家务吗？　① 完全没有影响；② 有一点影响；③ 中等影响；④ 影响很大；⑤ 影响非常大(如果7无8无，权重或得分依次为6、4.75、3.5、2.25、1.0；如果为7有8无，则为5、4、3、2、1)。

9. 以下这些问题是关于过去1个月里您自己的感觉，对每一条问题所说的事情，您的情况是什么样的？

(1) 您觉得生活充实：① 所有的时间；② 大部分时间；③ 比较多时间；④ 一部分时间；⑤ 小部分时间；⑥ 没有这种感觉(权重或得分依次为6、5、4、3、2、1)。

(2) 您是一个敏感的人：① 所有的时间；② 大部分时间；③ 比较多时间；④ 一部分时间；⑤ 小部分时间；⑥ 没有这种感觉(权重或得分依次为1、2、3、4、5、6)。

(3) 您的情绪非常不好，什么事都不能使您高兴起来：① 所有的时间；② 大部分时间；③ 比较多时间；④ 一部分时间；⑤ 小部分时间；⑥ 没有这种感觉(权重或得分依次为1、2、3、4、5、6)。

(4) 您的心里很平静：① 所有的时间；② 大部分时间；③ 比较多时间；④ 一部分时间；⑤ 小部分时间；

⑥ 没有这种感觉(权重或得分依次为6、5、4、3、2、1)。

(5) 您做事精力充沛：① 所有的时间；② 大部分时间；③ 比较多时间；④ 一部分时间；⑤ 小部分时间；⑥ 没有这种感觉(权重或得分依次为6、5、4、3、2、1)。

(6) 您的情绪低落：① 所有的时间；② 大部分时间；③ 比较多时间；④ 一部分时间；⑤ 小部分时间；⑥ 没有这种感觉(权重或得分依次为1、2、3、4、5、6)。

(7) 您觉得筋疲力尽：① 所有的时间；② 大部分时间；③ 比较多时间；④ 一部分时间；⑤ 小部分时间；⑥ 没有这种感觉(权重或得分依次为1、2、3、4、5、6)。

(8) 您是个快乐的人：① 所有的时间；② 大部分时间；③ 比较多时间；④ 一部分时间；⑤ 小部分时间；⑥ 没有这种感觉(权重或得分依次为6、5、4、3、2、1)。

(9) 您感觉厌烦：① 所有的时间；② 大部分时间；③ 比较多时间；④ 一部分时间；⑤ 小部分时间；⑥ 没有这种感觉(权重或得分依次为1、2、3、4、5、6)。

10. 不健康影响了您的社会活动(如走亲访友)：① 所有的时间；② 大部分时间；③ 比较多时间；④ 一部分时间；⑤ 小部分时间；⑥ 没有这种感觉(权重或得分依次为1、2、3、4、5、6)。

11. 请看下列每一条问题，哪一种答案最符合您的情况？

(1) 我好像比别人容易生病：① 绝对正确；② 大部分正确；③ 不能肯定；④ 大部分错误；⑤ 绝对错误(权重或得分依次为1、2、3、4、5)。

(2) 我跟周围人一样健康：① 绝对正确；② 大部分正确；③ 不能肯定；④ 大部分错误；⑤ 绝对错误(权重或得分依次为5、4、3、2、1)。

(3) 我认为我的健康状况在变坏：① 绝对正确；② 大部分正确；③ 不能肯定；④ 大部分错误；⑤ 绝对错误(权重或得分依次为1、2、3、4、5)。

(4) 我的健康状况非常好：① 绝对正确；② 大部分正确；③ 不能肯定；④ 大部分错误；⑤ 绝对错误(权重或得分依次为5、4、3、2、1)。

小结：随着科技的进步与发展，对上述评分，可能在此基础上有新的思路和界定。

◇ **参** ◇ **考** ◇ **文** ◇ **献** ◇

[1] Lubovsky O, Kreder M, Wright DA, et al. Quantitative measures of damage to subchondral bone are associated with functional outcome following treatment of displaced acetabular fractures[J]. J Orthop Res; 2013; 31(12): 1980-1985.

[2] Engsberg JR, Steger-May K, Anglen JO, Borrelli J Jr. An analysis of gait changes and functional outcome in patients surgically treated for displaced acetabular fractures[J]. J Orthop Trauma. 2009. 23(5): 346-353.

[3] Lovric I, Jovanovic S, Leksan I, Biuk E, Kristek J, Radic R. Functional status of hip joint after surgical and conservative treatment of acetabular fracture[J]. Coll Antropol. 2007. 31(1): 285-289.

[4] Moed BR, Yu PH, Gruson KI. Functional outcomes of acetabular fractures[J]. J Bone Joint Surg Am. 2003. 85-A(10): 1879-1883.

[5] Borrelli J Jr, Goldfarb C, Ricci W, Wagner JM, Engsberg JR. Functional outcome after isolated acetabular fractures[J]. J Orthop Trauma; 2002. 16(2): 73-81.

第十七章
生物形状记忆合金

目前,国际认可的生物记忆金属是镍铁形状记忆合金。1963年Buehler报道镍钛合金具有良好的形状记忆效应后,引起了材料科学上巨大变革。应用研究的拓展领域,几乎涉及人类社会的全部。

第一节 形状记忆合金

一、形状记忆合金的发展史

1932年,瑞典人奥兰德在金镉合金中首次观察到"记忆"效应,即合金的形状被改变之后,一旦加热到一定的跃变温度时,它又可以魔术般地变回到原来的形状,人们把具有这种特殊功能的合金称为形状记忆合金。

1938年,当时美国在Cu-Zn合金中发现了马氏体的热弹件转变。随后,苏联对这种行为进行了研究。1951年美国的Chang和Read在Au47·5Cd合金中发现了形状记忆效应。这是最早观察到金属形状记忆效应的报道。数年后,Burkhart在In-Ti合金中观察到同样的现象。然而在当时,这些现象的发现只被看作是个别材料的特殊现象而未能引起人们足够的兴趣和重视。直至1963年,美国海军机械研究所发现了Ni-Ti合金中的形状记忆效应,才开创了"形状记忆"的实用阶断。

1969年,美国一家公司首次将Ni-Ti合金制成管接头应用于美国F14战斗机上。1970年,美国将Ni-Ti记忆合金丝制成宇宙飞船用天线。这些应用大大激励了国际上对形状记忆合金的研究与开发。20世纪70年代,相继开发出了Ni-Ti基、Cu-Al2-Ni基和Cu-Zn-Al基形状记忆合金。80年代开发出了Fe-Mn-Si基、不锈钢基等铁基形状记忆合金,由于其成本低廉、加工简便而引起材料工作者的极大兴趣。从20世纪90年代至今,高温形状记忆合金、宽滞后记忆合金以及记忆合金薄膜等已成为研究热点。从SMA的发现至今已有40余年历史,美国、日本等国家对SMA的研究和应用开发已较为成熟,同时也较早地实现了SMA的产业化。我国从20世纪70年代末才开始对SMA的研究工作,起步较晚,但起点较高。在材料冶金学方面,特别是实用形状记忆合金的炼制水平已得到国际学术界的公认,在应用开发上也有一些独到的成果。但是,由于研究条件的限制,在SMA的基础理论和材料科学方面的研究我国与国际先进水平尚有一定差距,尤其是在SMA产业化和工程应用方面与国外差距较大。

二、记忆合金种类

1. 单程记忆效应 形状记忆合金在较低的温度下变形,加热后可恢复变形前的形状,这种只在加热过程中存在的形状记忆现象称为单程记忆效应,见图17-1(a)。

2. 双程记忆效应 某些合金加热时恢复高温相形状,冷却时又能恢复低温相形状,称为双程记忆效应,见图17-1(b)。

3. 全程记忆效应 加热时恢复高温相形状,冷却时变为形状相同而取向相反的低温相形状，称为全程记忆效应。SMA的形状记忆效应源于热弹性马氏体相变，这种马氏体一旦形成，就会随着温度下降而继续生长，如果温度上升它又会减少，以完全相反的过程消失。两项自由能之差作为相变驱动力。两项自由能相等的温度 T_0 称为平衡温度。只有当温度低于平衡温度 T_0 时才会产生马氏体相变，反之，只有当温度高于平衡温度 T_0 时才会发生逆相变。在SMA中，马氏体相变不仅由温度引起，也可以由应力引起，这种由应力引起的马氏体相变叫做应力诱发马氏体相变，且相变温度同应力呈线性关系。

（1）形状记忆效应（shape memory effect）：如

图17-2所示，某些具有热弹性马氏体相变的合金，处于马氏体状态下进行一定限度的变形或变形诱发马氏体后，在随后的加热过程中，当超过马氏体相消失的温度时，材料就能完全恢复变形前的形状和体积，这种现象称为形状记忆效应（SME）。具有形状记忆效应的合金称形状记忆合金（SMA），图

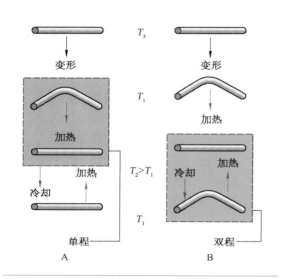

图17-1　单程形状记忆效应和双程形状记忆效应示意图
A. 单程。B. 双程

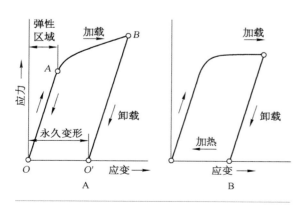

图17-2　形状记忆效应示意图
A. 普通金属材料。B. 形状记忆合金

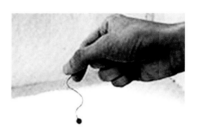

原始形状

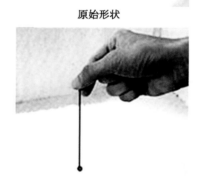

拉直

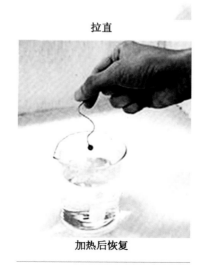

加热后恢复

图17-3　实物演示图

17-3为实物演示图。

（2）形状记忆效应的机制（mechanism）

1）马氏体相变：定义：替换原子无扩散位移（切变），即原子沿相界面作协作运动，使其形状改变和表面浮凸，呈现不变平面应变特征的一级、形核-长大型的相变。马氏体相变晶体学模型如图17-4所示，马氏体相变示意图及相关平面示意图如图17-5与图17-6所示，马氏体与奥氏体的晶体学模型如图17-7所示。

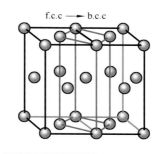

图17-4 马氏体相变晶体学模型

2）马氏体相变的基本特征

● 无扩散切变型相变。

● 点阵不变平面应变。

● 固定取向关系。

● 马氏体片内具有亚结构。

● 相变具有可逆性。

（1）临界转变温度：马氏体相变与其他相变一样，具有可逆性（图17-8）。当冷却时，由高温母相变为马氏体相，称为冷却相变，用M_s、M_f分别表示马氏体相变开始与终了的温度，如图17-9所示。

加热时发生马氏体逆变为母相的过程。该逆相变的起始和终止温度分别用A_s与A_f表示。

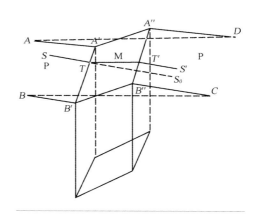

图17-5 马氏体相变示意图

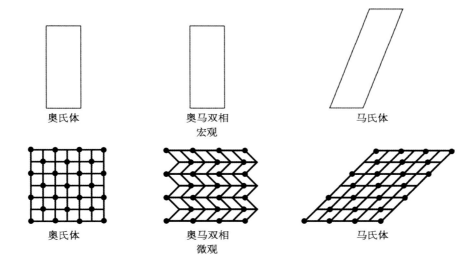

图17-6 马氏体相变平面示意图

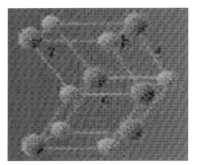

马氏体

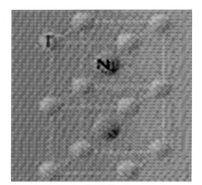

奥氏体

图 17-7 马氏体与奥氏体的晶体学模型

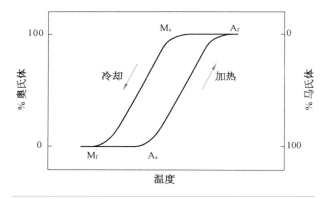

图 17-8 马氏体相变的一些临界温度

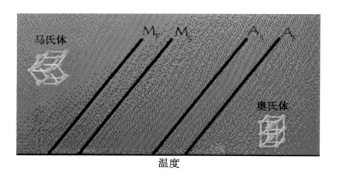

图 17-9 马氏体相变的临界温度

一般材料的相变温度滞后（As-Ms）非常大，例如 Fe-Ni 合金约 400℃。各个马氏体片几乎在瞬间就达到最终尺寸，一般不会随温度降低而再长大。

在记忆合金中，相变滞后比前者小一个数量级，例如 Au-47.5%Cd（原子分数）合金的相变滞后仅为 15℃。冷却过程中形成的马氏体会随着温度变化而继续长大或收缩，母相与马氏体相的界面随之进行弹性式的推移（图 17-10）。

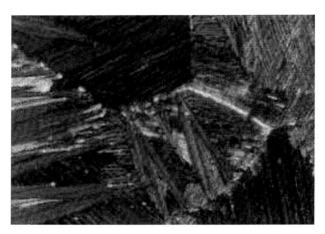

图 17-10 Cu-Zn 形状记忆合金中的马氏体

形状记忆效应与其组织变化有关，这种组织变化就是马氏体相变。形状记忆合金应具备以下三个条件：① 马氏体相变是热弹性类型的；② 马氏体相变通过孪生（切变）完成，而不是通过滑移产生；③ 母相和马氏体相均属有序结构。

（2）热弹性马氏体相变（thermoelastic martensitic transformation）：马氏体相变是无扩散型转变。根据其转变特点可将马氏体相变分为非热弹性马氏体相变（A 类）和热弹性马氏体相变（B 类）两类，见图 17-11。

1）非热弹性马氏体相变：冷却时高温母相转变为马氏体的开始温度 Ms 与加热时马氏体转变为母相的起始温度 As 之间的温度差称为热滞后。A 类转变的热滞后大，在 Ms 以下马氏体瞬间形核瞬间长大，随温度下降，马氏体数量增加是靠新核心形成和长大实现的。加热时，马氏体在达到 As 之前已经分解（如 Fe-C 合金），因而不发生逆

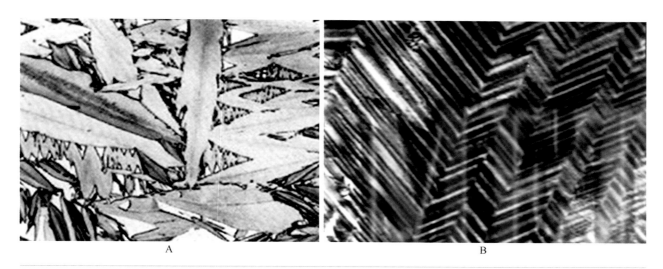

图 17-11　马氏体相变分类
A. 非热弹性马氏体相变。B. 热弹性马氏体相变

转变。

　　2）热弹性马氏体相变：类转变热滞后非常小，在 Ms 以下升降温时马氏体数量减少或增加是通过马氏体片缩小或长大来完成的，母相与马氏体相界面可逆向光滑移动，这种转变是可逆的，逆转变完成后，不留下任何痕迹，得到方位上和以前完全相同的母相。

　　相变时热滞后小，反映了相变驱动力（母相与马氏体相的自由能差）小，界面的共格性好，使界面容易移动。这种热滞后小、冷却时界面容易移动的马氏体相变称为热弹性马氏体相变。冷却时驱动力大，马氏体长大，同时马氏体周围母相中产生的

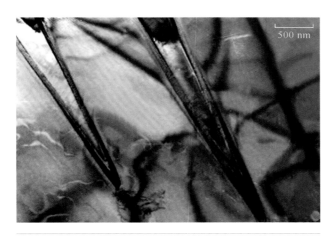

500 nm

图 17-12　热弹性马氏体箭状形貌

弹性能增加，冷却停止，马氏体长大也停止，即热驱动力与弹性能平衡，称之为热弹性平衡。图 17-12 为热弹性马氏体箭状形貌。热弹性马氏体与钢中的淬火马氏体不一样，通常它比母相还软。图 17-13 为热弹性马氏体中的 $CuAl_{14}Ni_{4.2}$ 单晶奥氏体基体，单晶奥氏体基体中的马氏体箭，以及马氏体箭随冷却和加热而生长和退缩。图 17-14 为改变前通过线负载控制的实验。图 17-15 为基于形状记忆合金的马氏体相变在实验室中观察到的现象。

三、相变超弹性（Pseudoelasticity）

　　马氏体还可由应力诱发产生，在高于 Ms 的某一温度（Md）以下对合金施加外力引起马氏体相变所形成的马氏体称应力诱发马氏体。应力去除后，变形马氏体又变回该温度下的稳定母相，恢复母相原来形状，应变消失，这种现象称超弹（superelasticity）或伪弹（pseudoelasticity）。图 17-16 为形状记忆合金和超弹性变化的机制示意图。图 17-17 则演示了形状记忆过程和超弹性过程。

　　应力诱发马氏体相变的合金的马氏体数量为外加应力的函数，即当施加的外应力增加时，母相转变成马氏体相的数量增加，当应力减少时则进行逆相变使母相增多。超弹性合金应力-应变曲线见下图 17-18 所示。

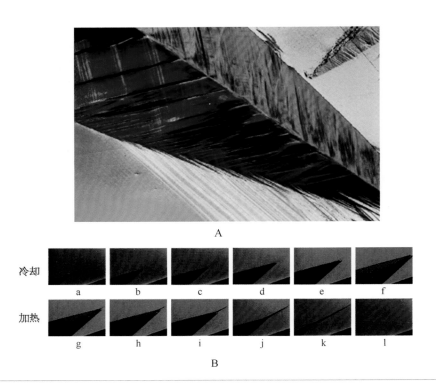

图17-13 热弹性马氏体中的CuAl$_{14}$Ni$_{4.2}$单晶奥氏体基体示意图

A. CuAl$_{14}$Ni$_{4.2}$单晶奥氏体基体中的马氏体箭。B. CuAl$_{14}$Ni$_{4.2}$单晶奥氏体基体中的马氏体箭随冷却和加热而生长和退缩

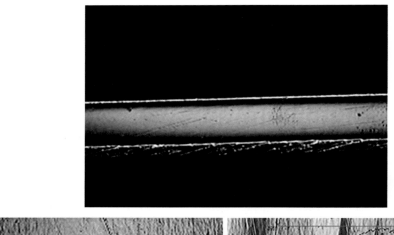

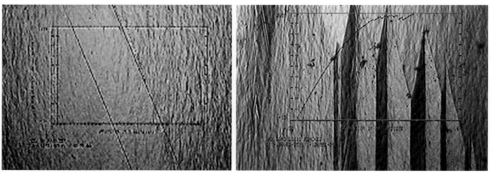

图17-14 改变前通过线负载控制的实验

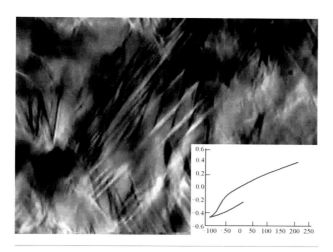

图 17-15　基于形状记忆合金的马氏体相变在实验室中观察到的现象

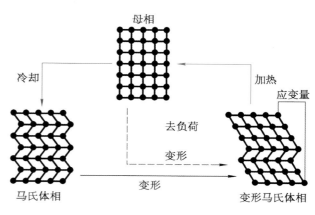

图 17-16　形状记忆合金和超弹性变化的机制示意图

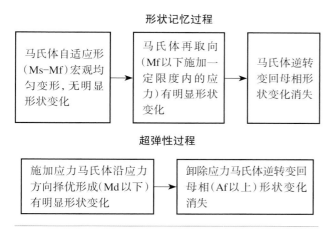

图 17-17　形状记忆过程与超弹性过程

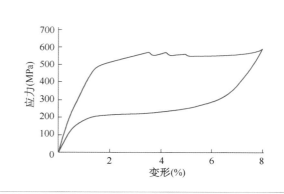

图 17-18　超弹性合金应力-应变曲线

外应力对诱发相变的作用不仅与合金种类有关，而且受试验温度的影响。在 Ms 以上，某一定温度以下，应力或形变会导致马氏体的形成，将此温度称为 Md 温度。温度与应力-应变关系见图 17-19。

超弹性与温度和滑移变形临界应力有关，如图 17-20 所示。当滑移变形临界应力高时，在 As 温度以上，外应力只要高于诱发马氏体相变的临界应力，就可以产生应力诱发马氏体，去除外力，马氏体立即转变为母相，变形消失。当滑移变形临界应力低时，在外力作用下，还未诱发相变便先发生滑移变形，因而不出现超弹性。

第二节　Ni-Ti 形状记忆合金

一、基本特点

Ni-Ti 形状记忆合金具有良好的力学性能、抗疲劳、耐磨损、抗腐蚀、记忆效应优良、生物相容性好等一系列的优点。但制造过程较复杂、价格高昂。

记忆合金最令人鼓舞的应用是在航天技术中——人造卫星天线。1969 年 7 月 20 日，"阿波罗" 11 号登月舱在月球着陆，实现了人类第一次登

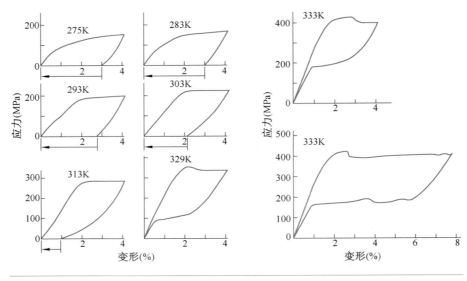

图 17-19　温度与应力－应变关系

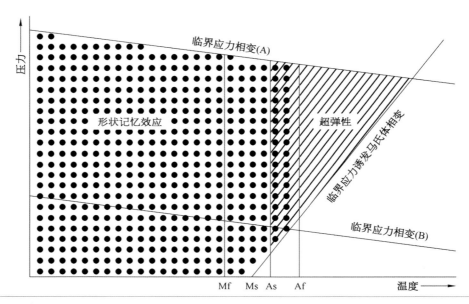

图 17-20　形状记忆效应与超弹性出现条件模式图

本图中诱发马氏体的临界应力的斜率由 Clausius-Clapeyron 公式决定：式中 σ 为诱发相变的临界应力，T 为温度，ΔH 为相变熵，ε 为应力诱发相变时试样延伸率。超弹性不仅出现于受应力作用的母相，也出现于 Ms 以下受应力作用的马氏体，这是由于应力诱发出具有其他结构不稳定的马氏体。应力去除后，诱发的不稳定马氏体逆转变为原来的马氏体而显示出超弹性，超弹性合金的弹性变形量可达百分之几到 20%，且应力与应变是非线性关系，见图 17-21

月旅行的梦想。宇航员登月后，在月球上放置了一个半球形的直径数米大的天线，用以向地球发送和接受信息。数米大的天线装在小小的登月舱里送上了太空。天线就是用当时刚刚发明不久的记忆合金制成的，实物见图 17-22。

用极薄的记忆合金材料先在正常情况下按预定要求做好，然后降低温度把它压成一团，装进登月舱带上天去。放到舱面上以后，在阳光照射下温度升高，当达到转变温度时，天线又"记"起了自己的本来面貌，变成一个巨大的半球形。

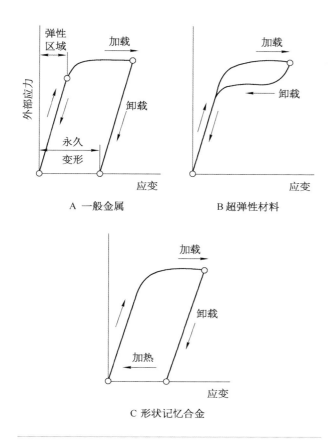

A　一般金属

B　超弹性材料

C　形状记忆合金

图17-21　超弹性合金的弹性变形量可达百分之几到20%，且应力与应变是非线性关系

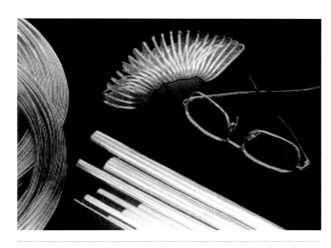

图17-22　记忆合金制成的天线

Ni-Ti基记忆合金中的基本相和相变

记忆性能的主要参数：包括记忆合金随温度变化所表现出的形状回复程度，回复应力，使用中的疲劳寿命，也就是经历一定热循环或应力循环后记忆特性的衰减情况。此外，相变温度及正、逆相变的温

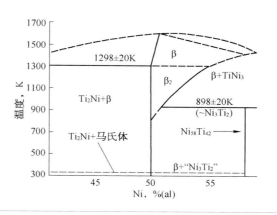

图17-23　Ni-Ti合金相图

度滞后更是关键参数，图17-23为Ni-Ti合金相图。

影响记忆特性主要参数的因素有：合金的成分、成材工艺、热处理（包括冷、热加工）条件及其使用情况等。

二、影响相变温度的因素

（1）成分：是最敏感因素之一。Ni含量每增加0.1%，相变温度降低10℃。

（2）第三元素：Fe、Co可降低Ms；Cu置换Ni可减少相变滞后，节约合金成本；Nb使相变滞后明显增加；开发的宽滞后记忆合金。

（3）杂质元素：碳、氢、氧等降低Ms。

（4）时效温度、时效时间：明显影响相变温度。

（5）合金制备：由高纯电介镍与海绵钛作原料，采用高频感应炉与自耗炉（电弧熔炼法）或等离子体与电弧熔炼法获得了Ni-Ti合金铸锭。

随后在700~800℃进行热加工，包括模锻、挤压及轧制。丝状产品可通过冷拔，每次加工率小于20%，为消除加工硬化，冷加工期间可在700~800℃进行多次退火。

三、形状记忆处理

1. 单程记忆效应

（1）中温处理：为获得记忆效应，一般将加工后的合金材料在室温加工成所需的形状并加以固定，随后在400~500℃之间加热保温数分钟到数小时（定型处理）后空冷，就可获得较好的综合性能。

（2）低温处理：对于冷加工后成形困难的材料，可以在800℃以上进行高温退火，这样在室温极容易成形，随后于200~300℃保温使之定形。此种在较低温度处理的记忆元件其形状恢复特性较差。

（3）时效处理：富Ni的Ni-Ti合金需要进行时效处理，一则为了调节材料的相变温度，二则可以获得综合的记忆性能。

处理工艺基本上是在800~1 000℃固溶处理后淬入冰水，再经400~500℃时效处理若干时间（通常为500℃ 1小时）。随着时效温度的提高或时效时间的延长，相变温度Ms相应下降。此时的时效处理就是定形记忆过程。

2. 双程记忆效应

（1）记忆训练（又称锻炼）：首先如同单向记忆处理那样获得记忆效应，但此时仅可记忆高温相的形状。随后在低于Ms温度，根据所需的形状将试件进行一定限度的变形（变形量应＞10%）；然后再加热到Af以上温度，使其回复到高温态的形状，再降温到Ms以下，再变形使其又成为低温时所需形状，如此反复多次后，就可获得双向记忆效应。

（2）约束处理：将Af点小于室温的镍钛合金，经700℃固溶以后，在Af点以上温度变形并约束此形状，在500℃左右进行时效处理。

约束处理获得双程记忆效应的工艺简单，一致性好，目前已成为双程记忆元件的主要方法。

3. 全方位记忆效应　对于Ti-51%（原子分数）Ni合金不仅具有双向记忆性能，而且在高温与低温时，记忆的形状恰好是完全逆转的。

这是由于与基体共格的Ni_{14}-Ti_{11}析出相产生的某种固定的内应力所致。应力场控制了R相变和马氏体相变的"路径"，使马氏体相变与逆转变按固定"路径"进行。

全程记忆处理的关键是通过限制性时效，必须根据需要选择合适的约束时效工艺。

由图17-24可见，时效时间越长，自发形变就越难以发生。因此全程记忆处理的最佳工艺为：将Ti-51% Ni（原子分数）合金在500℃（＜1小时）或400℃（＜100小时）进行约束时效，要求约束预应变量小于1.3%。

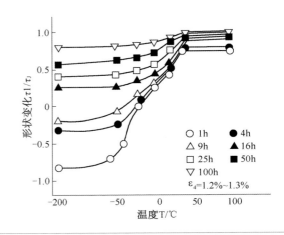

图17-24　Ti-51% Ni（原子分数）合金在500℃时效时间对全程记忆的影响

四、Ni-Ti合金理化及机械性能

表17-1　TiNi合金的性能

要点	TiNi合金	316L不锈钢
比重（g/cm³）	6.45	8.03
熔点（℃）	1 270~1 660	1 371~1 398
磁导率（g/o）	1.000 03	1.008 42
电阻率（μΩ·cm）	80~100	73
弹性模量（GMPa）	54（37℃）	193
延伸率（%）	25~40	41
硬度（HV）	194（马氏体）	
	254（母相）	≤200
变形温度（℃）	0~5	
恢复温度（℃）	32~37	
恢复力（N）	19.6（3 mm丝）	
抗拉强度（MPa）	1 050~1 290	533
疲劳强度（MPa）	565	436
剪切强度（MPa）	820~945	489
冲击韧性（kg·m/cm²）	27.5	15.7
屈服弯矩（N·m）	5.69	4.06
屈服扭矩（N·m）	2.37	1.98
显微结构	热弹性马氏体（低温）	奥氏体
	奥氏体母相（高温）	
生物相容性	优良	一般

五、形状记忆合金的应用

迄今为止，形状记忆合金在空间技术、医疗器械、机械器具、电子设备、能源开发、汽车工业及日常生活各方面都得到了广泛的应用。总的来说，按使用特性的不同，可归纳为下面几类：

1. 自由回复　SMA 在马氏体相时产生塑性形变，温度升高自由回复到记忆的形状。自由回复的典型例子是人造卫星的天线和血栓过滤器。美国航空航天局（NASA）将 Ni-Ti 合金板或棒卷成竹笋状或旋涡状发条，收缩后安装在卫星内。发射卫星并进入轨道后，利用加热器或太阳能加热天线，使之向宇宙空间撑开，如图 17-25 所示。血栓过滤器把 Ni-Ti 合金记忆成网状，低温下拉直，通过导管插入静脉腔，经体温加热后，形状变为网状，可以阻止凝血块流动。有人设想，利用形状记忆合金制作宇宙空间站的可展机构，即以小体积发射，在空间展开成所需的形状，这是很有吸引力的机构。

2. 强制回复　强制回复最成功的例子是 SMA 管接头。图 17-26 中，事先把内径加工成比被接管外径小 4%，当进行连接操作时，首先把管接头浸泡在液态空气中，在低温保温状态下扩径后，把被接管从两端插入，升高温度，内径回复到扩径前的状态，把被接管牢牢箍紧。利用 SMA 制作的脑动脉瘤夹可夹住动脉瘤根部，防止血液流入，使动脉瘤缺血坏死。本田等用厚度为 0.15 mm 的 Ni-Ti 板制作的 Ag_2Ni-Ti 复合夹满足小而轻、装卸简便等要求，效果良好。此外，类似的用途还有电源连接器、自紧固螺钉、自紧固夹板、固定销、密封垫圈、接骨板和脊柱侧弯矫正等。图 17-27 展示了形状记忆合金铆接件在成型、弯曲应变、插入和加热过程的示意图。

3. 动力装置　有些应用领域，要求形状记忆元件在多次循环往复运动中对外产生力的作用。温度继电器和温度保持器、自动干燥箱、电子灶、热机、卫星仪器舱窗门自动启闭、自动火警警报器、热敏阀门、液氨泄漏探测器、煤气安全阀、通风管道紧急启动闸门、自动收进烟头的烟灰盒及人工心脏等都属于这种应用类型。1997 年美国航空航天局（NASA）的科学家利用长 3 cm，直径 115 mm（01006″）的 Ni-Ti SMA 驱动火星探测器上的太阳能电池挡板，加热 SMA，使其收缩，通过传动装置，打开太阳能电池上的玻璃挡板，电池充电。充电结束后，偏置弹簧重新使挡板复位。挡板的有效开合可起到防尘的目的。

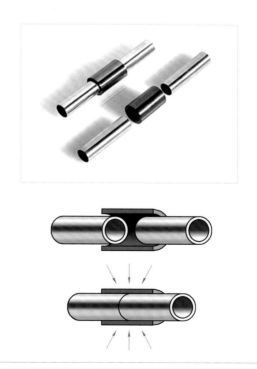

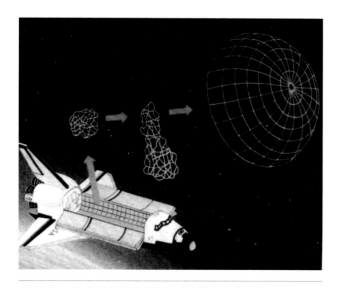

图 17-25　发射卫星利用加热器或太阳能加热天线。

图 17-26　形状记忆合金管接头

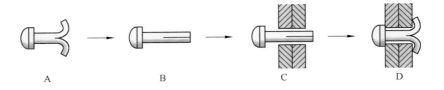

图17-27　形状记忆合金铆接件铆接示意图
A.成型（T>Af）。B.弯曲应变（T<Mf）。C.插入（T<Mf）；D.加热（T>Af工作温度）

4.精密控制　因为SMA的相变发生在一定温度范围而不是某一固定温度点，我们往往只利用一部分形状回复，使机械装置定位于指定的位姿。微型机器人、昆虫型生物机械、机器人手抓及微型调节器、笔尖记录器及医用内镜都属于这一类。形状记忆合金用作机器智能人的执行器，集传感、控制、换能、制动于一身，具有仿真性好、控制灵活、动作柔顺、无振动噪声、易于结构微型集成化等优点，见图17-28。日本的日立公司已研制出具有13个自由度的能拣取鸡蛋的机器人。俄罗斯St1Petersburg机器人及控制技术学院在Cu-Al-Ni基合金材料的研究基础上，研制出了拟人机械手（1.15 m长），其手爪能移动200 kg的物体。该研究小组还给出了手爪的精确控制系统。医学上用到的具有多自由度能弯曲转入肠道内诊断疾病，进行手术的机器人也属于这一类型。现有的大肠镜的直径为10~20 mm，这种内镜的直径为13 mm，因此它特别适用于作大肠镜。诊断过程中，医生一边看纤维镜中的图像，一边移动操纵杆给出前端的第

1、2节弯曲角指令和内窥镜前进、后退指令，通过计算机进行柔性控制，使内镜能够平滑地沿着通路前进或后退，大大减小了患者的痛苦，也增加了诊断的准确性。典型的代表是记忆合金驱动手指，见图17-29。实际应用中还有记忆合金防松垫圈，见图17-30。记忆垫圈是利用记忆性能，防止紧固件松动。

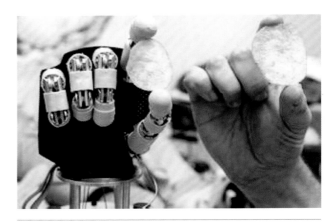

图17-29　记忆合金驱动手指

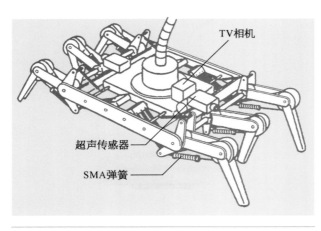

图17-28　记忆合金驱动机器人

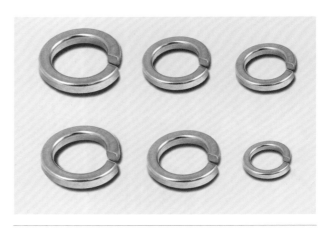

图17-30　记忆合金防松脱垫圈

随着目前超大规模集成电路技术的飞速发展，可进一步制成微米级甚至更小的超微仿生物。

5. 超弹性应用　SMA的伪弹性在医学上和日常生活中得到了广泛的应用，市场上的很多产品都应用了SMA的伪弹性（超弹性）性质。主要有牙齿矫形丝、人工关节用自固定杆、接骨用超弹性Ni-Ti丝、玩具及塑料眼镜镜框等，如图17-31。Ni-Ti丝用于矫形上，即使应变量高达10%也不会产生塑性变形，而且应力诱发马氏体相变的过程中，应变增大较多时矫正力却增加很少。故能保持适宜的矫正力，既可保证疗效，也可减轻患者的不适感。

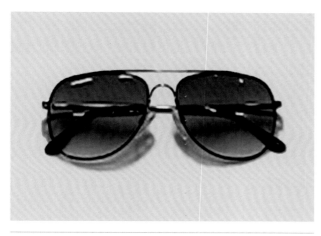

图17-31　超弹性应用

第三节　Ni-Ti合金与医学

一、组织相容性

Ni-Ti合金具有强度高、比重低、耐疲劳、耐腐蚀、耐磨损、低磁性、无毒等优点。体外非生理环境中，Ni-Ti合金试样放于4.5~7.8 m/s的高速海水中，为期60 d后，继而又在35 m/s的高速海水中做为期30 d的空蚀试验，结果试样的磨损量微乎其微；而在100%屈服应力下于静止海水中作为期1年的抗裂缝腐蚀试验——试样疲劳裂缝未见侵蚀。

体外模拟生理环境中，Williams将胎儿芽细胞，借助培养液分别与直径6.5 mm、厚0.5 mm Ni-Ti、Ni、Ti、CoCr、316L试样接触，观察诸金属对细胞的毒性。结果，Ni有很强毒性，而Ni-Ti则比Ti好。Patter等观察Ni、Ti和Ni-Ti合金对人成纤维细胞有丝分裂，发现Ni有明显抑制作用，而Ni-Ti合金与Ti则表现出优良的组织相容性。Assad等将Ni-Ti，Ti，Co-Cr-Mo，316L进行细胞毒性比较，结果排列顺序为Ni-Ti ≈ Co-Ct-Mo>Ti ≈ 316L。薛淼等证实Ni-Ti合金在人工唾液、汗液和Hanks生理溶液、氯化钠、盐酸和硫化钠溶液等7种介质中的抗腐蚀研究，等级评价均属一级。体内研究中，Castleman等用狗、鼠和猴进行实验，证实Ni-Ti合金置入皮下或骨表面9周~6个月后无排异或炎症和Ni-Ti受腐。病理学和电镜等观察，Ni-Ti合金具有较高的生物相容性和较低的生物退变性。卢世璧等将Ni-Ti合金片埋入兔肌肉中，观察1年，无不良反应。张春才等用研制的海螺状与螺旋球形记忆血管栓塞器对39根犬靶动脉进行栓塞研究，栓后4、6、8周及1、2年的组织学观察，发现栓子间隙内有程度不等的机化血管，内皮细胞再生未受到Ni-Ti合金的影响。张春才等应用镍钛聚髌器（NT-PC）治疗髌骨骨折，于术后5个月取出NT-PC的同时，随机活组织检查11例，镜观：靠近Ni-Ti金属表面的软组织为致密的薄薄的胶原纤维结缔组织。Latal等将Ni-Ti合金架放入10只德国牧羊犬的尿道中，对黏膜、肌肉和尿道周围组织做为期1、3、6、12、18个月的多种研究，结论为无异物反应，无腐蚀。Grenadier等观察犬冠状动脉内膜对Ni-Ti合金圈的组织学反应，发现3个月与6个月比较，增生厚度随时间下降。薛淼将Ni-Ti试样植入大白鼠后肢骨髓腔内，为期14~60天，血肿由肉芽组织逐渐成为纤维组织并环形包绕试样，其外有软骨性骨痂及新生骨小梁。第4、5、10个月时，Ni-Ti合金组的组织修复过程比对照组316L，CFRC组完成早。电镜显示Ni-Ti合金试样植入10个月后，表面仍光亮如初；而316L与植入前比，表面出现腐蚀区。锅岛、大西等在家兔胫骨上固定Ni-Ti合金接骨板，植后2周，板与骨之间形成结缔组织被膜；4周时被膜变薄，产生新骨，6周类骨覆盖；而对照316L组则是结缔组织多，类骨少，316L表面有点状腐区。

综上所述：Ni-Ti合金的组织相容性优良，加之所独有的特殊力学行为，实为目前难得的和唯一有"记性的"生物材料。

二、生物记忆合金与临床

目前，生物记忆合金医学的研究与应用，所涉及的领域非常广泛。常见的心血管与肠道相关疾患的设计，如血管支架，封堵器，海螺状血管栓塞器，食道支架，消化道内止血夹。创伤骨折与矫形的设计，如上肢所有的管状骨骨折与骨不连：锁骨、肱骨、尺桡，掌骨及不规则的舟状骨；下肢股骨、胫腓骨和不规则的股骨头、股骨颈、转子、髌骨、距骨；骨盆-髋臼骨折等。

我们检索了生物记忆材料的研究与应用，分类整理，见参考文献：肛肠外科（1、2）；口腔科（3、4）；基础研究（5、6）；脊柱外科（7、8）；创伤骨科（9、10）；组织工程（11）；血管外科（12）；妇产科（13）；整形外科（14、15）；眼科（16、17）；普外（18、19）；心脏外科（20）；泌尿外科（21）；胸外科（22）；五官科（23、24）和材料（25~27）。

三、展望

新材料是社会进步的基本特征之一。物质的属性和矛盾的规律，总是引导人类进行着探索。SMA 尽管特性突出，但目前仍尚存许多有待解决的问题，例如：

（1）马氏体相变与加热、冷却及加载、卸载中具有迟滞性。因此 SMA 只适用于低频（10 Hz 以下）窄带振动，这就限制了材料更加广泛的应用。

（2）SMA 与其他金属材料一样，尚存损伤和裂纹等缺陷，有待优化。

（3）SMA 的机械物理性能，在构模型与理想元件之间存在差异。

（4）SMA 纳米技术与智能复合材料3D的研究与开发，等等。

总之，医学领域发展，前景乐观，潜力巨大。人类的健康必将从生物记忆与智能的探索中获取前所未有的利益。

◇ 参 ◇ 考 ◇ 文 ◇ 献 ◇

[1] 文黎明.肠镜下放置镍钛记忆合金支架治疗15例直乙结肠癌肠梗阻的临床应用[J].重庆医学,2011,40(16): 1633-1634.
[2] 尚培中.结肠直肠恶性梗阻的内支架治疗[J].解放军医学杂志,2002,27(11): 1021-1022.
[3] 谢日文.应用钛镍记忆合金牵张成骨增高下颌牙槽嵴的初步研究[J].中华口腔医学杂志,2003,38(2): 106-108.
[4] 赵立群.用镍钛记忆合金固定隐裂牙后的载荷破坏实验研究[J].牙体牙髓牙周病学杂志,2001,11(1): 27-28.
[5] 孙世清.TiNi形状记忆合金及其多孔体[J].材料导报,2001,15(2): 64-66.
[6] 李明高.TiNi形状记忆合金与不锈钢的激光钎焊及其应用[J].中华口腔医学杂志,2005,40(4): 270.
[7] 赵定麟.颈椎空心螺纹式固定器的临床应用[J].中华外科杂志,1997,35(9): 576-576.
[8] 张效三.新型记忆合金节段内固定器治疗腰椎峡部裂的实验研究[J].中国矫形外科杂志,2004,12(16): 1243-1246.
[9] 张成安.直视复位后联合应用克氏针与记忆合金聚髌爪治疗髌骨粉碎骨折的疗效[J].中国全科医学,2007,10(19): 1604-1605.
[10] 王愉思.重建钢板联合记忆合金骑缝钉治疗髋臼骨折[J].中华创伤骨科杂志,2007,9(2): 105-108.
[11] 刘峰.镍钛记忆合金无柄股骨假体的生物力学研究[J].中国矫形外科杂志,2009,17(2): 128-130.
[12] 吴小涛.环抱器与钢板诱发固定段板下骨质疏松的定量组织学比较研究[J].江苏医药,1996,22(7): 445-447.
[13] 童健.钛镍形状记忆合金血管腔内成形架的初步实验研究[J].中华胸心血管外科杂志,1992,8(1): 54-57.
[14] 邱毅.新型镍钛记忆合金硅橡胶立式网状宫内节育器的大鼠避孕实验[J].中华妇产科杂志,2012,47(8): 634-635.
[15] 高全文.镍钛记忆合金牵张犬腭骨-上颌骨缝超微结构的

研究[J].中华整形外科杂志,2009(4): 277-279.
[16] Erlanger MS, Olson JL. Closed chamber pupilloplasty with an injectable shape memory alloy clip in enucleated porcine eyes in the laboratory setting[J]. Ophthalmic surgery, lasers & imaging: the official journal of the International Society for Imaging in the Eye, 2012, 43(5): 432-434.
[17] Olson JL, Wei LA, Erlanger M. Intraocular lens fixation with a 30-gauge injectable shape-memory alloy clip in a porcine eye[J]. Journal of cataract and refractive surgery, 2012, 38(6): 1105-1106.
[18] 缪林.经内镜胆道支架治疗胆道良恶性梗阻的临床研究[J].中国内镜杂志,2004,10(11): 11-14.
[19] 钟霞.内镜下置放记忆合金支架对胃、十二指肠恶性狭窄的姑息治疗[J].中国内镜杂志,2002,8(8): 4-5.
[20] 李奋.国产房间隔缺损堵塞装置的生物相容性研究[J].中国当代儿科杂志,2002,4(6): 456-458.
[21] 那彦群.形状记忆合金网状支架治疗前列腺增生症[J].中华泌尿外科杂志,1995,16(6): 354-356.
[22] 仇德升.镍钛记忆合金气管支架治疗恶性气道狭窄[J].实用放射学杂志,2007,23(9): 1231-1232.
[23] 杨家学.鼻泪管阻塞的介入治疗(附12例报告)[J].实用放射学杂志,2002,18(10): 898-899.
[24] 王孟冬.镍钛记忆合金支架治疗兔外耳道狭窄的实验研究[J].听力学及言语疾病杂志,2010,18(2): 170-172.
[25] 张春才,高建章,李忠连等.形状记忆合金与医学[J].冶金医药情报,1991,8(2): 65-68.
[26] 薛森.镍钛记忆合金的基础研究:(1)模拟腐蚀实验[J].口腔医学,1981,1(1): 40-43.
[27] 张春才,苏佳灿主译,褚幼义,杨大智主审,形状记忆材料[J].第二军医大学出版社,2003,9.

第十八章
团队基础与临床相关研究

第一节 基 础

髋臼骨折系受到直接暴力与间接暴力引起的髋臼多种形式的骨折和多种严重并发症。直接暴力多见于汽车撞伤髋骨、大转子部位，间接暴力则系膝部撞击、髋后未受撞击，引起髋臼、髋骨和髂骨骨折。它是一种高能量损伤，常见于交通伤或高处摔伤。由于髋臼骨折部位深，周围毗邻重要神经、血管，术野显露困难，手术并发症多。髋臼骨折后期最严重的并发症是创伤性关节炎。而创伤性关节炎的发生其最主要的原因是髋臼骨折后复位不良造成的髋臼内台阶形成，头臼对应关系改变，进而造成局部应力过大。头臼退变，由于解剖复位与临床疗效密切相关，而切开复位内固定是唯一能够提高解剖复位率的确实方法，因此，近年来手术治疗明显移位的髋臼骨折已被普遍采用。然而，由于髋臼骨折位置深在，给手术显露和骨折复位固定均造成一定的难度，随着手术治疗的普遍开展，由于内固定困难及方法不当造成的复位丢失和并发症也日益突出。目前普遍采用的重建钢板和螺钉的固定方法，对于大块骨折复位后固定的效果尚可；但对于碎裂严重合并多数骨折块的类型，由于固定的困难往往在疗效上不是十分理想，复位固定后再丢失的现象常有发生，张春才教授科研团队在研究骨盆解剖和生物力学的基础上并结合镍钛记忆合金的特性及良好生物相容性特点，根据髋臼的形态特点设计的髋臼记忆内固定系统（acetabular tridimentional memory alloy fixation system，ATMS），为髋臼骨折良好复位及同定，以及持续断端加压下骨折早期愈合提供了一种良好的方法。

髋臼骨折的分型主要由Judet-Letournel的髋臼二柱概念和骨折分类及手术入路，已成为髋臼骨折治疗的里程碑，但文献资料多并发症的报道及治疗方式的争论表明，髋臼的相关概念、骨折分类、诊断及治疗，仍存在很多争议。张春才教授科研团队在充分认识髋臼生理发育、生物力学及解剖学的基础上，从人类髋臼进化的解剖学和治疗髋臼骨折的实用角度，并结合大量临床实践提出将髋臼分为三柱、壁和髋臼骨折浮动分类法。它的主要依据：一是基于它的进化性；二是鉴于它与骨盆的整体性；三是"头臼对应"的系统性。我们认为，髋臼前、中、后柱的划分，在复位与固定方面有以下好处：一是重点整复髂骨、坐骨、耻骨所对应的髋臼月状关节面；二是有利于寻其髋臼前、中、后柱力线定力点，因为骨皮质的厚薄与坚实状态，决定解剖形态下的固定质量。

一、解剖学研究

1. 统计分析 刘欣伟等对通过已行手术治疗的1 122例髋臼骨折患者的病例资料库中按ABC分类系统3个亚型中每种亚型随机抽取20例，对两次的结果进行统计分析，计算Kappa值进行一致性检验，以评估观察者间的可信度和可重复性。结果高年资组医生诊断的可信度和可重复性相对较高。作者研究得出通过以ABC分类系统对髋臼骨折进行分类诊断时，可以获得一致性较高的诊断结果；CT虽然对于髋臼骨折的治疗具有重大的指导意义，但并不能明显提高对髋臼骨折分类诊断的可信度。

2. 髋臼月状关节面三柱壁分析　曹烈虎等通过测量正常人体髋臼月状关节面面积，得髋臼月状关节面面积为(25.45 ± 2.81) cm²，其中前柱关节面为(3.21 ± 0.64) cm²，中柱（髋臼顶负重区域）为(13.13 ± 1.86) cm²，后柱为(9.13 ± 1.79) cm²。Photoshop 7.0软件测臼月状关节面面积为(25.43 ± 3.04) cm²，其中前柱为(3.19 ± 0.69) cm²，中柱为(13.08 ± 2.16) cm²，后柱为(9.15 ± 1.76) cm²，得出髋臼中柱关节面面积＞后柱＞前柱，髋臼顶负重区域关节面完整性对维持髋关节稳定起重要作用，该研究结果对髋臼创伤预后的评估具有重要意义。

3. 骨盆–髋臼生物力学与骨皮质–骨小梁的分布　孙建伟等采用干燥骨盆标本，取其髋骨分别按照髋臼边缘构成的平面及闭孔平面进行切割，发现人类髋骨骨小梁主要由髋臼束、髂耻束构成。在坐骨大切迹、髂耻束与髂坐束相交部位骨质致密，与现有研究髋臼应力分布负荷相吻合。另外，作者进一步通过X线观察成人双侧髋骨干燥标本和成年恒河猴髋骨标本，人类髋臼区域骨小梁主要沿0°及90°方向分布，与特化的骶耻束与髂坐束的方向符合，说明髂坐束的出现是与直立行走密切相关的。孙剑伟等使用Mimics对8名健康志愿者髋骨CT图像进行分割提取皮质骨并建立几何模型。发现整个髋骨的皮质骨的较厚部位可分为明显的三组皮质骨束，第1组沿弓状线延伸至耻骨联合，第2组从臼顶延伸到髂结节，第3组分布在坐骨大切迹上下。说明在髋臼区域皮质骨较厚的部位可大致分为3组，其部位与应力集中点基本吻合。

4. 生理力与力学固定力点　牛云飞等通过解剖学测量正常成人髋臼后壁的解剖厚度，提出了"4–6"分割法便于估计髋臼后壁不同进针点的厚度，对于后柱壁骨折重建术中避免内固定物进入关节有重要指导意义，为后壁后柱骨折的解剖重建提供依据。张本等测量研究了髋臼后柱发现髋臼后缘中部与坐骨大切迹中部连线上各点到髋臼后缘的距离与该点髋臼后壁的厚度成一定的比例，比值近似为1.24，熟悉髋臼的三维结构，结合CT、X线等影像学检查，将有助于提高髋臼骨折的手术疗效和手术安全性。

牛云飞等选用10只成年杂种家犬，双侧髋臼臼顶上方1.5 cm处横形截骨，分别采用ATMFS前柱固定器和6孔重建钢板内固定，ATMFS骨折端无凌乱骨痂，骨折愈合时间明显快于钢板侧，胶原纤维的排列较钢板侧规则有序，与骨皮质的方向一致，ATMFS的解剖位固定和其产生的持续顺应生理力线的压应力能够刺激骨折端胶原结构的重建及力学性能的恢复，促进骨折早期愈合。万岷等从稳定性及头臼对应解剖与应力分布两个方面进行研究。6个成人新鲜骨盆股骨标本左右侧两曲对应分为实验组与对照组，制作可多向调节的万能旋转加载夹具，按前屈、后伸、直立三种状态，ATMFS应用于髋臼骨折固定具有良好的稳定性、头臼对应解剖关系与应力分布状态关。

5. 髋臼同心圆　张鹏等研究6具新鲜成年家犬骨盆股骨标本，采用后壁截骨法建立髋臼后壁60°弧1/2缺损的动物模型，后壁截骨法建立的犬髋臼后壁缺损模型可有效模拟临床实际；解剖重建使后壁头臼接触面积及应力分布恢复比较理想，接近正常髋关节，避免了局部应力集。张鹏等采用后壁截骨法建立髋臼后壁60°弧1/2缺损的动物模型，两侧髋臼后壁缺损区分别选用不同的重建方法：① A组：解剖重建＋软骨柱播种；② B组：解剖重建；③ C组：普通重建。结果解剖重建促使部分软骨柱集中在缺损区，其修复组织具备部分关节软骨的组织特性，能够较好地替代关节软骨。

王攀峰等采用压敏片技术测量髋臼高位前柱骨折后不同程度台阶状移位对臼顶负重区的生物力学影响，通过尸体骨盆生物力学研究证实了臼顶部台阶的存在，使髋关节生物力学行为发生了显著变化，负重顶应力显著增加，负重面积显著减小，单位软骨内应力升高，增加创伤性关节炎发生率。对于涉及臼顶负重区的髋臼骨折，应追求解剖复位。张云童等采用四蹄解剖研究髋臼不稳定性后壁骨折，分别采用髋臼记忆合金内固定系统、普通重建钢板、锁定钢板进行治疗，然后进行生物力学研究，证明了三种内固定对髋臼后壁都能进行有效的固定，并允许患者早期进行功能锻炼。

二、骨盆三维有限元研究及生物力学研究

苏佳灿等本研究利用CT图像采集的信息计算单元骨密度和弹性模量，并对每一个单元进行具体设定，骨密度及其相应的弹性模量都由CT值（Hounsfield）导出。在建立有限元单元时根据每个单元的坐标找到对应的CT值，经过计算得到弹性模量和泊松比。

汪光晔等应用CT扫描技术和计算机图像处理系统，建立髋臼的三维有限元模型，利用髋臼模型模拟髋臼在完整步态过程中连续32个位相时的受力状况，并对各位相时接触面积进行计算。获得了髋臼在32个位相时的应力峰值分布呈双峰形，在起步位相时达到峰值（4.2 MPa），支撑期接触面积明显高于跨步期。始终接触部位集中在髋臼顶部、偏内侧，而髋臼前角与后角始终没有应力传导。髋臼软骨在不同位相的应力分布明显不同，支撑期应力增高区分布在臼顶区，而跨步期应力增高区在臼软骨的内侧缘。结果显示髋臼的接触应力增高区及接触面的分布对临床研究有重要意义，可提示导致髋臼骨性关节炎的好发因素。张鹏等介绍一种应用反求工程技术建立髋臼三维图像数据库的方法。选择正常成人的骨盆进行CT扫描，获得三维数据，通过反求工程来完成髋臼形态的曲面重构和实体造型，建立髋臼图像数据库。根据患者特点从数据库中选择合适的髋臼三维模型，利用快速原型技术制造出髋臼仿真模型，提示应用反求工程可以建立髋臼三维图像数据库，有助于对髋臼骨形态的重新认识，可为髋臼骨折的手术设计和髋臼缺损的解剖重建提供重要的参考。汪光晔等对13例骨盆及髋臼骨折患者进行螺旋CT影像扫描，将其DICOM数据输入计算机中Mimics软件，使用分割方法，于内固定前建立计算机模拟手术过程。随访

CT显示关节面解剖复位6例（46%），7例（54%）满意，没有螺钉误入关节腔。说明通过计算机术前模拟手术，可以制定准确的手术方案，为指导实际手术提供数据支持。

苏佳灿等选择成年湿髋臼尸体标本行CT扫描成像得到髋臼每层横截面图像，提取边界坐标，利用有限元分析软件ANSYS5.6构建髋臼三维有限元模型，三维十结点四面体实体单元进行网格划分，构建的髋臼三维有限元模型为髋臼骨折内固定的记忆力学研究提供可循模型。苏佳灿等在获得的骨盆及髋臼三维CT图像数据矩阵中移动立方体，骨骼内部采用六面体单元，骨骼表面采用Marching Cube算法，建立四面体代替等值面，构建骨盆及髋臼三维有限元模型单元，综合Marching Cube算法和传统方法构建三维有限元模型，所构建模型表面光滑连续，不仅能够分析骨骼表面应力应变分布，同时保留内部应力应变分布的特点。采用大型有限元分析软件ANSYS 5.6，通过对接骨器结构拆分，分别将各部分建模后，生成体积从而建立三维模型。所构建三维模型，逼真反映弓齿形状记忆合金接骨器的真实形态及生物力学行为，可以进行相应的力学运算，弓齿形状记忆接骨器三维有限元模型的构建，可以为治疗复杂性骨盆髋臼骨折的力学行为以及相关力学基础研究提供精确模型。

许硕贵等对模仿站立及坐位两种状态对骨盆髋臼加载后进行三维有限元模型力学分析，验证了骨盆髋臼骨折的内固定应强调以满足术后早期卧床功能训练，避免早期负重。苏佳灿等理论上全面温习了对髋臼生物力学特征进行全面的研究，不仅有助于推动髋臼骨折生物力学机制的阐明，同时对于髋臼骨折的临床治疗也将起到极大的促进作用。汪光晔等进一步运用Mimics软件提供了更为简单有效的建模方法，基于DICOM数据的三维有限元模型几何形状较准确，分析结果可信，所建立的髋臼三维有限元模型可以模拟髋臼生物力学实验。汪光晔等通过三维元方法模拟了标准步态下的骨盆髋臼，证实了构建的髋臼三维有限元模型为正常髋臼或异常髋臼力学研究提供可循模型。汪光晔等运用三维有限元法分析髋臼后壁骨折ATMFS

（髋臼三维记忆内固定系统）内固定在4种步态负载情况下（脚跟着地相、单腿站立位开始相、单腿站立位中期相、单腿站立位结束相）的应力分布和骨折端移位及头臼接触应力与接触面积变化，证实了髋臼后壁骨折ATMFS固定牢固可靠，能有效地降低头臼间的接触应力，增加接触面积，维持骨折断面接近正常生理载荷的记忆应力，有效促进骨折愈合。苏佳灿等运用三维有限元分析冲击载荷作用下骨盆各部位应力分布以及骨盆各个单元在应力作用下的位移变化，有助于临床上进行骨盆损伤内固定力点的选择以及进一步明确骨盆内在应力值分布。

第二节　临　床

切开复位内固定是治疗髋臼骨折手术的金标准，而手术治疗的效果不确定，目前使用的钢板螺钉在髋臼骨折取得重大的进展，但术后并发症仍然较多，特别是创伤性关节炎，往往需二次手术或最终不得不进行人工关节全髋置换，然而人工关节置换面临着相当多的风险，特别是中青年患者。

2002年张春才等首次分别在 Materials Science Forum 和中华骨科杂志报道依髋臼的解剖学特点与镍钛合金的特性，研制出髋臼骨折记忆合金三维内固定系统（ATMFS）。该系统临床治疗髋臼骨折41例，该内固定系统能将复杂粉碎的髋臼骨折稳定地聚合于解剖位，术中操作简便。术后随访6~28个月，其中38例术后1.6个月达骨性愈合，并于术后2.5个月，患侧髋关节功能达到健侧水平。术后并发异位骨化、关节失用1例，骨化性肌炎致功能障碍2例，感染但未遗留功能障碍1例，取得满意的临床疗效。

2010年刘欣伟等首次将该项研究成果发表者国际骨科主流杂志 International Orthopedics 上，得到国际骨科界专家的关注。

张春才等报道ATMFS治疗粉碎并压缩性缺损43例，采用改良髋臼入路；自体髂骨解剖行重建后柱壁；辅助人工骨骨填塞及骨腊隔离法等治疗措施，达到记忆锁定碎骨，有效地提高了股骨头与髋臼解剖对应率，为髋关节功能的恢复提供新的思路。

牛云飞等28例涉及臼顶后上部的髋臼骨折患者，男16例，女12例；平均年龄39.9岁（16~73）岁；新鲜骨折19例，陈旧性骨折9例。所有患者均采用大转子后半截骨入路进行显露，采用髋臼三维记忆内固定系统固定髋臼骨折及大转子截骨块。所有髋臼骨折均一期愈合，未出现骨折移位。所有截骨块均获骨愈合，平均愈合时间为14周。无骨不连、截骨块近端移位、内固定松动、断裂及深部感染等并发症发生。其中1例患者髂腹股沟切口发生浅表感染，经定期换药后切口二期愈合；2例患者骨折愈合后出现内固定刺激征，术后6个月取出大转子部位内固定大转子后半截骨入路能够提供可靠的臼顶后上部显露，可以满足髋臼骨折的复位要求。

许硕贵等研究了自体髂骨解剖性重建髋臼后壁缺损的生物力学与临床研究方法。（1）生物力学研究：从稳定性及头臼应力分布两个方面进行研究。6个成人新鲜骨盆股骨标本左右侧两两对应分为实验组与对照组，造成髋臼缺损模型后，实验组用髋臼三维记忆内固定系统（acetabular three dimensional memory fixation system, ATMFS）解剖性重建缺损髋臼，对照组用钢板螺钉系统重新复位固定髋臼骨块。比较两组加载状态下在经度及纬度方向的位移，分析解剖性髋臼后壁重建的稳定性。利用压敏片计算并比较两组头臼对应面积，髋臼前壁、臼顶、后壁的平均压强与最大压强，分析解剖性髋臼后壁重建后的头臼匹配性。（2）临床研究——髋臼后壁解剖性重建：取与髋臼直径相同的髋臼锉，从髂嵴内缘旋锉形成解剖性弧面，髂嵴外缘相当于臼壁唇缘，将凿取的髂骨块用ATMFS三维锁定修复后壁缺损。2000年1月~2002年6月共用此法治疗10例男性患者，年龄16~50岁，平均36.4岁，其中新鲜髋臼骨折7例，陈旧性髋臼骨折3例。后者从骨折至重建术的时间为58~251天，平均137.7天。随访平均5.8年（5.2~7.1年）。研究结果：① 实验组与对照组相比，重建后的稳定性与头臼匹配性差异无统计学意义。② 临床研究：全部患者术后X线片未发现骨折有再移位，下床负重时间为1.6个月（1.2~2.1个月）。异位骨化2例，未影响关节功能活动。按照Modified d'Aubigne and Postal临床分级标准，优良率93%。研究结论：利用ATMFS进行自体髂骨解剖性髋臼后壁重建具有良好的稳定性及头臼应力分布，临床应用疗效优良，为髋臼后壁严重粉碎与陈旧性骨折的治疗提供了一种新方法。2013年张云童等将该项研究成果发表Arch Orthop Trauma Surg杂志上，得到国际骨科同行的广泛的认可。

曹烈虎等报道了ATMFS结合自体髂骨游离移植，利用人工韧带重建髋关节囊韧带，是治疗髋臼后壁陈旧性骨折合并骨缺损17例，取得满意的临床疗效，它可以恢复髋关节的后方稳定，防止股骨头再脱位。

张云童等报道利用ATMFS是治疗涉及臼顶负重关节面髋臼骨折28例，疗效满意，指出其合理的设计更帖服于臼顶不规则解剖结构，持续应力加压作用可促进骨折愈合，多点多维锁定固定方式为局部植骨或重建提供了空间。张云童等探讨了顶弧角的大小与是否采取手术治疗有较大的相关性，可以作为临床医生判断髋臼骨折预后与治疗方案选择的重要参考指标。

张春才等报道于2000年8月~2005年3月收治复杂性髋臼骨折合并同侧股骨颈及多处骨折12例，男7例，女5例；年龄24~51岁，平均37.5岁，皆系高能量损伤。合并其他部位骨折23处，平均2.6处。采用改良髋臼入路，应用髋臼三维记忆内固定系统（ATMFS）、空心加压螺钉、Richard钉、交锁髓内钉、天鹅记忆接骨器（SMC）等固定骶髂关节分离、复杂性髋臼骨折、股骨颈、股骨干、胫骨干、肱骨、尺桡骨骨折。得出采用改良髋臼入路、应用髋臼三维记忆内固定系统固定髋臼骨折，同时固定股骨颈骨折及合并的多处骨折，配合术后早期的功能锻炼，可以使髋关节获得良好的功能。张春才等ATMFS可用于治疗CAF，易使CAF有效固定于解剖位；其围手术期设计行之有效；优良率96.43%。同时，也在CAF与人工关节之间探辟了新径，为降低残疾、减少与避免中青年全髋置换提供了经验。禹宝庆等报道利用自己发明的改良的髋臼联合入路治疗髋臼骨折，取得了良好的临床疗效。

张鹏等本文总结了各种髋臼骨折的手术病例，简要概述髋臼各种手术入路的优缺点，并提出相应的优化措施。曹烈虎等通过ATMFS治疗髋臼后壁骨折伴髋关节后脱位15例，可有效提高股骨头与髋臼解剖对应率，减少髋臼骨折并发症的发生以及促进髋关节功能恢复。

牛云飞等对复杂髋臼骨折于合并有结肠、膀胱造瘘、压疮和入路附近皮肤挫伤感染的复杂性髋臼骨折，如何确定手术指征、争取手术时机、采用合理的术式、改善患者愈后生活质量是复杂性髋臼骨折治疗过程中面临的一个重要课题。李文锐等报道通过髂内动脉结扎、髋臼三维记忆内固定系统手术治疗复杂性髋臼骨折出血少，固定坚强，能早期活动，是髋臼解剖性重建的一种有效方法。王仁等评价单一或联合入路切开复位重建钢板内固定治疗移位髋臼骨折，也取得良好的临床效果。刘欣伟、张云童等报道了一例40岁男性严重髋臼骨折术后移位骨化患者患侧髋臼运用髋臼记忆合金内固定系统进行解剖性重建，取得良好的临床效果。

王攀峰等进而对髋臼术后异位骨化的发病原因、治疗进展进行了全面的概括和总结。

许硕贵等通过髋臼骨折运用髋臼记忆合金内固定系统与钢板内固定比较，总结出自己的临床经验，供临床医师具有重要参考。

◇参◇考◇文◇献◇

［1］ Zhang CC, Xu SG, Hou TS, et al. Design and application of three-dimensional memory fixation system for acetabular fracture[J]. Materials Science Forum, 2002, 394-395:49-52.

［2］ Zhang YT, Tang Y, Zhao X, et al. The use of a structural free iliac crest autograft for the treatment of acetabular fractures[J]. Arch Orthop Trauma Surg, 2013, 133(7):73-80.

［3］ Zhang YT, Tang Y, Wang PF, et al. Biomechanical comparison of different stabilization constructs for unstable posterior wall fractures of acetabulum:A cadaveric study[J]. Plos One, 2013, 8(12):e82933.

[4] Zhang YT, Zhao X, Tang Y, et al. Comparative study of comminuted posterior acetabular wall fracture treated with the Acetabular Tridimensional Memory Fixation System. Injury, 2014, 43(4) 725-731.

[5] Zhang YT, Xie T, Xu SG, et al. Massive heterotopic ossification associated with late deficits in posterior wall of acetabulum after failed acetabular fracture operation[J]. BMC Musculoskeletal Disorders 2013, 14:368-370.

[6] Liu XW, Xu SG, Zhang CC, et al. Application of a shape-memory alloy internal fixator for treatment of acetabular fractures with a follow-up of two to nine years in China International Orthopaedics[J]. SICOT, 2010, 34:1033-1040.

[7] 章云童，张春才，王攀峰，等.顶弧角的测量在髋臼骨折治疗方案选择中的应用[J].中国骨与关节损伤杂志，2012，27(10)：908-909.

[8] 刘欣伟，魏显招，王志伟，等.髋臼骨折ABC分类系统的可信度评价[J].第二军医大学学报，2012,33(5)：510-513.

[9] 曹烈虎，鲍广全，张春才，等.髋臼镍钛记忆合金三维内固定系统治疗陈旧性髋臼后壁骨折合并骨缺损[J].中国修复重建外科杂志，2011,25(12)：1422-1425.

[10] 张鹏，许硕贵，张春才，等.犬髋臼后壁重建模型的建立及其生物力学分析[J].第二军医大学学报，2010,31(7)：775-778.

[11] 曹烈虎，张春才，苏佳灿，等.应用髋臼镍钛记忆合金三维内固定系统治疗髋臼后壁骨折伴髋关节后脱位中国修复重建外科杂志，2009,23(9)：1067-1070.

[12] 孙剑伟，颜冰珊，尹塑平，等.不同物种髋臼的骨小梁方向[J].中国组织工程研究，2013,17(26)：4751-4758.

[13] 孙剑伟，尹望平，张春才，等.髋臼区域松质骨骨小梁束的大体分布及力学[J].中国组织工程研究，2012,16(30)：5554-5557.

[14] 孙剑伟，尹望平，张春才，等.髋臼区域皮质骨厚度分布特征的三维图像测量，中国组织工程研究，2012,16(22)：4006-4009.

[15] 王攀峰，许硕贵，张春才，等.臼顶不同程度台阶状移位对髋臼负重区生物力学的影响[J].国际骨科学杂志，2012,33(1)：64-66.

[16] 汪光晔，张春才，许硕贵，等.基于真实CT数据骨科虚拟手术计划在髋臼骨折手术中的运用[J].中国组织工程研究与临床康复，2011,159(43)：7987-7990.

[17] 王仁，禹晓东，魏敦宏，等.重建钢板治疗髋臼骨折西北国防医学杂志，2011,32(5)：351-352.

[18] 章云童，付青格，许硕贵，等.髋臼记忆合金三维内固定系统治疗涉及臼顶负重关节面的髋臼骨折[J].中华创伤骨科杂志，2011,13(7)：635-639.

[19] 汪光晔，张春才，许硕贵.正常步态下髋臼底接触面积与压力分布的三维有限元分析[J].中国组织工程研究与临床康复，2011,15(22)：3991-3994.

[20] 张鹏，李连欣，周东生，等.髋臼后壁重建后关节软骨修复的实验研究[J].中华创伤骨科杂志，2011,13(3)：265-269.

[21] 张春才，许硕贵，禹宝庆，等.髋臼骨折ABC损伤变数定位系统的设计与1122例多中心研究分析[J].中国骨伤，2011,24(2)：102-108.

[22] 章云童，王攀峰，张春才.涉及臼顶负重区髋臼骨折的诊疗与对策[J].中国骨伤，2011,24(2)：123-127.

[23] 牛云飞，许硕贵，张春才，等.大转子后半截骨在髋臼骨折手术显露中的应用[J].中华创伤骨科杂志，2011,13(1)：12-15.

[24] 刘欣伟，王攀峰，张春才.髋臼骨折生物力学研究进展[J].实用医学杂志，2010,15,2851-2853.

[25] 曹烈虎，党瑞山，王攀峰，等.髋臼月状关节面的解剖学观察及临床意义[J].解剖学杂志，2010,339(2)：234-237.

[26] 刘欣伟，张春才，许硕贵，等.异位骨化骨解剖性重建髋臼骨不连合并严重异位骨化一例报告，中华创伤骨科杂志，2010(1)：85-87.

[27] 刘欣伟，王攀峰，张春才.髋臼骨折的外科治疗进展[J].实用医学杂志，2009,25(22)：3735-3736.

[28] 刘欣伟，许硕贵，张春才，等.髋臼粉碎性骨折合并骨缺损的治疗[J].创伤外科杂志，2009,119(6)：504-506.

[29] 王攀峰，张春才，刘欣伟，等.髋臼骨折术后异位骨化研究进展[J].国际骨科学杂志，2009,5,305-307.

[30] 刘欣伟，苏佳灿，张春才，等.髋臼骨折Letournel分型系统评价及分析，中国矫形外科杂志，2009,10,731-733.

[31] 许硕贵，张春才，吴亚乐，等.自体髂骨解剖性重建髋臼后壁缺损的生物力学与临床研究[J].中华创伤杂志，2009,25(1)：9-14.

[32] 张鹏，苏佳灿，张春才，等.应用反求工程初步建立髋臼三维图像数据库[J].中国组织工程研究与临床康复，2008,(48)：9431-9433.

[33] 牛云飞，王家林，张春才，等.ATMFS对犬骨盆弓状线部力学性能和胶原合成的影响[J].中国临床解剖学杂志，2008,26(2)：191-195.

[34] 汪光晔，张春才，许硕贵.髋臼记忆内固定系统治疗髋臼横断骨折的三维有限元分析[J].中国骨伤，2007,20(12)：830-832.

[35] 张春才，苏佳灿，许硕贵，等.髋臼三柱概念与髋臼骨折浮动分类及临床意义[J].中国骨伤，2007,209(70)：433-436.

[36] 张春才，牛云飞，禹宝庆，等.复杂性髋臼骨折合并同侧股骨颈骨折及多处骨折的治疗与对策[J].中国骨伤，2007,209(7)：437-439.

[37] 汪光晔，张春才，禹宝庆，等.四种步态负载下髋臼记忆内固定系统治疗髋臼后壁骨折的三维有限元分析[J].中国骨伤，2007,209(7)：448-451.

[38] 牛云飞，王家林，张春才，等.骨盆髋臼三维记忆内固定系统对犬骨盆弓状线部骨折力学性能的影响[J].中国骨伤，2007,20(7)：452-454.

[39] 牛云飞，王家林，张春才.结肠、膀胱造瘘、褥疮和入路附近皮肤挫伤感染期间复杂性髋臼骨折的处理[J].中国骨伤，2007,20(70)：458-460.

[40] 禹宝庆，张春才，苏佳灿，等.改良联合入路治疗复杂性髋臼骨折，中国骨伤，2007,20(7)：465-466.

[41] 牛云飞，许硕贵，张春才.髋臼后壁厚度的解剖学测量及其意义[J].中国临床解剖学杂志，2007,259(4)：400-402.

[42] 牛云飞，王家林，张春才.髋臼前壁厚度的解剖学测量及其意义[J].中国骨与关节损伤杂志，2007,22(6)：459-461.

[43] 汪光晔，张春才，许硕贵，等.髋臼三维记忆内固定系统治疗髋臼后壁骨折的有限元分析中国组织工程研究与临床康复[J].2007,11(13)：2462-2465.

[44] 汪光晔，张春才，许硕贵，等.标准步态下骨盆三维有限元模型构建及其生物力学意义.第四军医大学学报[J].2007,28(40)：379-382.

[45] 汪光晔，张春才，许硕贵，等.基于DICOM数据快速构建髋臼三维有限元模型中国组织工程研究与临床康复[J].2007,11(1)：111-114.

[46] 张鹏，许硕贵，张春才.复杂髋臼骨折手术入路的设计及评估[J].中华创伤骨科杂志，2006,8(12)：1172-1174.

[47] 李文锐，李文虎，叶春福，等.髋臼三维记忆内固定系统治疗髋臼骨折[J].实用骨科杂志，2006,12(5)：407-409.

[48] 许硕贵，佟大可，苏佳灿，等.骨盆髋臼模型不同加载方式的力学变化及其临床意义[J].中国临床康复，2006,109(29)：110-111.

[49] 张春才，许硕贵，牛云飞.髋臼骨折合并髋臼关节面压缩缺

损的治疗策略[J].实用医院临床杂志,2006,39(40):12-14.

[50] 张本,苏佳灿,王瑞官,等.髋臼后柱解剖学测量及其临床意义[J].国际骨科学杂志,2006,27(3):186-188.

[51] 张鹏,王家林,禹宝庆,等.影响髋臼骨折手术预后的因素分析[J].国际骨科学杂志,2006,27(2):75-77.

[52] 张春才,许硕贵,禹宝庆,等.髋臼粉碎性骨折合并压缩性缺损的治疗与对策[J].中华创伤骨科杂志,2005,7(11):1010-1014.

[53] 万岷,张春才,许硕贵,等.记忆合金三维内固定系统治疗髋臼骨折的生物力学研究,医用生物力学,2005,20(3):171-175.

[54] 万岷,张春才,许硕贵,等.三维影像学检查在髋臼骨折诊断和治疗中的应用,中华创伤骨科杂志,2005,7(8):741-743.

[55] 徐峰,苏佳灿,吴建国,等.髋臼三维记忆内固定系统全真三维有限元模型快速建立及其对力学仿真的意义[J].中国临床康复,2005,9(2):68-70.

[56] 苏佳灿,张春才,陈学强,等.骨盆及髋臼三维有限元模型材料属性设定及其生物力学意义[J].中国临床康复,2005,99(2):71-73.

[57] 苏佳灿,张春才.髋臼的生物力学特征及其临床应用研究[J].中国临床康复,2004,89(29):6460-6461.

[58] 苏佳灿,张春才,陈维华,等.骨盆及髋臼三维有限元模型单元选择及构建生物力学意义中国临床康复[J].2004,89(26):5550-5552.

[59] 苏佳灿,张春才,陈维华,等.髋臼三维有限元分析及其生物力学意义[J].中国临床康复,2004,8(23):4724-4725.

[60] 苏佳灿,张春才,禹宝庆,等.弓齿形状记忆合金接骨器模型构建及三维有限元分析[J].中国临床康复,2004,8(20):3998-3999.

[61] 许硕贵,张春才,王家林,等.髋臼后壁骨折的内固定治疗,中华创伤杂志,2004,209(20):116-118.

[62] 张春才,许硕贵,禹宝庆,等.应用髋臼三维记忆内固定系统(ATMFS)治疗复杂性髋臼骨折及其临床意义[J].中华创伤骨科杂志,2004,6(4):364-368.

[63] 苏佳灿,张春才,王家林,等.髋臼三维有限元模型的建立.第二军医大学学报,2004,259(3):314-316.

[64] 苏佳灿,张春才.髋臼骨折与功能康复研究进展中国临床康复[J].2003,79(32):4392-4393.

[65] 张春才,许硕贵,王家林,等.髋臼骨折记忆合金三维内固定系统的设计与临床应用[J].中华骨科杂志,2002,229(12):709-713.

[66] 禹宝庆,张春才,苏佳灿,等.改良联合入路治疗复杂性髋臼骨折[J].中国骨伤,2007,20(7):465-466.